Haug

Checkliste
Parietale Osteopathie

Andreas Maassen

219 Abbildungen
8 Tabellen

Karl F. Haug Verlag · Stuttgart

Bibliografische Information
der Deutschen Nationalbibliothek

Die Deutsche Nationalbibliothek verzeichnet diese Publikation in der Deutschen Nationalbibliografie; detaillierte bibliografische Daten sind im Internet über http://dnb.d-nb.de abrufbar.

Anschrift des Autors:

Andreas Maassen
Andreasstr. 12
52538 Selfkant

Wichtiger Hinweis: Wie jede Wissenschaft ist die Medizin ständigen Entwicklungen unterworfen. Forschung und klinische Erfahrung erweitern unsere Erkenntnisse, insbesondere was Behandlung und medikamentöse Therapie anbelangt. Soweit in diesem Werk eine Dosierung oder eine Applikation erwähnt wird, darf der Leser zwar darauf vertrauen, dass Autoren, Herausgeber und Verlag große Sorgfalt darauf verwandt haben, dass diese Angabe **dem Wissensstand bei Fertigstellung des Werkes** entspricht.

Für Angaben über Dosierungsanweisungen und Applikationsformen kann vom Verlag jedoch keine Gewähr übernommen werden. **Jeder Benutzer ist angehalten,** durch sorgfältige Prüfung der Beipackzettel der verwendeten Präparate und gegebenenfalls nach Konsultation eines Spezialisten festzustellen, ob die dort gegebene Empfehlung für Dosierungen oder die Beachtung von Kontraindikationen gegenüber der Angabe in diesem Buch abweicht. Eine solche Prüfung ist besonders wichtig bei selten verwendeten Präparaten oder solchen, die neu auf den Markt gebracht worden sind. **Jede Dosierung oder Applikation erfolgt auf eigene Gefahr des Benutzers.** Autoren und Verlag appellieren an jeden Benutzer, ihm etwa auffallende Ungenauigkeiten dem Verlag mitzuteilen.

Oswald-Hesse-Straße 50, 70469 Stuttgart

Unsere Homepage: www.haug-verlag.de

Printed in Germany

Zeichnungen: Zeichnungen aus Prometheus LernAtlas der Anatomie: Markus Voll, München; Karl Wesker, Berlin.
Sonstige anatomische Zeichnungen: Malgorzata und Piotr Gusta, Champigny-sur-Marne, Frankreich
Fotos: Marjan van den Bos, Sittard, Niederlande
Umschlaggestaltung: Thieme Verlagsgruppe
Verwendetes Foto von: Marjan van den Bos, Sittard, Niederlande
Satz: Druckhaus Götz GmbH, Ludwigsburg
Satzsystem: 3B2 (Unicode)
Druck: L.E.G.O. S.p.A., Vicenza

ISBN 978-3-8304-7435-7 1 2 3 4 5 6

Vorwort

„Erzähle mir und ich vergesse.
Zeige mir und ich erinnere.
Lass mich tun und ich verstehe"
Konfuzius (551 – 479 v. Chr.)

In der vorliegenden Checkliste werden nach einem kurzen historischen Abriss und dem aktuellen Stand der Forschung in Deutschland in Teil 1 zunächst die anatomischen Grundlagen vorgestellt. Auch wenn der Schulmedizin und der Osteopathie gleichermaßen die Anatomie und Physiologie als Grundlage dienen, scheint es mir an dieser Stelle angebracht, auf einige wesentliche Unterschiede hinzuweisen.

Vereinfacht dargestellt könnte man sagen, dass in der Schulmedizin der Denkansatz primär krankheitsorientiert ist: Die Schulmedizin sucht nach morphologischen und strukturellen Schäden (z. B. mithilfe von bildgebenden Verfahren und Laboruntersuchungen). Das Vorliegen solcher Schäden stellt die Indikation für die Behandlung dar. Das Fehlen morphologischer Schäden bei gleichzeitigem Vorliegen funktioneller Störungen wird dann häufig mit psychischen oder psychogenen Fehlfunktionen gleichgesetzt. „Funktionell steht also versus morphologisch oder strukturell, nicht etwa versus organisch oder somatisch. Denn die funktionellen Störungen spielen sich am Organ ab, sie sind insofern etwas Somatisches." [86] Bei schätzungsweise 25 – 40% der Patienten beim Internisten und Allgemeinmediziner liegen funktionelle Störungen vor [86].

Der Denkansatz in der Osteopathie ist primär global orientiert: Durch die Interaktion von Struktur und Funktion können Störungen strukturell oder funktionell bedingt entstehen. Die Normalisierung der Funktion steht im Vordergrund. Ziel der Behandlung ist es, die optimale Wirkung der selbstheilenden Mechanismen des Körpers wiederherzustellen. Das Vorliegen struktureller Schäden ist keine zwingende Voraussetzung für eine osteopathische Behandlung, im Gegenteil können gravierende strukturelle Schäden sogar eine Kontraindikation darstellen. Kurz gesagt: In der Osteopathie sucht man primär nach funktionellen Veränderungen.

In Teil 2 dieser Checkliste werden Tests zur Untersuchung des Bewegungsapparats präsentiert. Hier wird unterteilt in (globale) Schnelltests und spezifische Tests. Mithilfe dieser Tests können Dysfunktionen ein- und abgegrenzt werden. Für die Korrektur werden Techniken vorgestellt, die genauso wie die Tests keinen Anspruch auf Vollständigkeit erheben, sondern eine persönliche Auswahl darstellen, die sich aus der täglichen Arbeit in der Praxis und aus der Lehrtätigkeit am Institut für angewandte Osteopathie (IFAO) entwickelt hat. In dieser Checkliste liegt der Schwerpunkt auf der Praxis und nicht auf einer möglichst breiten Darstellung aller Forschungsergebnisse. Aber getreu Dr. Stills Motto: „Osteopathic physicians must be able to give a reason for the treatment they give, not so much to the patient, but to themselves" werden Sie immer wieder ausgewählten Studienergebnissen beim Durcharbeiten des Buches begegnen. Vergessen Sie aber bitte über das Lesen nicht die Anwendung der Techniken, denn praktische Fähigkeiten müssen in der Praxis geschult und weiterentwickelt werden.

Dem schließt sich in Teil 3 die Beschreibung von Indikationen an, zu denen Vorschläge aus parietalosteopathischer Sicht gemacht werden. Dabei wird zumeist ein ganzheitliches Behandlungskonzept vorgestellt, das individuell auf den einzelnen Patienten anzupassen ist. Nur im Ausnahmefall sind konkrete Dysfunktionen benannt, überwiegend werden Regionen aufgeführt, in denen man Störungen finden kann (aber nicht muss), die bei der Pathogenese oder bei der Konservierung des jeweiligen klinischen Bildes von Belang sein können.

Außerdem sind weitere relevante Aspekte der parietalosteopathischen Behandlung in Teil 4 ausgeführt, zu denen u.a. die Muskelketten und Triggerpunkte gehören, aber auch die physiologischen Hintergründe myofaszialer Dysfunktionen und Techniken für den Bewegungsapparat.

Diese Checkliste umfasst möglichst vollständig alle wichtigen und praxisrelevanten Informationen zur parietalen Osteopathie, dabei wurde v.a. der praktischen Anwendung vor der theoretischen Erläuterung der Vorzug gegeben. Zusätzliche relevante Informationen sind in Kurzfassung enthalten und dienen als Anregung zur weiterführenden Recherche. Gerade wenn es um die Entstehung von parietalen Störungen geht, wird immer wieder auf die Vernetzung zum viszeralen und kraniosakralen System hingewiesen. Hier ist meine Empfehlung an die Leser:

Nähern Sie sich den 3 Systemen gleichberechtigt – es gibt keinen wirklichen Chef, der die Funktionen der anderen strikt vorherbestimmt. Jedes System funktioniert als ein Teil der gesamten Funktionseinheit des Körpers. Als Dozent und Kliniker gleichermaßen bekomme ich immer wieder den Eindruck, dass die Anwendung parietaler Techniken regelmäßig vernachlässigt wird. Als „Handwerker" im engsten Sinne, sollte der Osteopath für jedes Problem das richtige Werkzeug in seinem Koffer haben. Ich hoffe, dass diese Checkliste dazu beiträgt, Ihren persönlichen Werkzeugkoffer zu bereichern.

Mein Dank gilt an dieser Stelle meiner Familie: Levi fürs „Modeln", Angelika, Joel, Luca und Elia für die viele Zeit, die ihr mir eingeräumt habt, sowie meinen Eltern, die immer da sind, wenn man sie braucht. Vielen Dank auch an Marjan van den Bos fürs Fotografieren.

Selfkant, im Januar 2011 *Andreas Maassen*

Inhalt

Teil 1

Teil 2

Anhang

Teil 1

Geschichte, Studien und anatomische Grundlagen

1 Geschichte der parietalen Osteopathie

Schon lange vor **Andrew Taylor Still** (1828 – 1917), dem Begründer der Osteopathie, haben Naturvölker auf allen Kontinenten der Erde auf natürliche und intuitive Art und Weise versucht, Krankheiten zu be**hand**eln. Dies geschah über Techniken, die heute als Mobilisationen, Weichteilbehandlungen oder schmerzlindernde Maßnahmen bezeichnet werden könnten. In vielen Ländern entwickelte sich eine Art Volksheilkunde, in der u. a. das „Knochensetzen" oder „Gliedersetzen" praktiziert wurde.
Auch Still war mit der Volksmedizin vertraut. Ihn kennzeichnet zudem ein breites Interesse an geistigen Zeitströmungen unterschiedlichster Ausprägung, aber auch am Knochensetzen, an der Philosophie und der Entwicklung der Medizin in Europa sowie an der Mechanik. Bereits in der Zeit nach dem Bürgerkrieg kritisierte er die damals praktizierte Medizin und behauptete, „Krankheiten seien durch mechanische und strukturelle Probleme verursacht." [82] Am 22. Juni im Jahr 1874 fasste er die Grundlagen seiner Vorgehensweise zur Behandlung von Patienten zusammen, die später als „Osteopathie" bezeichnet werden sollte. 1892 erhielt er die Genehmigung, die osteopathische Wissenschaft zu unterrichten, und gründet noch im selben Jahr die American School of Osteopathie (ASO) in Kirksville, Missouri. In vielerlei Hinsicht war er seiner Zeit voraus: Er erkannte die komplexen Vorgänge einschließlich der Interaktionen im menschlichen Körper unter Verwendung eines systemischen Ansatzes.

John Martin Littlejohn (1866 – 1947) war maßgeblich verantwortlich für die Entwicklung der Osteopathie in Europa und hatte, bevor er aus gesundheitlichen Gründen nach Amerika zog, in Glasgow ein Studium in Jura, Theologie, Medizin, Philosophie und Soziologie abgeschlossen. Er ließ sich 1895 in Kirksville von Dr. Still behandeln. Gleichermaßen begeistert vom Erfolg seiner Behandlung und von Still's Osteopathie wurde er Physiologielehrer an der ASO und begann beinahe gleichzeitig seine Ausbildung zum Osteopathen. 1900 gründete Littlejohn mit seinen Brüdern das Chicago College of Osteopathy, in dem die Physiologie als Kernfach etabliert wurde.
Die medizinpolitische Entwicklung (u. a. der Flexner-Report) führt 1913 zur Rückkehr der Familie Littlejohn nach England. 1917 gründete er die British School of Osteopathy (BSO) in London und rief das *Journal of Osteopathy* ins Leben. Seine Biomechanik der Wirbelsäule umfasst die Beschreibung von Kraftlinien, vom „polygon of forces" (dem Kräftepolygon), von Pivots (Drehpunkten) und von Bögen. „Stellte Still Körper und Seele der Osteopathie dar, so war John Martin Littlejohn unbestritten ihr Verstand." [82]

„Die grundlegende Philosophie seiner Werke ist die Basis für das General Osteopathic Treatment, die ganzheitliche osteopathische Therapie." [31] Sein Modell wurde zur Grundlage des „total body adjustment" nach John Wernham (1907 - 2007).

Fred L. Mitchell Sr. (1909 - 1974) publiziert 1958 eine Abhandlung zum Thema: „Structural pelvic function". Hierin stellt er ein neues biomechanisches Modell zum Becken sowie eine neuartige Technik vor, die er zunächst „muscular cooperation technique" nannte. Er graduierte 1959 am Chicago College of Osteopathy. Von 1960 - 1964 gestaltete er gemeinsam mit seinem Sohn Fred L. Mitchell Jr. ein Konzept zu den „muscle energy techniques" (MET) und begann 1964 mit einer Unterrichtsreihe zum Thema MET am Kansas City College of Orthopedic Medicine and Surgery.

Nach seinem Tod bildet sich eine Arbeitsgruppe, um ein Curriculum zur MET zu entwickeln. 1979 erscheint das 1. Lehrbuch *An evaluation and treatment manual of osteopathic muscle energy procedures*. 1995 - 1999 folgen 3 Lehrbücher, geschrieben von Mitchell Jr. und seinem Sohn P. Kai Galen Mitchell.

Irvin M. Korr (1909 - 2004) hat als Physiologe an sehr vielen osteopathischen Studien in den USA mitgewirkt. Die hierdurch gewonnenen Erkenntnisse haben enorm zur Erklärung osteopathischer Denkmodelle und Ansätze beigetragen. Dabei weist er auf die neurobiologischen Mechanismen bei der Entstehung und Behandlung von somatischen Dysfunktionen hin. Er war der Meinung, dass aufgrund der Interkommunikation mit allen anderen Systemen, das muskuloskelettale System sowohl reflektiere als auch beeinflusse, was in den anderen Systemen geschehe, und dadurch eine Basis repräsentiere für die Diagnostik und Therapie auch der anderen Systeme und des Patienten in seiner Ganzheit.

Korr prägte den Begriff der spinalen Fazilitation (s. S. 437) und beschäftigte sich ausführlich mit der damit einhergehenden Steigerung im sympathischen Teil des autonomen Nervensystems [44].

In ihrem Werk *Osteopathic Considerations in Systemic Dysfunction* stellen **Michael und William Kuchera** nach Regionen geordnet v. a. parietalosteopathische Techniken zur Verbesserung der Funktion, der Zirkulation und zum Ausgleich des autonomen Nervensystems vor.

M. Kuchera ist Direktor der OMM (Osteopathic Manipulative Medicine) am Philadelphia College of Osteopathic Medicine mit Schwerpunkt „Research and Human Performance & Biomechanics Laboratory".

2 Studien und Forschungsstand

Zu den Aufgaben der Akademie für Osteopathie e. V. (AFO) gehört u. a. die „Genehmigung der osteopathischen wissenschaftlichen Arbeiten und Förderung von osteopathischer Forschung". Die AFO führt eine chronologische Liste aller bisherigen osteopathischen wissenschaftlichen Studien (www.osteopathie-akademie.de). Nachfolgend aufgelistete Studien beschäftigen sich mit dem Bereich der parietalen Osteopathie. Es handelt sich zum größten Teil um klinische Forschungsarbeiten. Diese erforschten den Effekt einer osteopathischen Behandlung bei u. a.:

- chronischer Achillestendinopathie
- Coxarthrose
- Epicondylopathia humeri radialis
- Gonarthrose
- Haltungsasymmetrien
- chronischem Knieschmerz
- kraniomandibulären Dysfunktionen
- chronischer Lumbalgie
- Rückenschmerzen während und nach der Schwangerschaft
- Schleudertrauma
- patellofemoralem Schmerzsyndrom
- Schulterschmerz
- chronischem Vertigo
- Wachstumsschmerzen
- chronischer Zervikalgie

Daneben gibt es Grundlagenforschungsarbeiten und Untersuchungen diagnostischer Verfahren in folgenden Bereichen:

- MET
- M. iliopsoas (anatomische Untersuchung)
- osteopathische Tests am Beispiel des Beckens, u. a. Beinlängentests und Downing-Test
- Gegenüberstellung von Ultraschalltopometrie und manuellen Befunden

Im Studiendesign sind sicherlich nicht alle Arbeiten optimal, was z. T. auf geringe bzw. fehlende finanzielle und logistische Mittel bei der Durchführung zurückzuführen ist. Umso positiver ist meines Erachtens der Einsatz derjenigen zu bewerten, die eine solche Arbeit auf sich nehmen und damit versuchen, die Osteopathie so nah wie möglich an die Kriterien der EBM („evidence-based medicine") heranzuführen. Die vorliegenden Arbeiten kommen zum Ergebnis, dass sich Osteopathie positiv auf die untersuchten Krankheitsbilder auswirkt.

Adorjàn-Schaumann K, Sehne (Höhrhan) G, Wille H, Wolff A. Chronische Lumbalgie. München, Paris: Europäisches Colleg für Osteopathie; 1999

Auracher M. Haben osteopathische Behandlungen einen Effekt bei Patienten mit Gonarthrose im Vergleich mit physikalischer und medikamentöser Therapie? Eine randomisierte kontrollierte Studie. München: Osteopathie Akademie München; 2005

Bachem S, Salzmann I, Schwartz U. Effektivität einer osteopathischen Behandlung bei chronischem Knieschmerz. München, Paris: Europäisches Colleg für Osteopathie; 2002

Bergold-Meier S, Franke H. Modell und Wirksamkeit der Muskel Energie Technik. Gauting: Akademie für Osteopathie; 2005

Bischoff A, Nürnberger A, Voigt P. Die osteopathische Behandlung der chronischen Zervikalgie. München, Paris: Europäisches Colleg für Osteopathie; 2002

Bockius D, Thomann P. 3-Jahres-Beobachtungsstudie osteopathischer und klinischer Parameter von Kindern mit diagnostizierter Haltungsasymmetrie. Schlangenbad: College Sutherland; 2009

Bromm S. Anatomische Untersuchungen der Verbindungen des M. iliopsoas und seiner Faszie zu seinen Nachbarstrukturen im Bereich L4 bis zu seinem Ansatz. Anatomische Grundlagenstudie. München, Paris: Europäisches Colleg für Osteopathie; 2008

Bube J, Hettasch J. Osteopathische Behandlung von Patienten mit Schulterschmerz. Eine randomisierte kontrollierte Studie. Mülheim: Still Academy Osteopathie; 2009

Engemann K, Hofmeier G. Untersuchung der therapeutischen Wirksamkeit osteopathischer Behandlungen bei Patienten mit chronischen Nackenschmerzen nach einem posttraumatischen Zervikalsyndrom durch ein Beschleunigungstrauma. Eine randomisierte kontrollierte Studie. Schlangenbad: College Sutherland; 2009

Geldschläger S. Die osteopathische Behandlung der chronischen Epicondylopathia humeri radialis. Schlangenbad: College Sutherland; 2001

Gietz R, Kaiser AK, Kastner R. Studie zur osteopathischen Behandlung der Residualformen des Schleudertraumas. Gauting: Akademie für Osteopathie; 2003

Heinze G. Wie groß ist der Erfolg einer ganzheitlich osteopathischen Behandlung bei einem subakuten tiefen (lumbalen) Rückenschmerz – Eine randomisierte kontrollierte Studie. Hamburg: Privatschule für Klassische Osteopathische Medizin; 2006

Hölscher M, Notarius R. Effektivität der osteopathischen Behandlung von Patienten mit chronischer Achilles-Tendinopathie. Eine randomisierte kontrollierte Studie. Bitburg: Institut für Angewandte Osteopathie; 2005

Hösele K. Inter-rater Zuverlässigkeit des Beinlängentests und des Downing-Tests. Gauting: Akademie für Osteopathie; 1999

Keller M, Krause R, Röhl R. Die osteopathische Behandlung der chronischen Zervikalgie. [Studienprotokoll]. München, Paris: Europäisches Colleg für Osteopathie; 1998

Mitha N, Butenschön W. Einfluss osteopathischer Behandlung auf kraniomandibuläre Dysfunktionen. Hamburg: Privatschule für Klassische Osteopathische Medizin; 2002

Müller P. Unspezifische, pseudoradikuläre Schmerzen nach lumbaler Bandscheibenoperation. München, Paris: Europäisches Colleg für Osteopathie; 2006

Kießling G, Trantenroth M. Die osteopathische Behandlung der Coxarthrose. Gauting: Akademie für Osteopathie; 2004

Löhr M, Treinies M. Die osteopathische Behandlung von kindlichen und juvenilen Wachstumsschmerzen – Eine randomisierte kontrollierte Studie. München, Paris: Europäisches Colleg für Osteopathie; 2008

Lützelberger N. Kann die osteopathische Behandlung einen positiven Einfluss auf den Rückenschmerz im Bereich des thorakolumbalen Überganges haben? Eine Prä-Post-Pilotstudie. Hamburg: Privatschule für Klassische Osteopathische Medizin; 2009

Monteiro-Ferreira J, Rößel-Bretschneider A, Thuillier L. Untersuchung der Reproduzierbarkeit osteopathischer Tests am Beispiel des Beckens. München, Paris: Europäisches Colleg für Osteopathie; 2002

Paschen J. Gegenüberstellung von Ultraschalltopometrie und manuellen Befunden in der Lendenwirbelsäule. Mülheim: Still Academy Osteopathie; 1999

Peters R, van der Linde M. Osteopathische Behandlung von Frauen mit Rückenschmerzen während der Schwangerschaft – eine randomisierte kontrollierte Studie. Mülheim: Still Academy Osteopathie; 2006

Recknagel A, Koop C. Der Einfluss der osteopathischen Behandlung beim chronischen Vertigo – eine randomisierte kontrollierte Studie. Schlangenbad: College Sutherland; 2004

Recknagel C, Roß J. Hat die osteopathische Behandlung einen positiven Effekt bei Frauen mit persistierenden Rückenschmerzen post partum – Eine randomisierte kontrollierte Studie. Schlangenbad/Hamburg: College Sutherland/Privatschule für Klassische Osteopathische Medizin; 2007

Remmele R, Weiss R. Einfluss osteopathischer Techniken auf den Heilungsverlauf einer Hüftreifestörung (Dysplasie) im Säuglingsalter. Schlangenbad: College Sutherland; 2002

Schlepple G. Die osteopathische Behandlung sakraler Dysfunktionen in der Schwangerschaft – kombinierte Technik. Mülheim: Still Academy Osteopathie; 1998

Steffen S, Tempel R. Stellt die osteopathische Behandlung von Patienten mit chronischer Zervikalgie eine wirksame Alternative zur Physiotherapie dar – Eine randomisierte kontrollierte Studie. Mülheim: Still Academy Osteopathie; 2007

Wendel J, Rudisch B, Berger G. Effektivität der osteopathischen Behandlung bei Patienten mit Patellofemoralen Schmerzsyndrom. Eine randomisierte kontrollierte Studie. Hamburg/Bitburg: Privatschule für Klassische Osteopathische Medizin/Institut für Angewandte Osteopathie; 2007

3 Anatomische Grundlagen der parietalen Osteopathie

Das folgende Kapitel beschäftigt sich mit der Anatomie des Bewegungsapparats. Unter deskriptiven, funktionellen, topografischen und systematischen Aspekten erfolgt eine zusammenfassende Beschreibung von:

- Aufbau
- Gelenk(en)
- Ligamenten
- Muskeln
- Kinematik
- Innervation
- Vaskularisation

Daneben werden bei Bedarf funktionell-anatomische Besonderheiten des jeweiligen Gelenks bzw. der jeweiligen Region sowie mögliche Ursachen parietaler Dysfunktionen und Zusammenhänge zu anderen parietalen Regionen und zum viszeralen/kranialen System aufgeführt.

3.1 Rumpfwand

3.1.1 Wirbelsäule

Allgemeiner Aufbau

- einheitlicher Bauplan aller Wirbel, mit Ausnahme Atlas und Axis (s. S. 12 ff.):
  - 1 Wirbelkörper (Corpus vertebrae)
  - 1 Wirbelbogen (Arcus vertebrae) mit:
    - Pediculus arcus vertebrae: Verbindung zum Wirbelkörper
    - Lamina arcus vertebrae
    - Beide bilden gemeinsam das Wirbelloch: Foramen vertebrale bzw. Canalis vertebralis als Gesamtheit.
  - 1 Dornfortsatz (Proc. spinosus)
  - 2 Querfortsätze (Procc. transversi; in der Lendenwirbelsäule [LWS]: Procc. costales):
    - Ansatzstellen für Ligamente und Muskeln (paravertebral)
  - 4 Gelenkfortsätze (Procc. articulares)
  - Foramen intervertebrale:

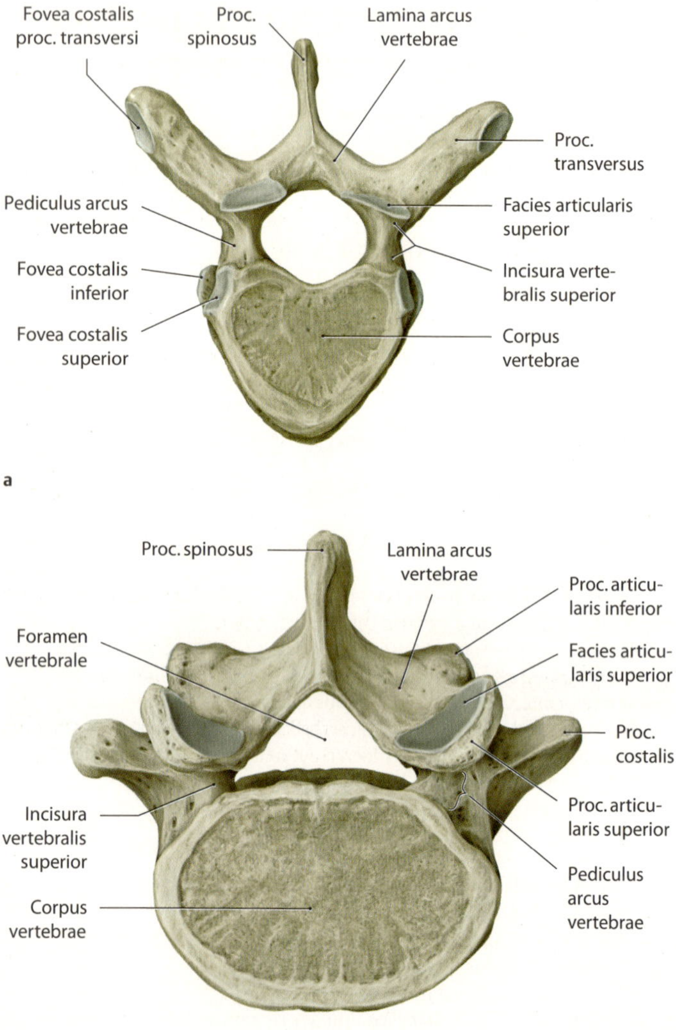

Abb. 3.1 Typische Wirbel aus verschiedenen Regionen der Wirbelsäule (Ansicht von kranial) (aus Prometheus).
a 6. Brustwirbel
b 5. Lendenwirbel

  - gebildet von der Incisura vertebralis superior des unteren und der Incisura vertebralis inferior des oberen Wirbels
  - Durchtritt für den Spinalnerven, begleitet von intraforaminalen Gefäßen
  - gefüllt mit intraforaminalem Fett
- besondere Merkmale der Wirbelsäule (**Abb. 3.1**):
  - Zunahme der Höhe der Wirbelkörper von kranial nach kaudal als Anpassung der Struktur an die Funktion
  - Abnahme der Größe der Wirbellöcher (Anpassung an das Rückenmark, das von kranial nach kaudal kleiner wird)

Foramen intervertebrale

Es gibt mehrere Faktoren, die den Durchmesser des Zwischenwirbellochs (**Abb. 3.2**) verändern können [64], beispielsweise im Rahmen struktureller Veränderungen:
- Facettenarthrose mit eventueller Hyperplasie des Lig. flavum und/oder der Ligg. capsularia
- Unkovertebralarthrosen der Halswirbelsäule (HWS)
- Bandscheibenvorfälle
- Höhenverlust der Bandscheibe, z. B. bei Osteochondrose

Daneben weist das Foramen intervertebrale je nach Stellung des Wirbels auch funktionelle Veränderungen seines Durchmessers auf:
- in Flexion des Segments größerer Durchmesser als in Extension [39]:
  - mehr Platz für die durchziehenden neurovaskulären Stukturen
- bei Lateralflexions- und Rotationsbewegungen der LWS:
  - Zunahme der Weite der Zwischenwirbellöcher auf der kontralateralen mit entsprechender Abnahme der Weite auf der homolateralen Seite [21]
  - Dies dürfte auch für die HWS gelten.

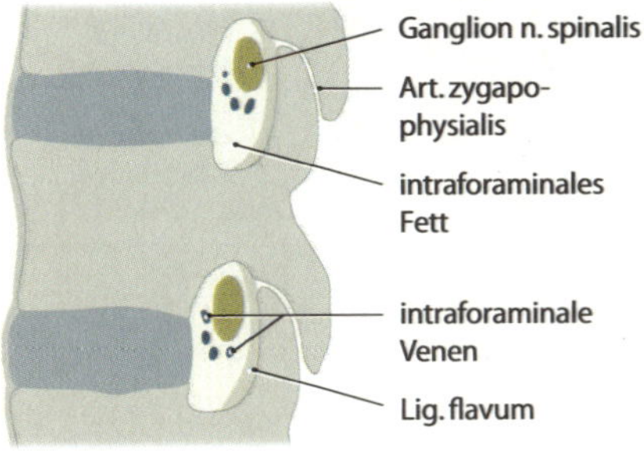

Abb. 3.2 Kernspintomografie der normalen LWS (Strukturen, die im Median- und Parasagittalschnitt sichtbar sind) (aus Prometheus).

INFO *Bei und durch Bewegungen der Wirbelsäule ändert sich nicht nur der Gesamtdurchmesser des Zwischenwirbellochs, sondern auch der Durchmesser der den Spinalnerv begleitenden Venen (Vaskularisation, s. S. 41 ff.). Bei Extensionsbewegungen wird das venöse Blut aus den (klappenlosen) venösen Blutleitern herausgepresst und bei Flexionsbewegungen hineingesogen [64].*
Ein dysfunktioneller Wirbel weist in aller Regel eine eingeschränkte Kinematik auf. Der Mangel an Bewegung könnte nun einen Einfluss auf die Flüssigkeitsbewegungen in diesen Venen nehmen, sodass das venöse Blut nicht optimal drainiert wird. Gerade bei akuten entzündlichen Prozessen, die zumeist von einem lokalen Ödem begleitet werden, ist diese Drainage der lokalen Entzündungsmediatoren (u. a. Histamin, Bradykinin, Substanz P) von großer Bedeutung für den weiteren Heilungsprozess.

Lendenwirbelsäule

Die LWS ist folgendermaßen aufgebaut (**Abb. 3.3**):

- 5 querovale massive Wirbelkörper
- Dornfortsätze:
  - kräftig, beidseitig abgeplattet
- Querfortsätze:
  - Procc. costales (Rippenrudimente)
- Procc. mamillares:
  - Muskelhöcker für Ansätze/Ursprünge der autochthonen Rückenmuskeln an den Außenflächen der oberen Gelenkfortsätze

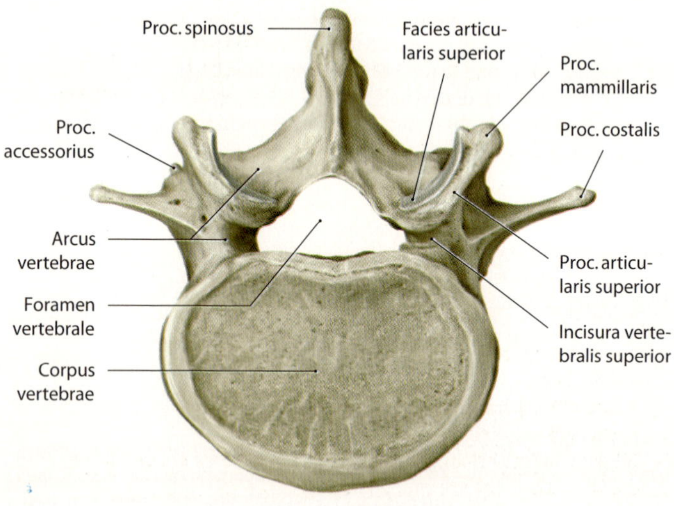

Abb. 3.3 4. Lendenwirbel (Ansicht von kranial) (aus Prometheus).

Brustwirbelsäule

Die Brustwirbelsäule (BWS) besteht aus (**Abb. 3.4**):

- 12 Wirbelkörpern, die progredient höher werden vom 1.–12. Wirbelkörper
- Dornfortsätze:
  - lang, stark nach kaudal orientiert (v. a. in der mittleren BWS; dadurch liegen die Wirbelkörper wie Dachziegel aufeinander)
- Querfortsätze:
  - leicht nach dorsal orientiert (dadurch Platz für die Rippen und deren Verbindung mit Wirbelkörper und Querfortsatz)

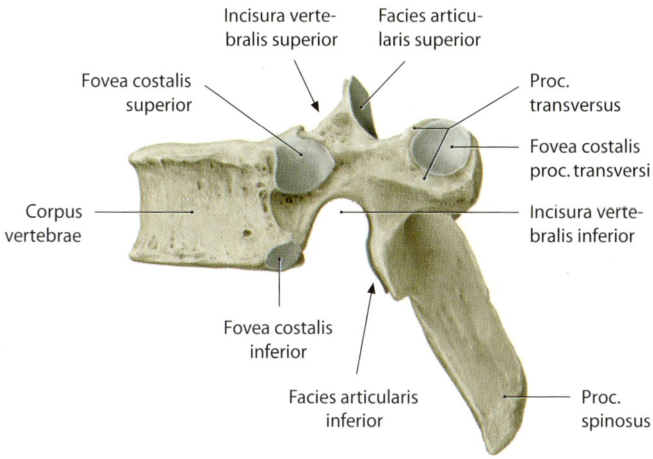

Abb. 3.4 6. Brustwirbel (Ansicht von links-lateral) (aus Prometheus).

Halswirbelsäule

Die HWS besteht aus 7 Wirbelkörpern:

- 3.–7. HWK (**Abb. 3.5**):
  - von kranial betrachtet annähernd würfelförmig
  - Procc. uncinati:
    - seitliche Aufrichtungen der kranialen Deckplatte der Wirbelkörper
    - entstehen im Laufe der Kindheit
    - führen zur Spaltbildung in den zervikalen Bandscheiben von lateral in das Bandscheibenzentrum hinein
    - können die Bandscheiben in 2 Scheiben unterteilen

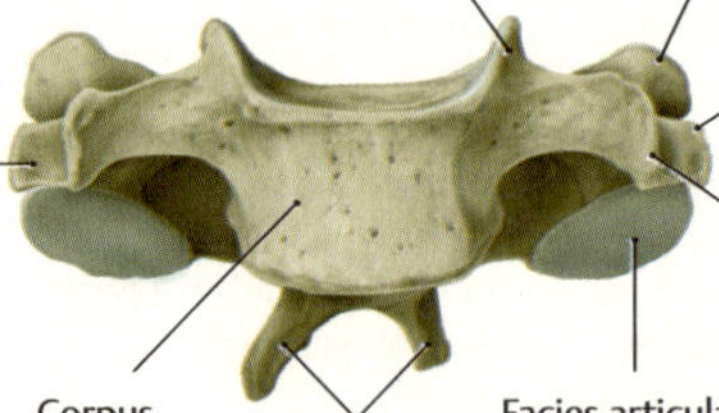

Abb. 3.5 4. Halswirbel (Ansicht von ventral) (aus Prometheus).

- Querfortsätze:
  - mit dorsaler und ventraler Spange, enden in Tuberculi anterius und posterius
  - bilden das Foramen transversarium (in diesem verläuft ab dem 6. HWK die A. vertebralis)
  - Sulcus nervi spinalis: liegt auf der kranialen Fläche der Querfortsätze (3. – 7. HWK)
- Dornfortsätze:
  - kurz und gegabelt beim 3. – 6. HWK, prominent und länger beim 7. HWK

- 1. HWK (Atlas) und 2. HWK (Axis):
  - unterscheiden sich deutlich vom einheitlichen Bauplan der Wirbelsäule

Atlas

- besitzt keinen Wirbelkörper und keinen Dornfortsatz
- besteht aus (**Abb. 3.6**):
  - vorderem und hinterem Wirbelbogen:
    - Arcus posterior und Arcus anterior atlantis (mit Tuberculum posterius bzw. anterius)
  - 2 Massae laterales
- artikuliert:
  - mittels 2 kranialen Gelenkflächen mit den Okziputkondylen (Art. atlantooccipitalis)
  - mittels 2 kaudalen Gelenkflächen (Art. atlantoaxialis lateralis) und der Fovea dentis (Art. atlantoaxialis mediana) mit dem Axis

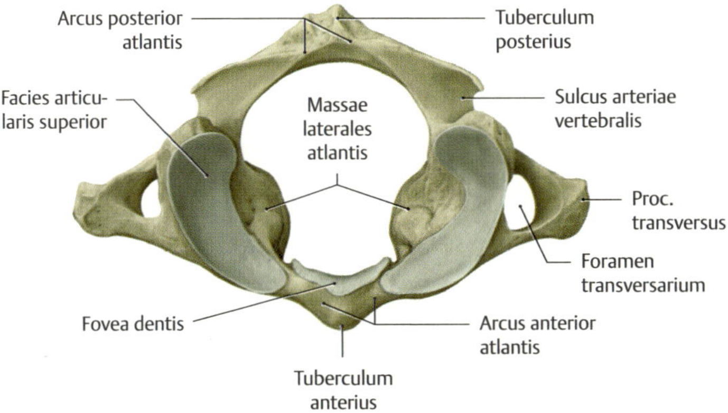

Abb. 3.6 Atlas (Ansicht von kranial) (aus Prometheus).

- Sulcus arteriae vertebralis: Rinne auf dem Arcus posterior für die A. vertebralis:
  - im Bereich des Occiput, Atlas und Axis (OAA) mit 2 Schlingen:
    - eine kaudale Schlinge zwischen Querfortsatzloch C2 und C1
    - eine s-förmige kraniale Schlinge mit einem 1. Teil zwischen dem Querfortsatzloch des Atlas und dem Sulcus arteriae vertebralis und einem 2. Teil nach der Passage der Rinne bis zum Eintritt der Arterie in den Spinalkanal

INFO *Vermutet wird, dass die (überlange) kaudale Schlinge eine Art Kompensation der atlantoaxialen Rotation darstellt, die kraniale Schlinge die arterielle Pulsationswelle vor Erreichen des Gehirns abdämpft [64].*

Axis

- besteht aus Wirbelkörper mit (**Abb. 3.7**):
  - Dens axis
  - Dornfortsatz

Praxistipp *Der Dornfortsatz des Axis ist massiver/höher als bei C3 – C6 und stellt somit eine gute Orientierungshilfe bei der Palpation dar.*

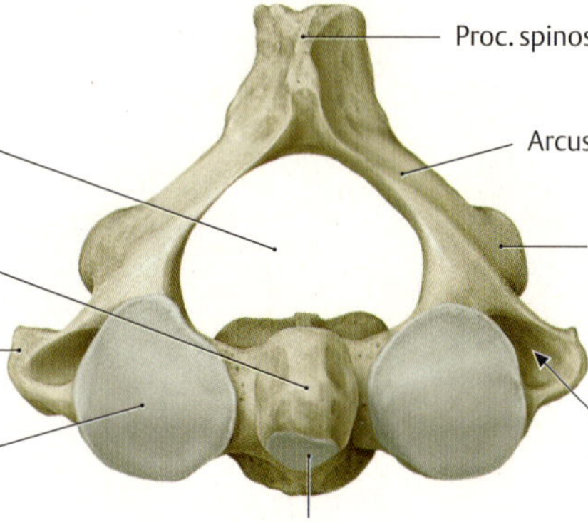

Abb. 3.7 Axis (Ansicht von kranial) (aus Prometheus).

Gelenke

Wirbelbogengelenke (Art. zygapophysialis)

Die Wirbelbogengelenke sind paarig angelegt und werden von den Procc. articulares gebildet (**Abb. 3.8**). Es handelt sich um echte Gelenke (Diarthrosen):

- hyaliner Gelenkknorpel
- Gelenkkapsel:
  - äußere Schicht mit Fasern des Lig. flavum und des M. multifidus
  - Innervation der Kapsel der Facettengelenke wie auch der autochthonen Rückenmuskulatur vom R. dorsalis des jeweiligen Spinalnerven (s. S. 24 f.)
- meniskoide Synovialfalten:
  - ragen in nahezu allen Wirbelgelenken in den Gelenkspalt hinein
  - gleichen die Inkongruenzen der Gelenkflächen aus

INFO *Die Verbindung der Gelenkkapsel zum Muskel könnte eine mögliche Erklärung für erhöhte paravertebrale Muskelspannungen im Rahmen eines Facettensyndroms und bei Dysfunktionen der Wirbelsäule darstellen. Ein anderes Erklärungsmodell ließe sich auch über die gemeinsame Innervation der Facettengelenke und der Rückenmuskulatur aufbauen. Diese könnte auch verantwortlich sein für einen tonusregulierenden Effekt der autochthonen Muskeln nach manipulativen Techniken der Wirbelsäule.*

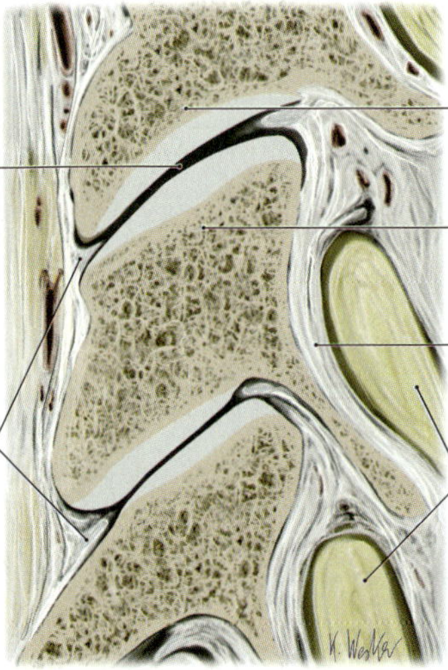

Abb. 3.8 Sagittalschnitt durch die Wirbelbogengelenke auf Höhe des 3.–5. Halswirbels (Ansicht von lateral; nach einem Präparat aus der Sammlung des Anatomischen Instituts der Universität Kiel) (aus Prometheus).

Gelenkflächen

Im Bereich der HWS und der BWS sind die Flächen plan, in der LWS sind die oberen Gelenkflächen leicht konkav, die unteren leicht konvex. Daneben weisen die Gelenkflächen in den einzelnen Abschnitten unterschiedliche Ausrichtungen auf. Es wird ein Neigungswinkel (zur Transversalebene) und ein Abweichungswinkel (zur Frontalebene) hin beschrieben (**Tab. 3.1**).

Die Ausrichtung der Gelenkflächen hat einen limitierenden Einfluss auf die intersegmentale Beweglichkeit (Kinematik, s. S. 33 ff.). Daneben wird diese u. a. durch folgende Faktoren beeinflusst:

- Ligamente
- Verhältnis Wirbelkörper zu Bandscheibe (s. S. 18)
- Zustand der paravertebralen myofaszialen Gewebe
- Gesamtausrichtung der Wirbelsäulenkrümmungen
- Anwesenheit besonderer anatomischer Strukturen wie den Rippen
- Alter

Tab. 3.1 Mittelwerte zur Ausrichtung der oberen Gelenkfläche der Wirbelgelenke nach Klein [43].

Region	Neigungswinkel	Abweichungswinkel
LWS	82°	- 50° (posterior-medial)
BWS	71°	14° (posterior-lateral)
HWS	52°	–
C5 – C7	(nimmt nach kaudal hin zu)	7°
C3 – C4	–	- 14°

Die Orientierung der Facettengelenke kann außerdem einen Einfluss haben auf [43] die:

- segmentale Amplitude
- Lage der Bewegungsachse
- Ausrichtung der Bewegungsachse und damit die assoziierten Bewegungen
- Übertragung der Kräfte und damit eine eventuelle Entlastung des Diskus

Die individuellen Unterschiede in den Bewegungsamplituden werden also u. a. durch die individuellen Unterschiede in der Facettenausrichtung bedingt. Diese werden auch im Bereich der sog. Übergangswirbel deutlich: Eine Studie der Region Th 9 – L 5 zeigte bei nur 7 % der Untersuchten eine abrupte Veränderung der Stellung, aber bei 93 % einen graduellen Übergang, der sich über 2 oder 3 Wirbel erstreckt [61]. Hierbei wurden ferner Links-rechts-Unterschiede gefunden. Der Übergang findet im Rechts-links-Vergleich manchmal nicht auf den gleichen Segmenten statt. Auch in der Ausrichtung der superioren und der inferioren Gelenkfläche eines Wirbels scheinen mitunter Abweichungen vorzuliegen.

Merke *Im Bezug auf die Wirbelsäule können exakte symmetrische Verhältnisse u. a. aufgrund der individuellen Unterschiede der Facettenausrichtung und ihrer Beweglichkeit so gut wie ausgeschlossen werden [43].*

Bandscheiben (Discus intervertebralis)

- druckelastisches hydrostatisches System mit verschiedenen Aufgaben

Aufbau

- Anulus fibrosus:
  - äußere Anteile:
    - zunehmend schräger Verlauf der Fasern von peripher nach zentral: äußere Fasern nahezu vertikal, innere Fasern nahezu horizontal
    - straffes Gewebe
    - überwiegend Typ-I-Kollagenfasern
    - befestigen sich an den Randleisten der Wirbelkörper
  - gleichmäßiger Übergang zu den inneren Anteilen:
    - faserknorpeliges Gewebe
    - Typ-I- und Typ-II-Kollagenfasern
    - in die Deckplatten der Wirbelkörper einstrahlend (**Abb. 3.9**)
- Nucleus pulposus:
  - gelatinöse Masse
  - nimmt die einwirkenden Kompressionskräfte zu 75% auf
  - hoher Anteil an Glykosaminoglykanen:
    - mit hydrophilen Eigenschaften
    - hierdurch in der Lage, Wasser reversibel zu binden
  - deformierbar, nicht komprimierbar (ähnelt einem „Wasserkissen")
  - hydraulische Verteilung einwirkender Kräfte in alle Richtungen:

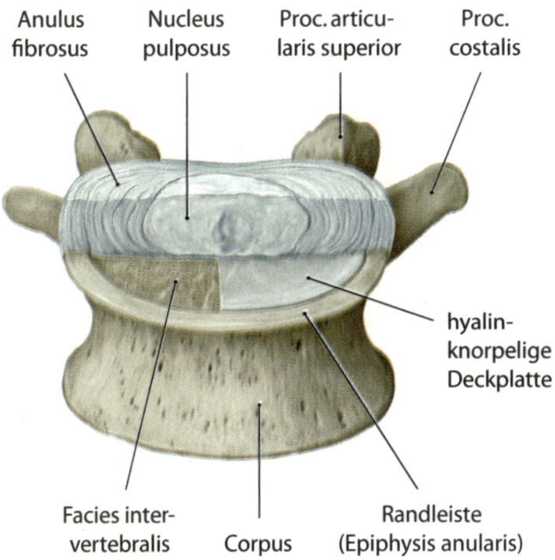

Abb. 3.9 Lage der Bandscheibe im Bewegungssegment: hyalinknorpelige Deckplatte (Ansicht von kranial-ventral, die vordere Bandscheibenhälfte und die rechte Hälfte der Deckplatte sind entfernt) (aus Prometheus).

  - Der Faserring baut durch seine elastischen Eigenschaften hierzu eine Gegenkraft auf („Stoßdämpfersystem").
- gleichmäßige Verteilung des Drucks auf den Wirbelkörper-Bandscheiben-Komplex
- Die Höhe der Bandscheiben variiert in den einzelnen Wirbelsäulenabschnitten:
  - HWS etwa 3 mm
  - BWS etwa 5 mm
  - LWS etwa 9 mm
- Mitentscheidend für die Mobilität einer Region ist das Verhältnis zwischen der Höhe des Wirbelkörpers und der Bandscheibe:
  - HWS 2:5 = 0,4
  - LWS 1:3 = 0,3
  - BWS 1:5 = 0,2

  Betrachtet man nur diesen Wert, so lässt sich hiermit die Beobachtung unterstützen, dass Lordosen die mobileren Anteile der Wirbelsäule darstellen.

Merke *Bis auf die Außenzone des Anulus fibrosus ist die Bandscheibe (Anulus und Nucleus) mit der hyalinen Knorpelschicht des Wirbelkörpers (Deck- bzw. Bodenplatte) verwachsen. Das subchondrale Knochengewebe (Spongiosa) spielt als gefäßführende Struktur eine bedeutende Rolle bei der Ernährung der Bandscheibe. Diese erfolgt durch den Wechsel von Be- und Entlastung, also durch Bewegung.*

Mögliche Ursachen parietaler Dysfunktionen

Vor allem langfristige Belastungen, d. h. mechanische Faktoren, stimulieren die Flüssigkeitsabgabe und führen zu Alterungsprozessen, die die Degeneration der Bandscheiben begünstigen [26]. Liegt erst einmal eine Degeneration vor, dann hat dies Auswirkungen auf die Stabilität des Segments [43]. Dabei besteht die Vermutung, dass der zelluläre Phänotyp kollagener Gewebe (Bindegewebe) empfindlich auf die vorherrschende Art des Gewebestresses reagiert. Mit anderen Worten: Die Funktion formt die Struktur des Gewebes [52].

Eine erhöhte mechanische Belastung der Bandscheiben ist im Rahmen unterschiedlicher Vorgänge denkbar:

- durch einseitige Belastungshaltungen wie z. B. bei langem Sitzen
- durch fehlende Bewegung
- unter Einfluss bestimmter Muskeln, die die Wirbelsäule unter „Druck" setzen können:
  - in der LWS sind dies z. B. das Diaphragma thoracalis, die autochthone Muskulatur oder der M. iliopsoas
  - in der HWS u. a. die Mm. scaleni
- im Rahmen einer Dysfunktion eines Wirbels, v. a. bei Rotations- und Translationsbewegungen der Wirbel [64]

Eine Dysfunktion hätte dementsprechend das Potenzial, den mechanischen Stress auf die Zellen der Bandscheibe zu erhöhen, die physiologische Mobilität des Segments einzuschränken und dadurch die Verteilung von Nährstoffen und die venöse Drainage von metabolischen Abfallprodukten zu stören.

Eine ebenfalls große Bedeutung bei der Drainage der Bandscheiben kommt dem thorakalen Diaphragma und dem intraabdominalen Druck (IAP, „intraabdominal pressure“) zu (s. S. 53 ff.).

INFO Die sensible Innervation der Bandscheiben erreicht normalerweise die äußeren Bereiche des Anulus fibrosus und das hintere Längsband [6, 13, 15, 84]. Bei der Innervation beschädigter Bandscheiben kommt es zu einer Ausdehnung der Nerven bis in den Nucleus pulposus hinein, so z. B. bei Patienten mit chronischen Rückenschmerzen [9, 15]. Die Innervation der intervertebralen Bandscheibe erfolgt über den N. meningeus (Innervation, s. S. 35 ff.). Die nervöse Verschaltung der Bandscheiben ist außerdem stark verbunden mit den paravertebralen Muskeln, z. B. konnte eine lokale Atrophie dieser Muskeln beim Postnukleotomiesyndrom aufgezeigt werden [15]. Dies verdeutlicht die wichtige Rolle der Bandscheiben innerhalb der neuromuskulären Steuerung der Wirbelsäule.

Ligamente

Ligamente der Wirbelsäule

Die typischen Bänder der Wirbelsäule lassen sich einteilen in (Benennung von posterior nach anterior; **Abb. 3.10**):

- Wirbelbogenbänder:
  - Lig. supraspinale
  - Ligg. interspinalia
  - Ligg. intertransversaria
  - Ligg. flava
  - Ligg. capsularia
- Wirbelkörperbänder:
  - Lig. longitudinale posterius
  - Lig. longitudinale anterius

Wirbelbogenbänder

- Ligg. capsularia:
  - äußere Schicht aus kräftigen Kollagenfasern
  - innere Schicht aus elastischen Fasern
  - Fasern der folgenden Strukturen strahlen in diese Ligamente ein:
    - Lig. flavum
    - M. multifidus
    - im Bereich der HWS zusätzlich M. semispinalis und Mm. rotatores

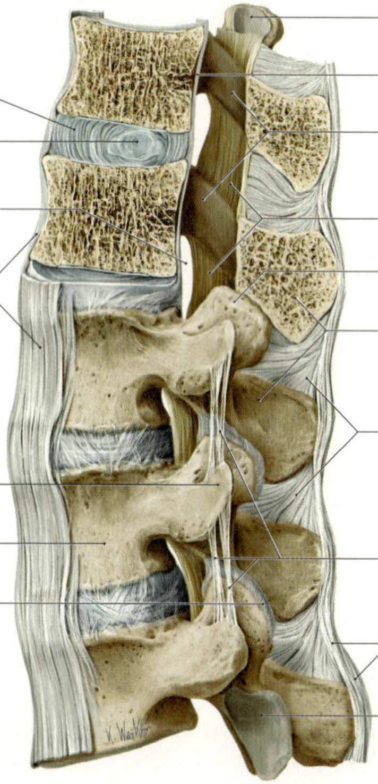

Abb. 3.10 Bandapparat auf Höhe des thorakolumbalen Übergangs (ThLÜ), Th 11 –L 3 (Ansicht von links-lateral, die beiden thorakalen Wirbel sind median-sagittal halbiert) (aus Prometheus).

- bei kräftigen Muskelaktionen (z. B. dem Schleudertrauma) unphysiologisch hohe Belastung der Kapselfasern möglich [43], die einen Faktor bei der Entstehung von Schmerzen darstellen können [6, 8]
- reichlich versehen mit Nozi- und Propriozeptoren (Schmerzentstehung und Kinematik):
  - Nachweis intrakapsulär gelegener freier Nervenendigungen sowie von Substanz P in Nervenfasern [6]
  - Aktivierung von Propriozeptoren durch geringe Dehnungen

    - Aktivierung von Nozizeptoren durch exzessive Kapseldehnungen (führen zu anhaltenden neuronalen Reaktionen und können Schäden in der Kapsel und den Axonen der Kapsel verursachen)
  - unterscheiden sich im lumbalen Bereich histologisch vom thorakalen Bereich:
    - möglicherweise ein Hinweis darauf, dass die Gelenkkapseln in der LWS bei Torsionsbewegungen nicht nur Spann-, sondern auch Kompressionskräften ausgesetzt sind [3]
- Ligg. flava:
  - bestehen überwiegend aus elastischen Fasern
  - verlaufen zwischen Laminae arcus vertebrae eines oberen und unteren Wirbels
  - tiefes und oberflächliches Blatt: vereinen sich im mittleren Anteil des Ligaments
  - die lateralen, oberflächlichen Anteile strahlen in die Ligg. capsularia ein [43]
  - in Zusammenhang mit Diskusdegenerationen verminderte Spannungen der Bänder möglich
  - mitunter Kalzifikationen der Bänder im Rahmen degenerativer Umbauprozesse:
    - von den Zygapophysialgelenken ausgehend Ausdehnung auf die Ligg. flava möglich mit der Folge einer Stenose des Lendenwirbelkanals
    - in der LWS Ausdünnung der Kapselwand bei gleichzeitiger Verkürzung der Fasern
- Ligg. intertransversaria:
  - uneinheitliche Klassifikation [43]:
    - z. T. beschrieben als sehnige Ausläufer von Muskeln
    - z. T. als membranöse Ausläufer des thorakolumbalen Fasziensystems
- Ligg. interspinalia:
  - anterior mit dem Lig. flavum verbunden
  - spannen sich zwischen benachbarten Dornfortsätzen aus und setzen sich dorsal fort in das Lig. supraspinale
- Lig. supraspinale:
  - von Dornfortsatz zu Dornfortsatz
  - einige Faserzüge überspringen ein oder mehrere Segmente

  Beide Ligamente sind eng mit dem thorakolumbalen Fasziensystem verwachsen.

INFO *Über dieses Fasziensystem, das mit der Fascia transversalis Verbindungen hat, die wiederum eine Fortsetzung der Fascia inguinalis und der Fascia pelvis (mit Verbindung zur Fascia obturatoria) darstellt und mit dem Peritoneum parietale verwachsen ist, ist es denkbar, dass sich Spannungen aus der abdominalen Kavität (und aus den unteren Extremitäten) auf die Wirbelsäule übertragen und umgekehrt. Dies könnte das Bewegungsverhalten der Wirbelsäule verändern und die Entstehung einer somatischen Dysfunktion in der thorakolumbalen Region begünstigen.*

Wirbelkörperbänder

- Lig. longitudinale anterius:
  - von der Schädelbasis bis Os sacrum
  - am ventralen Wirbelkörper und den vorderen Deckplattenrändern befestigt
  - mit den Bandscheiben nur locker verbunden
  - tiefe Fasern verbinden benachbarte Wirbel
  - oberflächliche Fasern laufen über mehrere Segmente
- Lig. longitudinale posterius:
  - schwächer als Lig. longitudinale anterius
  - von der Schädelbasis bis in den Sakralkanal
  - an den oberen und unteren Rändern der Wirbelkörper befestigt
  - dazwischen Raum für die aus dem Foramen nutricium kommenden Gefäße u. a. Venen des vertebralen Geflechts
  - schmal im Bereich der Wirbelkörper und breiter im Bereich der Bandscheiben
  - dort mit den hinteren Fasern der Bandscheiben fest verwachsen (im seitlichen Bereich fehlt diese „Verstärkung" der hinteren Bandscheibenfasern, was das gehäufte Auftreten von lateralen Bandscheibenvorfällen erklärt)

INFO *Die venösen Blutleiter, die aus dem Foramen nutricium kommen, könnten im Falle von Stauungen Druck auf das hintere Längsband auslösen und so eine Rolle bei der Entstehung von v. a. morgendlich auftretenden lumbalen Schmerzen spielen.*

Funktionsweise der Bänder

- Bänder, die bei **Flexion** anspannen:
  - Lig. longitudinale posterius (wesentliche Rolle)
  - Lig. supraspinale und Ligg. interspinalia (geringe Bremswirkung, zusammen nur 5% des gesamten Extensionsmoments)
  - Ligg. flava
  - Ligg. capsularia
  - neben den aufgeführten Bändern auch die dorsalen Muskeln und Faszien
- Bänder, die bei **Extension** anspannen:
  - Ligg. capsularia
  - Lig. longitudinale anterius
  - neben den aufgeführten Bändern auch die ventralen Muskeln und Faszien
- Bänder, die bei **Lateralflexion** anspannen:
  - Ligg. intertransversaria (jeweils auf der Gegenseite)
- Bänder, die bei **Rotation** anspannen:
  - Ligg. capsularia auf der homolateralen Seite der axialen Rotation
  - daneben fungieren als Rotationsbremse:
    - ein in der LWS aufgrund der Ausrichtung der Zygapophysialgelenke entstehender gesteigerter Gelenkkontakt (Koaptation) auf der kontralateralen Rotationsseite
    - die Bandscheibe

Spezifische Ligamente im Bereich der HWS

- Membrana atlantooccipitale anterior:
  - spannt sich zwischen dem Arcus anterior des Atlas und dem vorderen Rand des Foramen magnum aus
  - stellt eine Verbreiterung des Lig. longitudinale anterius dar
- Membrana atlantooccipitale posterior:
  - verbindet den Arcus posterior des Atlas mit dem hinteren Rand des Foramen magnum (das „Lig. flavum" zwischen Atlas und Os occipitale)
- Lig. transversum atlantis (**Abb. 3.11**):
  - verbindet die beiden Massae laterales des Atlas miteinander
  - horizontaler Verlauf
  - umschließt als Zuggurtung den Dens des Atlas von dorsal und fixiert diesen
  - verhindert Bewegungen des Dens gegen das Rückenmark
- Fasciculi longitudinales:
  - senkrechter Verlauf
  - Verlängerungen der tiefen Schicht des Lig. longitudinale posterius
  - von der Hinterfläche des Axiskörpers zum vorderen Rand des Foramen magnum
- Lig. cruciforme atlantis:
  - gemeinsam gebildet vom Lig. transversum atlantis und Fasciculi longitudinales

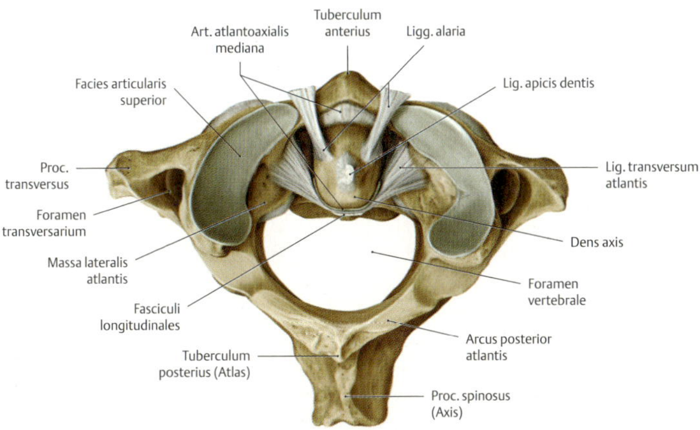

Abb. 3.11 Bandapparat der Art. atlantoaxialis mediana: Atlas und Axis (Ansicht von kranial) (aus Prometheus).

- Membrana tectoria:
  - Verlängerung der oberflächlichen Schicht des Lig. longitudinale posterius
  - bildet die ventrale ligamentäre Begrenzung des Wirbelkanals
  - liegt dem Lig. cruciforme von posterior eng an
- Lig. apicis dentis:
  - dünnes Band
  - von der Spitze des Dens zur Innenkante des Vorderrands des Foramen magnum
- Ligg. alaria:
  - paarig
  - von den Seitenflächen des Dens axis zum seitlichen Rand des Atlas und zum Foramen magnum
  - auf Spannung bei Nick- und Drehbewegungen des Kopfes
  - verantwortlich für die heterolaterale Koppelung von Lateralflexions- und Rotationsbewegungen im OAA-Bereich [41, 64]:
    - Lateralflexion im OAA-Bereich nach rechts führt durch die Spannung der Ligg. alaria zur gekoppelten Rotation nach links.
    - Bei primärer Rotationsbewegung im OAA-Komplex, z. B. nach rechts, ist an diese Rotation eine Lateralflexion nach links gekoppelt.
- Lig. nuchae:
  - Verbreiterung des Lig. supraspinale
  - von C7 bis zur Protuberantia occipitalis externa

Muskulatur

Die Muskeln, die durch einen R. dorsalis des Spinalnerven innerviert werden, werden zur autochthonen Rückenmuskulatur gerechnet. Hierzu gehören der M. erector spinae (**Abb. 3.12**) und die Mm. suboccipitales.

Autochthone Muskulatur: medialer Trakt

Spinales System

- Mm. interspinales:
  - Ursprung und Ansatz zwischen den Dornfortsätzen:
    - der HWS: Pars cervicis
    - der LWS: Pars lumborum
- M. spinalis:
  - Ursprung:
    - Pars thoracis: seitliche Fläche der Dornfortsätze 10.–12. BWK und 1.–3. LWK
    - Pars cervicis: Dornfortsätze 1. sowie 2. BWK und 5.–7. HWK
  - Ansatz:
    - seitliche Fläche Dornfortsätze 2.–8. BWK
    - Dornfortsätze 2.–4. HWK

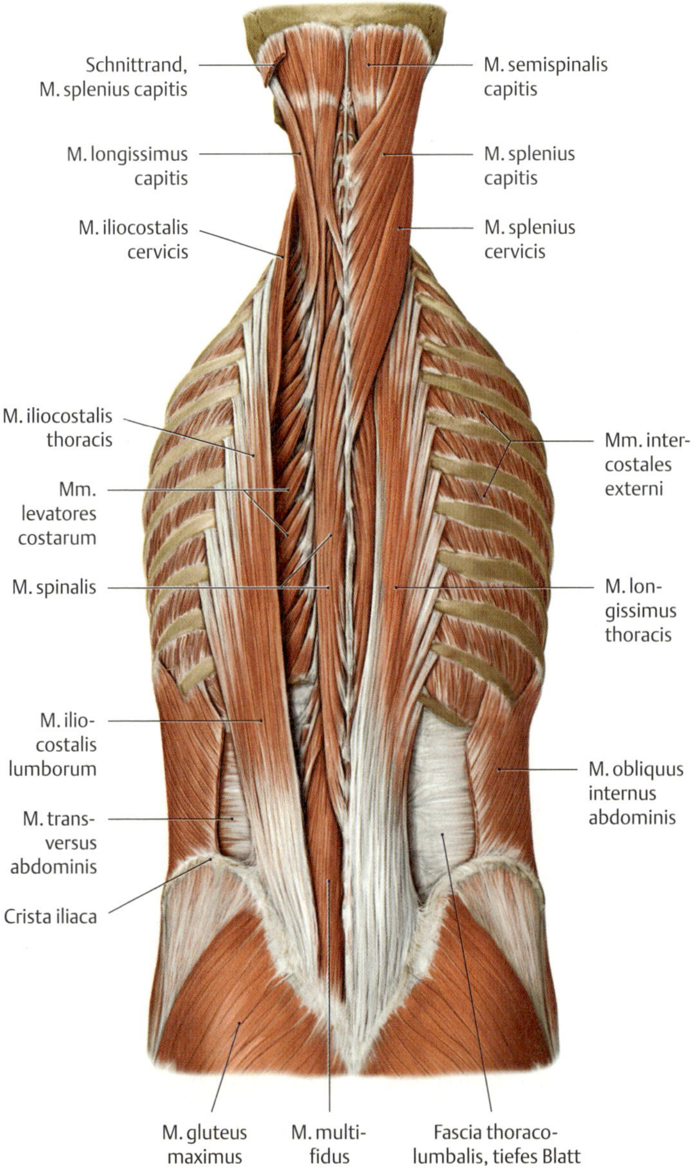

Abb. 3.12 Medialer Trakt des M. erector spinae (Teile des lateralen Traktes belassen) (aus Prometheus).

Transversospinales System

- Mm. rotatores breves und longi:
  - Ursprung und Ansatz:
    - verlaufen zwischen Querfortsatz und nächsthöherem Dornfortsatz (brevis) bzw. übernächstem Dornfortsatz (longus) der gesamten BWS
- M. multifidus:
  - Ursprung und Ansatz:
    - verläuft zwischen Querfortsatz und Dornfortsatz, überspringt hierbei 2 – 4 Wirbel
    - vom 2. HWK bis Os sacrum, am stärksten ausgebildet in der LWS
- M. semispinalis:
  - Ursprung: Querfortsätze:
    - 6. – 12. BWK: Pars thoracis
    - 1. – 6. BWK: Pars cervicis
    - 3. HWK bis 6. BWK: Pars capitis
  - Ansatz: Dornfortsätze:
    - 6. HWK bis 4. BWK
    - 6. – 4. HWK
    - Os occipitale (zwischen Linea nuchalis superior und inferior)

Funktionen der Muskeln des medialen Traktes

- beidseitige Kontraktion: Dorsalextension (je nach Abschnitt der Wirbelsäule oder des Kopfes)
- einseitige Kontraktion:
  - Lateralflexion zur ipsilateralen Seite (Mm. spinalis, multifidus, semispinalis)
  - Rotation zur kontralateralen Seite (Mm. rotatores, multifidus, semispinalis)

■ *Autochthone Muskulatur: lateraler Trakt*

Sakrospinales System

- M. iliocostalis:
  - Ursprung:
    - Pars lumborum: Os sacrum, Crista iliaca, Fascia thoracolumbalis
    - Pars thoracis: 7. – 12. Rippe
    - Pars cervicis: 3. – 7. Rippe
  - Ansatz:
    - 6. – 12. Rippe, tiefes Blatt der Fascia thoracolumbalis
    - 1. – 6. Rippe
    - Querfortsätze 4. – 6. HWK

- M. longissimus:
  - Ursprung:
    - Pars thoracis: Os sacrum, Crista iliaca, Dornfortsätze der LWS, Querfortsätze der unteren BWS
    - Pars cervicis: Querfortsätze 1. – 6. BWK
    - Pars capitis: Querfortsätze 1. – 3. BWK, Quer- und Gelenkfortsätze 4. – 7. HWK
  - Ansatz:
    - 2. – 12. Rippe, Rippenfortsätze der LWS, Querfortsätze der Brustwirbel
    - Querfortsätze 2. – 5. HWK
    - Proc. mastoideus (Os temporale)

Spinotransversales System

- M. splenius:
  - Ursprung:
    - Pars cervicis: Dornfortsätze 3. – 6. BWK
    - Pars capitis: Dornfortsätze 3. HWK bis 3. BWK
  - Ansatz:
    Querfortsätze 1. und 2. HWK
    - laterale Linea nuchalis superior, Proc. mastoideus

Intertransversales System

- Mm. intertransversarii:
  - Ursprung und Ansatz:
    - medialer lumbaler Anteil: zwischen 2 benachbarten Procc. mamillares der LWK
    - lateraler lumbaler Anteil: zwischen 2 benachbarten Procc. costales der LWK
    - hinterer zervikaler Anteil: zwischen 2 benachbarten Tubercula posteriora 2. – 7. HWK
    - vorderer zervikaler Anteil: zwischen 2 benachbarten Tubercula anteriora 2. – 7. HWK
    - Innervation des lateralen lumbalen und vorderen zervikalen Anteils: durch Rr. ventrales
- Mm. levatores costarum:
  - Ursprung:
    - Pars brevis und longus: Querfortsätze HWK 7. und 1. – 11. BWK
  - Ansatz:
    - Angulus costae der darunterliegenden Rippe
    - Angulus costae der übernächsten Rippe
    - Innervation: sowohl von Rr. dorsales als auch Rr. ventrales

Funktionen der Muskeln des lateralen Traktes

- beidseitige Kontraktion: Dorsalextension (je nach Abschnitt der Wirbelsäule oder des Kopfes)
- einseitige Kontraktion:
  - Lateralflexion zur ipsilateralen Seite (Mm. iliocostalis, longissimus, splenius, intertransversarii)
  - Rotation zur kontralateralen Seite (Mm. levatores costarum)
  - Rotation zur ipsilateralen Seite (Mm. longissimus capitis [Kopfdrehung], M. splenius capitis)

Kopfgelenkmuskulatur

Fortsetzung des medialen und lateralen Traktes der autochthonen Muskulatur (**Abb. 3.13**):

- M. rectus capitis posterior major:
  - Ursprung: Dornfortsatz Axis
  - Ansatz: mittleres ⅓ Linea nuchalis inferior
- M. rectus capitis posterior minor:
  - Ursprung: Tuberculum posterior Atlas
  - Ansatz: inneres ⅓ der Linea nuchalis inferior
- M. obliquus capitis superior:
  - Ursprung: Querfortsatz Atlas
  - Ansatz: oberhalb des M. rectus capitis posterior major

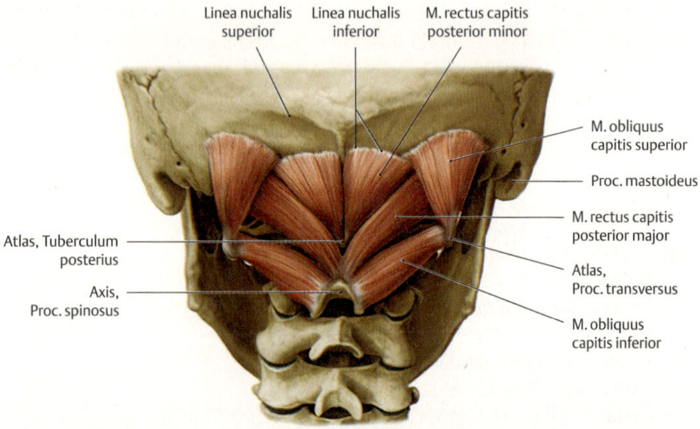

Abb. 3.13 Kurze Nacken bzw. Kopfgelenkmuskulatur (Ansicht von dorsal) (aus Prometheus).

- M. obliquus capitis inferior:
  - Ursprung: Dornfortsatz Axis
  - Ansatz: Querfortsatz Atlas
- Innervation der Kopfgelenkmuskulatur:
  - über den N. suboccipitales
- Funktion der Kopfgelenkmuskulatur:
  - beidseitige Kontraktion: Dorsalextension
  - einseitige Kontraktion:
    - ipsilaterale Drehung des Kopfes (Mm. rectus capitis posterior major und minor, M. obliquus capitis inferior)
    - kontralaterale Drehung des Kopfes (M. obliquus capitis superior, macht zusätzlich noch eine ipsilaterale Lateralflexion)

Prävertebrale Halsmuskulatur

- M. longus capitis:
  - Ursprung: 3. – 6. HWK, Tubercula anteriora der Querfortsätze
  - Ansatz: Os occipitale, Pars basilaris
  - Funktion:
    - einseitig: überwiegend Lateralflexion, geringfügig homolaterale Rotation
    - beidseitig: Ventralflexion des Kopfes
  - Innervation: direkte Äste aus Plexus cervicalis (C 1 – C 4)
- M. longus colli (cervicis):
  - Ursprung:
    - Pars recta: 5. – 7. HWK und gemeinsam mit M. rectus capitis anterior
    - Pars obliqua inferior: 1. – 3. BWK
    - Pars obliqua superior: Querfortsätze (Tubercula anteriora) 3. – 5. HWK
  - Ansatz:
    - 2. – 4. HWK
    - Atlas (Tuberculum anterius)
    - 5. und 6. HWK (Tubercula anteriora)
  - Funktion:
    - einseitig: homolaterale Lateralflexion und Rotation
    - beidseitig: Ventralflexion des Kopfes
  - Innervation: direkte Äste aus dem Plexus cervicalis (C 2 – C 6)
- M. rectus capitis anterior:
  - Ursprung: Atlas (Massae lateralis)
  - Ansatz: Os occipitale (Pars basilaris)
- M. rectus capitis lateralis:
  - Ursprung: Proc. transversus des Atlas
  - Ansatz: Os occipitale (Pars basilaris lateral der Kondylen)

- Funktion: M. rectus capitis anterior/lateralis:
  - einseitig: Lateralflexion
  - beidseitig: Ventralflexion im Atlantookzipitalgelenk
- Innervation: R. ventralis (C 1)

- Innervation der prävertebralen Halsmuskulatur:
  - über die Rr. ventrales der Spinalnerven

Bauchwandmuskulatur

In **Abb. 3.14** ist die Bauchwandmuskulatur in Form von Verspannungssystemen dargestellt.

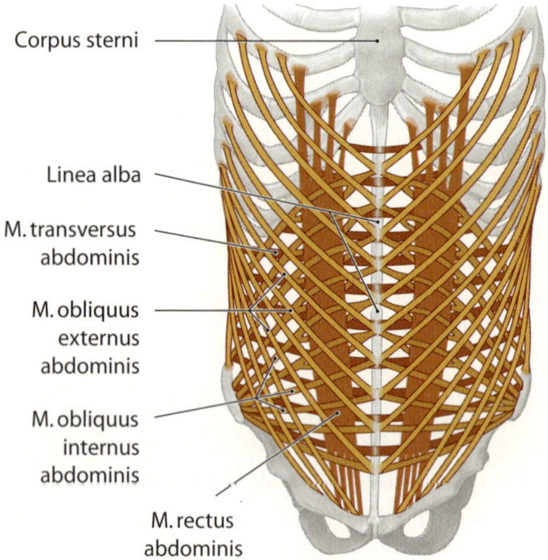

Abb. 3.14 Anordnung der Muskeln der Bauchwandmuskulatur (Ansicht von ventral) (aus Prometheus).

Seitliche, schräge Bauchwandmuskeln

- M. obliquus externus abdominis:
  - Ursprung: 5. – 12. Rippe (Außenfläche)
  - Ansatz: Crista iliaca (Labium externum), Rektusscheide (vorderes Blatt), Linea alba
  - Innervation: Nn. intercostales (Th 5 – Th 12)
- M. obliquus internus abdominis:
  - Ursprung: Fascia thoracolumbalis (lamina profunda), Crista iliaca (Linea intermedia), Spina iliaca anterior superior (SIAS), Lig. inguinale (laterale Hälfte)
  - Ansatz: 10. – 12. Rippe (von kaudal), Rektusscheide (vorderes und hinteres Blatt), Linea alba

- Innervation: Nn. intercostales (Th 8 – Th 12), N. iliohypogastricus, N. ilioinguinalis
- M. transversus abdominis:
  - Ursprung: 7. – 12. Rippenknorpel (Innenflächen), Fascia thoracolumbalis (tiefes Blatt), Crista iliaca (Labium internum), SIAS, Lig. inguinale (lateraler Teil)
  - Ansatz: Rektusscheide (hinteres Blatt), Linea alba
  - Innervation: Nn. intercostales (Th 5 – Th 12), N. iliohypogastricus, N. ilioinguinalis
- Funktion der schrägen Bauchwandmuskeln:
  - beidseitig:
    - Bauchpresse und Ausatmung
    - Ventralflexion des Rumpfes, Aufrichtung des Beckens (Mm. obliquus externus/internus abdominis)
  - einseitig:
    - ipsilaterale Rotation des Rumpfes (Mm. obliquus internus/transversus abdominis)
    - kontralaterale Rotation (M. obliquus externus abdominis)
    - ipsilaterale Lateralflexion (Mm. obliquus externus/internus abdominis)

Vordere Bauchwandmuskulatur

- M. rectus abdominis (**Abb. 3.15**, linke Seite):
  - Ursprung: 5. – 7. Rippe (Knorpel), Proc. xiphoideus
  - Ansatz: Os pubis (zwischen Tuberculum pubicum und Symphyse)
  - Funktion: Ventralflexion, Aufrichtung des Beckens, Bauchpresse, Ausatmung
  - Innervation: Nn. intercostales (Th 5 – Th 12)
- M. pyramidalis:
  - Ursprung: Os pubis (ventral des M. rectus abdominis)
  - Ansatz: Linea alba (verläuft innerhalb der Rektusscheide)
  - Funktion: spannt Linea alba
  - Innervation: N. intercostalis (Th 12; N. subcostalis)

Hintere Bauchwandmuskulatur

- M. quadratus lumborum (**Abb. 3.15**, rechte Seite):
  - Ursprung: Crista iliaca
  - Ansatz: 12. Rippe, 1. – 4. LWK (Procc. costarii)
  - Funktion:
    - einseitig: ipsilaterale Lateralflexion
    - beidseitig: Bauchpresse und Ausatmung
    - Iliumrotation nach anterior
  - Innervation: N. intercostalis (Th 12)

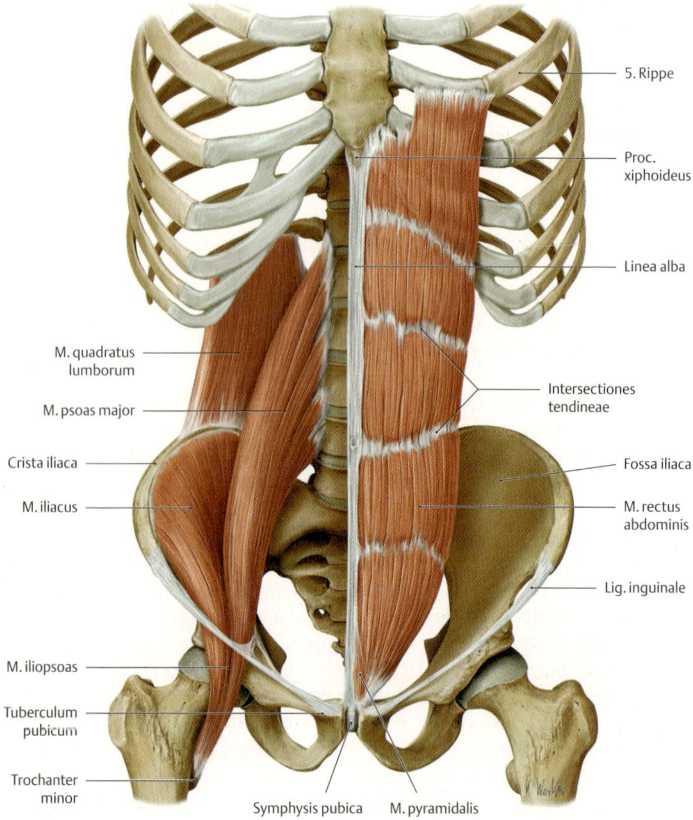

Abb. 3.15 Vordere und hintere Bauchwandmuskeln (Ansicht von ventral). Auf der linken Seite sind die vorderen, auf der rechten die hinteren Bauchwandmuskeln dargestellt (aus Prometheus).

- M. iliopsoas:
  - Ursprung:
    - M. psoas major: oberflächliche Schicht: 12. BWK bis 4. LWK (Seitenflächen) und den dazwischenliegenden Bandscheiben; tiefe Schicht: 1.–5. LWK (Procc. costarii)
    - M. iliacus: Fossa iliaca
    - Ansatz beider Muskeln: Trochanter minor des Femurs

- Funktion:
  - Hüftgelenk: Flexion und Außenrotation
  - LWS: einseitig: ipsilaterale Lateralflexion; beidseitig: Aufrichten des Rumpfes aus der Rückenlage
  - Iliumrotation nach anterior
- Innervation: N. femoralis (L 1 – L 4) sowie direkte Äste aus Plexus lumbalis

Kinematik

In Bezug auf die Osteokinematik der gesamten Wirbelsäule zeigt sich ein „funktioneller Trend hin zur Rotation in der Transversalebene" [43]. Die einzelnen Abschnitte der Wirbelsäule weisen – neben generellen interindividuellen Unterschieden – regional auftretende intraindividuelle Unterschiede auf in den segmentalen Bewegungsamplituden:

- in der **LWS**:
  - sind die größten segmentalen Amplituden in Flexions-/Extensionsrichtung zu finden
  - ist die Rotation insgesamt deutlich geringer als die Lateralflexion (insgesamt ca. 5 – 8° zu jeder Seite):
    - L 5 hat i. d. R. die größte Rotations- sowie Flexions-/Extensionsfreiheit
- in der **BWS**:
  - ist die Rotation v. a. in den mittleren und unteren Abschnitten deutlich größer als in der LWS und mit 35° zu jeder Seite auch größer als die Lateralflexion (20° zu jeder Seite)
- in der **oberen HWS** (Kraniovertebralgegend):
  - sind Occiput, Atlas und Axis ligamentär und muskulär direkt miteinander verbunden und bilden eine funktionelle Einheit (OAA-Bereich)
  - übernimmt der Atlas (u. a. mit seinen Bändern) die Funktion der fehlenden Zwischenwirbelscheiben, indem er Bewegungen reguliert und bremst
  - das obere Kopfgelenk (C 0/C 1):
    - besitzt aufgrund der kongruenten Form der beiden Gelenkpartner eine große innere Stabilität
    - hat die größten Amplituden bei Flexion/Extension (insgesamt etwa 30°, dabei mehr Flexion als Extension möglich)
    - deutlich geringere Amplituden bei Rotation (1,7 ± 1,5° zu jeder Seite) und Lateralflexion (3 – 5° zu jeder Seite) und
  - das untere Kopfgelenk (C 1/C 2):
    - weist gegenseitig gekrümmte Gelenkflächen und damit nur eine geringfügige innere Stabilität auf
    - zeichnet sich durch eine sehr große Rotation aus (36,2 ± 4,5° zu jeder Seite)
    - Flexion und Extension (insgesamt etwa 16°)
    - Die Lateralflexion auf diesem Niveau scheint nicht isoliert, sondern nur als Gesamtbewegung C 0/C 2 stattzufinden. Die ermittelten Größenan-

gaben der Bewegungen im Segment C0/C2 unterscheiden sich in der Literatur z. T. deutlich voneinander.
- in der **unteren HWS** (C2 – C7):
  - zeigen die Wirbel in allen 3 Raumebenen eine große Beweglichkeit
  - ist die Flexion mit 65° größer als die Extension mit 40°
  - sind Rotation und Lateralflexion gekoppelt (s. u.):
    - primäre Rotation: bis zu 50° (zu jeder Seite)
    - primäre Lateralflexion: bis zu 35° (zu jeder Seite)

INFO In der Regel nimmt mit zunehmendem Alter und zunehmender Degeneration die durchschnittliche Beweglichkeit der Wirbelsäule ab. Eine Ausnahme scheint lediglich die kraniovertebrale Übergangsregion darzustellen. Die Flexions-Extensions-Beweglichkeit dieser Region nimmt im Alter anscheinend nicht ab, sondern eher zu. Wahrscheinlich infolge einer zunehmenden Kyphose der BWS.

Die Kinematik der Wirbelsäule ist als Übersicht in **Tab. 3.2** dargestellt.

Tab. 3.2 Bewegungen der Wirbelsäule in Bezug zu den Raumachsen.

Bewegung/Achse	Beschreibung	
Bewegungen, deren Achsen senkrecht zu den 3 Ebenen stehen	Dies sind Rotationsbewegungen in den 3 Raumebenen mit Bewegungen in den Zygapophysialgelenken	
Flexion/Extension (in der Sagittalebene)	Gleiten der Gelenkflächen des superioren Wirbels nach superior und anterior bei Flexion (Divergenz)	Gleiten der Gelenkflächen des superioren Wirbels nach inferior und posterior bei Extension (Konvergenz)
Lateralflexion (in der Frontalebene), z. B. nach rechts	Divergenz auf der linken Seite	Konvergenz auf der rechten Seite
Rotation (in der Transversalebene), z. B. nach rechts	LWS: Koaptation auf der linken Seite	LWS: Dekoaptation auf der rechten Seite
	BWS: laterales Gleiten	
	untere HWS: (wahrscheinlich) laterales Gleiten	
Bewegungen, deren Achsen schräg zu den 3 Ebenen stehen	Hierbei finden bei Rotation und Lateralflexion assoziierte/gekoppelte Bewegungen* statt. Bei diesen gibt es eine Hauptkomponente, die die größte Amplitude aufweist und auch „primäre Bewegung" genannt wird.	

* Der überwiegende Teil der ADL-Bewegungen(ADL: „activities of daily life") der Wirbelsäule gehören zu dieser Gruppe.

Mittelpunkt vieler Diskussionen über die Bewegungen der Wirbelsäule war und ist die Koppelung von Rotation und Lateralflexion. Zurückzuführen ist dieses Postulat auf die sog. Fryette'schen Gesetze [20, 57, 69]:

- „Principle I: When the spine is in neutral, sidebending to one side will be accompanied by horizontal rotation to the opposite side." (Neutralstellung – Seitneigung – Rotation: NSR)
- „Principle II: When the spine is flexed or extended (non-neutral), sidebending to one side will be accompanied by rotation to the same side." (Flexion oder Extension – Rotation – Seitneigung: FRS bzw. ERS)
- „Principle III: When motion is introduced in one plane it will modify (reduce) motion in the other two planes."

Bezüglich der assoziierten Bewegungen besteht weitgehend Einigkeit über die Koppelung in der HWS bis zur oberen BWS [43]:

- OAA-Bereich:
  - kontralaterale Assoziation
  - Bei primärer Lateralflexion nach rechts wird diese von einer assoziierten Rotation nach links begleitet und umgekehrt.
- C 2 bis etwa Th 4:
  - homolaterale Assoziation
  - Diese ist bei C 2 noch sehr deutlich, wird in den darunterliegenden Segmenten sukzessive geringer und ist dann in der oberen BWS nicht mehr manifest.
- mittlere und unteren BWS (bis etwa Th 10):
  - kaum Assoziation
  - kaum bzw. keine Rotationsbewegung auf eine primäre Lateralflexion
- ThLÜ und gesamte lumbale Region:
  - verstärkt assoziierte Bewegungen [45, 62, 63]
  - mit nicht vorhersagbarer Richtung der sekundären Bewegung

Merke *Allgemeingültige „Gesetzmäßigkeiten" für die Bewegungen der Wirbelsäule lassen sich aufgrund der Individualität, die sich in sehr großen interregionalen (LWS/BWS/HWS), intersegmentalen (rechts/links) und interindividuellen Variationen wie der Ausrichtung der Gelenkflächen (s. S. 15 f.) widerspiegelt, nur schwer ableiten. Sie dienen v. a. zur Erklärung möglicher mechanischer Zusammenhänge.*

Innervation

Spinalnervensegment

Der N. spinalis bildet sich aus der Radix anterior und der Radix posterior und gibt folgende Äste ab (**Abb. 3.16**):

- R. dorsalis (auch R. posterior genannt):
  - teilt sich (meist) in einen medialen und einen lateralen Ast

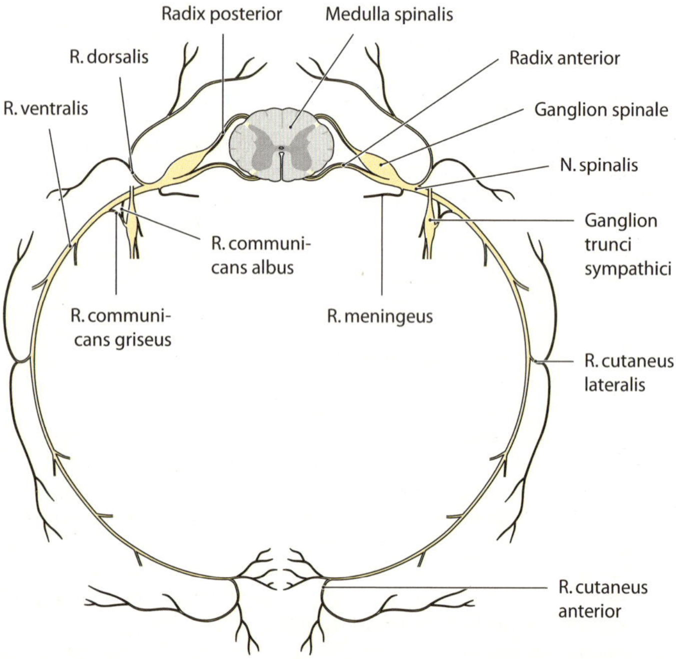

Abb. 3.16 Äste eines Spinalnervs (aus Prometheus).

- sensorisch: dorsale Körperwandung (s. u.), Kapsel der Zygapophysialgelenke des korrespondierenden Segments und der Nachbarsegmente
- motorisch: M. erector spinae

• R. ventralis (auch R. anterior genannt) bildet:
  - Nn. intercostales im Rumpfbereich
  - Plexus cervicalis, brachialis und lumbosacralis im Extremitätenbereich
  - sensorisch: ventrale Körperwandung und Extremitäten
  - motorisch: Extremitäten- und restliche Rumpfmuskulatur

• R. (recurrens) meningeus (auch R. spinalis, N. sinuvertebralis genannt):
  - läuft nach Abgang vom Spinalnerv zum Foramen intervertebrale zurück
  - verteilt sich im vertebralen Kanal
  - gemischter Nerv, geformt von einer somatischen Wurzel des R. ventralis und einer autonomen (sympathischen) Wurzel des R. communicans griseus
  - polysegmental (Segmentüberlappung)

- versorgt:
  - Periost, Meningen und epidurale Gefäße
  - Lig. longitudinale posterius
  - Bandscheiben (s. S. 17 ff.)
- R. communicans albus:
  - führt markhaltige (erscheint deshalb weißlich) Nervenfasern vom Rückenmark zum Grenzstrang
- R. communicans griseus:
  - bringt markarme bzw. -lose (erscheint deshalb grau) Nervenfasern vom Grenzstrang zum Spinalnerv

Hals/Schulter/Nacken

- aus den Rr. ventrales (Plexus cervicalis, C 1 – C 4):
  - N. occipitalis minor: Haut am seitlichen Hinterhaupt
  - N. auricularis magnus: Haut am Kieferwinkel, Ohrmuschel
  - N. transversus colli:
    - vordere Halsregion zwischen Unterkieferrand und Schlüsselbein
    - Anastomosen mit N. facialis (R. colli)
  - Nn. supraclaviculares: Haut der Schulter und des oberen Brustbereichs
- aus den Rr. dorsales:
  - N. subocccipitalis:
    - motorisch: M. rectus capitis posterior major/minor, M. obliquus capitis superior/inferior, M. semispinalis capitis
  - N. occipitalis major:
    - motorisch: M. semispinalis, M. longissimus, M. splenius (im Nackenbereich)
    - sensorisch: Haut des Hinterhaupts
  - N. occipitalis tertius:
    - sensorisch: paravertebrale Nackenhaut

Thorax und Bauch

- ventral:
  - weitgehend segmental
  - Nn. intercostales (aus den Rr. ventrales der Spinalnerven):
    - teilen sich in Rr. cutanei laterales und anteriores
  - zusätzlich im unteren Bauchraum: Nn. iliohypogastricus und inguinalis (Plexus lumbalis)
  - im oberen Brustbereich: Nn. supraclaviculares
- dorsal:
  - weitgehend segmental
  - Rr. dorsales der Nn. spinales:
    - teilen sich in Rr. cutanei medialis und lateralis

- zusätzlich zur Haut des Gesäßes:
  - Nn. clunium superiores (L 1 – L 3) und Nn. clunium medii (S 1 – S 3)
  - Nn. clunium inferiores (für den kaudalen Gesäßbereich) entstammen den Rr. ventrales und somit dem Plexus sacralis

■ *Vaskularisation*

■ *Arterielles Blutgefäßsystem*

- Äste aus dem Arcus aortae (**Abb. 3.17**):
  - links: A. carotis communis und A. subclavia
  - rechts: Truncus brachiocephalicus, teilt sich auf in:
    - A. carotis communis dextra
    - A. subclavia dextra
- Äste aus der Aorta descendens (Aorta thoracalis und Aorta abdominalis; **Abb. 3.17**):
  - Aa. intercostales posteriores:
    - Zwischenrippenräume, Rückenmuskeln, Haut, Wirbelkanal, Rückenmark, Brustdrüse
    - Ausnahme: A. intercostales posterior I und II stammen aus der A. intercostalis suprema (Ast der A. subclavia); tiefe Hals- und Rückenmuskeln, 1. und 2. Zwischenrippenraum, Wirbelkanal
  - Aa. lumbales:
    - Bauch- und Rückenmuskeln, hintere Bauchwand, Wirbelkanal/Rückenmark
    - Jede 3.–4. Arterie (interkostal und lumbal) teilt sich in der Nähe des Foramen intervertebrale in einen R. spinalis (Wirbelkörper, Dura mater) und einen R. dorsalis (Haut, Muskulatur).
  - Aa. phrenicae:
    - Zwerchfell, Nebennieren
  - Aa. iliacae communes (als Endäste der Aorta descendens):
    - Bauchwand, Becken, Beine

Thorax und Bauch

- von außen: Abgänge der A. axillaris (aus der A. subclavia):
  - A. thoracica superior:
    - M. subclavius, Mm. intercostales I/II, M. serratus anterior
  - A. thoracoacromialis:
    - Acromion, Schultergelenk, Schlüsselbein, Mm. deltoideus, serratus anterior und pectoralis major
  - A. thoracica lateralis:
    - M. pectoralis minor, M. serratus anterior, Brustdrüse
  - A. subscapularis mit ihren Ästen:

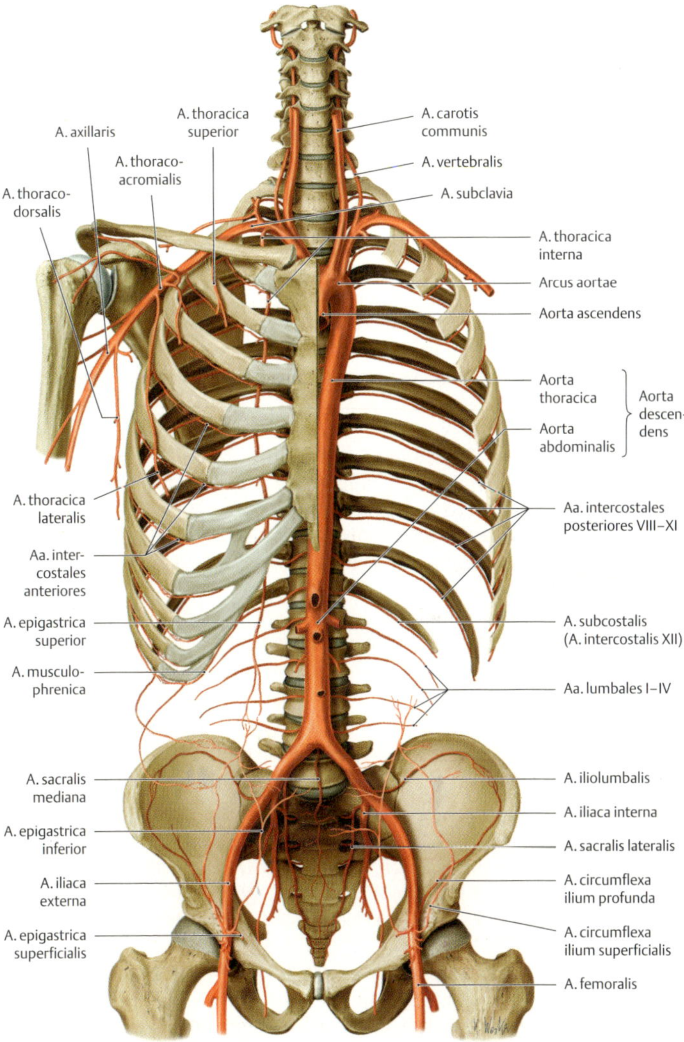

Abb. 3.17 Arterien der Rumpfwand (Ansicht von ventral) (aus Prometheus).

  - A. circumflexa scapula: Mm. subscapularis, teres minor, teres major und infraspinatus
  - A. thoracodorsalis: Mm. latissimus dorsi, serratus anterior und teres major
- von innen:
  - A. thoracica interna (A. mammaria interna):
    - aus der A. subclavia
    - Thymus, Mediastinum anterior, Brustdrüse, Brustwand, Zwerchfell, M. rectus abdominis
    - Rr. perforantes: Versorgung der vorderen äußeren Brustwand
    - teilt sich etwa auf Höhe des 6. Interkostalraums in A. epigastrica superior und A. musculophrenica (s. u.)
    - gibt die Aa. intercostales anteriores ab in den oberen 6 Interkostalräumen aus der A. thoracica interna, in den unteren 6 Interkostalräumen aus der A. musculophrenica; anastomisiert mit den Aa. intercostales posteriores
  - A. musculophrenica:
    - endet nahe dem letzten Interkostalraum
    - Zwerchfell, untere Interkostalräume, Ansätze der Bauchmuskeln
  - A. epigastrica superior:
    - Zwerchfell, M. rectus abdominis, Bauchwand
    - anastomisiert in Nabelhöhe mit der A. epigastrica inferior
  - A. epigastrica inferior:
    - aus der A. iliaca externa
    - M. rectus abdominis, Schambein, Samenstrang und Skrotum bzw. rundes Mutterband und große Schamlippen
  - A. epigastrica superficialis:
    - aus der A. femoralis
    - versorgt die Bauchhaut und -faszien bis zum Nabel

INFO *Die Anastomose der A. epigastrica superior mit der A. epigastrica inferior verbindet die A. subclavia mit der A. iliaca externa und kann im Falle einer Aortenisthmusstenose als vertikaler Umgehungskreislauf benutzt werden. Mit den Arterien verlaufen die gleichnamigen Venen, die bei Einflussstauung der V. cava inferior, einer V. iliaca communis oder einer V. cava superior (selten) als kavokavale Anastomosen dienen.*

Wirbel und Rückenmark

- transversales (segmentales) System:
  - zervikal: Aa. vertebralis, Aa. cervicalis profunda und ascendens (aus der A. subclavia)
  - thorakal: Aa. intercostales (aus der Aorta thoracalis)
  - lumbosakral: Aa. lumbales (aus der Aorta abdominalis)
  - Cauda equina: Aa. iliolumbales und sacralis lateralis (aus der A. iliaca interna)

- Diese Arterien entlassen in unmittelbarer Nähe des Foramen intervertebrale:
  - R. spinalis:
    - Ast für Wirbelkörper und Dura mater
    - A. radicularis anterior und posterior (verlaufen mit den Nervenwurzeln)
    - Größte R. spinalis ist die A. radicularis magna = Adamkiewicz'sche Arterie (variabler Abgang Th 12/L 3, zumeist links).
  - R. dorsalis: Haut und Muskulatur (Erector spinae)
- longitudinales System:
  - 3 längs verlaufende Arterien
  - verläuft perimedullär
  - Gefäßnetz: Verlauf und Volumen variabel
  - aus den Aa. vertebrales:
    - Aa. spinales posteriores: paarig, dorsal am Rückenmark entlang
    - Aa. spinales anteriores: unpaarig

  Zwischen dem transversalen und longitudinalen System bestehen zahlreiche Anastomosen.

Venöses Blutgefäßsystem

Die **Abb. 3.18** zeigt die Venenstämme im Rumpfbereich.

Kopf und Extremitäten

- Kopf, Hals und beide Arme über V. cava superior:
  - entsteht aus dem Zusammenfluss der linken und rechten Vv. brachiocephalicae, die sich aus der V. jugularis interna und der V. subclavia bilden
- Becken und beide Beine über V. cava inferior:
  - wird gebildet durch die Vereinigung der linken und rechten Vv. iliacae communes

Bauch und Thorax

- epifasziale Venen:
  - sind nur im Rahmen eines Pfortaderhochdrucks sicht- und tastbar (z. B. als „Caput medusae" über die Vv. periumbilicales)
  - vereinen sich:
    - oberhalb des Nabels zu den Vv. thoracoepigastricae: drainieren in die V. axillaris
    - unterhalb des Nabels zu den Vv. epigastricae superficialis: Verbindung zur V. saphena magna
- tiefe Venen:
  - verlaufen mit den Arterien
  - Vv. lumbales:
    - zwischen M. psoas und Wirbelsäule

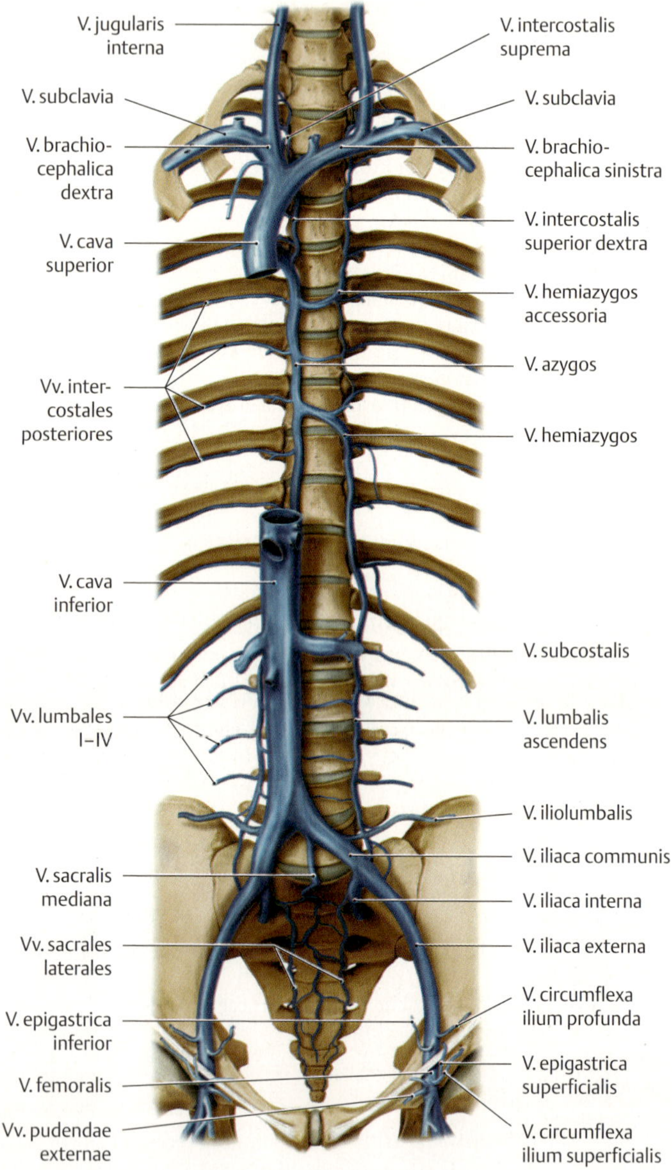

Abb. 3.18 Venenstämme im Rumpfbereich (Ansicht von ventral) (aus Prometheus).

- dorsale Zuflüsse aus den Rückenmuskeln und Hüllen der Lendenregion/seitlichen Bauchwand
- ventrale Zuflüsse aus den Wänden des Abdomens: Anastomose mit den epigastrischen Venen
- im Bereich der Wirbelsäule Zuflüsse aus den Venen der internen und externen Plexen (s. u.)
- Verbindung zur V. cava inferior
- versammeln sich zu 2 Vv. lumbales ascendentes (rechts und links der Wirbelsäule): nach Passage des Zwerchfells werden sie rechts zur V. azygos (mündet in die V. cava superior) und links zur V. hemiazygos (hat auf Höhe von Th 8 eine Verbindung zur V. azygos)
- Diese erhalten über Vv. intercostales posteriores das venöse Blut der Brustwand und anastomisieren mit den Vv. intercostales anteriores.

- V. brachiocephalica dexter und sinister:
  - vereinigen sich zur V. cava superior
  - Sammelgebiet: Kopf, Hals, Arme, Brustorgane, vordere Brust- und vordere obere Bauchwand
- V. thoracica interna:
  - Zuflüsse aus V. epigastrica superior, V. musculophrenica und V. intercostalis anterior
- V. subcostalis:
  - unterhalb der 12. Rippe
  - mündet in V. azygos bzw. hemiazygos
  - Sammelgebiet: hintere und seitliche Rumpfwand, Wirbelkanal einschließlich Inhalt

Interner und externer Venenplexus der Wirbelsäule

Der Venenplexus der Wirbelsäule (**Abb. 3.19**) besteht aus klappenlosen Venen und erstreckt sich über die gesamte Länge der Wirbelsäule. Seine Flussrichtung ist bidirektionell. Er repräsentiert eine venöse Verbindung zwischen den duralen venösen Blutleitern (der hinteren Schädelgrube) und dem vertebralen venösen System [74]:

- Plexus venosus vertebralis externus:
  - anterior:
    - im HWS-/Kopfbereich über den Plexus pharyngeus und Plexus pterygoideus mit dem Sinus cavernosus in Verbindung
  - posterior:
    - tief in der Hals- und Rückenmuskulatur
    - vom subokzipitalen Venenplexus bis sakral
    - setzt sich subokzipital über die kondylaren und mastoidalen Vv. emissariae in den Sinus sigmoideus fort

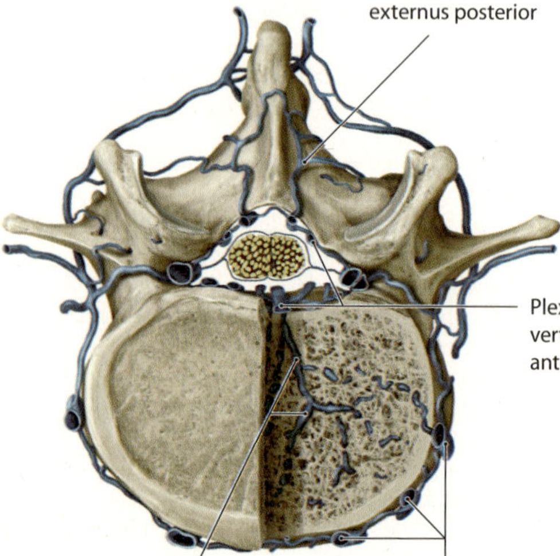

Abb. 3.19 Interkostalvenen und Venenplexus des Wirbelkanals: Lendenwirbel (Ansicht von kranial) (aus Prometheus).

- Plexus venosus vertebralis internus:
  - im epiduralen Raum
  - Zuflüsse aus:
    - V. basivertebralis (aus den Wirbelkörpern)
    - anostomisieren darüber mit dem Plexus venosus vertebralis externus anterior
    - Vv. radiculares ventrales und dorsales (aus dem Rückenmark)
  - anterior:
    - 2 durch Queranastomosen verbundene Längsvenen (lateral des hinteren Längsbands), diese
    - bilden die Verlängerung des kranialen Plexus basilaris (im HWS-/Kopfbereich mit dem Sinus cavernosus und dem Sinus petrosus inferior verbunden)
  - posterior:
    - im hinteren Spinalkanal
    - steht über den Sinus occipitalis mit dem Confluens sinuum in Verbindung

- Verbindung des internen und externen Venenplexus mit:
  - den Vv. lumbales bzw. den Vv. intercostales posterior
  - der V. lumbalis ascendens bzw. V. (hemi)azygos
- Funktion des Venenplexus:
  - wichtig für die Regulation des intrakranialen Druckes bei Veränderungen der Haltung und des venösen Rückflusses aus dem Gehirn (zerebrospinales venöses System [85])

INFO Aufgrund der mannifaltigen Verbindungen des Venenplexus der Wirbelsäule (u. a. mit dem Venenplexus der Prostata) ergibt sich eine vaskuläre Route für die Verbreitung von Tumoren, Infektionen oder Embolien in beide Richtungen [23, 85].

Lymphatisches System

Das lymphatische System endet mit der Einmündung am linken und rechten Venenwinkel (**Abb. 3.20**).

- Trunci lumbales:
  - sammeln die Lymphe der beiden Beine, des Beckens inklusive der Eingeweide sowie der Bauch- und Rückenwand
  - vereinen sich vor den oberen lumbalen Wirbeln liegend mit dem Ductus thoracicus
- Ductus thoracicus (Milchbrustgang):
  - bildet dort zumeist eine Verdickung (Cisterna chyli)
  - etwa 40 cm lang
  - nimmt über den Truncus intestinalis auch die Lymphe der Bauchorgane auf
  - läuft mit der Aorta durch den Hiatus aorticus
  - empfängt die Lymphe des linken Arms, der linken Brust- und Rückenwand, der linken Kopf- und Halshälfte, der Organe der linken Brusthöhle und aus den linken und rechten Interkostalräumen
  - mündet in den Angulus venosus sinister, den Zusammenfluss der linken V. jugularis interna und der linken V. subclavia
- Ductus lymphaticus dexter:
  - etwa 1 cm lang
  - empfängt die Lymphe der rechten Kopf- und Halshälfte, des rechten Arms, der rechten Brust- und Rückenwand (oberer Quadrant) und der Organe der rechten Brusthöhle
  - mündet in den Angulus venosus dexter, den Zusammenfluss der rechten V. jugularis interna und der rechten V. subclavia

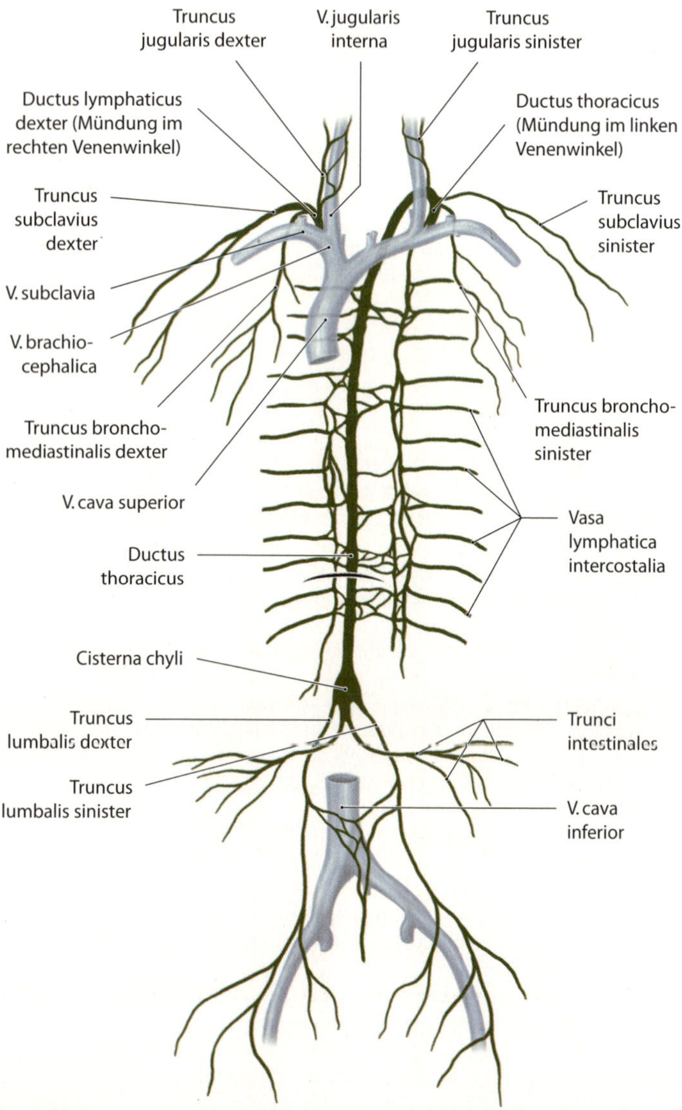

Abb. 3.20 Linker und rechter Venenwinkel (Ansicht von ventral) (aus Prometheus).

3.1.2 Thorax

Allgemeiner Aufbau

- besteht aus (**Abb. 3.21**):
  - hinten: der BWS (s. S. 11)
  - vorn: dem Brustbein
  - seitlich: den Rippen

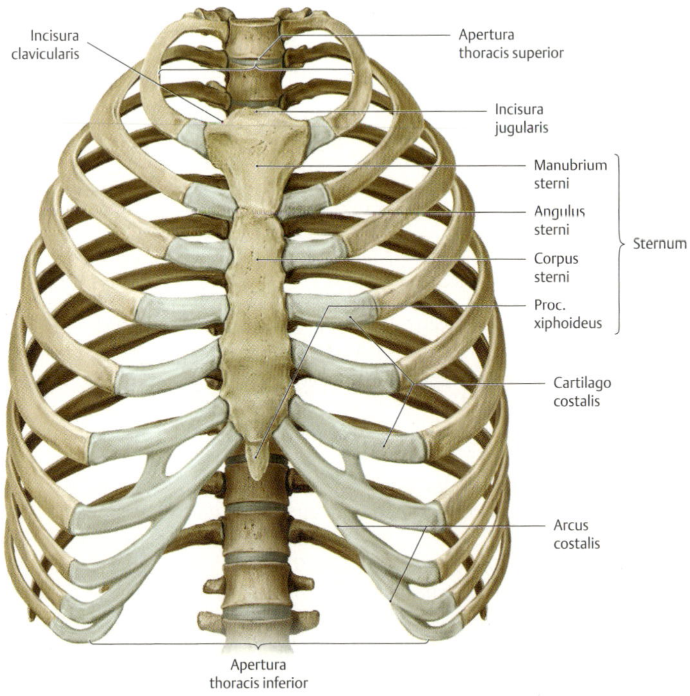

Abb. 3.21 Knöcherner Brustkorb (Ansicht von ventral) (aus Prometheus).

Brustbein (Sternum)

- Handgriff (Manubrium sterni) mit:
  - Incisura clavicularis: Sternoklavikulargelenk (SCG; Gelenkfläche, s. S. 76)
  - Incisura jugularis (Drosselgrube)
  - Incisurae costales für die:
    - 1. Rippe gleich unterhalb der Incisura clavicularis
    - 2. Rippe am Übergang zum Corpus sterni (Synchondrosis sternalis), hier knickt das Sternum häufig nach hinten (Angulus sterni)
- Körper (Corpus sterni):
  - schmal und etwa doppelt so lang wie die BWS
  - Incisura costales für die 3. – 7. Rippe
  - letzte Gelenkfläche am Übergang zum Proc. xiphoideus
- Schwertfortsatz (Proc. xiphoideus):
  - knöchernes Zentrum von hyalinem Knorpel umgeben
  - sehr viele Varianten in Form und Größe

INFO *Im fortgeschrittenen Alter kann sowohl der Proc. xiphoideus als auch die Verbindung zum Corpus sterni verknöchern.*

Rippen

- Os costale: knöcherner Anteil der Rippe, besteht aus (**Abb. 3.22**):
  - Rippenkopf (Caput costae): für die Artikulation mit den BWK
  - Rippenhals (Collum costae): vom Caput costae bis zum Rippenhöckerchen (Tuberculum costae)
  - lateral davon ändert der Rippenkörper (Corpus costae) als Rippenwinkel (Angulus costae) seine Ausrichtung (mit Ausnahme der 1. Rippe)
  - besitzt am Unterrand des hinteren Teils den Sulcus costae für die A. und V. intercostalis posterior und den N. intercostalis (außer 1., 11. und 12. Rippe)
- Cartilago costalis: knorpeliger Anteil der Rippe, besteht aus:
  - Costae verae: 1. – 7. Rippe, direkt über ihren knorpeligen vorderen Anteil mit dem Brustbein verbunden
  - Costae spuriae: 8. – 10. Rippe, mit dem Knorpel der 7. Rippe verbunden
  - Costae fluctuantes: Knorpelspitzen der 11. und 12. Rippe enden frei

Gelenke

- Rippen-Wirbel-Gelenke (Artt. costovertebrales):
  - Rippenkopfgelenk (Art. capitis costae):
    - Facies articularis capitis costae des Rippenkopfes und Fovea costalis des Wirbelkörpers mit Faserknorpel bekleidet

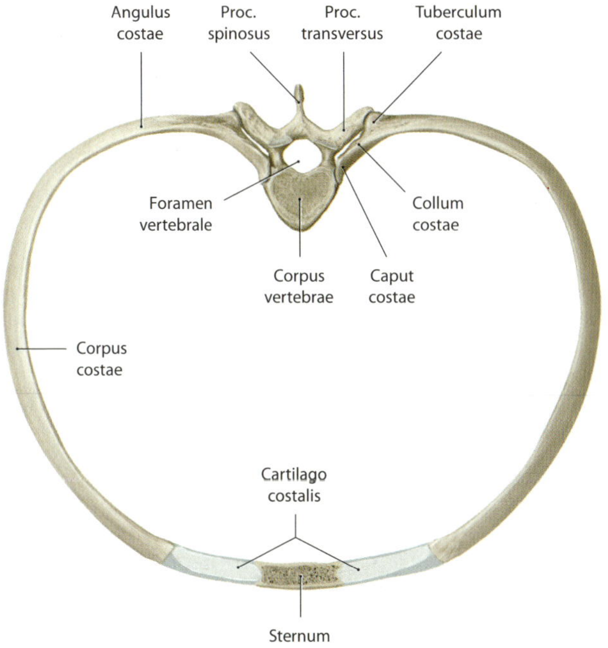

Abb. 3.22 Rippenabschnitte und Aufbau eines Thoraxsegments: 6. Rippenpaar (Ansicht von kranial) (aus Prometheus).

  - 2. – 10. Rippe: mit einer Kante am Rippenkopf (Crista capitis costae), an der sich das Lig. capitis costae intraarticulare befestigt und die Gelenkfläche teilt für die Artikulation mit der Fovea costalis inferior des darüberliegenden Wirbels und der Fovea costalis superior des gleich nummerierten Wirbels
  - 1., 11. und 12. Rippe: artikulieren mit nur einem Wirbelkörper
- Rippenhöcker-Rippenquerfortsatz-Gelenk (Art. costotransversaria):
  - Facies articularis tuberculi costae des Rippenhöckers und Fovea costalis des Proc. transversi des BWK-Querfortsatzes
  - 1. – 10. Rippe weisen eine solche Gelenkfläche auf
- Brustbein-Rippen-Gelenke (Artt. sternocostales und Artt. interchondrales):
  - Verbindungen der 1. – 7. Rippe: sowohl echte Gelenke als auch Synchondrosen
  - Gelenkspalt regelmäßig bei der 2. – 5. Rippe zu finden

Ligamente

Bandapparat der Rippen-Wirbel-Gelenke (**Abb. 3.23**):

- Rippenkopfgelenke (als Verstärkung der vorderen Gelenkkapsel):
  - Lig. capitis costae radiatum (fächerförmig vom Rippenkopf zu den seitlichen Flächen der Wirbelkörper und den Bandscheiben)
  - Lig. capitis costae intraarticulare (von der Crista capitis costae zu den Bandscheiben ziehend, fehlt bei der 1., 11. und 12. Rippe)
- Rippenhöckergelenke:
  - Lig. costotransversarium (zwischen Collum costae und Proc. transversus)
  - Lig. costotransversarium laterale (vom Tuberculum costae bis zur Spitze des Proc. transversus)
  - Lig. costotransversarium superius (von Crista colli costae zum Proc. transversus des darüberliegenden Wirbels)
- Brustbein-Rippen-Gelenke:
  - Lig. sternocostale intraarticulare (teilt das Gelenk zwischen 2. Rippe und dem Brustbein in eine obere und untere Kammer)
  - Ligg. sternocostalia radiata (Verstärkungen der Kapsel an der Vorderseite, bilden mit dem Periost des Brustbeins die kräftige Membrana sterni)

INFO Die Ligamente des Brustkorbs sind äußerst kräftig und straff. Sie lassen kaum Bewegungen zwischen Wirbelsäule und Rippen zu und unterstützen das Prinzip der funktionellen Einheit des Brustkorbs.

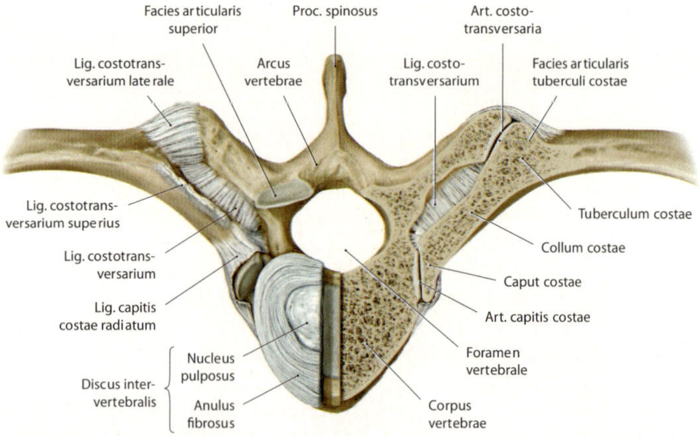

Abb. 3.23 Gelenkverbindung der 8. Rippe mit dem 8. Brustwirbel (Ansicht von kranial, auf der linken Seite sind Rippenkopf- und Rippenhöckergelenk durch einen Transversalschnitt eröffnet) (aus Prometheus).

Muskulatur

In der **Abb. 3.24** ist die Brustkorbmuskulatur dargestellt.

- zwischen den Rippen (interkostal)
- zwischen Brustbein und Rippen (sternokostal)
- zwischen Rippen und Wirbelsäule (truncokostal)
- Diaphragma (**Abb. 3.25**)

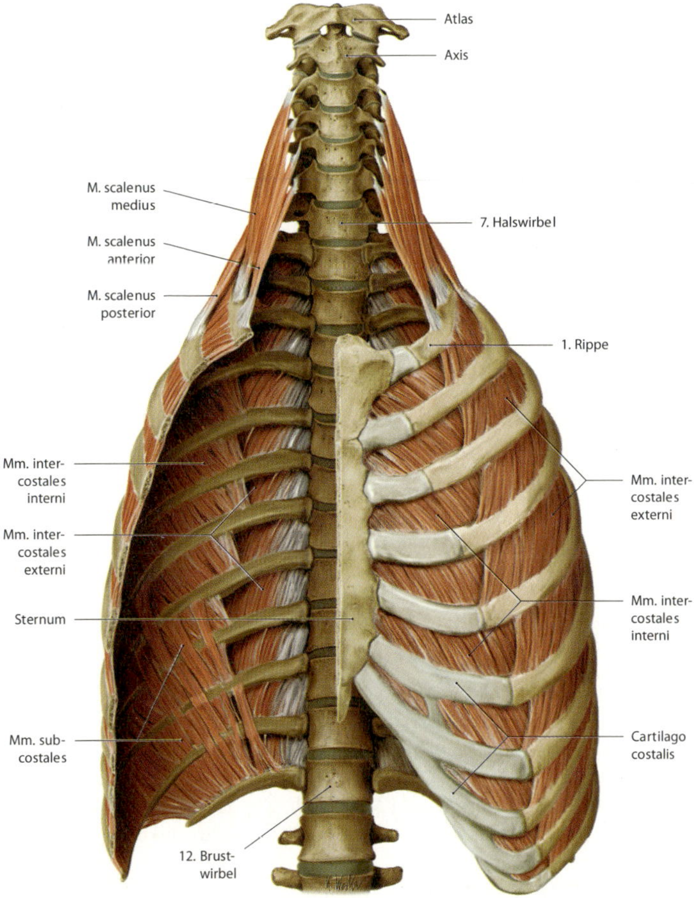

Abb. 3.24 Brustkorbmuskulatur (teilweise eröffneter Brustkorb, Ansicht von ventral) (aus Prometheus).

Zwischenrippenmuskeln

- Mm. intercostales externi:
  - Verlauf: von hinten-oben nach vorn-unten
  - Ausbreitung: vom Rippenhöcker bis zur Knorpel-Knochen-Grenze
- Mm. intercostales interni:
  - Verlauf: von hinten-unten nach vorn-oben
  - Ausbreitung: vom Rippenwinkel bis zum Brustbein
- Mm. intercostales intimi:
  - Abspaltung von und gleicher Verlauf wie Mm. intercostales interni
  - Funktion: verspannen die Zwischenrippenräume, Stabilisation der Thoraxwand
  - Innervation: Nn. intercostales I – XI

Sternokostale Muskeln

- M. transversus thoracis:
  - Ursprung: Innenseite des Knorpels der 2. – 6. Rippe
  - Ansatz: Innenseite Corpus sterni und Proc. xiphoideus (Muskelfasern können mitunter von sehnigen Fasern ersetzt werden)
  - Funktion: Exspiration
  - Innervation: Nn. intercostales II – VI

Truncokostale Muskeln

- Mm. scaleni (sind im Grunde genommen Interkostalmuskeln, da sie von den Rippenrudimenten der HWS zu den Rippen ziehen):
  - anterior:
    - Ursprung: Tubercula anteriora der Querfortsätze des 3. – 6. HWK
  - medius:
    - Ursprung: Tubercula posteriora der Querfortsätze des 3. – 7. HWK, auch Befestigungen am 1. und 2. HWK beschrieben [51]
    - Ansatz dieser beiden Anteile: 1. Rippe (hinter Sulcus arteriae subclaviae)
  - posterior:
    - Ursprung: Tubercula posteriora der Querfortsätze des 5. – 7. HWK
    - Ansatz: 2. Rippe (Außenfläche)
    - Funktion: Inspiration (Thorax), ipsilaterale Lateralflexion HWS bei einseitiger und Ventralflexion HWS bei beidseitiger Kontraktion
    - Innervation: Rr. musculares aus Plexus cervicalis und brachialis (C 3 – C 6)
    - Besonderheit: Beteiligung des Muskels am Thoracic-outlet-Syndrom möglich (s. S. 233 und S. 431 f.)

- Scalenus minimus:
  - inkonstant
  - Ursprung: Querfortsatz C 7
  - Ansatz: 1. Rippe Innenseite und Pleurakuppel („Scalenus pleuralis“)
- M. levatores costarum: Bestandteil des intertransversalen Systems der autochthonen Rückenmuskulatur (s. S. 27)
- M. serratus posterior superior:
  - Ursprung: Dornfortsätze C 6 und C 7, Th 1 und Th 2
  - Ansatz: 2. – 5. Rippe seitlich der Rippenwinkel
  - Innervation: Nn. intercostales I – IV
- M. serratus posterior inferior:
  - Ursprung: oberflächliches Blatt der Fascia thoracolumbalis auf Höhe von Th 11 und Th 12, L 1 und L 2
  - Ansatz: untere 4 Rippen
  - Innervation: Nn. intercostales IX – XI

  Die beiden letztgenannten Muskeln sind nicht an der Ein- oder Ausatmung beteiligt, sondern erfüllen propriozeptive Funktionen [89].

Diaphragma (Zwerchfell)

Das Zwerchfell besteht aus (**Abb. 3.25**):

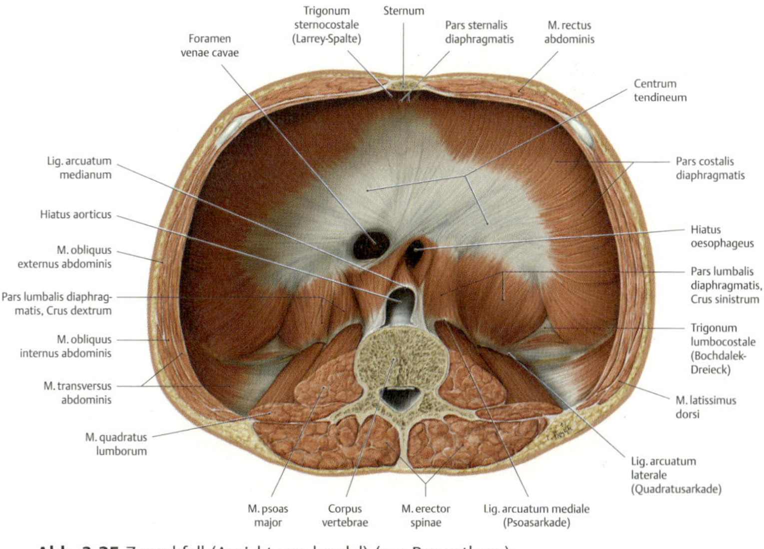

Abb. 3.25 Zwerchfell (Ansicht von kaudal) (aus Prometheus).

- Centrum tendineum: zentrale Ansatzstelle für die muskulären Anteile des „Herzsattels“
- Pars costalis: größter Teil:
  - Ursprung: Innenseite der 7. – 12. Rippe
- Pars lumbalis:
  - Ursprung: als Crus dextrum und sinistrum
  - medialer Teil:
    - vom 1. – 3. LWK, den Bandscheiben dieser Segmente und dem Lig. longitudinale anterior
  - lateraler Teil:
    - Lig. arcuatum mediale (bildet die Psoasarkade) zwischen Wirbelkörper und Proc. costalis des 2. LWK
    - Lig. arcuatum laterale (bildet die Quadratusarkade) zwischen Proc. costalis des 2. LWK und der 12. Rippe
- Pars sternalis:
  - Ursprung: Hinterfläche Proc. xiphoideus
- Funktion und Innervation: s. u.

Durchtrittsstellen

- Hiatus aorticus: sehnige Umrahmung auf Höhe des 12. BWK:
  - Aorta
  - Ductus thoracicus
- Hiatus oesophageus: muskuläre Umrahmung auf Höhe des 10. BWK:
  - Ösophagus
  - Truncus vagalis anterior und posterior
- Foramen venae cavae: im Centrum tendineum auf Höhe des 9. BWK:
  - Vena cava inferior
  - R. phrenicoabdominalis (sensibler Ast) des rechten N. phrenicus für das parietale Peritoneum des Oberbauchs
- medialer Lumbalspalt:
  - V. azygos (rechts)
  - V. hemiazygos (links)
  - N. splanchnicus major
- lateraler Lumbalspalt:
  - Truncus sympathicus
  - N. splanchnicus minor
- Spalte ventrolateral vom Perikard:
  - R. phrenicoabdominalis des linken N. phrenicus
- Trigonum sternocostale (Larrey-Spalte):
  - A. und V. epigastrica superior (Fortsetzung der A. thoracica interior, auch A. mammaria genannt)

Muskelschwache Stellen

- Trigonum sternocostale
- Trigonum lumbocostale (Bochdalek-Dreieck):
  - inkonstanter Spalt zwischen Pars costalis und Pars lumbalis
  - angeborene Zwerchfellhernie möglich, in diesem Falle rasche OP indiziert

Funktionen und Besonderheiten des Zwerchfells

Das Zwerchfell hat respiratorische sowie posturale Funktionen und unterstützt den Verschlussmechanismus des gastroösophagealen Übergangs. Es ist in seiner Funktion eng verknüpft mit dem IAP. Ist das Zwerchfell (zu) intensiv in eine dieser Aufgaben eingebunden, könnte das einen Einfluss auf die anderen Funktionen haben [81].

Das Zwerchfell kann insgesamt als Motor der viszeralen Mobilität bezeichnet werden: Unter Einfluss der diaphragmalen Dynamik weisen die thorakalen und abdominalen Organe stereotype Bewegungen auf [16]. Diese Bewegungen unterstützen die Funktion der Organe und der dazugehörigen zirkulatorischen und neurologischen Leitungsbahnen.

Dem kostalen und kruralen Anteil des Zwerchfells kommen unterschiedliche Funktionen zu:

- funktionell 2 separate Muskeln [10]:
  - kostaler Anteil mit respiratorischen Aufgaben: Innervation über Fasern des N. phrenicus (C3)
  - kruraler Teil mit posturalen Funktionen: Innervation (C4/C5)
- Die Anteile können bei Anstrengung in Serie geschaltet werden, in Ruhe ist v. a. der kostale Anteil aktiv.
- Die 6 unteren Interkostalnerven führen sensible Fasern für das Diaphragma.

Das Zwerchfell erfüllt **respiratorische Funktionen**:

Bei **Einatmung** ist es in Serie geschaltet mit den Interkostalmuskeln, den Skalenusmuskeln, dem M. transversus abdominis und dem Beckenboden, der ebenfalls eine mit dem Zwerchfell synchrone muskuläre Aktivität aufweist (**Abb. 3.26**). Ist ein Bestandteil dieser Serie betroffen, kann sich das Problem ausbreiten, z. B. von den Viszera hoch bis zur Kraniovertebralregion oder auch nach unten in Richtung des Beckens. Die beiden Kuppeln des Zwerchfells können unterschiedliche Spannungen und Aktivitäten aufweisen.

Während der Einatmung steigt der Bauchdruck und der Druck auf die V. cava im Foramen vena cava, gleichzeitig werden Kanäle, die für einen Teil der lymphatischen Drainage des Abdomens verantwortlich sind im posterioren peritonealen Blatt durch das Zwerchfell komprimiert.

Die **Ausatmung** hingegen unterstützt sowohl den venösen Rückfluss als auch die Lymphdrainage aus dem Bauchraum. Eine entscheidende Rolle hierbei scheint der Druck in den Kavitäten zu spielen: Je größer der IAP ist, desto größer ist der diaphragmale Druck und desto weniger optimal findet der Rückfluss statt [38, 72, 73].

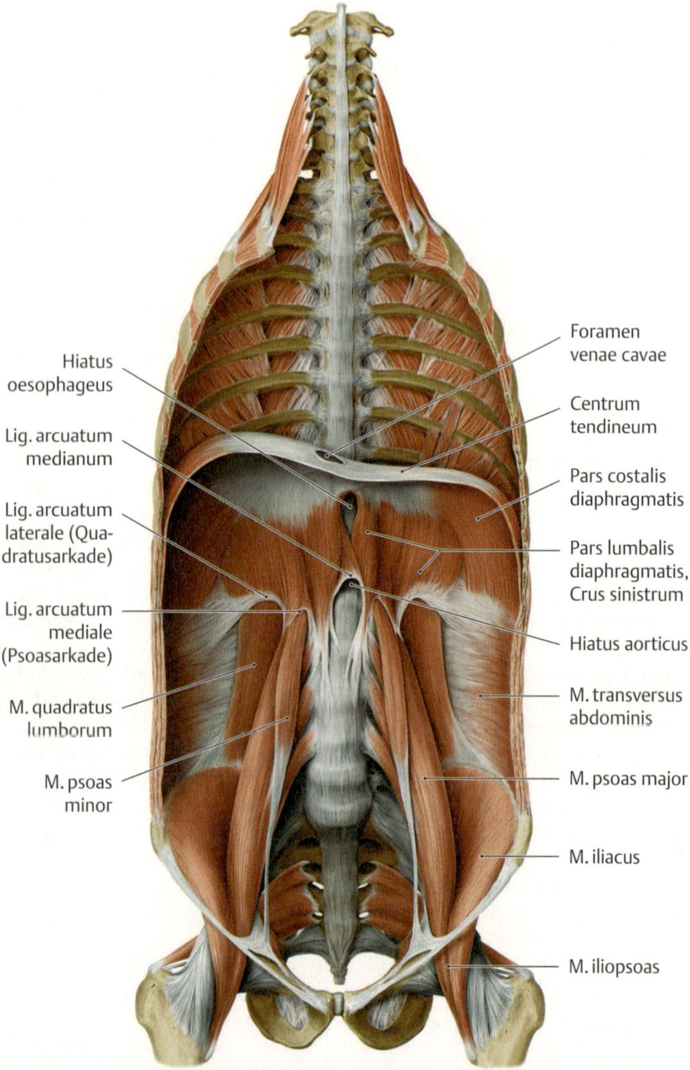

Abb. 3.26 Lage und Form des Zwerchfells (Ansicht von vorn; Frontalschnitt, Zwerchfell in Atemmittellage) (aus Prometheus).

INFO *Dieser passive Pumpmechanismus für das venöse Niederdruckzirkulationssystem könnte die Homöostase und die Ernährung der Wirbelsäule fördern [5].*

Das Zwerchfell kann sich an einen erhöhten IAP anpassen, es kann aber auch – im Falle einer vergrößerten motorischen Aktivität – Auslöser für eine Veränderung des IAP sein [37]. Gleichzeitig erhöht sich bei Kontraktion des Diaphragmas auch die Festigkeit der LWS, d. h., diese erfährt eine atmungssynchrone Kompression und Dekompression. Dieser Mechanismus könnte die Versorgung und Drainage der Bandscheiben begünstigen.

INFO *Bei erhöhtem IAP und Hypertonie des Zwerchfells ist es denkbar, dass auch in den lumbalen Zygapophysealgelenken ein Zustand „chronischer" Kompression entsteht, was begünstigend auf die Entstehung von lumbalen vertebralen Dysfunktionen oder sogar degenerativen Veränderungen wirken könnte. Der fehlende bzw. geringere Wechsel zwischen Be- und Entlastung könnte die Funktion der Bandscheiben nachteilig beeinflussen.*

Klinisch findet man nicht selten synergetisch zum Zwerchfell eine gesteigerte Aktivität des M. transversus abdominis so wie des Beckenbodens, was den Druck auf die Wirbelsäule nochmals erhöht und die Mobilität des Beckens (Iliosakralgelenk [ISG] und Schambeinfuge) beeinträchtigen kann.

Das Zwerchfell wird in **posturale Aufgaben** eingebunden, wenn die Stabilität des Rumpfes aufrechterhalten werden muss, wie dies z. B. beim Einbeinstand oder auch bei Bewegungen der oberen Gliedmaßen der Fall ist. Eine solche postural ausgelöste erhöhte Aktivität des Zwerchfells weist weiterhin Modifikationen im Rhythmus der Ein- und Ausatmung auf [36].

Eine Schleife um den unteren Ösophagus scheint ein autonom arbeitender Muskel zu sein, der weder den kruralen Anteilen des Diaphragmas entspringt noch eingebunden ist in die respiratorischen Funktionen. Es handelt sich dabei um den sog. „striated gastroesophageal sphincter" [79, 80], der zur **Unterstützung des gastroösophagealen Verschlussmechanismus** dient. Bei Veränderungen, die mit Steigerungen des IAP einhergehen, werden Beeinträchtigungen des Verschlussmechanismus beschrieben, z. B. bei Personen mit Adipositas oder bei schwangeren Frauen. Diese können als Folge eine mögliche Refluxstörung entwickeln.

> ***Praxistipp*** *Das Zwerchfell erfüllt eine Reihe herausragender Funktionen im Körper und besitzt zudem sehr viele myofasziale Verbindungen sowohl nach kaudal als auch nach kranial. Daher sollte das Zwerchfell bei jeder osteopathischen Herangehensweise angemessen berücksichtigt werden.*

Kinematik

Die Biomechanik der (Brust)Wirbelsäule wurde bereits beschrieben (s. S. 33 ff.), sodass es hier v. a. um die u. a. bei der Atmung auftretenden Bewegungen des Brustkorbs geht. Der Brustkorb bewegt sich bei der Atmung als Einheit:

- Einatmung (Inspiration) führt zu einem vergrößerten sagittalen, transversalen und longitudinalen Durchmesser des Brustkorbs,
- Ausatmung (Exspiration) dementsprechend zu einer Verkleinerung der genannten Durchmesser.

Die Bewegungen der Rippen finden hierbei um die sog. „Halsachse" statt. Diese verläuft vom Rippenköpfchen durch den Hals bis zum Rippenhöcker:

- Bei den oberen Rippen nähert sich diese Achse der frontalen Ebene:
  - führt zu sog. „Pumpenschwengelbewegungen"
  - der sagittale Durchmesser des Brustkorbs vergrößert sich
- Bei den unteren Rippen nähert sich die Achse der sagittalen Ebene:
  - führt zu „Korbhenkelbewegungen"
  - der transversale Durchmesser des Brustkorbs vergrößert sich

> **Praxistipp** *Da die Bewegungsamplitude größer ist, je weiter man sich von der Achse entfernt, ist die Palpation der Bewegungen der Rippen im ventralen Bereich des Brustkorbs häufig einfacher als dorsal.*

Wenn überhaupt (isolierte) Bewegungen in den **Rippen-Wirbel-Gelenken** stattfinden, ist davon auszugehen, dass die beiden Gelenke (Rippenkopf- und Rippenhöckergelenk) mechanisch zwangsläufig gekoppelt sein dürften und aufgrund des straffen Kapsel-Band-Apparats nur geringfügige Bewegungen aufweisen, die v. a. aus gekoppelten Drehbewegungen bestehen [77].

Die Atmung wird von folgenden Faktoren beeinflusst:

- Alter
- Dehnbarkeit (engl.: „compliance") des Brustkorbs: abhängig vom Zustand der einzelnen Teile:
  - Rippen inklusive der Artikulationen mit thorakalen Wirbeln und dem Sternum
  - myofasziale Strukturen inklusive Zwerchfell
  - abdominale/thorakale Organe
- strukturelle Veränderungen: Erkrankungen wie Morbus Bechterew, Lungenemphysem, deutliche Trichter-/Kielbrust oder Skoliosen

> **Praxistipp** *Bei Verlust der Elastizität des Brustkorbs sind alle diese Bereiche zu untersuchen.*

Mögliche Ursachen parietaler Dysfunktionen

Der Thorax ist sehr intensiv mit den Organen verbunden, die die Entstehung von Dysfunktionen in diesem Bereich begünstigen können, z. B. über folgende Einflussfaktoren:

- nervale viszeroafferente Einflüsse
- das Aufhängesystem der abdominalen und thorakalen Organe, das sich im Diaphragma vereint
- vaskuläre Einflüsse

Deren viszerale Funktionen können durch Dysfunktionen der parietalen Thoraxanteile gestört werden über:

- nervale parietoviszerale segmentale Einflüsse
- den Truncus sympathicus:
  - befindet sich topografisch vor den Rippenköpfchen
  - wird durch die Atembewegungen rhythmisch „stimuliert"
- das Aufhängesystem
- vaskuläre Einflüsse

Der Thorax ist eine Kavität mit geringer Bewegungsamplitude im Vergleich zu den sich kaudal und kranial befindlichen Lordosen. Bewegungseinschränkungen in diesem Bereich könnten zu Kompensationen und infolge dessen zu Überbelastungen in den lordotischen Abschnitten und v. a. den ThLÜ und CThÜ (thorakolumbaler Übergangsbereich) führen. Der Druck in dieser Körperhöhle beeinflusst den Druck in den anderen Kavitäten und wird im Umkehrschluss von diesen beeinflusst.

3.1.3 Becken

Allgemeiner Aufbau

- knöcherner **Beckengürtel** (**Abb. 3.27**):
  - Os coxae:
    - Os ilium
    - Os pubis
    - Os ischium
  - Os sacrum
  - Os coccygis
- Das Becken ist Teil einer **funktionellen Einheit**, der sog. Lenden-Becken-Hüftgelenk-Schere, zu der folgende parietale Bereiche gehören:
  - Beckengürtel mit seinen Gelenken (ISG, Pubis-, Sakrokokzygealgelenk)
  - Hüftgelenk (Art. coxofemorale)
  - LWS, v. a. der lumbosakrale Übergang (LSÜ)

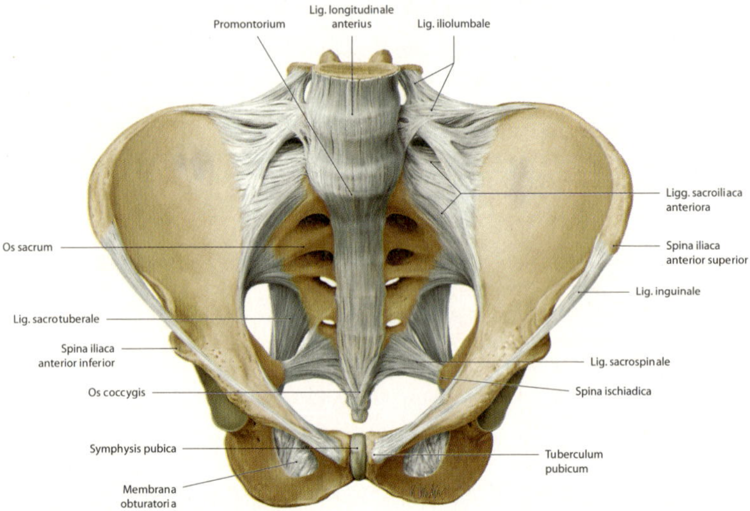

Abb. 3.27 Aufbau und Bandapparat eines männlichen Beckens (Ansicht von ventral-kranial) (aus Prometheus).

- gleichzeitig Bestandteil der **abdominalen Kavität**:
  - umgibt als Kyphose, einem Behälter gleichend, einen Teil der Viszera
  - kann von diesen in seiner Funktion und in seiner Mobilität beeinflusst werden

Der Beckengürtel ist eine Region, die in erster Linie der **Kraftübertragung** dient:
- einer von kranial wirkenden Kraft (Schwerkraft/Rumpf)
- einer von kaudal wirkenden reaktiven Kraft:
  - im Stand über die unteren Extremitäten
  - im Sitzen über die beiden Sitzbeinhöcker

Um diese Aufgabe der Kraftübertragung erfüllen zu können, ist das Becken primär stabil und nicht mobil. Die Stabiliät wird im Becken – so wie auch in anderen Gelenken – über passive und aktive Mechanismen aufgebaut. Die dabei entstehenden Kräfte bauen im Becken v. a. im ISG eine Art selbstverriegelnden Mechanismus auf aus:
- Form-Schließen („form closure") durch:
  - Keilform des Sakrums (anteroposterior und vertikal)
  - knöcherne Erweiterungen (Rillen und Firste), die mit Knorpel überzogen in das Gelenk vorspringen

  - einen unregelmäßigen Gelenkknorpel, der im Gegensatz zu anderen Gelenken nicht glatt ist
- Kraft-Schließen („force closure") durch:
  - Ligamente
  - Muskeln
  - Faszien
  - eine Nutation des Sakrums, durch die das Sakrum nach kaudal und mit der Basis nach ventral in das Becken hineingepresst wird
  - reaktive Kräfte wirken auf das Ilium in die entgegengesetzte Richtung: nach kranial und in eine Rotation nach posterior

Gelenke

Iliosakralgelenk (ISG)

- Gelenkflächen (**Abb. 3.28**):
  - Topografie der Gelenkflächen bildet sich ab der Pubertät aus.
  - Mit zunehmenden Alter wird der Knorpel anscheinend mehr verformt, und es bilden sich die typischen Unregelmäßigkeiten (s. o.).

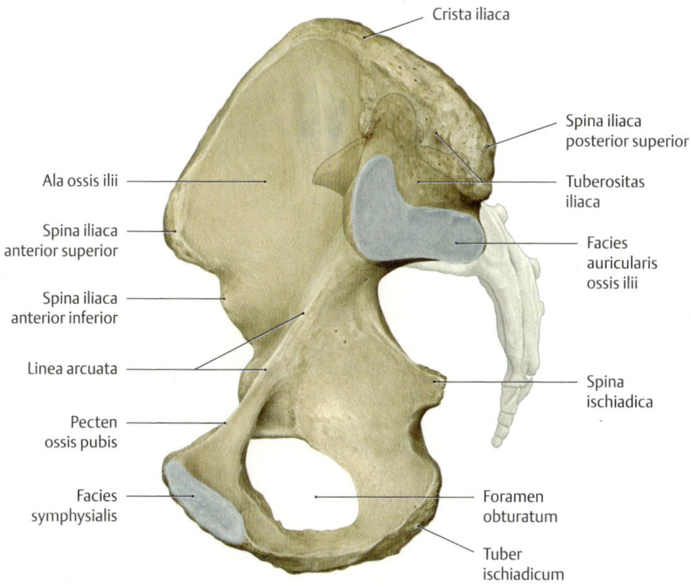

Abb. 3.28 Gelenkflächen des ISG: rechtes Hüftbein (Ansicht von medial) (aus Prometheus).

- l-förmig:
  - kurzer, oberer Schenkel: im Stand beinahe senkrecht
  - langer, unterer Schenkel: im Stand ziemlich horizontal
  - Winkel zwischen den beiden Schenkeln im Mittel ca. 110°
  - erstrecken sich von S 1 – S 3

Gelenkflächen

- Facies auricularis ossis sacri:
  - aus hyalinem Knorpel
  - Knorpeldicke etwa 1 – 2,5 mm
- Facies auricularis ossis ilii:
  - eher fibrös
  - Knorpeldicke 0,2 – 1,0 mm
- weisen große Variabilitäten auf in Bezug:
  - auf Erhöhungen und Vertiefungen
  - auf den Winkel zwischen den beiden Schenkeln
  - auf die Orientierung der Gelenkflächen:
    - interindividuell
    - intraindividuell (unterschiedliche Ausrichtung der rechten und linken iliosakralen Gelenkfläche, damit unterschiedliche Achsen für das rechte und das linke ISG)

Klassifikation des Gelenks

Das ISG weist verschiedene Merkmale auf: Es wird als Diarthrose (synoviales Gelenk mit Gelenkhöhle, hyalinem Knorpel, Kapsel und Ligamenten) bezeichnet. Bezieht man den Raum hinter der hyalinen Oberfläche mit in die Gelenkfläche ein, findet man Aspekte einer Syndesmose und einer Amphiarthrose (kleine Amplituden, hyaliner Knorpel, Gelenkhöhle mit Bindegewebe ausgefüllt).

Wahrscheinlich ist das ISG ein Mischgelenk aus Diarthrose und Amphiarthrose.

Ligamente

- intrinsische Ligamente (**Abb. 3.29**): überspannen direkt die iliosakrale Gelenkfläche:
  - von posterior: funktionelle Einheit anatomisch aus 3 Schichten:
    - Ligg. sacroiliaca interossea: kräftigster Teil, tiefe Schicht, von Tuberositas iliaca zu Tuberositas sacralis, befestigen sich von dorsal an der Kapsel
    - Ligg. sacroiliaca dorsalia profundus: mittlere Schicht, von der Spina iliaca posterior superior (SIPS) zur Crista sacralis lateralis
    - Ligg. sacroiliaca dorsalia superficialis: oberflächliche Schicht, von der SIPS zur Crista sacralis intermedia

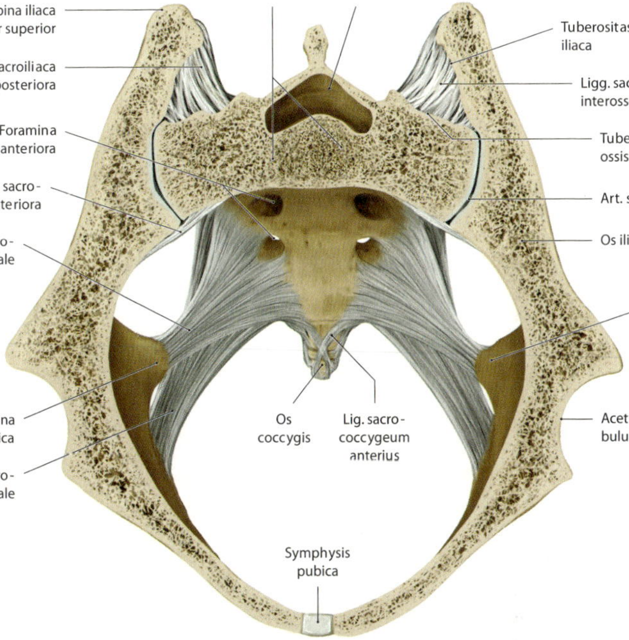

Abb. 3.29 Bandapparat des ISG: nach ventral geneigter Horizontalschnitt durch das Becken auf Höhe der Beckeneingangsebene (Ansicht von kranial) (aus Prometheus).

  - ebenso beschrieben als separate Fasern, die von den dorsalen Ligamenten ausgehen [90, 93]:
    - Lig. sacroiliacum dorsale longum („long dorsal sacroiliac ligament"): verläuft posterior von den Ligg. sacroiliaca interossea, lateral der SIPS zur Crista sacralis lateralis auf Höhe von S 3 und S 4; mediale Fasern befestigen sich an der tiefen Schicht des posterioren Blattes der Fascia thoracolumbalis und der Aponeurose des M. erector spinae, laterale Fasern vermischen sich mit dem Lig. sacrotuberale
  - von anterior:
    - Ligg. sacroiliaca ventralia: schwächer als die posterioren Ligamente, „Verdickungen" der anterioren und inferioren Teile der Gelenkkapsel
- extrinsische Ligamente: verlaufen in räumlichem Abstand zum ISG:
  - Lig. sacrotuberale bestehend aus 3 Abschnitten:
    - superiore Anteile von der SIPS zum lateralen Rand des Sakrums und wahrscheinlich auch des Os coccygis

  - mediale Anteile vom lateroinferioren Winkel des Os sacrum und vom Os coccygis zum Tuber ischiadicum: spiralförmiger Verlauf der Fasern: die lateral am Tuber entspringenden Fasern ziehen zum kaudalen Teil des Sakrums, die medial am Tuber entspringenden weiter kranialwärts zum Sakrum
  - laterale Anteile von der Spina iliaca posterior inferior (SIPI) zum Tuber ischiadicum: überspannt den M. piriformis und erhält von diesem einige Fasern

  In das Lig. sacrotuberale strahlen Fasern des M. gluteus maximus ein, dessen Kontraktion die Spannung des Bands vergrößern kann. Ebenso erhält das Ligament häufig Fasern des M. biceps femoris und mitunter überbrückt der Muskel anscheinend das Tuber ischiadicum und zieht direkt zum Lig. sacrotuberale. Neben diesen beiden Muskeln verschmelzen auch die tiefen Fasern des M. multifidus mit dem Band.
- Lig. sacrospinale:
  - zieht vom lateralen Rand des Os sacrum und Os coccygis zur Spina ischiadica
  - sehr eng verbunden mit dem M. coccygeus

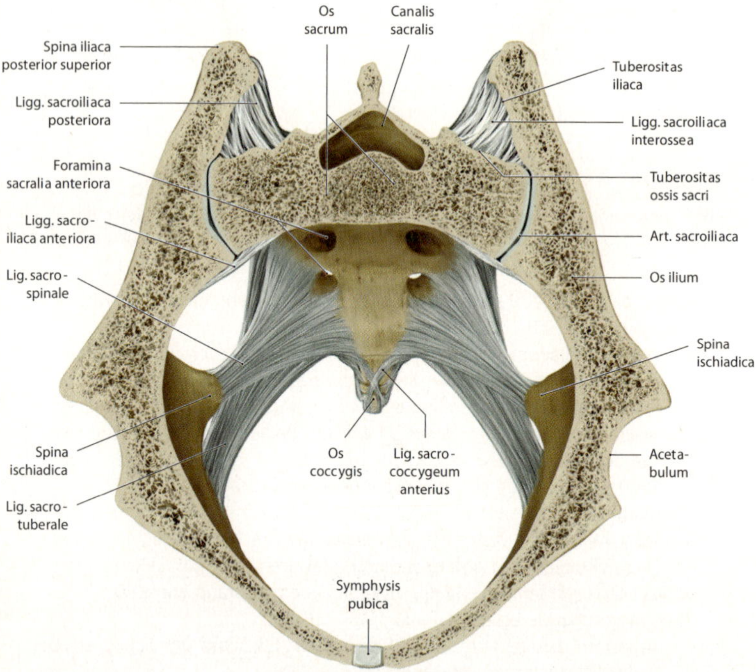

Abb. 3.30 Bandapparat des ISG: rechte Beckenhälfte (Ansicht von medial) (aus Prometheus).

Beide Ligamente (Lig. sacrotuberale und Lig. sacrospinale) tragen zur ligamentären Stabilisation des Beckens sowie zur Bildung des Foramen ischiadicum majus und Foramen ischiadicum minus (**Abb. 3.30**) bei und haben eine Funktion als Verschluss des Beckenbodens.

- Lig. iliolumbale (**Abb. 3.29**):
  - einzelne Bänder dieses Ligaments sehr variabel in ihrer Anzahl und Form [93]
  - entspringen durchweg von den Querfortsätzen des L 4 und L 5
  - verschmelzen inferior mit den sakroiliakalen Ligamenten
  - befestigen sich lateral an der Crista iliaca

INFO *Alle beschriebenen Ligamente sind verstärkt gespannt, wenn sich das Sakrum in Nutation befindet bzw. das Ilium nach posterior rotiert ist. Die Ausnahme bildet das Lig. sacroiliacum dorsale longum, das sich genau entgegengesetzt verhält.*

- Lig. inguinale (**Abb. 3.31**):
  - hat keine mechanische Funktion für das Becken
  - verläuft von der SIAS zum Tuberculum pubicum

  Das Leistenband bildet den kaudalen Boden des Leistenkanals (Canalis inguinalis). Dieser besitzt eine innere (Anulus inguinalis profundus) und eine äußere Öffnung (Anulus inguinalis superficialis); beinhaltet: Samenstrang beim Mann (mit diesem läuft der R. genitalis der N. genitofemoralis), rundes Gebärmutterband (Lig. teres uteri) bei der Frau, N. ilioinguinalis, Lymphgefäße; stellt Bruchpforte für Hernien dar.
- Arcus iliopectineus:
  - verstärkter medialer Teil der Faszie des M. iliacus
  - grenzt die Lacuna musculorum von der Lacuna vasorum ab
- Lacuna musculorum:
  - M. iliopsoas
  - N. femoralis
  - N. genitofemoralis

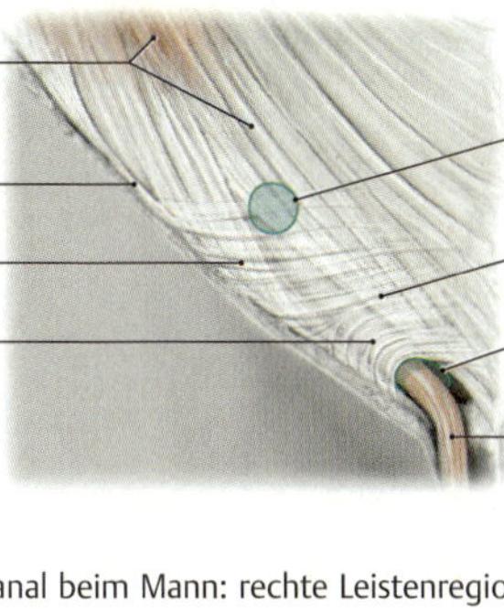

Abb. 3.31 Leistenkanal beim Mann: rechte Leistenregion (Ansicht von ventral) (aus Prometheus).

- Lacuna vasorum: von lateral nach medial:
  - R. femoralis des N. genitofemoralis
  - A. femoralis
  - V. femoralis
  - Lymphknoten

INFO *Jedes Gelenk benötigt Stabilität im gesamten Spektrum der Bewegung. Aus diesem Grund spielen die Muskeln und ihre Befestigungen an den Faszien der thorakolumbalen Region neben den passiven Ligamenten eine stabilisierende Rolle. In der frontalen Ebene „ruht" das Becken auf den 2 Kugeln, die von den Femurköpfen gebildet werden. Die Stabilität ist dementsprechend in der frontalen Ebene größer als in der sagittalen Ebene. Gerade in der sagittalen Ebene können bereits geringe Dysbalancen des myofaszialen Systems einen Einfluss auf das Gleichgewicht des Beckens (und der Wirbelsäule) haben [42].*

Pubisgelenk

- 1 – 2 mm dicke hyaline Knorpelschicht
- dazwischen: Discus interpubicus mit zentralem Hohlraum (Cavitas symphysialis)
- Amphiarthrose

Ligamente

- zentral: Lig. interosseum = Discus interpubicus
- peripher:
  - posterior: membranös, dünn
  - superior: Lig. pubicum superius:
    - starkes Band zwischen Tuberculum pubicum rechts und links
  - inferior: Lig. arcuatum pubicum:
    - sehr kräftig, an den beiden Rr. inferiores des Pubis befestigt
  - anterior: dicker als posterior:
    - querverlaufende und schräge Fasern
    - erhält Fasern des M. rectus abdominis, M. pyramidalis, M. obliquus abdominis externus (crus mediale), M. adductor longus, M. gracilis

INFO *Bei Reizungen der Muskeln besteht die Möglichkeit eines sekundären Schmerzes von den sehnigen Ausläufern dieser Muskeln in die Pubisregion hinein.*

Kinematik des Pubisgelenks

- Translationen in Richtung:
  - kraniokaudal: größte Bewegungsamplitude (1 – 1,6 mm)
  - anterior-posterior: < 1 mm
  - medial-lateral: 0,5 – 0,9 mm
- Rotationen: < 1,5°

Sakrokokzygealgelenk

- Amphiarthrose

Ligamente

- zentral: in der Gelenkhöhle gelegen:
  - Lig. interosseum (Relikt des Diskus)
- peripher:
  - Lig. sacrococcygeum ventrale (anterius): Fortsetzung des Lig. longitudinale anterius
  - Lig. sacrococcygeum dorsale profundum: Fortsetzung des Lig. longitudinale posterius
  - Lig. sacrococcygeum laterale: verbindet die sakralen und kokzygealen Cornua

  In dieses Bandsystem strahlen Fasern des Lig. sacrospinale und Lig. sacrotuberale ein. Zusätzlich setzt am Co1 das Filum terminale externum an.

Kinematik des Sakrokokzygealgelenks

- in der Sagittalebene:
  - Spitze des Os coccygis nach anterior: Flexion
  - Spitze des Os coccygis nach posterior: Extension
  - gemeinsam etwa 15°
  - treten z.B auf bei:
    - Anspannung der Beckenbodenmuskulatur
    - interner Drucksteigerung (bei entspannter Beckenbodenmuskulatur)
    - Stürzen auf das Gesäß
    - Geburtstraumata
- in der Frontalebene:
  - keine Studiennachweise [42]

INFO In der Praxis findet man mitunter Bewegungsstörungen in der Frontalebene nach Traumata.

Muskulatur

Beckenbodenmuskulatur

Diaphragma pelvis (M. levator ani)

- M. puborectalis:
  - Ursprung: Symphyse
  - Ansatz: schlingenförmig um Junctio anorectalis (keine posteriore ossäre Befestigung)
- M. pubococcygeus:
  - Ursprung: Symphyse
  - Ansatz: Lig. anococcygeum und Steißbein

- M. iliococcygeus:
  - Ursprung: Faszie des M. obturatorius internus
  - Ansatz: Lig. anococcygeum und Steißbein
  - Funktion aller 3 Muskeln:
    - Sicherung der Beckenorgane gegen Schwerkraft und Druck des Diaphragma thoracalis
    - Verschluss des Bauch- und Beckenraums nach kaudal
- Innervation aller 3 Muskeln: N. pudendus (S 2 – S 4)

Diaphragma urogenitale

- M. transversus perinei profundus:
  - Ursprung: R. inferior ossis pubis
  - Ansatz: Vagina-/Prostatawand, Wand der weiblichen bzw. männlichen Urethra
- M. transversus perinei superficialis:
  - Ursprung: R. ossis ischii
  - Ansatz: Centrum tendineum
  - Funktion beider Muskeln:
    - Sicherung der Beckenorgane
    - Verschlussmechanismus Urethra
- Innervation beider Muskeln: N. pudendus (S 2 – S 4)

Schließ- bzw. Schwellkörpermuskeln

- M. sphincter ani externus, Funktion: Verschluss des Anus
- M. sphincter urethrae externus, Funktion: Verschluss der Urethra
- M. bulbospongiosus, Funktion: bei der Frau Verengung des Scheideneingangs, beim Mann Umhüllen des Corpus spongiosum des Penis
- M. ischiocavernosus, Funktion: presst Blut in Corpus spongiosum penis/clitoridis
- Innervation dieser Muskeln: N. pudendus (S 2 – S 4)

Muskeln der tiefen, hinteren Wand des Beckens

Die Muskeln der tiefen, hinteren Wand des Beckens vervollständigen den Beckenausgang lateral des Sakrums (**Abb. 3.32**):

- M. (ischio)coccygeus:
  - Ursprung: ventral auf dem Lig. sacrospinale und der Spina ischiadica
  - Ansatz: Apex des Sakrums
  - Innervation: Rr. ventrales (S 3 und S 4)
- M. piriformis:
  - Ursprung: Facies pelvina des Sakrums (S 2 – S 4), von der ventralen Kapsel des ISG, dem anterioren Bereich der SIPI und häufig vom oberen Anteil des Lig. sacrotuberale
  - zieht durch das Foramen ischiadicum majus
  - Ansatz: Trochanter major des Femur
  - Innervation: Rr. ventrales (L 5 und S 1)

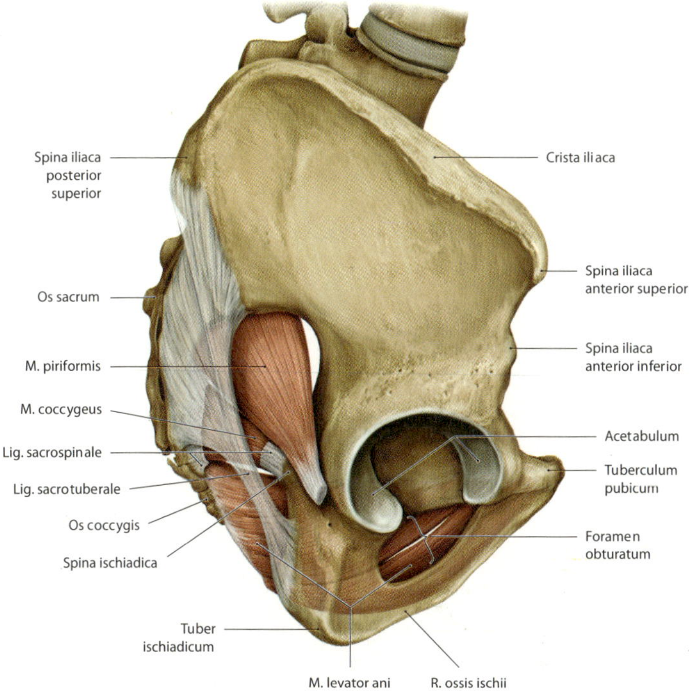

Abb. 3.32 Tiefe Muskeln des Beckens (Ansicht von rechts-lateral, Teile des Scham- und Sitzbeins sind durchscheinend dargestellt) (aus Prometheus).

Kinematik

Die **Osteokinematik** beschreibt deutliche, von außen sichtbare Knochenbewegungen. Im Becken sind dies Bewegungen des gesamten Beckens im Raum in der sagittalen, frontalen oder transversalen Ebene (**Tab. 3.3**).

Die Bewegungen des Iliums und/oder des Sakrums in der Sagittalebene wurden und werden z. T. auch als Nutation und Kontranutation bezeichnet. Eine solche Bewegung kann primär vom Ilium oder vom Sakrum ausgehen. Entscheidend für die Bennennung ist die Veränderung des sagittalen Durchmessers des Beckenein- bzw. -ausgangs (**Tab. 3.4**).

Tab. 3.3 Bewegungen des Beckens bezogen auf die verschiedenen Raumebenen.

Ebene	Bewegung	gegenläufige Bewegung
sagittal	**Ventralkippbewegungen**	**Dorsalkippbewegungen**
	Anteversion	Retroversion
	daran gekoppelt:	
	Zunahme der lumbalen Lordose	Abnahme der lumbalen Lordose
	= Extension	= Flexion
	führt zu:	
	verstärkten Krümmungen der Wirbelsäule	verminderten Krümmungen der Wirbelsäule
	Flexion im Hüftgelenk	Extension im Hüftgelenk
frontal	**laterale Kippbewegungen des Beckens**	
	rechte Beckenseite tiefer:	linke Beckenseite tiefer:
	nach rechts	nach links
	daran gekoppelt:	
	linke Lateralflexion der LWS	rechte Lateralflexion der LWS
	Flexion rechtes Hüftgelenk	Flexion linkes Hüftgelenk
	Adduktion linkes Hüftgelenk	Adduktion rechtes Hüftgelenk
transversal	**Rotation des gesamten Beckens**	
	nach rechts	nach links
	daran gekoppelt:	
	Rotationsbewegungen der LWS	
	Rotationsbewegungen der Hüftgelenke	

In der osteopathischen Nomenklatur spricht man von folgenden Bewegungen:

- Sakrum: nach anterior oder posterior (diese sind möglich in Torsion oder bilateral)
- Ilium: nach anterior oder posterior

Tab. 3.4 Bewegungen des Iliums und/oder des Sakrums in der Sagittalebene.

	Nutation	Kontranutation
Beckenausgang	größer	kleiner
Beckeneingang	kleiner	größer
Sakrumbasis	nach anterior	nach posterior
Ilium	nach posterior rotiert	nach anterior rotiert

Die **Arthrokinematik** beschreibt die relative Bewegung der Gelenkflächen zueinander bei einem osteokinematischen Bewegungsvorgang. Sie bezeichnet das Geschehen innerhalb eines Gelenks, wenn sich die Knochen im Raum bewegen. Auf das ISG bezogen bedeutet das [42]:

- Bewegungen im ISG:
  - mit äußerst kleiner Amplitude (2 – 4°)
  - kaum signifikante Unterschiede der Bewegunsamplituden zwischen Männern und Frauen sowie zu Frauen, die bereits Kinder geboren haben
- schräg stehende, helikoidale Achsen:
  - weisen auf einen dreidimensionalen Bewegungsablauf hin
  - Hauptkomponente der Bewegungen: in der Sagittalebene
  - Schnittpunkt der Achse mit der Sagittalebene: posterior zum Sakrum im Bereich der posterioren Ligamente und der Tuberositas iliaca
  - keine gemeinsame Achse für beide Gelenke
- Translationskomponente: durchschnittlich 0,7 mm [83]

Merke *Das ISG und auch das Pubisgelenk besitzen keine aktive, sondern ausschließlich eine passive Mobilität. Diese entsteht v. a. aufgrund von Bewegungen der unteren Gliedmaßen wie beim Gehen.*

Innervation

ISG

Histologische Analysen des ISG haben das Vorhandensein von Nervenfasern in der Kapsel und in den angrenzenden Ligamenten bestätigt [18]. Es finden sich unterschiedliche Aussagen über die versorgenden Nerven für das ISG:

- Anscheinend erhält das ISG seine Innervation von den Rr. ventrales aus L4 und L5, den Rr. dorsales aus L5, S1 und S2 und dem N. gluteus superior. Dies spiegelt sich klinisch wider in der Verschiedenheit von Schmerzarealen bei Patienten mit ISG-Dysfunktionen.

- Die Anzahl und die Bedeutung der Nervenfasern aus den dorsalen Ästen scheint größer zu sein.

Pubisgelenk

- Äste des N. genitofemoralis und des N. pudendus [22]

Vaskularisation

Es gibt zahlreiche Varietäten des Aufbaus, Verlaufes und der Versorgungsgebiete der aufgeführten Arterien. Auch werden nicht alle Äste aufgeführt, sondern nur eine Auswahl wichtiger Gefäße:

- aus der A. iliaca interna:
  - A. iliolumbalis:
    - verläuft dorsal des M. psoas major zur Fossa iliaca
    - versorgt die seitliche Beckenwand und den kranialen Teil des ISG (ventral und dorsal)
  - A. sacralis lateralis:
    - versorgt die dorsale Beckenwand und einen Teil des ISG
  - A. obturatoria:
    - versorgt die vordere und seitliche Beckenwand sowie die Symphysenregion
    - anastomisiert über R. pubicus mit gleichnamigem Ast aus der A. epigastrica inferior (einem Ast der A. iliaca externa) zur Corona mortis
  - A. glutea superior und A. glutea inferior:
    - ziehen durch das Foramen suprapiriforme bzw. infrapiriforme
    - hier Entrapment der neurovaskulären Strukturen (Arterien, Venen und Nerven) möglich bei Hypertonie des M. piriformis
    - versorgen die Gesäßmuskulatur, die Außenrotatoren (pelvitrochantere Muskulatur, s. S. 114), die dorsale Fläche des Os coccygis und des Os sacrum
  - A. pudenda interna:
    - verlässt das Becken durch das Foramen infrapiriforme, biegt um das Lig. sacrospinale herum und betritt durch das Foramen ischiadicum minus die Regio perinealis
    - versorgt u. a. den Dammbereich, den M. levator ani, das Rektum und einen Teil der äußeren Geschlechtsorgane
- direkt aus der Aorta abdominalis:
  - A. sacralis mediana:
    - versorgt die ventrale Fläche des Sakrums
- aus der A. iliaca externa:
  - A. circumflexa ilium profunda:
    - seitliche Beckenwand
    - anastomisiert dort mit der A. iliolumbalis

- A. circumflexa ilium superficialis:
  - aus der Fortsetzung der A. iliaca externa (A. femoralis)
  - versorgt die Haut der Leistenregion

Besonderheiten

Hier werden die anatomischen (knöchernen) **Referenzpunkte** genannt, die bei der Palpation Hinweise auf mögliche Dysfunktionen des Os iliums geben können (**Abb. 3.33**). Je nach Ausgangsposition des Patienten in der Diagnostik und je nach Dysfunktion verändern sich diese Referenzpunkte im Seitenvergleich (Beckentests, s. S. 199 ff.).

- Os coxae (Os innominatum):
  - SIAS
  - R. superior ossis pubis mit Tuberculum pubicum
  - Tuber ischiadicum
  - Crista iliaca (I – IV)
  - SIPS
- Os sacrum:
  - Pars lateralis der Basis ossis sacri (der Raum zwischen der SIPS und der Pars lateralis wird auch als Sulcus bezeichnet)
  - Angulus inferior lateralis (AIL)

Merke *Nicht jede asymmetrische Stellung des Os iliums oder des Os sacrums sollte allzu schnell als Dysfunktion interpretiert werden. Eine Aussage darüber, ob tatsächlich eine Dysfunktion vorliegt, kann erst nach Durchführung von Bewegungstests getroffen werden.*

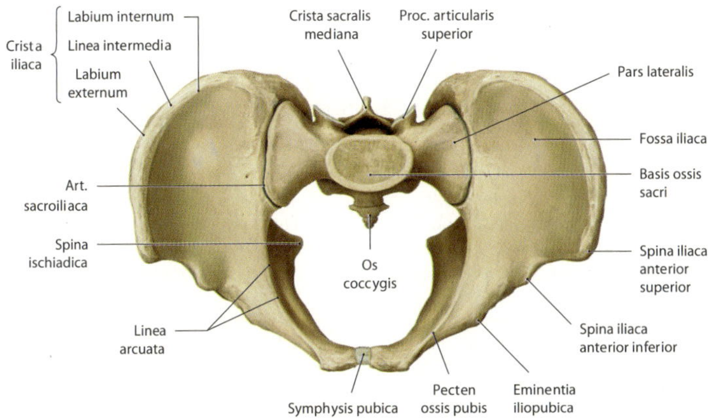

Abb. 3.33 Knöchernes Becken eines Mannes (aus Prometheus).

3.2 Obere Extremität

Allgemeiner Aufbau

Die oberen und unteren Extremitäten weisen zwar den gleichen Bauplan auf, unterscheiden sich aber in Struktur und Funktion deutlich voneinander. Es gibt in beiden Extremitäten 3 Gelenkbereiche:

- proximal das Schulter- bzw. Hüftgelenk
- distal das Hand- bzw. Sprunggelenk
- dazwischengeschaltet das Ellenbogen- bzw. Kniegelenk

Beide Extremitäten sind mit dem Rumpf verbunden: Der sehr mobile Schultergürtel ist Teil der oberen Extremität und mittels Muskeln und Faszien am Rumpf aufgehängt (s. u.). Die untere Extremität ist durch das Hüftgelenk mit dem äußerst stabilen und nur geringfügig mobilen knöchernen Beckengürtel verbunden (s. S. 59 ff.). Über diese Verbindungen sind auf- und absteigende Ketten vom Rumpf auf die Extremitäten und umgekehrt möglich (s. S. 159 f.). Solche Ketten können über das myofasziale System entstehen und/oder über die nervalen und vaskulären Zusammenhänge erklärt werden, wie dem N. phrenicus, der eng mit den thorakalen und Organen des Oberbauchs verbunden ist (s. S. 92). Viszerale afferente Fasern dieser Organe können bei Reizungen und Dysfunktionen thorakale Segmente, die die sympathische Versorgung der oberen Extremitäten steuern, und/oder zervikale Segmente, die für die motorische und sensible Versorgung der Schulterregion bedeutsam sind, dysregulieren.

Dabei benötigen die artikulären und periartikulären Strukturen gleichermaßen eine optimale Versorgung (nerval und vaskulär) und eine optimale Drainage (venös und lymphatisch). Störungen dieser Bereiche können die Belastbarkeit der Gelenke und der Weichteile reduzieren. Viele solcher Störungen der oberen Extremitäten manifestieren sich als Reizzustände im myofaszialen Gewebe wie Epikondylitis, Tendinitis, Bursitis etc.

Praxistipp *Diese Zustände im Bereich der oberen Extremitäten werden durch die relativ große Projektion dieser Körperregion im Gyrus postcentralis und den assoziierten Kerngebieten sehr genau wahrgenommen und lassen die Patienten dementsprechend intensiv „leiden“. Psychische und/oder emotionale Störungen haben gerade auf die oberen Körperpartien einen (mit)auslösenden oder triggernden Einfluss.*

3.2.1 Schultergürtel

Gelenke

- der Schultergürtel besteht aus (**Abb. 3.34**):
  - 3 echten Gelenken:
    - Schultergelenk: Art. glenohumerale
    - Sternoklavikulargelenk (SCG): Art. sternoclavicularis
    - Akromioklavikulargelenk (ACG): Art. acromioclavicularis
  - 2 Nebengelenken:
    - skapulothorakale Gleitfläche/Schulterblatt-Thorax-Gelenk
    - subakromialer Gleitraum/subakromiales Nebengelenk

Merke *Die Gesamtheit aller Gelenke und Nebengelenke bildet eine funktionelle Einheit. Diese Einheit weist eine äußerst große Mobilität auf. Jedwede Störung in einem Gelenk hat Auswirkungen auf die anderen Gelenke. Wie das Beispiel einer aktiven Abduktion zeigt, finden Bewegungen der Schulter mehr oder weniger nacheinander in allen gelenkigen Verbindungen statt.*

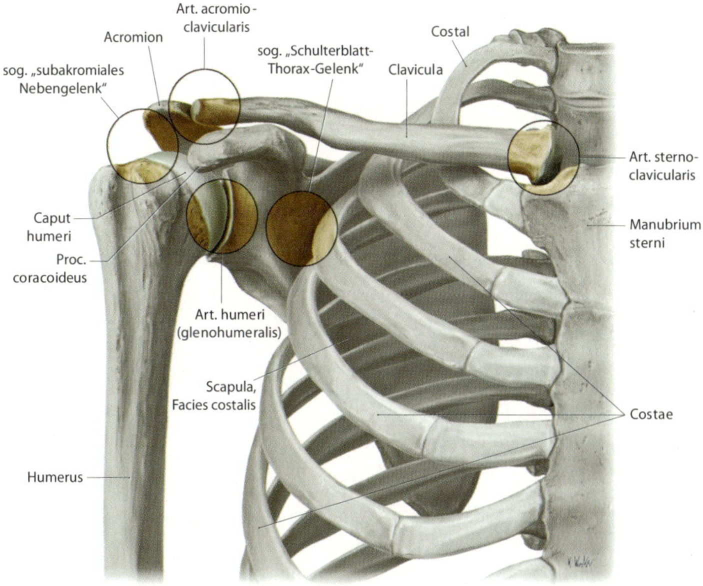

Abb. 3.34 Die 5 Gelenke der Schulter: rechte Schulter (Ansicht von ventral) (aus Prometheus).

Sternoklavikulargelenk (SCG)

- sattelförmige Gelenkflächen (**Abb. 3.35**):
  - „Reiter“:
    - gebildet von der Extremitas sternalis der Clavicula
  - „Sattel“:
    - gebildet von der sternalen Fläche der Clavicula
    - Form: konvex von vorn nach hinten, konkav von oben nach unten
- Discus articularis: teilt das Gelenk in 2 Kammern

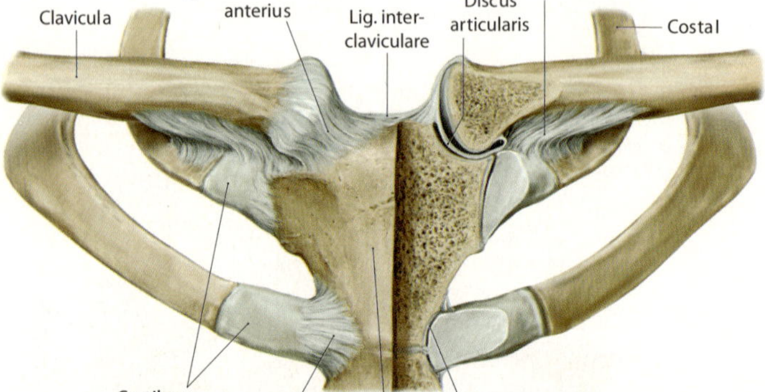

Abb. 3.35 SCG mit Bandapparat (Ansicht von ventral) (aus Prometheus).

Ligamente

- straffe Bandzüge
- Ligg. sternoclaviculare anterius und posterius: Verdickungen der Kapsel
- Lig. interclaviculare:
  - verläuft zwischen den beiden Knochen über das Manubrium sterni
  - strahlt in Kapsel ein
- Lig. costoclaviculare:
  - vom Knorpel-Knochen-Übergang der 1. Rippe zur Unterseite der Clavicula
  - gleicher Verlauf wie M. subclavius
  - in Kombination mit dem Muskel: Koppelung der 1. Rippe an die Clavicula

> ***Praxistipp*** *Im Falle einer Dysfunktion der 1. Rippe oder des 1. BWK kann es sekundär zu einer Störung der Mobilität der Clavicula kommen und umgekehrt.*

Akromioklavikulargelenk (ACG)

- laterales Ende der Clavicula (Extremitas acromialis):
  - besitzt an der Unterseite eine Gelenkfläche (Ausrichtung: nach unten, hinten, außen)
  - liegt sozusagen der Gelenkfläche des Acromions auf
- Gelenkfläche des Acromions (Ausrichtung: nach oben, vorn, medial)
- plane Gelenkflächen (**Abb. 3.36**)
- in Ausnahmefällen: variabel geformter Discus articularis

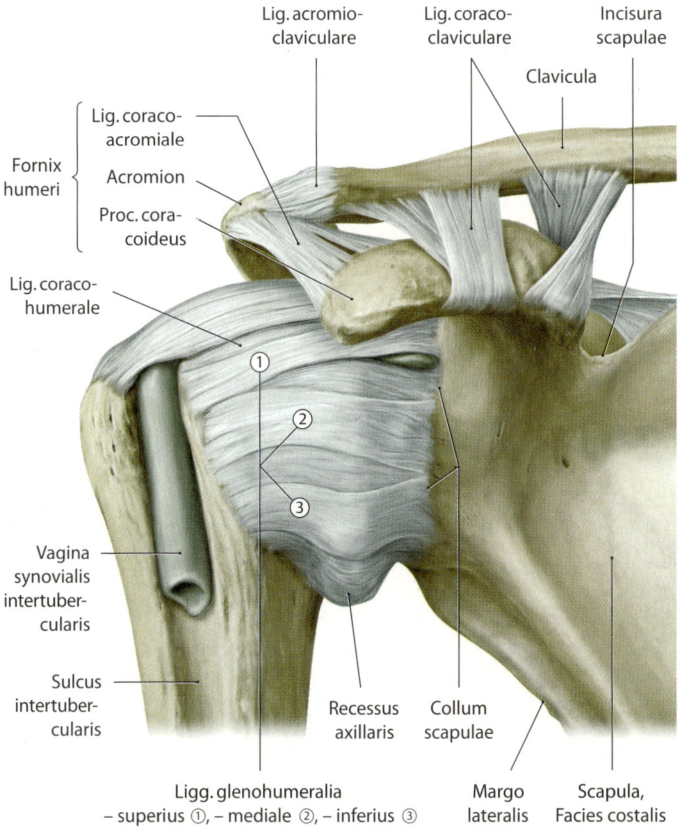

Abb. 3.36 Kapsel-Band-Apparat und Gelenkhöhle der rechten Schulter (Ansicht von dorsal) (aus Prometheus).

Ligamente

- Lig. acromioclaviculare: kraniale Verdickung der Kapsel
- Lig. coracoacromiale:
  - keine mechanische Bedeutung
  - beteiligt an der Bildung des Schulterdaches
- Lig. coracoclaviculare: vom Proc. coracoideus als 2 Faserbündel verlaufend:
  - unterteilt in Lig. conoideum und Lig. trapezoideum
  - zu beachten bei Verletzungen (Ausschlusstest nach Tossy, s. S. 237)

Schultergelenk

- Humeruskopf (Caput humeri):
  - 3 – 4-mal größer als Gelenkpfanne
  - (unregelmäßige) Kugeloberfläche
  - Ausrichtung: oben, innen, hinten
- Gelenkpfanne (Cavitas glenoidalis):
  - Pfanne ist wenig konkav bis flach.
  - hierdurch geringe knöcherne Führung und Stabilität
  - wird (unwesentlich) vergrößert durch faserknorpelige Gelenklippe
  - Ausrichtung: oben, leicht außen, vorn
- Gelenklippe (Labrum glenoidale):
  - Innenfläche: befestigt sich an leicht erhabenem Rand der Pfanne
  - zentrale Fläche: mit Übergang zu hyalinem Gelenkknorpel
  - äußere Fläche: dient als Kapselansatz
- kurzer Hals (Collum anatomicum)
- gleich darunter 2 knöcherne Erhebungen als Ansatzstellen für Muskeln:
  - Tuberculum majus und Tuberculum minus
  - dazwischen: Sulcus intertubercularis für die lange Bizepssehne
  - gehen distal in 2 Knochenleisten über: die Crista tuberculi majoris und Crista tuberculi minoris (ebenfalls Muskelansatzstellen)

Kapsel

- weit und schlaff
- v. a. im hinteren Bereich ausgesprochen dünn
- untere Reservefalte: Recessus axillaris:
  - schlaff bei herunterhängendem Arm
  - wird gespannt bei Abduktion
- in die Kapsel einstrahlend: sehnige Ausläufer der Muskeln der Rotatorenmanschette:
  - Mm. supraspinatus, infraspinatus, teres minor und subscapularis
  - wirken wie „kontraktile Bänder“
  - Funktion: Stabilisierung des Gelenks durch Zentrierung des Oberarmkopfes in der Pfanne

Ligamente

- Kapselverdickungen:
  - Ligg. glenohumeralia superius, mediale und inferius
  - bilden ein „Z“ im vorderen Bereich der Gelenkkapsel (die medialen Fasern sind sehr dünn und mitunter nicht angelegt)
  - bei Außenrotation: verstärkte Spannung aller 3 Anteile des glenohumeralen Bands
  - bei Abduktion: verstärkte Spannung der unteren und mittleren Bandanteile
- Lig. coracohumerale:
  - vom Proc. coracoideus ausgehend Faserzüge zum Tuberculum majus (bei Anteversion auf Spannung) bzw. zum Tuberculum minus (bei Retroversion auf Spannung)

Skapulothorakale Gleitfläche

- Position der Scapula: liegt bei herabhängendem Arm der 2. – 7. Rippe an
- innere Fläche der Scapula und hintere Anteile der Rippen: dazwischen M. serratus anterior und der M. subscapularis
- äußere Fläche des Schulterblattes:
  - dient einer Reihe von Muskeln als Ursprung
  - durch die Spina scapula aufgeteilt in eine Fossa infraspinatus und Fossa supraspinatus
- mediale Kante (Margo medialis):
  - dient wie der Angulus superior als Ansatzstelle für Muskeln
  - über die u. a. eine Verbindung zur HWS und BWS hergestellt wird

Kinematik

Bewegungen im Schultergürtel

- Protraktion und Retraktion:
  - Gesamtbewegung der Scapula bis etwa 15 cm
  - Bewegung des akromialen Endes der Clavicula: bis zu 10 cm nach vorn bzw. etwa 3 cm nach hinten
- Elevation und Depression:
  - Gesamtbewegung der Scapula: bis etwa 10 – 12 cm
  - Bewegung des Clavicula nach oben: um ca. 10 cm; nach unten: um etwa 3 cm

  Reine Pronationen/Retraktionen und Elevationen/Depressionen kommen im Alltag kaum vor, zumeist handelt es sich um Kombinationsbewegungen aus den bereits erwähnten Komponenten, zu denen sich noch eine weitere Bewegung hinzufügt:

- Rotation:
  - der Scapula nach innen bzw. nach außen (v. a. die Außenrotation ist sehr wichtig)
  - der Clavicula nach anterior bzw. nach posterior (hat mit etwa 30° ein relativ großes Bewegungsausmaß [41])
  - bei Störungen des Schultergürtels und/oder des -gelenks häufig sehr frühe Einschränkung der Klavikularotationen

Bewegungen im Schultergelenk

- Adduktion und Abduktion:
  - Abduktion in 3 Phasen:
    1. im glenohumeralen Gelenk
    2. ab ca. 30 – 50° Mitbewegen der Scapula
    3. Beteiligung von Wirbelsäule und Rippen

    Der Ablauf der 3 Phasen ist sehr individuell, genaue Gradzahlen sind bei der Untersuchung weniger relevant als der Seitenvergleich.
- Extension: ca. 40 – 50°
- Flexion: in 3 Phasen
- Rotation:
  - nach innen
  - nach außen: am deutlichsten und häufig sehr früh eingeschränkt bei einer Schultersteife

Merke *Die Bewegungen der einzelnen Gelenke des Schultergürtels stehen wie erwähnt im Dienst der Gesamtbewegungen der Schulter-Arm-Region. Sie treten zumeist als Kombinationsbewegungen auf und übertragen sich vom Schultergürtel auf den Oberarm und umgekehrt, wenn der Arm nach vorn/hinten, vom Körper weg/zum Körper hin oder in Rotation nach innen/außen bewegt wird.*

Muskulatur

Muskeln des Schultergürtels

- M. trapezius:
  - Pars descendens:
    - Ursprung: Os occipitale (Linea nuchae superior, Protuberantia occipitalis externa), Procc. spinosi der HWS (über Lig. nuchae)
    - Ansatz: laterales ⅓ der Clavicula
  - Pars transversa:
    - Ursprung: Procc. spinosi der 1. – 4. BWK
    - Ansatz: Acromion
  - Pars ascendens:
    - Ursprung: Procc. spinosi der 5. – 12. BWK
    - Ansatz: Spina scapulae

- Funktion:
  - Außenrotation der Scapula: Pars descendens und ascendens
  - Retraktion: Pars transversa und ascendens
  - Elevation: Pars descendens
  - Depression: Pars ascendens
  - gesamter Muskel: Fixierung des Schulterblattes am Thorax
- Innervation: N. accessorius (XII. Hirnnerv) und Plexus cervicalis (C 2 – C 4)

• M. levator scapulae:
  - Ursprung: 1. – 4. HWK (Querfortsätze)
  - Ansatz: Angulus superior (der Scapula)
  - Funktion: Skapulabewegung nach kranial-medial und Innenrotation, bei fixierter Schulter ipsilaterale Lateralflexion HWS
• M. rhomboideus major und minor:
  - Ursprung: Dornfortsatz 1. – 4. BWK (major) bzw. 6. und 7. HWK (minor)
  - Ansatz: Margo medialis der Scapula (major: unterhalb der Spina scapulae; minor: oberhalb)
  - Funktion: Fixierung des Scapula am Rumpf, Skapulabewegung nach kranial-medial
• M. serratus anterior:
  - Ursprung: 1. – 9. Rippe
  - Ansatz: Scapula
  - Funktion: Skapulabewegung nach lateral-ventral, heben der Rippen bei fixierter Scapula
• M. subclavius:
  - Ursprung: von der 1. Rippe (Knorpel-Knochen-Grenze)
  - Ansatz: Unterseite der Clavicula (äußeres ⅓)
  - Funktion: Fixierung der Clavicula im SCG
• M. pectoralis minor:
  - Ursprung: 3. – 5. Rippe
  - Ansatz: Proc. coracoideus
  - Funktion: Protraktion und Depression
• Innervation der Muskeln des Schultergürtels (mit Ausnahme des M. trapezius): über den Pars supraclavicularis (s. S. 84)

Muskeln des Schultergelenks (Rotatorenmanschette)

Die Muskeln des Schultergelenks sind in **Abb. 3.37** dargestellt.

• M. supraspinatus:
  - Ursprung: Fossa supraspinata
  - Ansatz: Tuberculum majus (am weitesten anterior/kranial)
  - Funktion: Zentrierung und Stabilisierung des Humeruskopfes (Hauptfunktion), Abduktion
  - Innervation: über den Pars supraclavicularis (s. S. 84)

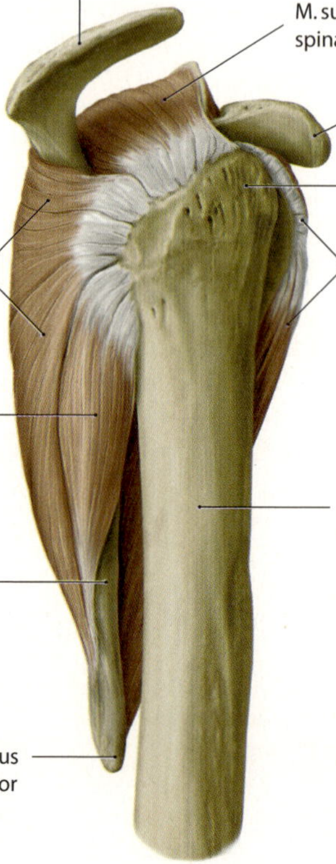

Abb. 3.37 Muskeln der Rotatorenmanschette (Ansicht von lateral) (aus Prometheus).

- M. infraspinatus:
  - Ursprung: Fossa infraspinata
  - Ansatz: Tuberculum majus
  - Funktion: Zentrierung und Stabilisierung des Humeruskopfes (Hauptfunktion), Außenrotation
  - Innervation: über den Pars supraclavicularis (s. S. 84)
- M. teres minor:
  - Ursprung: Margo lateralis (Scapula)
  - Ansatz: Tuberculum majus (am weitesten posterior/kaudal)
  - Funktion: Zentrierung und Stabilisierung des Humeruskopfes (Hauptfunktion), Außenrotation

- M. subscapularis:
  - Ursprung: Fossa subscapularis
  - Ansatz: Tuberculum minus
  - Funktion: Zentrierung und Stabilisierung des Humeruskopfes (Hauptfunktion), Innenrotation

Merke *Die zusätzlich genannten Bewegungskomponenten obiger Muskeln sind u. a. aufgrund des kurzen Hebels gering.*

- M. deltoideus:
  - Ursprung: laterales ⅓ der Clavicula, Acromion und Spina scapula
  - Ansatz: Tuberositas deltoidea (Humerus)
  - Funktion:
    - Anteversion, Innenrotation, Adduktion Pars clavicularis
    - Retroversion, Außenrotation, Adduktion Pars spinalis
      Beide Anteile assistieren bei der Abduktion zwischen 60° und 90°.
    - Abduktion Pars acromialis
- M. latissimus dorsi:
  - Ursprung: Dornfortsätze des 7. – 12. BWK, Fascia thoracolumbalis und darüber an den Dornfortsätzen der LWK und des Os sacrum, hinteres ⅓ der Crista iliaca, 9. – 12. Rippe, Angulus inferior (inkonstant)
  - Ansatz: Crista tuberculi minoris
  - Funktion: Innenrotation, Adduktion, Retroversion Schultergelenk, „Hustenmuskel"/Ausatmungshilfsmuskel
- M. teres major:
  - Ursprung: Angulus inferior
  - Ansatz: Crista tuberculi minoris
  - Funktion: Innenrotation, Adduktion, Retroversion
- M. pectoralis major:
  - Ursprung:
    - mediale Hälfte der Clavicula: Pars clavicularis
    - Sternum und Rippenknorpel der 2. – 7. Rippe: Pars sternocostalis
    - Rektusscheide: Pars abdominalis
  - Ansatz: Crista tuberculi majoris
  - Funktion:
    - Innenrotation und Adduktion des gesamten Muskels, Atemhilfsmuskel bei fixiertem Schultergürtel
    - Anteversion Pars clavicularis und sternocostales
- M. coracobrachialis:
  - Ursprung: Proc. coracoideus
  - Ansatz: Humerus (distal der Crista tuberculi minoris)
  - Funktion: Anteversion, Adduktion, Innenrotation

Innervation

Die Nerven für den Schultergürtel und für den Arm werden von den Rr. ventrales der Spinalnerven aus (C4)C5–Th1 gebildet, dem Plexus brachialis (**Abb. 3.38**).

Pars supraclavicularis

Es handelt sich um nachfolgende Äste, die direkt aus den Trunci (s. u.) entstehen. Genannt werden auch die dazugehörigen Muskeln:

- N. dorsalis scapulae (C3–C5):
  - M. levator scapulae, Mm. rhomboideus major und minor
- N. suprascapularis (C4–C6):
  - M. supraspinatus, M. infraspinatus
- N. subclavius (C5, C6):
  - M. subclavius
- N. thoracicus longus (C5–C7):
  - M. serratus anterior

Beschrieben werden ferner direkte Äste für die Skalenusmuskeln [51].

Pars infraclavicularis

- aus den Rr. ventrales entstehen die 3 Trunci:
  - Truncus superior (C5 und C6)
  - Truncus medius (C7)
  - Truncus inferior (C8 und Th1)
- Diese bilden untereinander Verbindungen, sog. Divisiones, und lassen eine 1. funktionelle Einteilung erkennen: In die Divisiones anterior konvergieren die Fasern der Flexoren, in die Divisiones posterior die Fasern der Extensoren.
- in der Axilla gruppieren sich diese um die A. axillaris und erhalten je nach Lage zu dieser Arterie ihren Namen:
  - anteriore Divisionen des Truncus superior und medius: Fasciculus lateralis
  - anteriore Division des Truncus inferior: Fasciculus medialis
  - posteriore Divisionen aller 3 Trunci: Fasciculus posterior

Endäste der Fasciculi

Distal der Axilla teilen sich die Fasciculi in ihre Endäste auf:

- aus dem Fasciculus lateralis:
  - N. musculocutaneus (C5, C6)
- aus dem Fasciculus medialis:
  - N. ulnaris (C8, Th1)
  - Nn. cutaneii brachii (C8) und antebrachii mediales (C8, Th1)

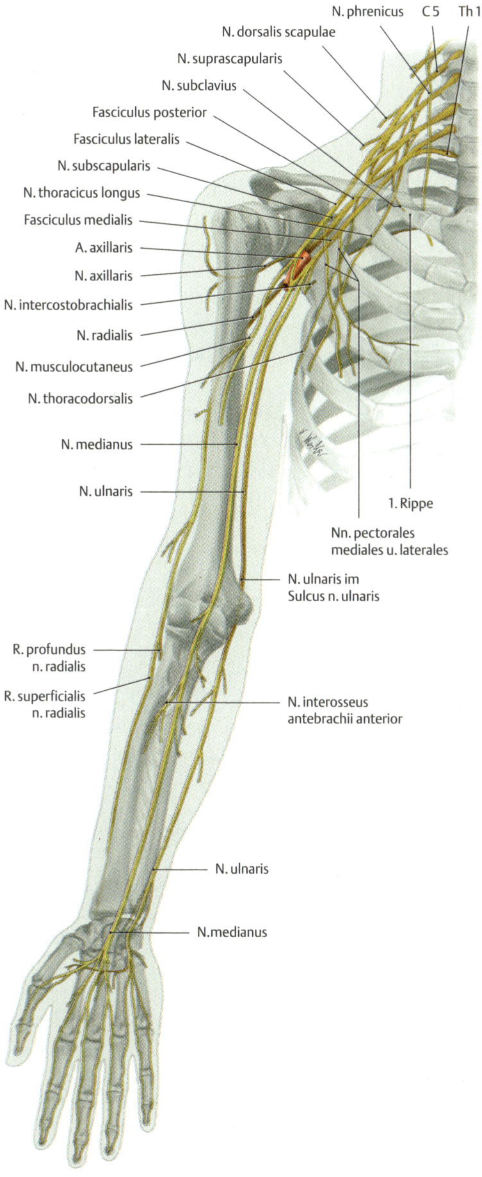

Abb. 3.38 Übersicht über die Äste des Plexus brachialis für die motorische Innervation der Muskulatur der oberen Extremitäten: rechter Oberarm (Ansicht von ventral) (aus Prometheus).

- aus beiden gemeinsam:
  - N. medianus (C 6 – Th 1)
  - Nn. pectorales (C 5 – Th 1)
- aus dem Fasciculus posterior:
  - N. axillaris (C 5, C 6)
  - N. radialis (C 5 – C 8)
  - N. subscapularis (C 5 – C 8)
  - N. thoracodorsalis (C 6 – C 8)

Beteiligte Nerven

- N. musculocutaneus:
  - motorische Fasern:
    - Mm. coracobrachialis, biceps brachii und brachialis
  - sensible Äste:
    - N. cutaneus antebrachii lateralis (vordere, äußere Seite des Unterarms)
    - Rr. articulares (vordere Gelenkkapsel des Ellenbogengelenks)
- N. ulnaris:
  - zieht in der proximalen Hälfte des Oberarms mit der A. brachialis, dann nach dorsal
  - zieht durch Sulcus nervi ulnaris am Epicondylus medialis des Oberarms zur vorderen Seite des Unterarms
  - motorische Fasern (Unterarm):
    - M. flexor carpi ulnaris, ulnarer Anteil des M. flexor digitorum profundus
  - sensible Äste (Unterarm):
    - im distalen Unterarmbereich: R. palmaris (ulnare Haut des distalen Unterarms), R. dorsalis (zum Handrücken, verteilt sich in Nn. digitales dorsales für die Haut des Klein- und Ringfingers und die ulnare Seite des Mittelfingers)
  - läuft unter dem Lig. carpi palmare und über dem Retinaculum flexorum (Guyon-Loge: hier gleichnamiges Syndrom möglich, s. S. 398) zur Handinnenfläche und teilt sich in:
    - R. superficialis: zieht in die Loge des kleinen Fingers und versorgt dessen kurze Muskeln und palmare Haut sowie die ulnare Seite des Ringfingers
    - R. profundus: verläuft unter den Sehnen der langen Beugemuskeln zur radialen Seite der Hand für Mm. lumbricales III und IV, Mm. interossei, M. adductor pollicis, Caput profundum des M. flexor pollicis brevis
  - übernimmt neben den sensiblen Fasern für die Haut über Rr. articulares die Versorgung der Gelenkkapsel des Ellenbogengelenks
  - bei Läsionen: Krallenhand, eingesunkene Zwischenknochenbereiche der Mittelhand, Sensibiliätsstörungen häufig auf den kleinen Finger beschränkt

- N. cutaneus brachii medialis:
  - Haut der vorderen, inneren Seite des Oberarms
- N. cutaneus antebrachii medialis:
  - gleiche Region des Unterarms
- N. medianus:
  - zieht mit A. brachialis nach distal, verläuft durch die beiden Köpfe des M. pronator teres (hier 1. Entrapment des Nervs möglich: Pronator-teres-Syndrom), dann im Unterarmbereich zwischen den tiefen und oberflächlichen Muskeln
  - motorische Fasern:
    - alle ventralen Unterarmmuskeln (außer M. flexor carpi ulnaris und ulnarer Teil des M. flexor digitorum profundus)
    - die beiden Pronatoren
  - erreicht über den Canalis carpi (hier 2. Entrapment des Nervs möglich: Karpaltunnelsyndrom) die Handinnenfläche und versorgt dort:
    - motorisch: die Thenarmuskulatur (bis auf Caput profundum des M. flexor pollicis brevis), die Mm. lumbricales I und II
    - sensibel: Rr. articulares für die Gelenkkapsel des Ellenbogengelenks und des Handgelenks; Haut Daumen, Handinnenfläche bis Zeige-, Mittel- und radiale Seite des Ringfingers; dorsal: Haut der gleichen Finger ab dem proximalen Interphalangealgelenk
  - bei Läsionen: Schwurhand beim Versuch, eine Faust zu machen, Sensibiliätsstörungen der Fingerkuppen der radialen 3½ Finger
- Nn. pectorales:
  - motorische Fasern für die beiden Pektoralismuskeln
- N. axillaris:
  - motorische Fasern:
    - M. deltoideus, M. teres minor
  - sensible Äste:
    - N. cutaneus brachii lateralis superior: Haut äußerer Bereich Scapula bis vordere, äußere Seite des Oberarms
- N. radialis:
  - wickelt sich spiralförmig um die Rückseite des Oberarms, zieht dann nach vorn und liegt zwischen dem M. brachioradialis und M. brachialis
  - gibt vor dem Eintritt in den Sulcus:
    - motorische Fasern ab: M. triceps brachii und M. anconeus
    - sensible Fasern ab: hintere, äußere Haut des Oberarms und die hintere Haut des Unterarms über N. cutaneus brachii posterior, N. cutaneus brachii lateralis inferior und im Sulcus den N. cutaneus antebrachii posterior
  - teilt sich im Ellenbogenbereich:
    - motorischer R. profundus: oberflächliche und tiefe (Extensoren)Muskeln

- sensibler R. superficialis: zieht mit der A. radialis am medialen Rand des M. brachioradialis entlang nach distal zum Handrücken; versorgt die Haut der dorsalen Fläche des Daumens und die radiale Seite des Mittel- und Zeigefingers bis zur Hälfte der proximalen Phalangen
- bei Läsionen: Fallhand, Sensibiliätsstörungen häufig auf den Raum zwischen Daumen und Zeigefinger beschränkt

- N. subscapularis:
  - motorische Fasern: M. subscapularis und M. teres major
- N. thoracodorsalis:
  - motorische Fasern: M. latissimus dorsi

Innervation der Gelenkkapsel

Die Gelenkkapsel des Schultergelenks wird innerviert aus C5 – C7:

- hauptsächlich: N. axillaris und N. suprascapularis
- daneben: N. musculocutaneus und N. subscapularis

Vaskularisation

Die arterielle Versorgung des Schultergürtels und des Arms erfolgt über die A. subclavia: Diese verläuft durch die hintere Skalenuslücke und wird nach Passieren des M. subclavius zur A. axillaris, die wiederum nachdem sie die Achselhöhle durchlaufen hat zur A. brachialis wird, die sich vorn im Ellenbogengelenk liegend in die A. ulnaris und die A. radialis teilt (**Abb. 3.39**).

Äste der A. axillaris

- Strömungsgebiete der folgenden Äste der A. axillaris wurden im Abschnitt Vaskularisation des Thorax/Bauch beschrieben (s. S. 38 f.):
  - A. thoracica superior
  - A. thoracoacromialis:
    - R. acromialis
    - R. deltoideus
    - R. pectoralis
  - A. thoracica lateralis
  - A. subscapularis
- folgende Äste stammen ebenfalls aus der A. axillaris:
  - A. circumflexa humeri anterior und posterior:
    - umwickeln das Collum chirurgicum des Humerus
    - versorgen die Kapsel und den in die Kapsel einstrahlenden Teil der Rotatorenmanschette

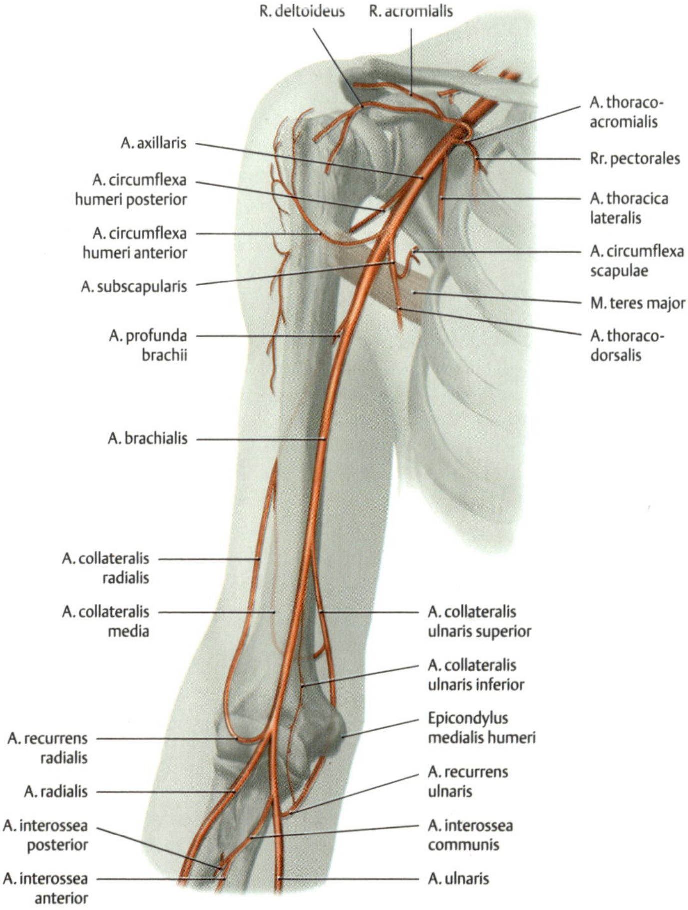

Abb. 3.39 Verlauf der A. brachialis am Oberarm: rechter Oberarm (Ansicht von ventral) (aus Prometheus).

- Besonderheit bei der Versorgung des Arms: die A. circumflexa scapulae: Einer der beiden Äste der A. subscapularis bildet im Schulterblattbereich eine funktionelle Anastomose mit der A. suprascapularis aus der A. subclavia, die weit genug ist, um nötigenfalls die Versorgung des Arms zu übernehmen.

Äste der A. brachialis

- A. profunda brachii:
  - gibt im Sulcus nervi radialis die A. collateralis media ab
  - endet selbst in der A. collateralis radialis
- Aa. collaterales ulnares superior und inferior:
  - tragen zur Bildung der Rete articulare cubiti für die Versorgung des Ellenbogengelenks und der umgebenden Muskeln bei
  - superior: läuft zum medialen Kopf des M. triceps; inferior: verläuft zum Ellenbogenbereich hin

Äste der A. radialis

- im proximalen Unterarmbereich:
  - A. recurrens radialis (Rete articulare cubiti: Ellenbogengelenk)
- im distalen Unterarmbereich und der Hand:
  - Handgelenk und Handwurzelknochen:
    - R. carpalis palmaris: Rete carpale palmare
    - R. carpalis dorsalis: Rete carpale dorsale (zusammen mit Ästen der A. ulnaris)
  - Mittelhand und Finger:
    - R. palmaris superficialis
    - A. princeps pollicis, A. radialis indicis
    - Arcus palmaris profundus

Äste der A. ulnaris

- im proximalen Unterarmbereich:
  - A. recurrens ulnaris (Rete articulare cubiti: Ellenbogengelenk)
  - A. interossea communis: teilt sich in einen anterioren und einen posterioren Ast:
    - der vordere Ast verläuft auf der ventralen Seite der Membrana interossea nach distal bis proximal vom M. pronator quadratus und dort durch die Membrana nach posterior ziehend
    - der hintere Ast zieht zur dorsalen Seite der Membrana interossea, gibt eine A. (interossea) recurrens ab zur Rete articulare cubiti

INFO *Spannungen in der Membrana interossea könnten die durchziehenden vaskulären Strukturen komprimieren.*

  - Handgelenk und Handwurzelknochen:
    - R. carpalis palmaris (Rete carpale palmare)
    - R. carpalis dorsalis (Rete carpale dorsale)
  - Mittelhand und Finger:
    - R. palmaris profundus (Arcus palmaris profundus)
    - Arcus palmaris superficialis

Mögliche Ursachen parietaler Dysfunktionen

Die oberen thorakalen Segmente und der CThÜ sind mechanisch und vegetativ von großer Bedeutung für die oberen Extremitäten (s. u.).

Im Schultergürtel selbst befinden sich v. a. im subakromialen Gleitraum Strukturen, die regelmäßig Reizungen aufweisen und Anlass für Beschwerden im Schulterbereich geben (**Abb. 3.40**):

- die Sehne des M. biceps brachii und des M. supraspinatus
- die Bursa subacromialis, die mit der Bursa subdeltoidea kommuniziert

Der Begriff Impingement beschreibt einen solchen Zustand und ist eine häufig gestellte Diagnose im Zusammenhang mit Schulterbeschwerden. Am Beispiel des Impingement-Syndroms sollen an dieser Stelle noch einmal mögliche Verbindungen dargestellt und modellhaft als Einflüsse aufgeführt werden, die bei der Ätiologie von Schulter – aber auch Ellenbogen- und Handbeschwerden – bedeutsam sein können:

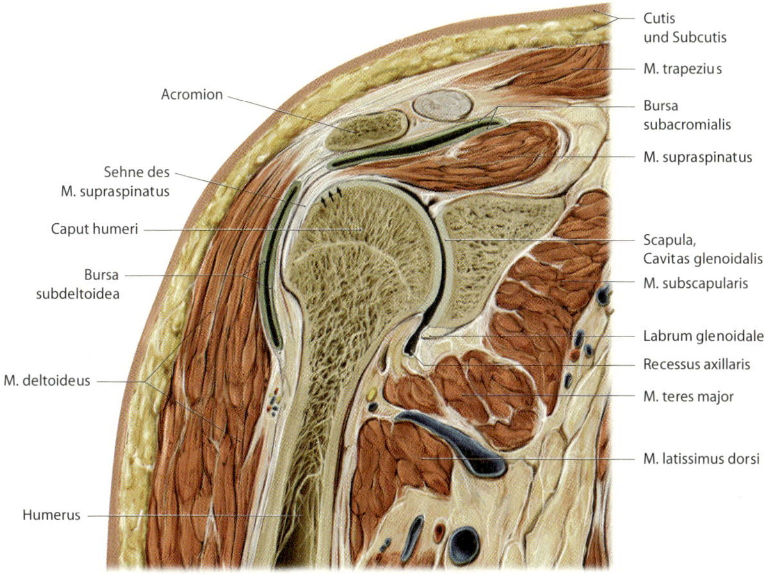

Abb. 3.40 Frontalschnitt durch das rechte Schultergelenk (Ansicht von ventral).
Die Ansatzsehne des M. supraspinatus weicht in ihrer Struktur von normalen Zugsehen ab: Sie ist aufgrund ihres Verlaufes eine Gleitsehne (Pfeile), für die der Humeruskopf ein Widerlager bildet (Zeichnung nach einem Präparat der Anatomischen Sammlung der Universität Kiel) (aus Prometheus).

- mechanisch bedeutsame Segmente:
  - die mittlere/untere HWS
  - der CThÜ
  - die obere und mittlere BWS mit den dazugehörigen Rippen

  Eine optimale Beweglichkeit der BWS und der Rippen ist von essenzieller Bedeutung für eine optimale Mobilität der oberen Extremitäten.
- neurologisch bedeutsame Segmente:
  - sympathisch:
    - v. a. die Segmente Th 2 – Th 8, in denen die präganglionären Neuronen für die Versorgung der oberen Extremitäten liegen
    - zusätzlich die 1. Rippe und Th 1, die in direktem Kontakt zum Ganglion stellatum stehen
    - Reizungen durch gesteigerte (u. a. viszerale) Afferenzen führen zu einer gesteigerten sympathischen Aktivität mit negativem Einfluss auf die Gefäße der oberen Extremitäten.
  - motorisch/sensibel:
    - Plexus brachialis: (C 4)C 5 – Th 1
    - Reizungen des Plexus brachialis können zu einem übertragenen Schmerz in die Schulter-Arm-Region hinein und zu motorischen Veränderungen führen.
- myofaszial bedeutsame Strukturen:
  - über die der Schultergürtel und letztlich der gesamte Arm am Rumpf befestigt ist
  - beeinträchtigen bei muskulären oder faszialen Dysbalancen die Mobilität der oberen Extremitäten
  - spielen in Form der Faszien zusätzlich eine Rolle als „Begleiter“ und „Durchtrittsstellen“ der neurovaskulären Strukturen des Schultergürtels und des Arms
- viszerales System des Thorax und des Abdomens:
  - über die myofaszialen Aufhängegewebe
  - über viszerale afferente Fasern zu den BWS-Segmenten (s. o.)
  - über den N. phrenicus:
    - Nerv der „Hüllen“: Pleura parietalis, Perikard, (Teile des) Peritoneum parietale, Leberkapsel
    - zieht in das Ganglion coeliacum

  Über seine afferenten Fasern kann es in seinen Ursprungssegmenten (C 3 – C 5) über das Phänomen der „spinalen Fazilitation“ (s. S. 437) zu Veränderungen kommen, die u. a. die Aktivität der motorischen Vorderhornzellen verändern. Im Falle einer (häufig) entstehenden Hypertonie kann es zur Ausbildung von Triggerpunkten, die selbst zu einer Schmerzquelle werden können (s. S. 443 ff.), sowie zu Störungen der Gelenkmobilität und Muskelfunktion kommen.

INFO Dies betrifft u. a. die Rotatorenmanschette, deren Aufgabe die Zentrierung des Oberarmkopfes ist: Ist die Zentrierung suboptimal, wird der Oberarmkopf bei jeder Kontraktion des M. deltoideus tendenziell nach kranial gezogen und die Strukturen im subakromialen Raum komprimiert.

- über den N. vagus:
  - hat im Bereich des Ganglion inferius (nodosum) eine Anastomose mit dem N. accessorius und könnte so einen Einfluss auf die Mm. trapezius und sternocleidomastoideus nehmen
  - Die sensiblen afferenten Fasern projizieren zum Nucleus spinalis nervi trigemini, der bis in das obere Halsmark reicht und hier den Plexus cervicalis beeinflussen könnte.
- über Veränderungen der Druckverhältnisse in den Kavitäten
- kraniale Einflüsse:
  - myofaszial:
    - Zahlreiche Muskeln und Faszien befestigen sich am Schädel und ziehen von dort zur HWS, zur BWS, zu den Rippen oder zu Knochen der oberen Extremitäten.
    - Auf diesem Wege können kraniale Dysfunktionen einschließlich Störungen des Temporomandibulargelenks absteigend direkt oder indirekt über die Wirbelsäule die oberen Extremitäten in ihrer Funktion stören.
  - über neurologische Bahnen (z. B. Störungen des Kiefergelenks oder Reizungen im HNO-Bereich, N. trigeminus; Nucleus spinalis nervi trigemini s. o.)
  - über Veränderungen der Druckverhältnisse in den Kavitäten

3.2.2 Ellenbogengelenk

Allgemeiner Aufbau

Am Aufbau des Art. cubiti beteiligt sind folgende Knochen (**Abb. 3.41**):

Humerus (distales Ende des Oberarms)

- um 45° gegenüber der Schaftachse nach ventral gewinkelt
- verbreitert sich zum Epicondylus lateralis und dem prominenteren Epicondylus medialis
- ventral:
  - Fossa coronoidea: für die Aufnahme des Proc. coronoideus der Ulna bei Flexion
  - Fossa radialis: für den Kontakt mit dem Radiusköpfchen bei Extension
- dorsal:
  - Fossa olecrani als Führungsschiene für das Olecranon

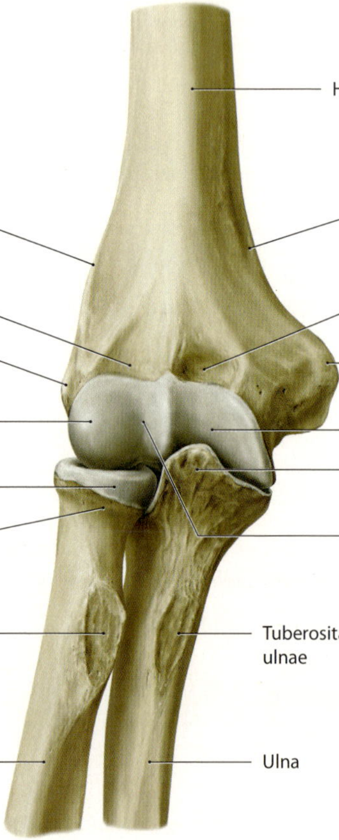

Abb. 3.41 Artikulierende Skelettelemente eines rechten Ellenbogengelenks (Ansicht von ventral) (aus Prometheus).

- überknorpelte Flächen:
  - Trochlea humeri:
    - medial
    - mit zentraler rinnenförmiger Vertiefung
    - Bildung des **Humeroulnargelenks** (Art. humeroulnaris)
  - Capitulum humeri:
    - lateral
    - halbkugelförmig
    - Bildung des **Humeroradialgelenks** (Art. humeroradilalis)

Ulna

- dorsal: Olecranon
- ventral: Incisura trochlearis:
  - für die zangenförmige Artikulation mit der Trochlea humeri
  - um 45° gegenüber der Schaftachse nach ventral gewinkelt (hierdurch ist – in Kombination mit der Winkelung des distalen Humerus – die große Flexionsamplitude möglich)
  - zentrale Leiste:
    - ventrales Ende am Proc. coronoideus
    - etwas distal davon: Tuberositas ulnae
- lateral: Incisura radialis ulnae:
  - für die Artikulation mit dem Radiusköpfchen
  - am posterioren und anterioren Rand befestigt sich das Ringband
  - am kaudalen Rand das Lig. quadratum, das zur Basis des Radiusköpfchens zieht

Radius

- Caput radii mit:
  - Fovea articularis radii: leicht konkave Gelenkpfannne für das Capitulum humeri
  - Circumferentia articularis: Drehfläche für das proximale Radioulnargelenk
- Tuberositas radii: unterhalb des Collum
- Schaft: proximal eher rundlich, distal eher dreieckig und breiter (bei der Ulna verhält es sich umgekehrt)

Gelenke

- proximales **Radioulnargelenk** (Art. radioulnaris proximalis):
  - zwischen der knorpelüberzogenen Circumferentia articularis radii (des Radiusköpfchens) und der Incisura radialis ulnae (der Ulna)
  - gekoppelt an das distale Radioulnargelenk (Art. radioulnaris distalis)
- insgesamt 3 Teilgelenke:
  - mit unterschiedlichen Funktionen, aber einer Gelenkhöhle
  - umhüllt von einer Gelenkkapsel:
    - diese ist weit, vorn und hinten deutlich dünner und seitlich verstärkt durch Kollateralbänder
    - bildet unterhalb des Ringbands den Recessus sacciformis als Reservefalte bei Drehbewegungen des Unterarms
  - als Kapselspanner bzw. in die ventralen und dorsalen Recessi strahlen ein:
    - vorn: M. brachialis
    - hinten: M. anconaeus

Ligamente

Den Kapsel-Band-Apparat eines rechten Ellenbogengelenks zeigt **Abb. 3.42**.

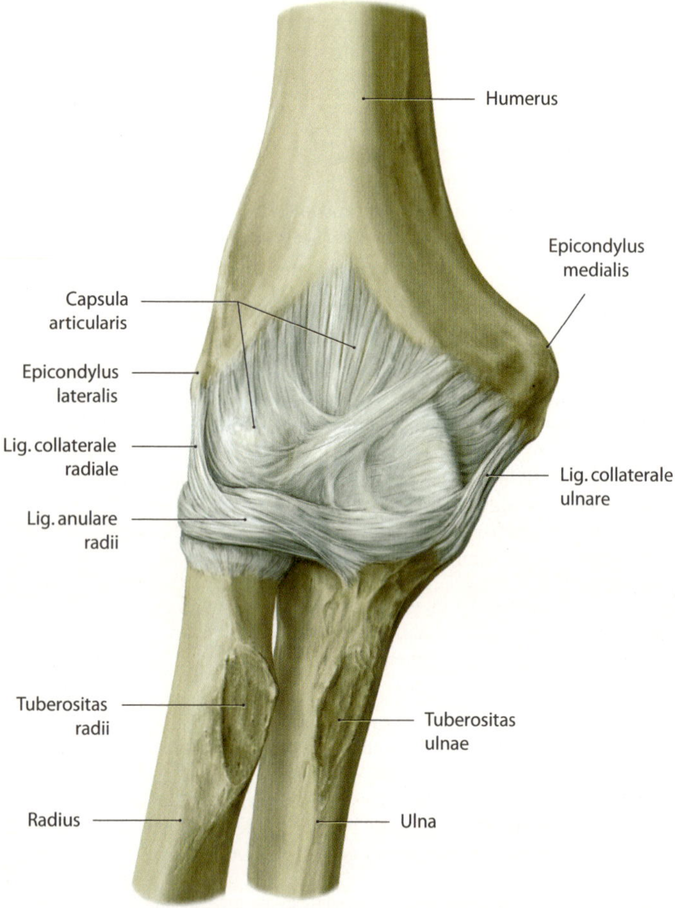

Abb. 3.42 Kapsel-Band-Apparat eines rechten Ellenbogengelenks in Extensionsstellung (Ansicht von ventral) (aus Prometheus).

Kollateralbänder

- kräftig, fächerförmig (verstärken/verdicken die Gelenkkapsel im seitlichen Bereich)
- Lig. collaterale ulnare:
  - Ursprung: Epicondylus medialis
  - Verlauf:
    - anteriore Fasern: bis zum Proc. coronoideus und teilweise bis in das Ringband hineinstrahlend
    - mittlere Fasern: sehr kräftig
    - hintere Fasern: reichen bis zum Olecranon und werden verstärkt von transversalen Fasern des Cooper-Bands
- Lig. collaterale radiale:
  - Ursprung: vom Epicondylus lateralis
  - Verlauf:
    - anteriore Fasern: bis an den vorderen Rand der Incisura radialis ulnae
    - mittlere Fasern: bis an den hinteren Rand der Incisura radialis ulnae

Ringband (Lig. anulare radii)

- bildet gemeinsam mit der Incisura radialis ulnae einen osteofibrösen Ring mit 2 Aufgaben:
  1. Haltefunktionen:
     - umschließt und presst den Radiuskopf in die Gelenkfläche der Ulna
     - wird unterstützt vom Lig. quadratum (unterhalb der Incisura radialis ulnae)
  2. Gelenkoberfläche:
     - Innenfläche mit knorpelähnlicher Struktur
- Fasern des M. supinator strahlen in das Ringband hinein
- am ventralen und dorsalen unteren Teil des Bands verbunden mit Lig. quadratum (bremst die Pronationsbewegung)

Weitere Ligamente

- Lig. anterius und Lig. obliquum anterius:
  - ventrale relativ dünne kapselverstärkende Ligamente mit längsverlaufenden und schrägen Faserzügen

Muskulatur

Hier werden Ursprung/Ansatz und Funktion genannt, für die Innervation s. Plexus brachialis (s. S. 84).

Ventrale Oberarmmuskeln

- M. biceps brachii:
  - Ursprung: Tuberculum supraglenoidale (Caput longum), Proc. coracoideus (Caput breve)
  - Ansatz: Tuberositas radii
  - Funktion: Flexion/Supination Ellenbogengelenk, Abduktion/Innenrotation Caput longum, Anteversion beider Anteile
- M. brachialis:
  - Ursprung: Humerus (distale vordere Hälfte), Septum intermusculare mediale und laterale
  - Ansatz: Tuberositas ulnae
  - Funktion: Flexion Ellenbogengelenk

Dorsale Oberarmmuskeln

- M. triceps brachii:
  - Ursprung: Tuberculum infraglenoidale (Caput longum), Hinterfläche Humerus und Septum intermusculare mediale und laterale (Caput mediale und laterale)
  - Ansatz: Olecranon
  - Funktion: Extension Ellenbogengelenk, über Caput longum Retroversion und Adduktion im Schultergelenk

Unterarmmuskeln

- s. Hand (s. S. 104)

Kinematik

- Flexion: zumeist Weichteilhemmung
- Extension: Knochenhemmung
- dabei finden Nebenbewegungen statt:
  - Abduktion: bei Extension
  - Adduktion: bei Flexion
- Pronation/Supination:
  - bei gebeugtem Ellenbogen möglich
  - Drehung des Radiuskopfes hauptsächlich im osteofibrösen Ring bei gleichzeitiger Drehung der Fovea articularis radii unter dem Capitulum humeri:
    - am Ende der Pronationsbewegung: beide Unterarmknochen überkreuzt zueinander
    - bei maximaler Supination: beide Unterarmknochen parallel zueinander

INFO *Es handelt sich bei der Pronation und Supination um Bewegungen im proximalen und im distalen Radioulnargelenk (diese sind durch die Membrana interossea gekoppelt). Die Achse verläuft schräg vom Capitulum humeri (lateral) in Richtung des Proc. styloideus ulnae (medial).*

Innervation

Das Ellenbogengelenk wird über ein Netzwerk folgender Nerven innerviert:

- N. radialis:
  - Epicondylus lateralis
  - Kapsel-Band-Apparat ventral
- N. ulnaris:
  - Epicondylus medialis
  - Kapsel-Band-Apparat dorsal
- N. medianus:
  - Epicondylus medialis
  - Kapsel-Band-Apparat ventral (zusätzlich N. musculocutaneus)

Vaskularisation

- s. Schultergürtel (s. S. 88 ff.)

Besonderheiten

Besonderheiten des Unterarms ergeben sich durch die Verbindungen zwischen Radius und Ulna, die im Folgenden beschrieben werden.

Radioulnargelenk

- Art. radioulnaris proximalis (s. S. 95)

Membrana interossea

- Hauptaufgabe: Ursprungsfläche für Muskeln
- schräger Verlauf der meisten Fasern vom Radius nach distal zur Ulna
- gespannt in der Mittelposition zwischen Pronation und Supination
- entspannt bei zunehmender Pronation oder Supination
- Chorda obliqua (proximal der Membrana interossea und durch eine Öffnung von dieser getrennt):
  - dünne ligamentäre Struktur
  - von der lateralen Seite der Tuberositas ulnae schräg nach distal zum Radius (gleich unter der Tuberositas radii)
  - Widerstand gegenüber Traktionskräften, wenn z. B. am Unterarm gezogen wird

Art. radioulnaris distalis

- Gelenkflächen:
  - Circumferentia articularis der Ulna
  - Incisura ulnaris des Radius
  - daneben artikuliert das distale Ende der Ulna mit dem dreieckigen Discus articularis (Discus ulnocarpalis):
    - entspringt am distalen Rand der Incisura ulnaris des Radius
    - zieht zum Proc. styloideus und zur Basis der distalen Ulna
    - mit radioulnaren Bändern verwachsen
    - Teil des triangulären fibrokartilaginären Komplexes, der nach Verletzungen oder im Rahmen von Degenerationen strukturelle Veränderungen aufweisen kann
- Gelenkkapsel:
  - besitzt keine nennenswerten Verstärkungen
  - setzt sich nach proximal zwischen den beiden Unterarmknochen als Recessus sacciformis fort (Fasern des M. pronator quadratus strahlen hier ein: Kapselspanner)

3.2.3 Hand

Allgemeiner Aufbau

- Carpus (Handwurzel):
  - proximale Reihe:
    - Os scaphoideum
    - Os lunatum
    - Os triquetrum
    - Os pisiforme
  - distale Reihe:
    - Os trapezium
    - Os trapezoideum
    - Os capitatum
    - Os hamatum
- Metacarpus (Mittelhand)
- Digiti (Finger)
- Im Handgelenk artikulieren miteinander:
  - Radius
  - Discus articularis
  - proximale und distale Reihe der Handwurzelknochen

Gelenke

Die Gelenkkompartimente der Handwurzel zeigt **Abb. 3.43**.

- Art. radiocarpea (Radiokarpalgelenk):
  - Gelenkfläche weist in ulnare Richtung, da der Radius weiter nach distal reicht als die Ulna.
  - Gelenkkopf:
    - Os scaphoideum und Os lunatum: artikulieren direkt mit dem Radius
    - Os triquetrum: artikuliert mit dem Discus articularis
  - Gelenkpfanne:
    - Radius und Discus articularis
  - Os pisiforme:
    - kein Bestandteil dieses Gelenks
    - artikuliert ausschließlich mit dem Os triquetrum

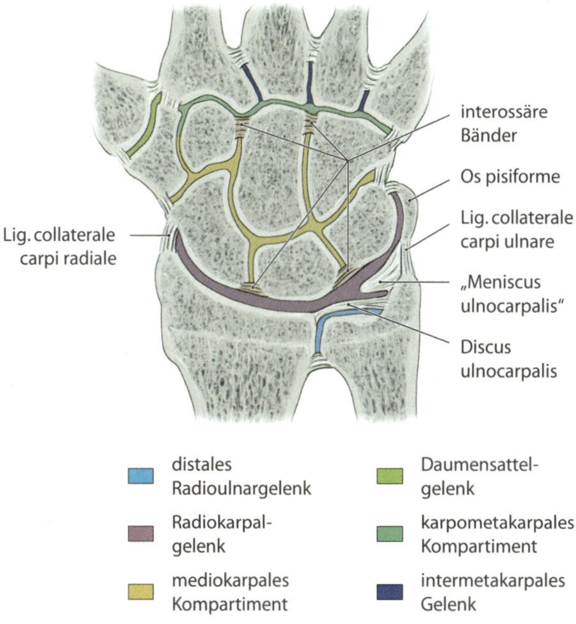

Abb. 3.43 Schematische Darstellung der Gelenkkompartimente der Handwurzel: rechte Hand (Ansicht von dorsal) (aus Prometheus).

- Art. mediocarpea (distales Handgelenk):
  - distale Gelenkflächen der proximalen Reihe artikulieren mit den proximalen Gelenkflächen der distalen Reihe
  - dadurch entsteht Kontakt zwischen:
    - Os scaphoideum und Os trapezium
    - Os trapezoideum und Os capitatum
    - Os lunatum und Os capitatum und mitunter auch mit dem Os hamatum
    - Os triquetrum und Os hamatum
- Art. intercarpeae:
  - Gelenke zwischen den Knochen der proximalen und der distalen Reihe untereinander
  - Verbindungen über Ligamente:
    - u. a. Ligg. intercarpea dorsalia, interossea und palmaria
    - distale Reihe: durch straffe Verbindungen der Bänder Bewegungen zwischen den Knochen beinahe unmöglich [51]
    - proximale Reihe: Bewegungen möglich
    - Artt. mediocarpea und intercarpeae bilden gemeinsam das mediokarpale Kompartiment.
- Artt. carpometacarpea:
  - zwischen der distalen Handwurzelreihe und den Basen der Mittelhandknochen:
    - straffe Gelenke (Amphiarthrosen)
    - kräftige Bandstrukturen
    - elastische Verformungen möglich (Ausnahme: Daumensattelgelenk)
- Art. carpometacarpea pollicis (Daumensattelgelenk):
  - zwischen der Basis ossis metacarpalis I und dem Os trapezium:
    - durch sattelförmige Gelenkfläche Flexion/Extension, Abduktion/Adduktion und Rotation möglich (wichtig für die Opposition des Daumens)

INFO *Das bei der Opposition auftretende Missverhältnis zwischen großer einwirkender Kraft und geringem Gelenkkontakt kann als begünstigender Faktor für die Entstehung degenerativer Veränderungen in diesem Gelenk gesehen werden.*

- Artt. intermetacarpeae:
  - Basen der Metakarpalen untereinander
  - Amphiarthrosen
- Artt. metacarpophalangeae (Fingergrundgelenke):
  - Kugelgelenke
- Artt. interphalangeales proximalis und distalis (Mittel- und Endgelenke):
  - Scharniergelenke
  - Bewegungen: Flexion und Extension, Abduktion und Adduktion (Spreizen bzw. Aneinanderlegen)

Ligamente

Beschrieben werden die Bänder der Hand, verzichtet wird auf eine Beschreibung der Bänder der Finger. Die Bänder der Hand können in folgende 3 Systeme unterteilt werden:

Laterales System

- Lig. collaterale carpi radiale:
  - vom Proc. styloideus des Radius zum Os scaphoideum
- Lig. collaterale carpi ulnare:
  - vom Proc. styloideus der Ulna zum Os triquetrum und Os pisiforme
- Diese Ligamente sind im Grunde genommen Teil des Sehnensystems der dorsalen Unterarmmuskeln (s. u.), die an der ulnaren und radialen Seite z. T. mit der Kapsel des Handgelenks verwachsen sind.

Palmares System

- Lig. radiocarpeum palmare:
  - vom Proc. styloideus radii schräg verlaufend zum Os capitatum und Os triquetrum
- Lig. ulnocarpeum palmare:
  - vom Proc. styloideus ulnae zum Os triquetrum und Os lunatum
  - zwischen den proximalen und den distalen Handwurzelknochen:
    - Lig. carpi radiatum: vom Os capitatum zum Os hamatum, Os scaphoideum, Os triquetrum und Ossa trapezii
    - Ligg. intercarpea palmaria
    - Lig. pisohamatum: palmare Begrenzung der Rinne für den N. ulnaris (Guyon-Loge, Syndrom s. S. 398)
- Lig. carpi transversum (Retinaculum flexorum):
  - zwischen Tuberculum scaphoidei und Os pisiforme
  - zwischen Tuberculum trapezii und Hamulus ossis hamati
  - palmare Begrenzung des Karpaltunnels
  - M. palmaris longus über die Palmaraponeurose in das Band einstrahlend

Dorsales System

- Lig. radiocarpeum dorsale:
  - von der dorsalen Fläche des Radius schräg zum Os scaphoideum und Os triquetrum
- Lig. arcuatum dorsale (inkonstant):
  - zwischen dem Os triquetrum und dem Os scaphoideum

Muskulatur

Unterarmmuskulatur

Hier werden Ursprung/Ansatz und Funktion der Unterarmmuskeln genannt, für die Innervation s. Plexus brachialis (s. S. 84).

Oberflächliche ventrale Muskeln

Die nachfolgenden oberflächlichen ventralen Muskeln entspringen alle vom **Epicondylus medialis:**

- M. pronator teres:
  - Ursprung: Proc. coronoideus
  - Ansatz: äußere Fläche des Radius
  - Funktion: Pronation Ellenbogen, (schwache) Flexion Ellenbogen
- M. flexor carpi radialis:
  - Ansatz: Basis Os metacarpale II (manchmal III)
  - Funktion: Palmarflexion, Radialabduktion, Pronation
- M. palmaris longus:
  - Ansatz: Palmaraponeurose
  - Funktion: Palmarflexion, Spannen der Aponeurose
- M. flexor carpi ulnaris:
  - Ursprung: Olecranon
  - Ansatz: Hamulus ossis hamati, Basis des Os metatarsale V und Os pisiforme
  - Funktion: Palmarflexion, Ulnarabduktion
- M. flexor digitorum superficialis:
  - Ursprung: Proc. coronoideus und der proximale anteriore Rand des Radius
  - Ansatz: 2. – 5. Finger (Seiten der Mittelphalangen)

Tiefe ventrale Muskeln

- M. flexor digitorum profundus:
  - Ursprung: von der Facies anterior und medialis der Ulna (obere ⅔) und der Membrana interossea
  - Ansatz: 2. – 5. Finger (Palmarseite der Endphalangen)
  - Funktion: Flexion Hand-, Grund-, Mittel- und Endgelenke
- M. flexor pollicis longus:
  - Ursprung: vom Radius (mittlere Vorderfläche) und der Membrana interossea
  - Ansatz: Palmarseite der Endphalanx des Daumens
  - Funktion: Flexion und Radialabduktion Handgelenk, Opposition Daumensattelgelenk, Flexion Daumengrund- und Endgelenk
- M. pronator quadratus:
  - Ursprung: von der Ulna (distales ¼)
  - Ansatz: Radius (distales ¼)
  - Funktion: Pronation

Oberflächliche dorsale Muskeln

- M. brachioradialis:
  - Ursprung: an der lateralen Seite des distalen Humerus, am Septum intermusculare laterale
  - Ansatz: zum Proc. styloideus radii
  - Funktion: Flexion Ellenbogengelenk, Pronation/Supination Unterarm
- M. extensor carpi radialis longus:
  - Ursprung: an der lateralen Seite des distalen Humerus, am Septum intermusculare laterale
  - Ansatz: dorsal an der Basis des Os metacarpale II
  - Funktion: Dorsalextension, Radialabduktion Handgelenk, Pronation/Supination Unterarm
- M. extensor carpi radialis brevis:
  - Ursprung: Epicondylus lateralis
  - Ansatz: dorsal an der Basis des Os metacarpale III
  - Funktion: Dorsalextension, Radialabduktion Handgelenk, Pronation/Supination Unterarm
- M. extensor carpi ulnaris:
  - Ursprung: Epicondylus lateralis, Dorsalseite der Ulna
  - Ansatz: zur Basis des Os metacarpale V
  - Funktion: Dorsalextension, Ulnarabduktion
- M. extensor digitorum:
  - Ursprung: Epicondylus lateralis
  - Ansatz: zur Dorsalaponeurose 2. – 5. Finger
  - Funktion: Dorsalextension, Extension und Spreizen 2. – 5. Finger in Grund-, Mittel- und Endgelenken
- M. digiti minimi:
  - Ursprung: Epicondylus lateralis
  - Ansatz: zur Dorsalaponeurose des 5. Fingers
  - Funktion: Dorsalextension, Ulnarabduktion, Extension und Spreizen des 5. Fingers im Grund-, Mittel- und Endgelenk

Tiefe dorsale Muskeln

- M. supinator:
  - Ursprung: vom Epicondylus lateralis, Lig. collaterale ulnare, Lig. anulare radii und Olecranon
  - Ansatz: Facies lateralis radii (proximales ⅓)
  - Funktion: Supination
- M. abductor pollicis longus:
  - Ursprung: von der Facies posterior der Ulna und des Radius und der Membrana interossea
  - Ansatz: Basis Os metacarpale I
  - Funktion: Radialabduktion Handgelenk, Abduktion (und Extension) im Karpometakarpalgelenk des Daumens

- M. extensor pollicis longus:
  - Ursprung: von der Facies posterior der Ulna, Membrana interossea (M. extensor pollicis brevis distal von longus)
  - Ansatz: Basis der Grundphalanx des Daumens
  - Funktion: Dorsalextension, Radialabduktion, Adduktion Daumensattelgelenk, Extension Grund- und Endgelenk
- M. extensor pollicis brevis:
  - Ursprung: Facies posterior des Radius, Membrana interossea (s. M. extensor pollicis longus)
  - Ansatz: Basis der Endphalanx des Daumens
  - Funktion: Radialabduktion, Extension Grundgelenk
- M. extensor indicis:
  - Ursprung: Facies posterior der Ulna (distales ⅓)
  - Ansatz: Dorsalaponeurose des 2. Fingers
  - Funktion: Dorsalextension Handgelenk, Dorsalextension Grund-, Mittel- und Endgelenk 2. Finger

Handmuskeln

Auf eine genaue Beschreibung der kurzen Handmuskeln wird an dieser Stelle verzichtet. Man kann diese unterteilen in:

- Thenarmuskulatur:
  - M. abductor pollicis brevis
  - M. adductor pollicis
  - M. flexor pollicis brevis
  - M. opponens pollicis
- Hypothenarmuskulatur:
  - M. abductor digiti minimi
  - M. flexor digiti minimi
  - M. opponens digiti minimi
  - M. palmaris brevis
- Mittelhandmuskulatur:
  - Mm. lumbricales manus I – IV
  - Mm. interossei dorsale manus I – IV
  - Mm. interossei palmares I – III

Kinematik

- Palmarflexion und Dorsalextension:
  - 80° und 70°
  - bei maximaler Flexion: Bewegung im proximalen Handgelenk um das 1,5-fache größer als in der distalen Reihe
  - bei maximaler Extension: Bewegung im distalen Handgelenk um das 1,5-fache größer als in der proximalen Reihe

   - bei ADL-Bewegungen sind Bewegungsausschläge in den beiden Reihen etwa gleich groß
- radiale Abduktion und ulnare Abduktion:
   - (bis zu) 20° und (bis zu) 35°
   - Ulnar- und Radialabduktion finden aufgrund der Verzahnungen der Knochen im distalen Handwurzelgelenk fast ausschließlich im proximalen Handgelenk statt [33, 77]

Auf eine Beschreibung der Verschiebungen einzelner Handknochen während der Bewegungen der Hand wird im Rahmen dieser Checkliste verzichtet (hierzu s. [41]).

Innervation und Vaskularisation

- s. Schultergürtel (s. S. 84 ff.).

Besonderheiten

Die Palmarfläche der Hand besitzt 3 Kammern (**Abb. 3.44**):
- Thenarkammer:
   - umgeben von der Fascia thenaris mit den kurzen Daumenmuskeln und der Sehne des M. flexor pollicis longus

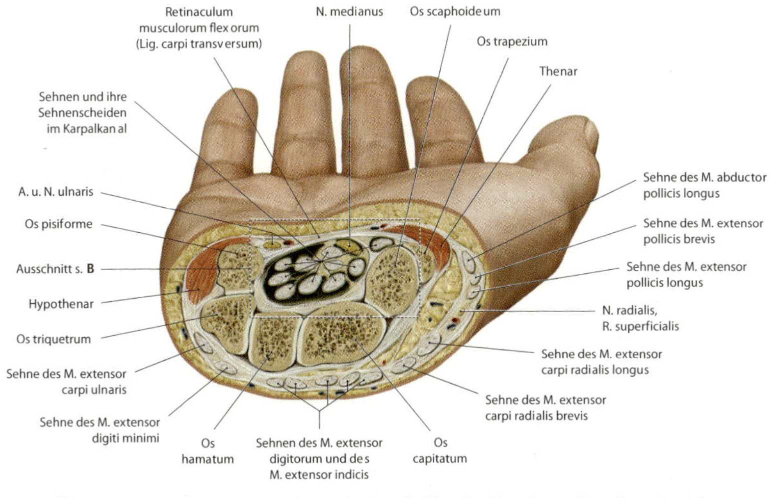

Abb. 3.44 Querschnitt einer rechten Hand auf Höhe der Handwurzelknochen (Ansicht von proximal) (aus Prometheus).

- Hypothenarkammer:
  - umhüllt von der Fascia hypothenaris mit den kurzen Kleinfingermuskeln
- Palmarkammer (Spatium palmare intermedium):
  - wird zur Haut hin geschlossen durch die straffe Palmaraponeurose (deren in Längsrichtung verlaufenden Fasern sind eine Fortsetzung des M. palmaris longus)
  - Verankerung des M. palmaris longus am Retinaculum flexorum (Lig. carpi transversum):
    - zwischen Tuberculum scaphoidei und Os pisiforme
    - zwischen Tuberculum trapezii und Hamulus ossis hamati
    - schließt die von den Handwurzelknochen im palmaren Bereich gebildete konkave Rinne
    - Retinaculum flexorum: proximaler Rand über der proximalen Handwurzelreihe, distaler Rand über den Basen der Ossa metacarpi II – V
    - proximal und distal ca. 0,6 mm, in der Mitte bis zu 1,6 mm dick
  - Ausläufer der Unterarmfaszie bilden das Lig. carpi palmare, dessen radialer Anteil fest mit dem Retinaculum flexorum verwachsen ist. Im so gebildeten osteofibrösen Karpaltunnel verlaufen 10 Beugersehnen und der N. medianus.

> **Praxistipp** *Der Zustand des myofaszialen Systems der Hand, des gesamten Arms und der Schulter-Nacken-Region sowie die Segmente für die sympathische Versorgung des Arms (Th 2 – Th 8) und die Segmente, aus denen sich der N. medianus zusammensetzt (C 6 – Th 1), sind von größter Bedeutung bei der Behandlung von Patienten mit Karpaltunnelsyndromen.*

3.3 Untere Extremität

Der Aufbau der unteren Extremität gleicht in einigen Aspekten dem der oberen Extremität (s. S. 74). Die unteren Extremitäten erfüllen gleichzeitig scheinbar gegensätzliche Aufgaben, indem sie je nach Anforderung stabil oder mobil sein müssen. Sie funktionieren im Stand und beim Gehen unter Kompression und spielen durch die Absorption dieser Kräfte eine wichtige Rolle im gesamten Stoßdämpfersystem des Körpers.

Die Knochen, Ligamente und Muskeln der unteren Extremitäten sind im direkten Vergleich zu denen der oberen Extremitäten deutlich kräftiger, was einmal mehr die Interaktion von Struktur und Funktion verdeutlicht.

3.3.1 Hüftgelenk

Das Hüftgelenk (Art. coxae) ist ein äußerst stabiles Gelenk. Es ist Teil der Lenden-Becken-Hüft-Schere. Eine Störung in einem Teil kann Auswirkungen haben auf die anderen Abschnitte. So findet man in der Praxis bei Patienten mit LWS-Beschwerden nicht selten auch Störungen im Hüftgelenk.

Da das Hüftgelenk zu den muskelgeführten Gelenken des Körpers gehört, liegt ein Hauptaugenmerk bei der Behandlung von Störungen – mit oder ohne Beschwerden – im Hüftgelenksbereich auf den dortigen kräftigen Muskeln.

Gelenk

Acetabulum

- entsteht aus der Verschmelzung des Os ilium, Os ischii und Os pubis (**Abb. 3.45**)
- Ausrichtung: offen nach lateral, inferior, anterior
- Facies lunata:
  - mit hyalinem Knorpel überzogene hufeisenförmige Fläche
  - im inferioren Bereich unterbrochen von der Incisura acetabuli (diese wird überspannt vom Lig. transversum acetabuli)
- Limbus acetabuli:
  - knöcherne Gelenklippe am Rand des Acetabulums
  - an diesem befestigt sich das Labrum acetabuli
- Labrum acetabuli:
  - geschlossener Ring aus Faserknorpel
  - schließt das Gelenk hermetisch ab
  - wichtiger stabilisierender Faktor
- Fossa acetabuli:
  - zentraler, nicht überknorpelter Bereich
  - gefüllt mit lockerem Bindegewebe und Fett

Femur

Der Os femoris ist in **Abb. 3.46** dargestellt und besteht aus:

- Caput femoris (**Tab. 3.5**):
  - zu ⅔ mit hyalinem Knorpel überzogen (kleine knorpelfreie Stelle: Fovea capitis femoris)
  - mittlerer Durchmesser ca. 5 cm
  - Ausrichtung: medial, superior, anterior
- Collum femoris: langgezogen
- Linea intertrochanterica: ventral vom Trochanter major in Richtung Trochanter minor

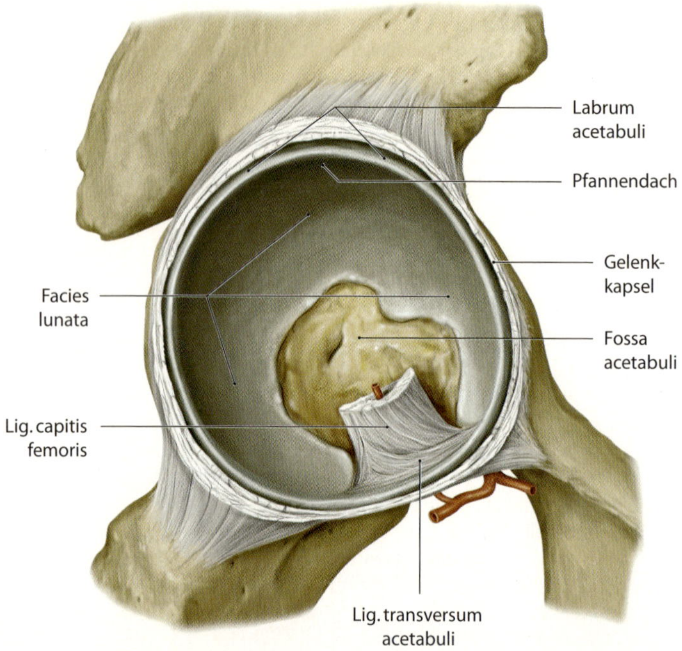

Abb. 3.45 Acetabulum eines rechten Hüftgelenks nach Entfernung des Femurkopfes (Ansicht von lateral) (aus Prometheus).

Tab. 3.5 Spezielle Winkel des Femurkopfes und -halses.

	Centrum-Collum-Diaphysen-Winkel* **(CCD-Winkel)**	**Antetorsionswinkel***
bei Neugeborenen	etwa 150°	etwa 30 – 40°
beim Erwachsenen	etwa 126°	etwa 12°
vergrößerter Winkel	Coxa valga	Coxa retrotorta
verkleinerter Winkel	Coxa vara	Coxa antetorta

* Diese beiden Winkel sind sehr variabel in ihrer Größe. Diese Variabilität spiegelt sich auch in den Bewegungsmustern und den Bewegungsamplituden des Hüftgelenks wider.

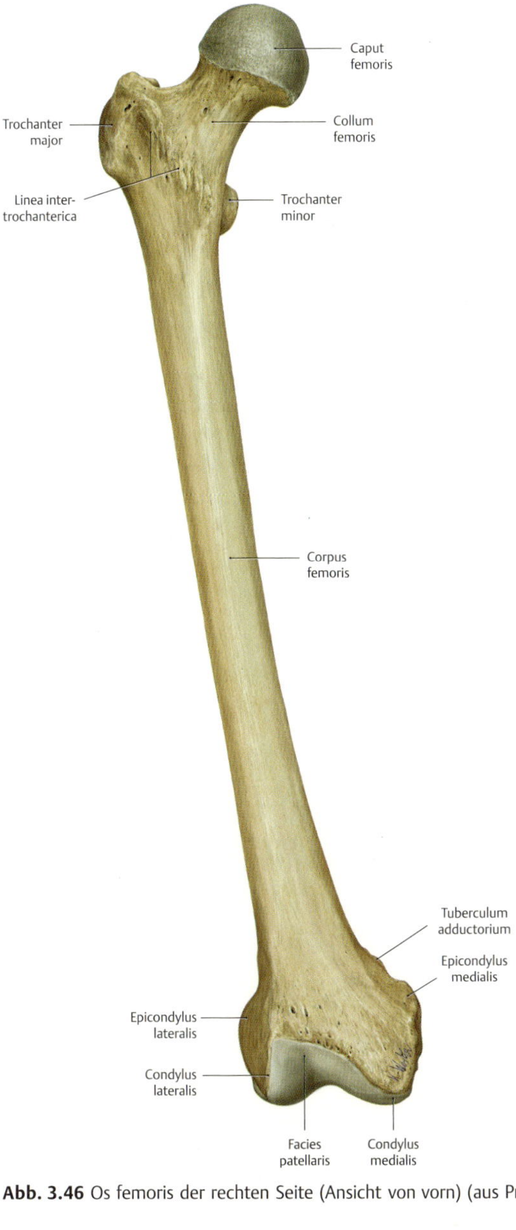

Abb. 3.46 Os femoris der rechten Seite (Ansicht von vorn) (aus Prometheus).

- Crista intertrochanterica: dorsal vom Trochanter major in Richtung Trochanter minor
- Fossa trochanterica: medial vom Trochanter major
- Corpus femoris: verläuft nach inferior, medial (Schrägstellung im Raum) bis zum Kniegelenk

Gelenkkapsel

- proximal: am Os coxae befestig (u. a. Limbus acetabuli und Labrum acetabulare)
- distal:
  - umfasst den Großteil des Schenkelhalses
  - ventral bis Linea intertrochanterica, dorsal bis etwa einen Fingerbreit vor die Crista intertrochanterica verlaufend
- Fasern der Membrana synovialis:
  - biegen etwa 1 cm vor der Anheftung der Membrana fibrosa um
  - ziehen zur Knorpel-Knochen-Grenze des Femurkopfes
- Membrana fibrosa: kräftig, wird zusätzlich an einigen Stellen verdickt durch Ligamente

Ligamente

Den Bandapparat des Hüftgelenks zeigt die **Abb. 3.47**:
- Lig. iliofemorale:
  - stärkstes Ligament des Köpers
  - von unterhalb der Spina iliaca anterior inferior (SIAI) fächerförmig bis Trochanter major und Linea intertrochanterica
  - Seitenränder am kräftigsten entwickelt:
    - Pars lateralis (superior) und medialis (inferior)
  - bremst v. a. die Extension:
    - Pars lateralis: bei maximaler Adduktion auf Spannung
- Lig. pubofemorale:
  - vom lateralen Teil des R. superior des Os pubis nach medial, inferior bis zur medialen Seite des Collum femoris und z. T. bis Pars medialis des Lig. iliofemorale
  - bremst Extension, Außenrotation und Abduktion
- Lig. ischiofemorale:
  - von der Rückseite des Os ischii (superior und posterior vom Acetabulum) horizontal verlaufend:
    - obere Fasern: gehen über in die Pars lateralis des Lig. iliofemorale
    - untere Fasern: befestigen sich proximal vom Trochanter major
  - bremst Extension und Innenrotation
  - Die tiefsten Fasern laufen um das Collum femoris herum nach anterior und formen dort die Zona orbicularis:

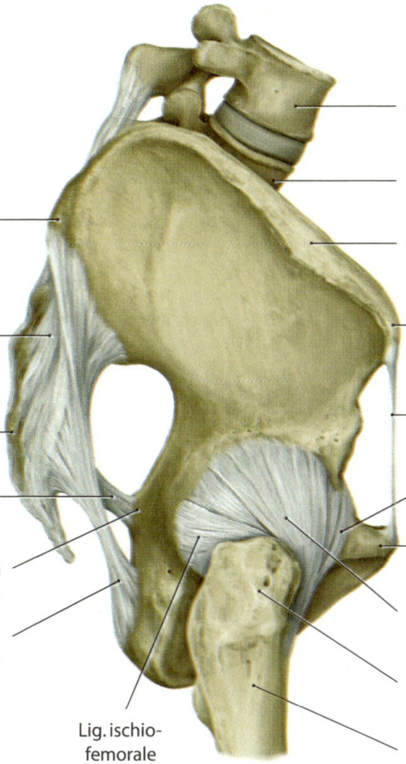

Abb. 3.47 Bandapparat eines rechten Hüftgelenks (Ansicht von lateral) (aus Prometheus).

  - ringförmiges Band
  - umgibt das Collum femoris an der engsten Stelle
  - hält den Femurkopf einem Knopfloch ähnlich in der Pfanne
  - erhält auch Fasern von den anderen beiden Ligamenten
- Lig. transversum acetabuli:
  - s. Acetabulum (s. S. 109)
- Lig. capitis femoris:
  - keine mechanische Bedeutung
  - gefäßführend, s. Vaskularisation (s. S. 121 f.)

- Funktionsweise der Bänder:
  - Flexion: alle Bänder entspannt
  - Extension: zunehmender Anstieg der Spannung des Kapsel-Band-Apparats
  - Außenrotation: vermehrte Spannung der vorderen Bänder (v. a. deren horizontale Fasern)
  - Innenrotation: vermehrte Spannung des hinteren Bands
  - Adduktion: Zug an den oberen Anteilen des Lig. iliofemorale
  - Abduktion: Zug an den Lig. pubofemorale und ischiofemorale
  - Neutralstellung: wenig bis keine Spannung [41, 42]

INFO Außer bei Veränderungen, die mit einer Verkürzung des Kapsel-Band-Apparats einhergehen, ist in Bezug auf Dysfunktionen der Einfluss der passiven Strukturen wahrscheinlich geringer als der der aktiven Strukturen.

Muskulatur

Pelvitrochantere Muskeln

- M. piriformis (Becken, s. S. 68 f.):
  - Innervation: direkte Äste aus dem Plexus sacralis (L 5 – S 2)
  - Funktion: Abduktion, Extension
- M. obturatorius internus:
  - Ursprung: von der Innenfläche der Membrana obturatoria zur Fossa trochanterica
  - Innervation: direkte Äste aus dem Plexus sacralis (L 5 – S 2)
  - Funktion: Adduktion
- M. obturatorius externus:
  - Ursprung: von der Außenfläche der Membrana obturatoria zur Fossa trochanterica
  - Innervation: N. obturatorius
  - Funktion: Adduktion
- Mm. gemelli:
  - Ursprung: von der Spina ischiadica (superiore Muskelanteile) bzw. vom Tuber ischiadicum (inferiore Muskelanteile) zur gemeinsamen Ansatzstelle mit M. piriformis (s. o.)
  - Innervation: direkte Äste aus dem Plexus sacralis (L 5 – S 2)
  - Funktion: Adduktion, Extension
- M. quadratus femoris:
  - Ursprung: vom lateralen Rand des Tuber ischiadicum zur Crista intertrochanterica
  - Innervation: direkte Äste aus dem Plexus sacralis (L 5 – S 2)
  - Funktion: Adduktion

*INFO Die pelvitrochanteren Muskeln (**Abb. 3.48**) bewirken eher eine Stabilisation des Hüftgelenks durch Zentrierung des Hüftkopfes und sind somit keine dynamischen Muskeln. Alle Muskeln wirken als Außenrotatoren. Der M. piriformis kehrt seine Rotationsfunktion bei einer Flexion zwischen 60° und 80° um.*

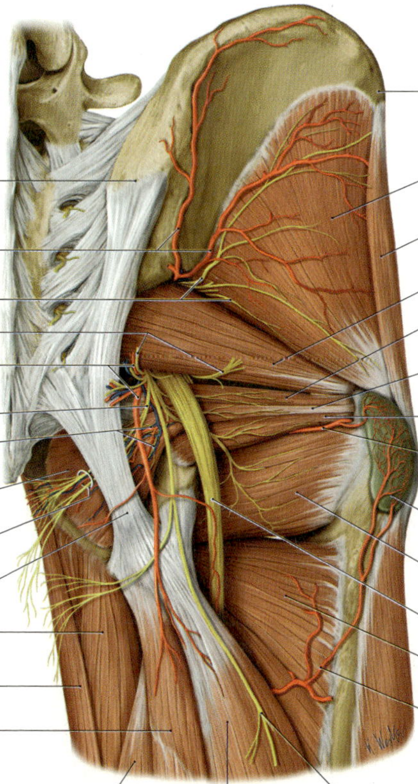

Abb. 3.48 Gefäße und Nerven der Regio glutealis und der Fossa ischioanalis: rechte Gesäßregion nach Entfernung der Mm. glutei maximus und medius (Ansicht von hinten) (aus Prometheus).

Gesäßmuskulatur

- M. gluteus maximus:
  - Ursprung: Facies glutea (Os ilium), zusätzlich vom seitlichen Teil des Os sacrum, Fascia thoracolumbalis, Lig. sacrotuberale
  - Ansatz: Tractus iliotibialis, Tuberositas glutea
  - Innervation: N. gluteus inferior (L4 – S2)
  - Funktion: in Neutralstellung Adduktion/Außenrotation, bei einer Flexion von ca. 70° Abduktion
- M. gluteus medius:
  - Ursprung: Facies glutea (Os ilium)
  - Ansatz: Trochanter major
  - Innervation: N. gluteus superior (L4 – S1)
  - Funktion: Abduktion, zusätzlich in Neutralstellung durch die vorderen Fasern Innenrotation/Flexion bzw. hinteren Fasern Außenrotation/Extension, ab einer Flexion von 20°: Innenrotation des gesamten Muskels
- M. gluteus minimus:
  - Ursprung: Facies glutea (Os ilium)
  - Ansatz: Trochanter major
  - Innervation: N. gluteus superior (L4 – S1)
  - Funktion: Abduktion, zusätzlich durch die vorderen Fasern Innenrotation/Flexion bzw. die hinteren Fasern Außenrotation/Extension
- M. tensor fasciae latae:
  - Ursprung: SIAS
  - Ansatz: Tractus iliotibialis
  - Innervation: N. gluteus superior
  - Funktion: Abduktion/Flexion/Innenrotation, spannt den Tractus iliotibialis

Adduktorengruppe

- M. obturatorius externus:
  - s. pelvitrochantere Muskulatur (s. S. 114)
- M. pectineus:
  - Ursprung: Pecten ossis pubis
  - Ansatz: Linea pectinea, proximal: Linea aspera
  - Funktion: Adduktion (Hauptfunktion), Außenrotation
- M. adductor longus:
  - Ursprung: R. superior des Os pubis
  - Ansatz: Linea aspera
  - Funktion: Adduktion (Hauptfunktion), Flexion (in Neutralstellung), Extension ab einer Beugung von 80°
- M. adductor brevis:
  - Ursprung: R. inferior des Os pubis
  - Ansatz: Linea aspera
  - Funktion: Adduktion (Hauptfunktion), Flexion (in Neutralstellung)

- M. adductor magnus:
  - Ursprung: R. inferior des Os pubis, zusätzlich: R. ossis ischii/Tuber ischiadicum
  - Ansatz: Linea aspera, zusätzlich: Epicondylus medialis femoris
  - Funktion: Adduktion (Hauptfunktion), Außenrotation, proximale Anteile: Flexion (in Neutralstellung)
- M. gracilis:
  - Ursprung: R. inferior des Os pubis
  - Ansatz: medial der Tuberositas tibiae am Pes anserinus superficialis
  - Funktion: Adduktion (Hauptfunktion), proximale Anteile: Flexion (in Neutralstellung), Flexion/Innenrotation Kniegelenk
- Innervation aller Muskeln der Adduktorengruppe: N. obturatorius (L2 – L4), M. pectineus zusätzlich durch den N. femoralis (L2 – L4)

Ventrale Muskeln des Oberschenkels

- M. sartorius:
  - Ursprung: SIAS
  - Ansatz: medial der Tuberositas tibiae: Pes anserinus superficialis
  - Funktion: Flexion/Abduktion/Außenrotation Hüfte, Flexion/Innenrotation Knie
  - Innervation: N. femoralis (L2 – L4)
- M. quadriceps femoris:
  - Ursprung:
    - M. rectus femoris: SIAI, Pfannendach des Hüftgelenks
    - M. vastus medialis: Linea aspera (medial), Linea intertrochanterica (distal)
    - M. vastus lateralis: Linea aspera (lateral), Trochanter major (lateral)
    - M. vastus intermedius: Femurschaft (Vorderseite)
  - Ansatz: Tuberositas tibiae (über das Lig. patella), lateral der Tuberositas (über das Retinaculum patellae mediale und laterale)
  - Funktion:
    - Hüftgelenk: Flexion durch M. rectus femoris
    - Kniegelenk: Extension
  - Innervation: N. femoralis

Dorsale Muskeln des Oberschenkels

- M. biceps femoris:
  - Ursprung:
    - Caput longum: Tuber ischiadicum und Lig. sacrotuberale
    - Caput breve: Linea aspera (labium laterale)
  - Ansatz: Caput fibulae

- Funktion:
  - Hüftgelenk: Extension, Adduktion
  - Kniegelenk: gemeinsam Flexion
  - zusätzlich: Außenrotation
- M. semimembranosus:
  - Ursprung: Tuber ischiadicum
  - Ansatz: Pes anserinus profundus
  - Funktion:
    - Hüftgelenk: Extension, Adduktion
    - Kniegelenk: gemeinsam Flexion
    - zusätzlich: Innenrotation
- M. semitendinosus:
  - Ursprung: Tuber ischiadicum und Lig. sacrotuberale
  - Ansatz: Pes anserinus superficialis
  - Funktion:
    - Hüftgelenk: Extension, Adduktion
    - Kniegelenk: gemeinsam Flexion
    - zusätzlich: Innenrotation
- Innervation aller Muskeln: N. tibialis (L 5 – S 2); Ausnahme: Caput breve des M. biceps femoris: N. fibularis (L 5 – S 2)

Kinematik

- funktionell: Kugelgelenk
- um transversale Achse: Flexion/Extension
- um sagittale Achse: Abduktion/Adduktion
- um longitudinale Achse: Innenrotation/Außenrotation

Innervation

Äste des Plexus lumbalis (Th 12 – L 4) und sensible Innervation der ventralen Leisten- und Schenkelregion

Die sensible Innervation der Leisten- und Schenkelregion ist in **Abb. 3.49** dargestellt.

- N. iliohypogastricus (Th 12 – L 1):
  - R. cutaneus lateralis und anterior
  - Haut der Hüftregion, Leistenband, lateral-posterior bis Trochanter major
- N. ilioinguinalis (L 1):
  - medialer, oberer Teil der Oberschenkelhaut
  - Skrotum bzw. Labia majora
- N. genitofemoralis (L 1 – L 2):
  - R. genitalis: M. cremaster, Skrotum
  - R. femoralis: ventrale Seite des Oberschenkels

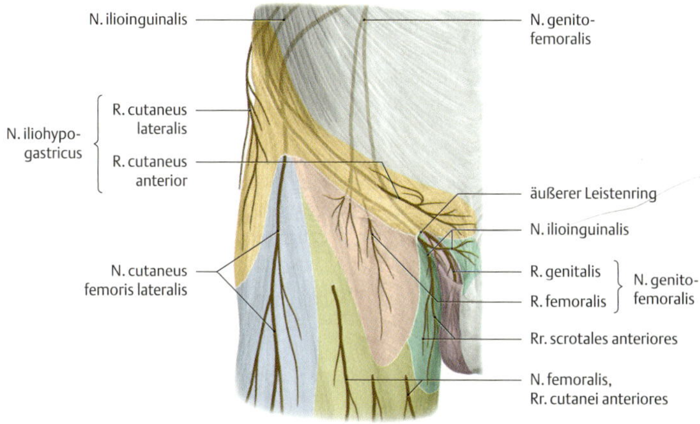

Abb. 3.49 Sensible Innervation der Leisten- und Schenkelregion: rechte Regio inguinalis eines Mannes (Ansicht von ventral). Die Innervationsgebiete der Haut sind mit unterschiedlichen Farben hervorgehoben (aus Prometheus).

- N. cutaneus femoris lateralis (L 2 – L 3):
  - laterale Seite Oberschenkel
- N. femoralis (Rr. cutanei anteriores; L 2 – L 4):
  - ventrale, mediale Oberschenkelseite
- N. obturatorius (L 2 – L 4):
  - medialer, unterer Teil der Oberschenkelhaut

INFO *Die beschriebenen Äste können Schmerzausstrahlungen in den Hüftbereich hinein verursachen. Dabei kommen als primäre Auslöser sowohl parietale (durch die unmittelbare Nähe von Muskeln und Nerven) als auch viszerale Strukturen (Nieren und Leiste) infrage.*

Äste des Plexus sacralis (~~Th 12 – L 4~~) L4 – S3

Der Plexus sacralis liegt auf der ventralen Seite des M. piriformis und teilt sich auf in:

- kurze Äste für die Beckenboden- und die tiefgelegene pelvitrochantere Muskulatur (Ausnahme M. obturatorius externus)
- kurze Äste für die (oberflächlichen) Muskeln der Regio glutealis
- lange Äste, die zum Bein ziehen

Sensible Innervation der dorsalen Hüft- und Schenkelregion

- N. cutaneus femoris posterior:
  - dorsale Oberschenkelinnenseite und -rückseite
  - gibt Nn. clunium inferiores ab für die Gesäßfurche und Rr. perineales für die Dammregion
- N. ischiadicus (L 4 – S 3): s. Kniegelenk (s. S. 130 f.)
- N. glutaeus superior (L 4 – S 1): s. Gesäßmuskulatur (s. S. 116)
- N. glutaeus inferior (L 5 – S 2): s. Gesäßmuskulatur (s. S. 116)
- N. pudendus (S 1 – S 4): s. Beckenbodenmuskulutar (s. S. 67 f.) und sensible Äste u. a. für die Haut um den Anus (Nn. rectales inferiores), des hinteren Skrotums und Penis bzw. der Schamlippen und der Klitoris und zu den Schwellkörpern (Nn. perineales)
- N. coccygeus (S 5 – Co2): M. coccygeus und als Nn. anococcygei Haut zwischen Steißbein und Anus
- direkte Äste aus dem Plexus:
  - N. musculi piriformis (S 1 – S 2): für den gleichnamigen Muskel
  - N. musculi obturatorii interni (L 5 – S 2): für den gleichnamigen Muskel
  - N. musculi quadrati femoris (L 4 – S 1): für den gleichnamigen Muskel
  - Alle innervieren die pelvitrochantere Muskulatur (s. S. 114).
- Die Haut der übrigen Gesäßregion wird sensibel versorgt durch die Rr. dorsales der Spinalnerven:
  - Nn. clunium superiores (L 1 – L 3)
  - Nn. clunium medii (S 1 – S 3)

Vor allem der M. piriformis ist bei einer Hypertonie in der Lage, die durchtretenden neurovaskulären Strukturen zu komprimieren (**Abb. 3.48**, s. S. 115):
- im Foramen suprapiriforme:
  - N. gluteus superior (und begleitende Arterie/Vene)
- im Foramen infrapiriforme:
  - N. gluteus inferior (und Arterie/Vene)
  - N. ischiadicus
  - N. pudendus (und Arterie und Vene)
  - N. cutaneus femoris posterior

INFO *Ein solches Entrapment der durchziehenden Strukturen kann die Versorgung der daran gekoppelten anatomischen Strukturen beeinträchtigen. Eine schlechtere Versorgung ist i. d. R. gleichbedeutend mit einem schlechteren Stoffwechsel, was wiederum die Belastbarkeit der Struktur nachhaltig negativ beeinflusst.*

Vaskularisation

Im Folgenden ist die Vaskularisation des Hüftkopfes dargestellt (**Abb. 3.50**):

- arterieller Ring über Aa. circumflexa femoris medialis und lateralis (aus A. femoralis)
- zudem von einer Arterie, die einen Endast des R. acetabularis darstellt:
  - vom Lig. capitis femoris umhüllt
  - übernimmt ⅕ – ⅓ der arteriellen Versorgung des Hüftkopfes
  - entspringt meistens aus der A. obturatoria, in Einzelfällen aus der A. circumflexa femoris medialis oder aus beiden Arterien

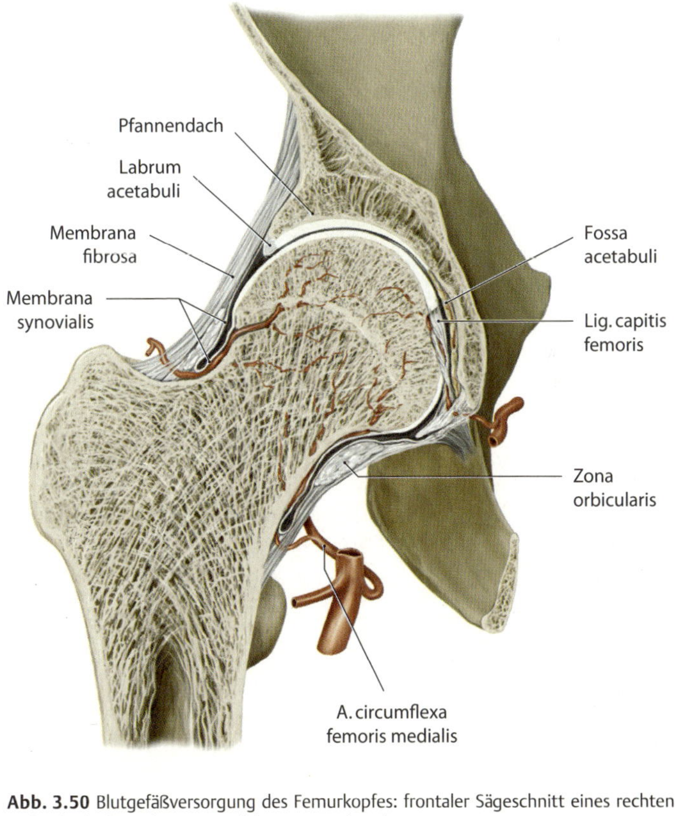

Abb. 3.50 Blutgefäßversorgung des Femurkopfes: frontaler Sägeschnitt eines rechten Hüftgelenks (Ansicht von vorn) (aus Prometheus).

- A. obturatoria läuft gemeinsam mit gleichnamiger Vene und dem Nerv durch Canalis obturatorius in der Membrana obturatoria:
  - an der Membrana: Befestigung der Obturatoriusmuskeln, von denen der M. obturatorius internus auch eine Verbindung zum Beckenboden hat (über M. levator ani)
  - schließt das kleine Becken ab
  - reagiert auf Drucksteigerungen im Becken (v. a. im kleinen Becken)

Mögliche Ursachen parietaler Dysfunktionen

Es wurde bereits auf die Wichtigkeit der Muskulatur für die Funktionen des Hüftgelenks hingewiesen (s. S. 109). Muskuläre Kontraktionen führen direkt und indirekt (durch die von ihnen eingeleiteten Bewegungen) zu Veränderungen der Druckverhältnisse im Gelenk und zu temporären Knorpeldeformationen, die der Knorpel physiologisch für seine Ernährung benötigt. Muskuläre Verkürzungen oder Verspannungen hingegen könnten dem Gelenk schaden, weil sie u. a. den Anpressdruck erhöhen sowie die Schmierung des Gelenks verschlechtern und langfristig zur Entstehung degenerativer Veränderungen beitragen [42].

Der Aspekt der autonomen sympathischen Versorgung des (Hüft)Gelenks ist ebenfalls zu berücksichtigen. Die unteren Extremitäten erhalten ihre sympathische Versorgung aus den Segmenten Th 11 – L 2. Sich in diesen Segmenten verschaltende viszerale und parietale Afferenzen haben das Potenzial, eine „spinale Fazilitation" (s. S. 437) zu verursachen, in deren Rahmen sympathikotone Störungen auftreten können, die u. a. auch das Gelenk und die Muskulatur betreffen.

Dysfunktionen in den unteren Extremitäten können auf myofaszialem und neurovaskulärem Weg entstehen. Vor allem das Knie- und das Hüftgelenk steht über Muskeln und Faszien in Verbindung mit dem Becken, Bauchraum und thorakolumbalen Fasziensystem. Die Organe dieser Räume können über ihre Afferenzen Segmente desensibilisieren, die mechanisch und sympathisch für die unteren Extremitäten von Bedeutung sind, und zudem Veränderungen des IAP (s. S. 55) bewirken, infolge derer sich u. a. die Drainage der unteren Extremitäten verschlechtern kann.

Die **Abb. 3.51** verdeutlicht den engen Zusammenhang der Hüftgelenke und des (kleinen) Beckens, besonders hervorzuheben sind hier die Obturatoriusmuskeln (s. S. 114 und S. 119).

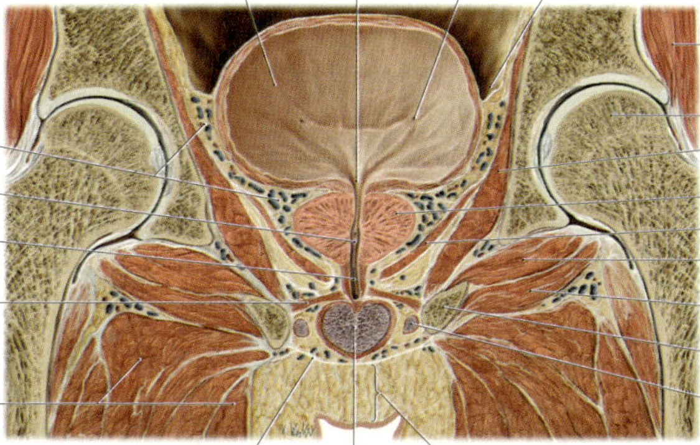

Abb. 3.51 Frontalschnitt durch das Becken eines Mannes (Ansicht von ventral) (aus Prometheus).

3.3.2 Kniegelenk

2 (Tibia und Femur) der 3 Gelenkpartner des größten Gelenks des Körpers haben äußerst unterschiedliche Formen und Krümmungsgrade. Die knöcherne Kongruenz und Stabilität ist verhältnismäßig klein. Zum Ausgleich besitzt das Kniegelenk die Menisken und ein einzigartiges ligamentäres, muskuläres und sehniges System. Bei Traumata des Kniegelenks können diese Strukturen verletzt werden oder Funktionsstörungen zurückbleiben.

Die Funktion des gesamten Gelenks ist daneben abhängig von der nervalen und vaskulären Versorgung. Hier gibt es intensive Verbindungen zum knöchernen Becken und zu den abdominalen Viszera.

Gelenk

Den Bandapparat des Kniegelenks zeigt **Abb. 3.52**.

Femurkondylen

- bikonvex
- stärkere Krümmung im hinteren Teil:
  - in Beugung dem Tibiaplateau anliegend
- flache Krümmung im unteren, vorderen Teil:
  - in Streckstellung dem Tibiaplateau anliegend

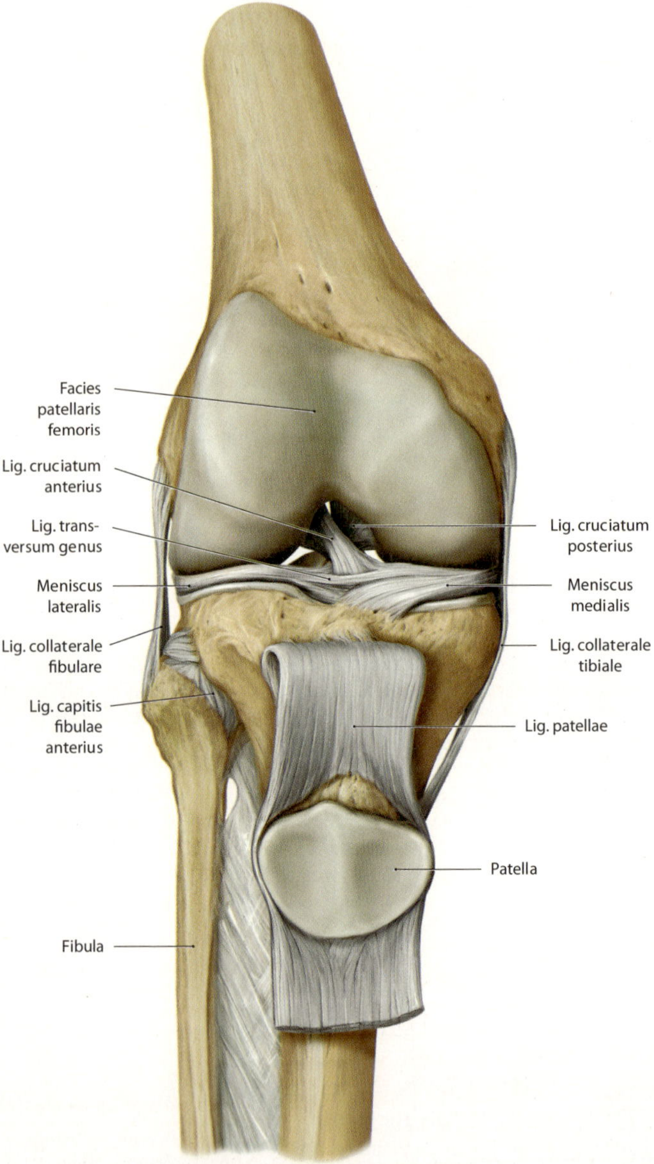

Abb. 3.52 Rechtes Kniegelenk mit Bandapparat (Ansicht von vorn, Lig. patellae mit Patella nach unten geklappt) (aus Prometheus).

- lateraler Kondylus:
  - an der Unterseite breiter und flacher
  - im hinteren Bereich stärker gekrümmt
- konvergieren von hinten nach vorn
- an der Vorderseite: Facies patellaris
- Fossa intercondylaris:
  - Vertiefung zwischen den beiden Kondylen
  - Anheftungsstelle für Kreuzbänder
- an den lateralen Seiten: Epicondylus medialis und lateralis (Ursprung: Kollateralbänder)
- mit hyalinem Knorpel überzogene Fläche für die Artikulation mit den Tibiakondylen

Tibiakondylen

- mediale Gelenkfläche: nach oben leicht konkav in sagittaler und in transversaler Richtung
- laterale Gelenkfläche: nach oben leicht konvex in sagittaler und konkav in transversaler Richtung
- Eminentia intercondylaris: knorpelfreie knöcherne Erhebung
- Area intercondylaris anterior/posterior:
  - vor bzw. hinter der Eminentia liegender Raum
  - Ansatz für Meniskusvorder- bzw. -hinterhörner und Kreuzbänder
- dahinter liegend: Area intercondylaris posterior

Patella

- als Sesambein in Quadrizepssehne eingelagert
- runde obere Basis, spitz zulaufend in Apex patellae
- posteriore Fläche mit vertikal orientiertem First: trennt leicht konvexe mediale Fläche von leicht konkaver lateraler Fläche
- Knorpel mit einer Dicke von etwa 6 mm (somit dickster Gelenkknorpel des Körpers)

Gelenkkapsel

Aufbau der Gelenkkapsel (**Abb. 3.53**):
- im hinteren und seitlichen Bereich:
  - mit Anheftung nahe der Knorpel-Knochen-Grenze
- im vorderen Bereich:
  - Quadrizepssehne mit Patella
  - Übergang der Membrana synovialis in den Recessus (Bursa) suprapatellaris
  - bis zur Knorpel-Knochen-Grenze der Facies patellaris femoris reichend

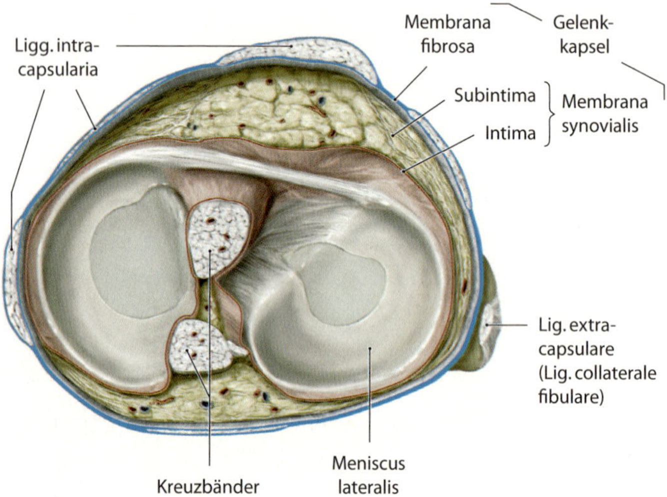

Abb. 3.53 Aufbau der Gelenkkapsel: rechtes Knie nach Entfernung des Oberschenkelknochens (Gelenkkapsel und Bandapparat durchtrennt, Ansicht von kranial) (aus Prometheus).

- im unteren Bereich:
  - am proximalen Tibiaende befestigt (etwa 1 cm unterhalb der Gelenkfläche)
  - Membrana synovialis:
    - biegt im Bereich der Area intercondylaris posterior nach vorn bis vor dem Ansatz des vorderen Kreuzbands in der Area intercondylaris anterior
    - Durch diesen Verlauf liegen die Kreuzbänder intrakapsulär (zwischen den beiden Schichten der Kapsel), aber extraartikulär/extrasynovial (nicht von Gelenkflüssigkeit umspült).
  - Membrana fibrosa: durch Bänder (u. a. Lig. collaterale tibiale) und Sehnen (u. a. Retinacula patellae) verstärkt

Menisken

- Außenmeniskus: o-förmig, Innenmeniskus: c-förmig
- keilförmig
- innerer Bereich: Faserknorpel (gefäßfrei), Ernährung über Synovia
- äußerer Bereich: straffes Bindegewebe, z. T. mit Kapsel verwachsen (vaskularisiert)

- Kraftübertragung
- Kontaktflächenvergrößerung
- Druckverminderung durch Verteilung des Gelenkdrucks (Meniskektomien stellen Präarthrosen dar)
- transportable Gelenkflächen:
  - bei Flexion anteriore, bei Extension posteriore Verlagerung
  - bei Innenrotation: posteriore Verlagerung des Außenmeniskus, anteriore Verlagerung des Innenmeniskus; bei Außenrotation umgekehrt
  - Verletzungsgefahr: bei schnell durchgeführten Bewegungen oder bei Bewegungsverlust des Meniskus (hier spielen u. a. die muskulären und ligamentären Verbindungen des Meniskus eine Rolle)
- befestigen sich an der Tibia über kurze Bandzüge
- weitere Verbindungen (**Abb. 3.54**):
  - Lig. transversum genus (zwischen den beiden Vorderhörnern)
  - Innenmeniskus: Fasern des hinteren Kreuzbands, Lig. collaterale mediale, M. semimembranosus
  - Außenmeniskus: Fasern des vorderen Kreuzbands, M. popliteus (lockere Verbindung)

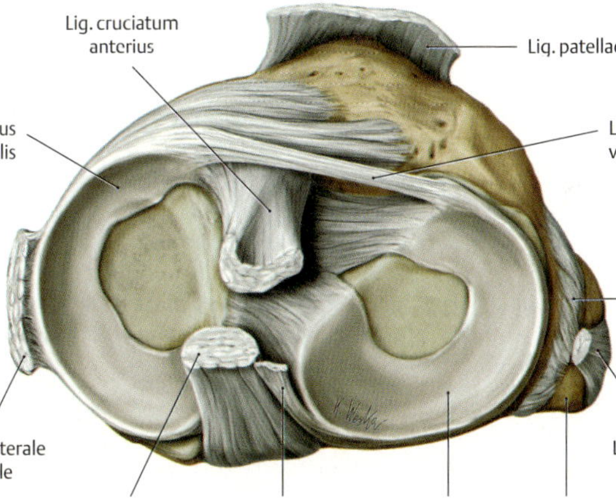

Abb. 3.54 Tibiaplateau mit aufliegenden Menisken sowie Anheftungsstellen von Menisken und Kreuzbändern: rechtes Tibiaplateau (Ansicht von proximal nach Durchtrennung der Kreuz- und Kollateralbänder und Entfernung des Oberschenkelknochens) (aus Prometheus).

Ligamente

Zusammenfassung wichtiger Bandstrukturen:

- Kollateralbänder:
  - Sicherung des Kniegelenks in der frontalen Ebene
  - Verlauf von oben/hinten nach unten/vorn: mediales Band
  - Verlauf von oben/vorn nach unten/hinten: laterales Band
  - gespannt in Streckstellung und bei Außenrotation des Kniegelenks
- Kreuzbänder:
  - Sicherung des Kniegelenks in der sagittalen Ebene
  - Verlauf von der Tibia (Area intercondylaris) nach oben, hinten und lateral (vorderes Kreuzband) bzw. nach oben, vorn und medial (hinteres Kreuzband)
  - Längenverhältnis: vorderes zu hinterem Kreuzband = ca. 4:5
  - gespannt in jeder Position des Gelenks (zumindest Teile der Bänder, da Fasern unterschiedlichen Verlauf und unterschiedliche Länge haben) sowie bei Innenrotation

Muskulatur

Die ventrale und dorsale Oberschenkelmuskulatur wurde bereits im Kontext mit dem Becken beschrieben (s. S. 117 f.). Es folgen die verbleibenden Muskeln:

- M. popliteus:
  - Ursprung: Condylus lateralis des Femur, Hinterhorn Außenmeniskus
  - Ansatz: Facies posterior der Tibia
  - Funktion: Flexion, Innenrotation Tibia
  - Innervation: N. tibialis (L 5 – S 2)
- M. triceps surae:
  - Ursprung:
    - M. soleus: Fibula (Caput und Collum fibulae), Tibia (Arcus tendineus)
    - M. gastrocenemius: Caput mediale (Epicondylus medialis femoris), Caput laterale (Epicondylus lateralis femoris)
  - Ansatz: gemeinsam über Achillessehne am Tuber calcanei
  - Funktion: Flexion Knie, Plantarflexion oberes Sprunggelenk (OSG), Inversion/Supination unteres Sprunggelenk (USG)
  - Innervation: N. tibialis (S 1, S 2)
- M. plantaris:
  - Ursprung: Epicondylus lateralis femoris (proximal Caput mediale)
  - Ansatz: s. M. triceps surae (s. o.)
  - Funktion: verhindert Kompression der Vasa tibialia posteriora bei Knieflexion
  - Innervation: s. M. triceps surae (s. o.)

Kinematik

Es folgt ein kurzer Überblick zur Osteokinematik des Kniegelenks:
- aktiv:
  - Flexion und Extension
  - bei gebeugtem Knie: Innenrotation und Außenrotation
- passiv:
  - Adduktion und Abduktion als Nebenbewegungen im Rahmen gekoppelter Bewegungen im Kniegelenk
- Nebenbewegungen:
  - bei Flexion: Innenrotation und Adduktion
  - bei Extension: Außenrotation („Schlussrotation") und Abduktion

Im Kniegelenk ist die Arthrokinematik von essenzieller Bedeutung für die Funktion des Gelenks. Darum werden an dieser Stelle die hierbei häufig verwendeten Termini kurz anhand eines Bildes veranschaulicht:
- Rollen entspricht dem Rad, das sich auf der Straße dreht und sich dadurch fortbewegt.
- Gleiten entspricht dem Rad, das auf (glatter) Straße durchdreht.
- Translation entspricht dem Rad, das bei getätigter Bremse auf der Straße weiterrutscht, ohne sich dabei zu drehen.

Beim Rollen kommt es zu ständig wechselnden Auflageflächen im Bereich des hyalinen Gelenkknorpels beider Gelenkpartner. Beim Gleiten kommt es zu einer punktuellen und damit sehr intensiven Belastung des konkaven Gelenkpartners. Bei der Tanslation ist dies genau umgekehrt. Der konvexe Gelenkpartner wird stetig an derselben Stelle belastet.

Das Knie weist bis zu einer Beugung von 25° fast nur Rollen auf. Die Femurkondylen rollen hierbei aus der Extensionposition heraus nach hinten und erreichen hierbei relativ schnell das hintere ¼ des Tibiaplateaus. Dann folgt eine Phase des Gleitens, bei der die Kondylen im Grunde genommen auf der Stelle drehen, um dann am Ende nur noch eine Translation durchzuführen. Diese wird v. a. durch die Kreuzbänder bedingt und bewirkt bei der Flexion ein „Nach-vorn-ziehen" der Femurkondylen. Funktionell wird dies von den Flexoren des Kniegelenks unterstützt, die sich von hinten an den Tibiakondylen und der Fibula befestigen und die Tibia gegenüber den Femurkondylen nach hinten ziehen können.

Innervation

Posteriorer Kniegelenksbereich

- hauptsächlich: N. cutaneus femoris posterior (S 1 – S 3)
- medial: noch N. obturatorius

- lateral: N. cutaneus femoris lateralis
- posteriorer Unterschenkelbereich: N. cutaneus surae lateralis (aus N. fibularis), N. cutaneus surae medialis (aus N. tibialis) und medial N. saphenus

Anteriorer und lateraler Kniegelenksbereich

- N. obturatorius (L 2 – L 4):
  - R. anterior gibt einen R. cutaneus ab, der zur Haut der Innenfläche des Oberschenkels und Kniegelenks gelangt (auf diesem Weg angeblich Schmerzausstrahlungen bei Prozessen am Ovar und bei Obturatoriushernien möglich [75]).
  - R. posterior des Nervs mit Ast für die Kniegelenkkapsel [75]
- N. femoralis (L 1 – L 4):
  - durch Lacuna musculorum zum Oberschenkel
  - gibt in der Regio subinguinalis motorische (Muskulatur Hüftgelenk, s. S. 117) und sensible Äste ab:
    - Rr. cutanei anteriores: für die Haut der vorderen und inneren Seite des Oberschenkels
- N. saphenus:
  - verläuft durch den Canalis adductorius nach distal zum medialen Kondylus
  - gibt dort einen R. infrapatellaris ab für die Haut auf/unterhalb der Patella
  - zieht dann weiter mit der V. saphena magna nach distal und innerviert die innere Seite des Unterschenkels und den inneren Fußrand bis zur Großzehe

An dieser Stelle wird der weitere Verlauf der Äste des Plexus sacralis beschrieben (s. S. 119):

- N. ischiadicus:
  - teilt sich i. d. R. kurz oberhalb der Regio poplitea in N. fibularis (peronaeus) communis und N. tibialis
  - verläuft entlang des medialen Randes des M. biceps femoris
  - gibt Hautast für den lateralen Unterschenkel ab: N. cutaneus surae lateralis
  - führt distal der Muskelsehne um Collum fibulae herum, teilt sich dann in N. fibularis (pernoneus) superficialis bzw. profundus
- N. fibularis (peronaeus) superficialis:
  - verläuft zwischen den Peronäusmuskeln (die er motorisch innerviert) bis zum Fußrücken
  - Nn. cutanei dorsales medialis und intermedius: Haut des distalen ventralen Unterschenkels und Fußrückens
- N. fibularis (peronaeus) profundus:
  - läuft nach anterior durch Septum intermusculare anterius in die Extensorenloge (motorische Innervation dieser Muskelgruppe)

  - begleitet erst die A. tibialis anterior und dann die A. dorsalis pedis
  - Haut der einander zugewandten Seiten der 1. und 2. Zehe
- N. tibialis:
  - N. cutaneus surae medialis:
    - wird abgegeben in der Regio poplitea
    - vereint sich im distalen Teil des Unterschenkels mit dem N. cutaneus surae lateralis (s. o.) zum N. suralis (dieser läuft hinter dem Malleolus lateralis zum lateralen Fußrand und wird dort N. cutaneus dorsalis lateralis genannt)
  - fügt sich zur A. poplitea und später zur A. tibialis posterior
  - motorische Äste für die oberflächliche und tiefe Unterschenkelmuskulatur
  - Rr. calcanei laterales und mediales für die Haut des Knochens und einen Teil der Fußsohle
  - teilt sich auf Höhe des Malleolus medialis in Nn. plantaris medialis und lateralis (motorische Versorgung fast aller kurzen Fuß- und Zehenmuskeln), sensible Versorgung der plantaren medialen Seite der Großzehe und der einander zugewandten Seiten der 1. – 4. Zehe

Vaskularisation

- A. femoralis:
  - Fortsetzung der A. iliaca externa
  - zieht durch die Lacuna vasorum zum medialen Oberschenkel
  - nach Durchtritt durch Adduktorenkanal wird sie zur A. poplitea
  - direkt unter dem Leistenband werden aus der A. femoralis folgende Äste abgegeben:
    - A. circumflexa ilium profunda und superficialis (rückläufig aufsteigend in Richtung Ilium)
    - A. epigastrica superficialis (aufsteigend)
  - etwas weiter distal (Regio subinguinalis):
    - A. pudenda externa (äußeren Geschlechtsorgane)
    - A. circumflexa femoris medialis (Adduktoren über R. superficialis und Hüftkopf über R. profundus)
    - A. profunda femoris: ähnlicher Durchmesser wie A. femoralis, gibt häufig A. circumflexa femoris lateralis ab (u. a. für den Hüftkopf)
    - Aa. perforantes: durchbohren den M. adductor magnus und versorgen die ischiokrurale Muskulatur
- A. poplitea (und ihre Äste; **Abb. 3.55**):
  - A. genus media:
    - zieht zum Kniegelenk, durchbohrt die Kapsel und zieht weiter bis zu den Kreuzbändern
  - Aa. surales (Gastroknemiusköpfe)
  - Aa. genus superiores und inferiores mediales sowie laterales:

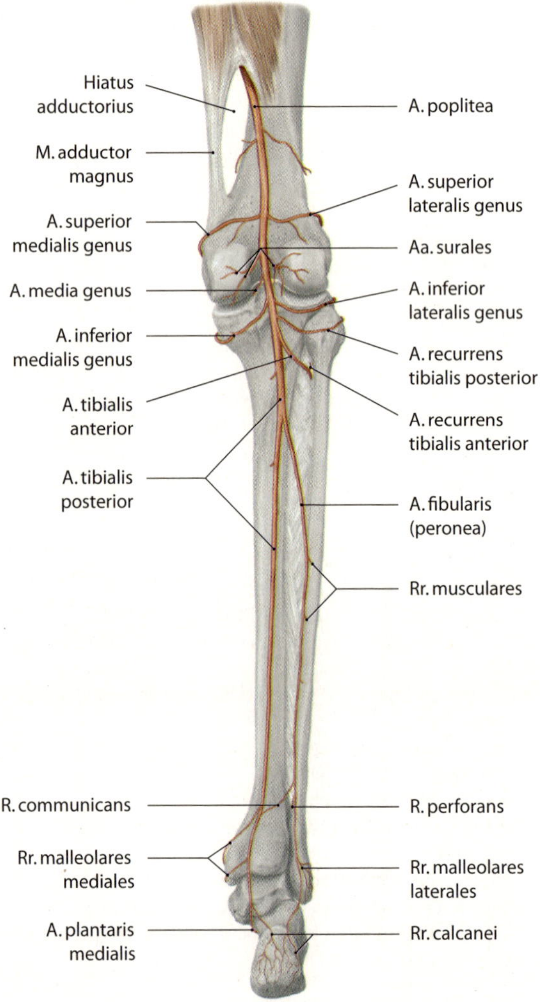

Abb. 3.55 Arterien der Kniekehle und des Unterschenkels (Ansicht von hinten) (aus Prometheus).

- bilden gemeinsam mit dem R. descendens der A. circumflexa femoris lateralis, der A. profunda femoris und der A. genus descendens aus der A. femoralis die Rete articulare genus und patellae (zusätzlich beteiligt A. recurrens tibialis posterior und anterior), ein arterielles Gefäßnetz zur Versorgung des Kniegelenks und der umgebenden Weichteile

Regelfall der weiteren Aufzweigungen: Die A. poplitea teilt sich in die A. tibialis posterior und die A. tibialis anterior auf:

- A. tibialis posterior:
  - liegt an der hinteren Seite des Unterschenkels
  - gibt A. fibularis (peronea) als wichtigsten Ast ab, läuft zwischen M. tibialis posterior und M. flexor hallucus longus
  - zieht im distalen Unterschenkelbereich nach vorn und durchbohrt hierbei mit R. perforans die Membrana interossea
  - Rr. malleolaris mediales/laterales und Rr. calcanei (aus A. tibialis posterior und A. fibularis) bilden ein arterielles Netzwerk um Sprunggelenke und Tuber calcanei herum (gemeinsam mit Aa. malleolares anteriores medialis/lateralis aus der A. tibialis anterior).
  - teilt sich im Fußsohlenbereich in die Aa. plantares
- A. tibialis anterior:
  - beteiligt sich an der Rete articulare (s. o.)
  - gibt im distalen Unterschenkelbereich die Aa. malleolares anteriores medialis und lateralis ab (arterielles Netzwerk und Anastomosen mit: s. o.)
  - wird zur A. dorsalis pedis: teilt sich weiter auf in Aa. tarseae mediales, Aa. metatarsales und A. tarsea lateralis für die Versorgung des Fußrückens (tarsaler, metatarsaler und Zehenbereich)

Mögliche Ursachen parietaler Dysfunktionen

Eine gestörte Beweglichkeit des Kniegelenks kann Folge sein:

- eines Traumas (wichtig: strukturelle Schäden abklären)
- einer absteigenden Problematik über das Hüftgelenk, das Becken und/oder die LWS
- einer aufsteigenden Problematik über das OSG, das USG und/oder den Fuß

Beteiligt und betroffen sein können:

- artikuläre Strukturen
- bandhafte Strukturen
- Menisken
- myofasziale Strukturen (diese können überbelastet werden, wenn sie z.B zu dauerhafter Haltearbeit rekrutiert werden)

Neben dem mechanischen Aspekt spielt die Zirkulation und hier v. a. der Sympathikus (Th 12 – L 2/L 3) und die Innervation eine bedeutende Rolle für den

Zustand und damit für die Belastbarkeit der (peri)artikulären Gewebe des Kniegelenks: Der N. femoralis ist als gemischter Nerv ähnlich wie der N. obturatorius wichtig für den Zustand und die Funktion des Kniegelenks. Motorisch kann er über den M. quadriceps den Anpressdruck im femoropatellaren Gelenk erhöhen. Sensibel kann es bei Reizungen des Nervs in seinen Ursprungssegmenten oder in seinem Verlauf zu einem übertragenem Schmerz („referred pain") in den Oberschenkel- oder Kniebereich hinein kommen. Vegetativ kann über die sympathischen Fasern die Vasomotorik in den artikulären und periartikulären Strukturen gestört werden.

Wenn man berücksichtigt, dass der Nerv neben seinen motorischen und sensiblen Fasern auch sympathische Informationen führt, dann baut sich hierüber eine interessante Kette zwischen den Organen des kleinen Beckens, den Ursprungssegmenten des N. obturatorius (L2–L4) und der sympathischen Versorgung des Kniegelenks auf.

INFO *Ein solcher Zusammenhang könnte eine mögliche Erklärung für die häufig (post)menopausal entstehende Gonarthrose mit dabei zu beobachtender Aufquellung des Gewebes im medialen Kniegelenksbereich darstellen.*

3.3.3 Fibula

- keine tragende Funktion
- wichtig als Befestigungsstelle für Muskeln (v. a. absteigende Muskeln zum Fuß)
- beteiligt an der Bildung des OSG (dies könnte bei Traumata oder Dysfunktionen in diesem Gelenk zu eventuellen Störungen in der Mechanik der Fibula führen)

Gelenke

- Art. tibiofibularis proximalis (**Abb. 3.56**):
  - Amphiarthrose: kleine Bewegungsamplituden
  - kapselverdickende Ligamente: Lig. capitis fibulae anterius und posterius
  - in 20 % der Fälle über den Recessus subpopliteus in Kontakt mit der Kniegelenkshöhle
- Art. tibiofibularis distalis:
  - „Syndesmose": bandhafte Verbindung
  - Syndesmosenbänder: Lig. tibiofibulares anterius und posterius
- Membrana interossea cruris:
  - straffes Bindegewebe
  - Ursprungsfläche für Muskeln

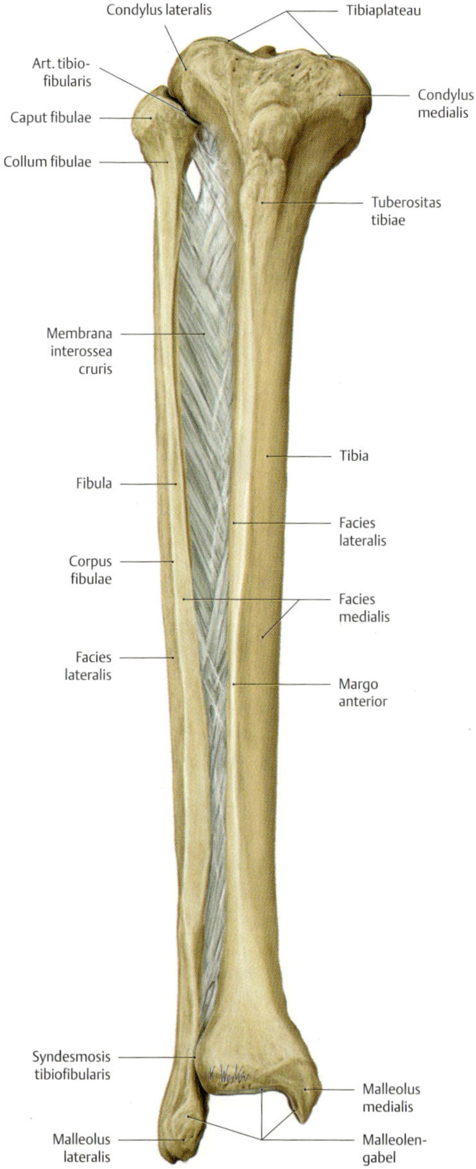

Abb. 3.56 Tibia, Fibula und Membrana interossea cruris eines rechten Unterschenkels (Ansicht von vorn) (aus Prometheus).

  - besitzt Öffnungen als Durchtrittsstellen für Gefäße (proximal für den Durchtritt der A. tibialis anterior, distal für den Durchtritt des R. perforans aus der A. fibularis)

Kinematik

Die Bewegungen der Fibula sind gekoppelt an Bewegungen im OSG [41]. So bewegt sich:

- bei Dorsalextension:
  - der distale Anteil der Fibula (Außenknöchel) nach lateral
  - die gesamte Fibula nach oben und dreht sich nach innen
- bei Plantarflexion:
  - der distale Anteil der Fibula nach medial
  - die gesamte Fibula nach unten und dreht sich nach außen

Bei lateralen Bewegungen der Fibula sind Amplituden von 1 – 1,5 mm und in anterior-posteriorer Richtung von 0,6 – 1,5 mm beschrieben [42].

Muskulatur

- M. tibialis anterior:
  - Ursprung: Membrana interossea, Facies lateralis tibiae (obere ⅔, Fascia cruris superior (oberster Teil)
  - Ansatz: Os cuneiforme mediale, Os metatarsale I (mediale/plantare Fläche)
  - Funktion: Dorsalextension OSG, Inversion USG
  - Innervation: N. fibularis profundus (L 4, L 5)
- M. extensor digitorum longus:
  - Ursprung: Membrana interossea, Condylus lateralis tibiae, Caput fibulae, Margo anterior fibulae
  - Ansatz: Dorsalaponeurosen (über 4 Teilsehnen) und Basen der Phalanges distales der 2. – 5. Zehe
  - Funktion: Dorsalextension OSG, Eversion USG, Extension der Grund-/Mittel- und Endgelenke der 2. – 4. Zehe
  - Innervation: N. fibularis profundus (L 4 – S 1)
- M. extensor hallucis longus:
  - Ursprung: Membrana interossea, Facies medialis fibulae (mittleres ⅓)
  - Ansatz: Dorsalaponeurose der Großzehe und Basis seiner Endphalanx
  - Funktion: Dorsalextension OSG, Inversion/Eversion USG (je nach Ausgangsstellung), Extension des Grund- und Endgelenks der Großzehe
  - Innervation: N. fibularis profundus (L 5 – S 1)

- M. fibularis (peronaeus) longus und brevis:
  - Ursprung: Facies lateralis fibulae, Caput fibulae (longus)
  - Ansatz: Os cuneiforme mediale/Basis Os metatarsale I (longus), Tuberositas ossis metatarsalis V (brevis)
  - Funktion: Plantarflexion OSG, Eversion USG
  - Innervation: N. fibularis profundus (L5 – S1)
- M. tibialis posterior:
  - Ursprung: Membrana interossea und angrenzende Bereiche der beiden Unterschenkelknochen
  - Ansatz: Tuberositas ossis navicularis, Ossa cuneiformia mediale und intermedium, laterale Basen Ossa metatarsalia II – IV
  - Funktion: Plantarflexion OSG, Inversion USG
  - Innervation: N. tibialis (L4 – S1)
- M. flexor digitorum longus:
  - Ursprung: Facies posterior (mittleres ⅓) der Tibia
  - Ansatz: Basis Endphalangen II – V
  - Funktion: Plantarflexion OSG, Inversion USG, Plantarflexion der Grund-, Mittel- und Endgelenke der Zehen II – V
  - Innervation: N. tibialis (L5 – S2)
- M. flexor hallucis longus:
  - Ursprung: Facies posterior (distale ⅔) der Fibula und angrenzende Membrana interossea
  - Ansatz: Basis Endphalanx I
  - Funktion: Plantarflexion OSG, Inversion USG, Plantarflexion des Grund- und Endgelenks der Großzehe
  - Innervation: N. tibialis (L5 – S2)

Mögliche Folgen parietaler Dysfunktionen

Bei Dysfunktionen der Fibula ist es denkbar, dass es zu veränderten Spannungen der Fasern der Membrana interossea kommen könnte. Die durch diese Fasern ziehenden Gefäßstrukturen könnten dann u. U. eingeengt werden, was zu einer schlechteren Versorgung der Gewebe im Zielgebiet der Strömungsbahn führen und im Falle von posttraumatischen Zuständen nach z. B. einem Supinationstrauma die Heilung beeinträchtigen könnte.

Eine Beeinträchtigung der venösen Drainage des Unterschenkels und des Fußes könnte dadurch entstehen, dass sich die Bewegungen der Fibula auf den Unterschenkel und die Faszien übertragen und einen Bewegungsfaktor darstellen, der – einer Pumpe gleich – die Drainage des distalen Bereichs des Beins unterstützt oder im Falle einer Dysfunktion hemmt.

3.3.4 Fuß

Allgemeiner Aufbau

Der Fuß besteht aus:
- Digiti pedis
- Metatarsus:
  - Ballen, Sohle, Ferse
  - Spann (Fußrücken)
  - Rist (Außenkante)
- Tarsus

Die Fußwölbungen stellen die funktionelle Besonderheit des Fußes dar (s. S. 145). Daneben gibt es eine Reihe von Gelenken, die im Folgenden vorgestellt werden.

Oberes Sprunggelenk (Art. talocruralis)

Gelenk

- beteiligte Knochen (**Abb. 3.57**):
  - distales Ende der Unterschenkelknochen
  - Talus:
    - Corpus mit Facies superior (konvex in sagittaler Richtung, Gelenkfläche für die Tibia, zentral mit Führungsrille)
    - Facies articularis malleoli lateralis (Gelenkfläche für das distale Ende der Fibula)
    - Facies articularis malleoli medialis (Gelenkfläche für das distale Ende der Tibia)
- Kapsel:
  - von der Knorpel-Knochen-Grenze
  - im vorderen Bereich dünn und nachgiebig
  - besitzt im seitlichen und hinteren Bereich Verdickungen (Ligamente)

Ligamente

Ein Teil der lateralen und medialen Bänder überspannt sowohl das OSG wie auch das USG und wird gemeinsam mit diesem beschrieben (s. S. 142 f.).

Muskulatur

- s. Fibula (s. o.)

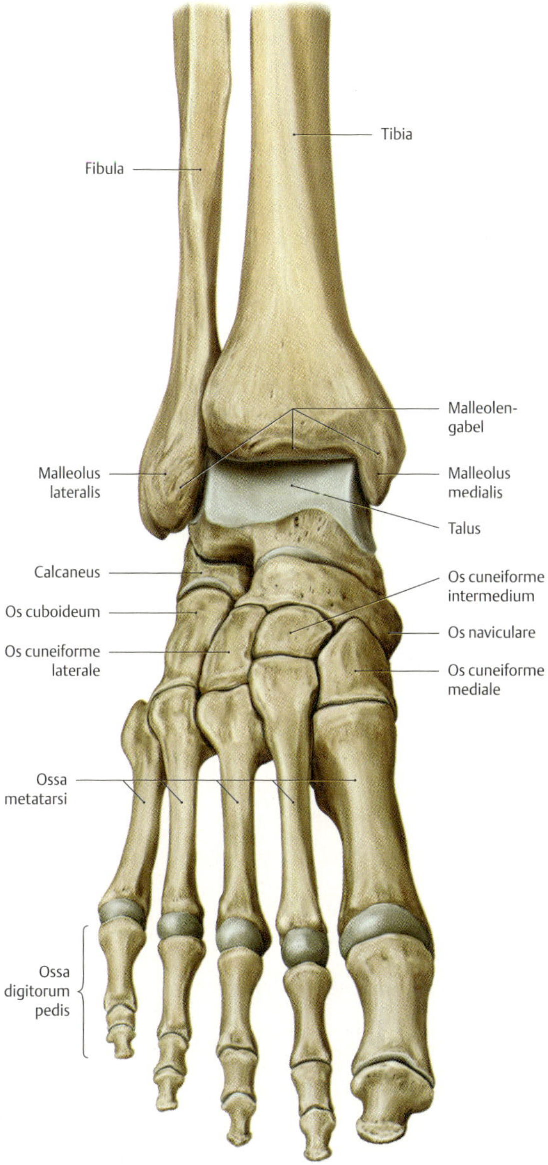

Abb. 3.57 Artikulierende Knochen der verschiedenen Fußgelenke: rechter Fuß mit Plantarflexion im OSG (Ansicht von vorn) (aus Prometheus).

Kinematik

- Hauptbewegungen des OSG:
  - Plantarflexion:
    - Bewegung des schmaleren, hinteren Bereichs der Sprungbeinrolle nach vorn
  - Dorsalextension:
    - Bewegung des etwa 5 – 6 mm breiteren, vorderen Bereichs der Sprungbeinrolle nach hinten („drückt" die Malleolengabel auseinander)
    - führt zur erhöhten Spannung der Syndesmosenbänder
- Bewegungsachse durch beide Knöchel:
  - von innen nach außen
  - von vorn nach hinten
  - von oben nach unten
- Dies führt zu Nebenbewegungen im OSG:
  - ohne Bodenkontakt des Fußes:
    - bei Plantarflexion: Adduktion und Innenrotation
    - bei Dorsalextension: Abduktion und Außenrotation
  - mit Bodenkontakt des Fußes (führt zur Bewegung des Unterschenkels gegenüber dem Talus):
    - bei Plantarflexion: Außenrotation der beiden Unterschenkelknochen
    - bei Dorsalextension: Innenrotation der beiden Unterschenkelknochen
    - führt zu Bewegungen im Kniegelenk (s. S. 129)

Innervation

- s. Kniegelenk (s. S. 129 ff.)

Unteres Sprunggelenk (Art. talotarsalis)

Gelenk

Die **Abb. 3.58** veranschaulicht die Gelenkflächen des USG.

- Art. subtalaris (hintere Gelenkkammer):
  - Facies articularis talaris posterior (Calcaneus):
    - artikuliert mit der entsprechenden Fläche des Talus, der Facies articularis calcanea posterior
- Art. talocalcaneonavicularis (vordere Gelenkkammer):
  - kugelförmiger Taluskopf:
    - artikuliert mit seiner Gelenkfläche (Facies articularis navicularis) mit dem Os naviculare und mit 2 Gelenkflächen des Calcaneus (Facies articularis talaris anterior und media)

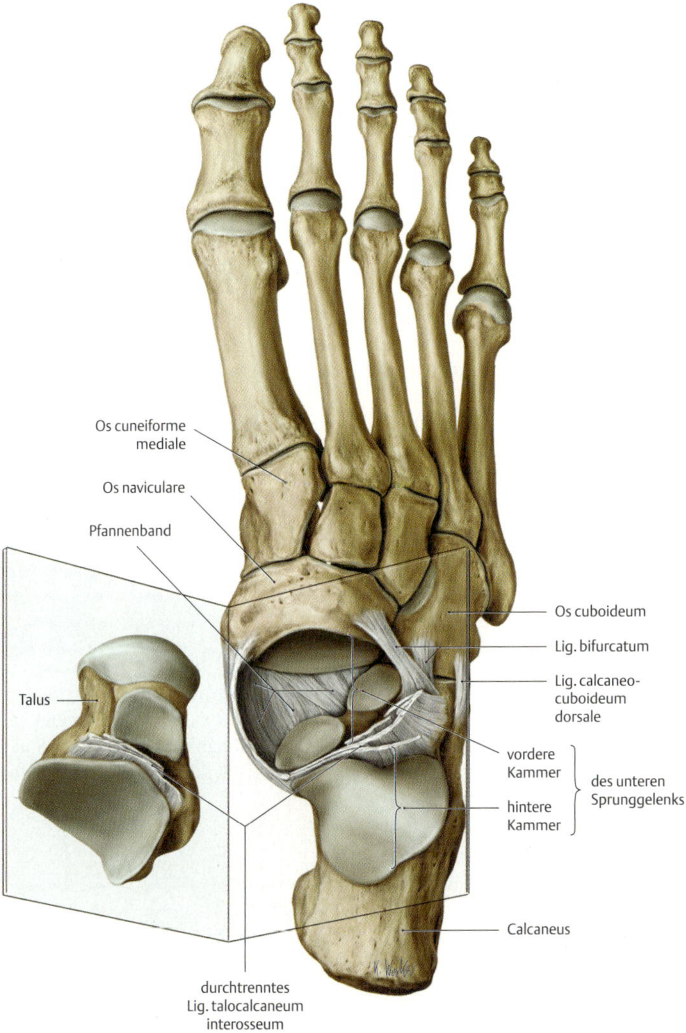

Abb. 3.58 Gelenkflächen eines eröffneten USG: rechter Fuß (Ansicht von dorsal, nach „Herausklappen" des Sprungbeins) (aus Prometheus).

- wird komplettiert durch das Lig. calcaneonaviculare plantare (Pfannenband):
  - besitzt an der Innenseite Korpelzellen
  - legt sich von plantar um den Taluskopf herum (sichert diesen damit)
  - trägt passiv zur Verspannung der Längswölbung des Fußes bei

Kapsel

- dünn und relativ weit
- getrennte Gelenke und dementsprechend durch Kapsel begrenzt
- Lig. talocalcaneum interosseum:
  - verstärkt die Kapsel
  - trennt die vordere und hintere Gelenkkammer (s. o.)
  - liegt im Canalis tarsi (bestehend aus Sulcus tali und Sulcus calcanei)
  - z. T. sich überkreuzende laterale („cervical ligament") und mediale Fasern (Lig. canalis tarsi)
  - sehr kräftig, große Bedeutung für die Stabilität des USG
  - wird begleitet von Gefäßen für die Versorgung des Talus
  - fungiert als Drehpunkt für die Bewegungen im USG
- zusätzliche Verstärkungen der Gelenkkapsel:
  - Art. subtalaris: Ligg. talocalcaneum mediale und laterale, Lig. talofibulare posterius
  - Art. talocalcaneonavicularis: Lig. talonaviculare dorsale

Ligamente

Einige der Fasern sind „lediglich" Verdickungen der Kapsel. Es werden im inneren und im äußeren Knöchelbereich zwar unterschiedliche Anteile beschrieben, der Bandapparat insgesamt bildet allerdings eine anatomische und funktionelle Einheit, die ihre Fortsetzung in den Syndesmosenbändern und somit auch in der Membrana interossea findet.

Lateraler Bandapparat

- Ligg. talofibulare anterius (**Abb. 3.59**) und posterius:
  - beinahe horizontaler Verlauf
  - tief gelegene Verdickungen der Kapsel
  - Funktion: passive Stabilisierung und Führung OSG
  - Alle Bandanteile kommen bei Inversion auf Spannung, bei zusätzlicher Plantarflexion v. a. das Lig. talofibulare anterius, bei zusätzlicher Dorsalextension das Lig. talofibulare posterius.
- Lig. calcaneofibulare:
  - vertikaler Verlauf
  - Funktion: passive Stabilisierung und Führung OSG und USG
  - oberflächlich verlaufend

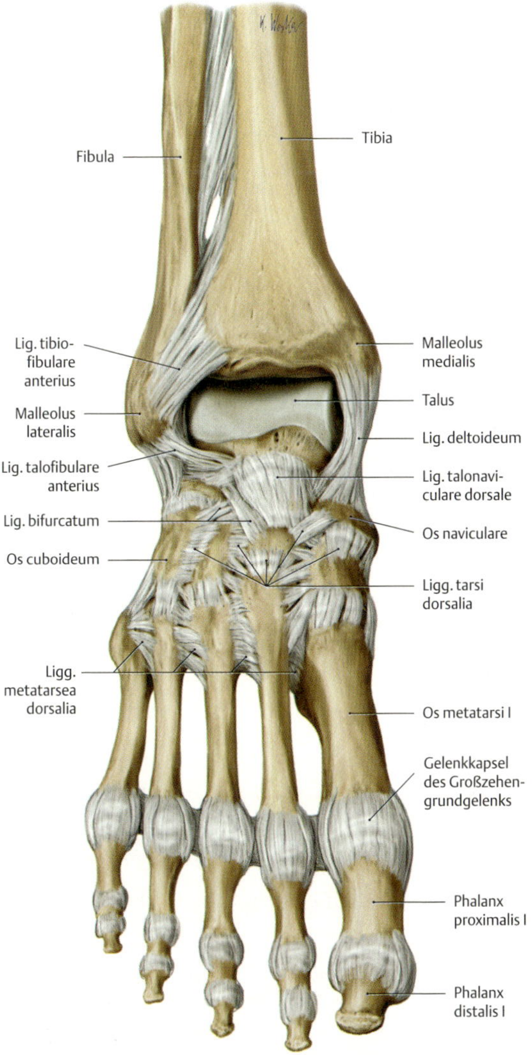

Abb. 3.59 Bandapparat eines rechten Fußes (Ansicht von vorn; Plantarflexion im OSG) (aus Prometheus).

Medialer Bandapparat

- Lig. deltoideum:
  - Pars tibiotalaris anterior und posterior
  - tief gelegene Verdickungen der Kapsel
  - Funktion: passive Stabilisierung und Führung OSG
- Pars tibiocalcanea und Pars tibionavicularis:
  - oberflächlich verlaufend
  - Funktion: passive Stabilisierung und Führung OSG und USG

Muskeln

- s. Fibula (s. S. 136 f.)

Kinematik

Im USG setzen sich die Bewegungen fort, die im OSG als Nebenbewegungen mit kleinen Amplituden zu finden sind. Es finden sich unterschiedliche Benennungen für die Bewegungen im USG, mitunter werden die Begriffe Pronation und Supination benutzt. Diese stellen allerdings kombinierte Bewegungen in mehreren Gelenken dar:

- Supination: Kombination aus Plantarflexion OSG, Inversion USG und Vorfußadduktion
- Pronation: Kombination aus Dorsalextension OSG, Eversion USG und Vorfußabduktion
- Bewegungsachse (verläuft durch den Calcaneus):
  - von innen nach außen
  - von vorn nach hinten
  - von oben nach unten

Innervation

- s. Kniegelenk (s. S. 129 ff.)

Fußwurzel- und Mittelfußgelenke

- Chopart-Gelenklinie:
  - zwischen Talus und Os naviculare (Art. talonavicularis) und Calcaneus und Os cuboideum (Art. calcaneocoboidea)
  - mit darüber plantar und dorsal verlaufenden kräftigen Bändern:
    - Lig. talonaviculare plantare
    - Lig. calcaneocuboideum plantare und dorsale
    - Lig. bifuracatum (vom Calcaneus zum Os naviculare und zum Os cuboideum)

- übrige Fußwurzelgelenke:
  - i. d. R. Gelenke mit geringen Bewegungsamplituden
  - Bewegungen der jeweiligen Gelenkflächen zwischen:
    - dem Kahnbein und den Keilbeinen (Art. cuneonavicularis)
    - den Keilbeinen (Artt. intercuneiformes)
    - den Fußwurzel- und Mittelfußknochen (Lisfranc-Linie): hier v. a. in der Verbindung des 1. Strahls mit dem Os cuneiforme mediale und des 5. Strahls mit dem Os cuboideum

Kinematik

Zusammengefasst lassen sich die Bewegungen des Fußes folgendermaßen beschreiben: Im OSG findet hauptsächlich eine Bewegung des Talus nach anterior und posterior statt. Die in diesem Gelenk bereits auftretenden Nebenbewegungen setzen sich im USG weiter fort und führen dort zu Inversion und Eversion. Die Gelenklinien nach Chopart und Lisfranc ermöglichen Bewegungen des Vorfußes gegenüber dem Rückfuß: nach plantar und dorsal (diese treten beim Anheben der Fußspitze oder beim Abrollen des Fußes während des Gehens auf) sowie Drehbewegungen, auch Vorfußverwringung genannt.

Besonderheiten

Eine Besonderheit des Fußes sind seine Längs- und Quergewölbe. Die Hauptaufgabe der Wölbungen besteht in der Aufnahme der Druckkräfte, die von oben über die Tibia erfolgen und auf die Kräfte treffen, die durch den Bodenkontakt entstehen. Die Fußwölbungen absorbieren – einem Stoßdämpfersystem gleich – diese Kräfte, indem sie federnd nachgeben.

- Quergewölbe:
  - beginnt im Rückfuß durch Lage des Talus auf dem Calcaneus und des Os naviculare vor dem Talus und gleichzeitig auf dem Os cuboideum
  - wird weiter fortgeführt nach distal über die Keilbeine und hier besonders durch die Funktion des Os cuneiforme intermedium als „Schlussstein" des Bogens
- Längsgewölbe (**Abb. 3.60**):
  - der 2. Strahl bildet den höchsten Punkt (2. Zehe, Os metatarsale II, Os cuneiforme intermedium, Os naviculare und Calcaneus)
  - medialer Fußrand:
    - überwiegender Teil der Kraftübertragung
    - vom Calcaneus ausgehend über das Os naviculare, das Os cuneiforme mediale bis zum Os metatarsale I, das einen Kontaktpunkt mit dem Boden bildet
  - lateraler Fußrand:
    - mit deutlich weniger ausgeprägtem Gewölbe
    - leitet die Kraft vom Calcaneus über das Os cuboideum bis zum Auflagepunkt des Os metatarsale V

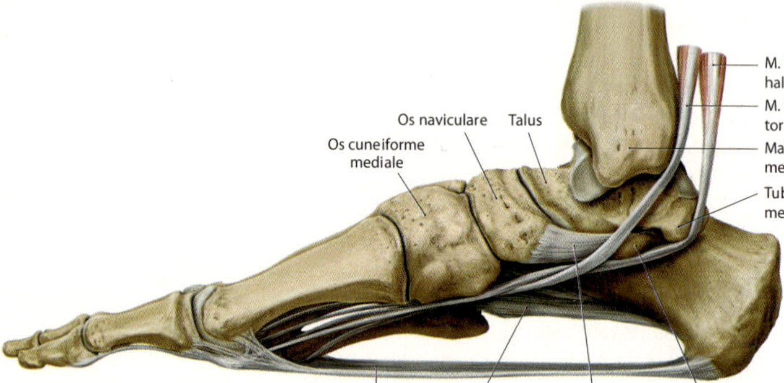

Abb. 3.60 Passive Verspannungsstrukturen des Längsgewölbes: rechtes Fußskelett (Ansicht von medial) (aus Prometheus).

An der Stabilisation der Fußwölbungen sind passive und aktive Faktoren beteiligt. Die nicht ermüdbaren passiven Strukturen sind bei voller Funktion des Fußes ausreichend in der Lage die Gewölbe aufzubauen und zu stabilisieren. Bei gesteigerter körperlicher Belastung, wie beim Laufen auf unebenem Untergrund oder bei vielen Sportarten, müssen die aktiven Muskeln zusätzliche Stabilisationsarbeit verrichten:

- passive Faktoren:
  - die Verwringung des Vorfußes (in Pronation) gegenüber dem Rückfuß (in Supination)
  - die plantaren ligamentären Verspannungsstrukturen bestehend aus:
    - Plantaraponeurose
    - Lig. plantare longum
    - Lig. calcaneonaviculare plantare (Pfannenband)
  - hier gilt: je weiter vom Gewölbe entfernt, desto größer der Hebelarm
  - im Vorfuß zusätzlich für das Quergewölbe das Lig. metatarseum transversum profundum
- aktive Faktoren für die Stabilisation des Quergewölbes:
  - im Fußwurzelbereich der M. fibularis (peronaeus) longus (Sehne des Muskels verläuft plantar von lateral nach medial) und der M. tibialis posterior (mit fächerförmiger Befestigung an mehreren Fußwurzelknochen, s. S. 137)
  - im Bereich der Mittelfußknochen das Caput transversum des M. adductor longus

- aktive Faktoren für die Stabilisierung des Längsgewölbes:
  - kurze Fußmuskeln: M. abductor hallucis, M. flexor hallucis brevis, M. flexor digitorum brevis, M. quadratus plantae und M. abductor digiti minimi
  - M. flexor hallucis longus (Sehne läuft unter dem Sustentaculum talare entlang)
  - M. fibularis (peronaeus) longus, M. tibialis posterior und M. flexor digitorum longus

Mögliche Ursachen parietaler Dysfunktionen

Größere Traumata im Alltag oder beim Sport können zu strukturellen oder funktionellen Störungen führen. Sie treten dementsprechend häufig in den unteren Extremitäten auf und stellen v. a. im Fuß eine mögliche Ursache für Beschwerden dar.

Dysfunktionen der an der Bildung der Fußwölbungen beteiligten Strukturen stören die Funktion des Gewölbes. Mögliche Folgen können sein:

- Verlust der Elastizität des Fußes
- vergrößerte Rigidität („stiffness“) des Fußes
- schlechtere Anpassung an den Untergrund
- Überbelastung der passiven Strukturen (u. a. der Plantaraponeurose)
- Überbelastung der aktiven Strukturen (Muskeln), die die Fußwölbungen unterstützen
- Überbelastung der anderen Stoßdämpfersysteme der unteren Extremität und möglicherweise auch des Beckens und der Wirbelsäule

Diagnostik und Techniken

Teil 2

4 Diagnostik

Um in der Praxis einen osteopathischen Befund erstellen zu können, benötigt man Informationen. Diese werden gesammelt über:

1. Anamnese
2. Sichtbefund
3. Palpationen:
   - statisch
   - dynamisch (passive Bewegungstests)
4. Bewegungstests
5. optional:
   - Ausschlusstests
   - Voruntersuchungsergebnisse (bildgebende Verfahren, Labor etc.)

Anamnese und Sichtbefund geben eher allgemeine Hinweise. In einer Anamnese kann es Anhaltspunkte auf die Beteiligung des parietalen, viszeralen oder kranialen Systems geben. So können Beschwerden des Bewegungsapparats sich

- bewegungs- oder positionsabhängig verstärken, was häufig als Hinweis auf das dominante Vorliegen parietaler Dysfunktionen und Reizungen gesehen wird, oder
- durch Bewegung verbessern und eher in Ruhe und/oder morgens verschlechtern, was häufig als Hinweis auf das dominante Vorliegen viszeraler Dysfunktionen gesehen wird.

Damit ist aber nicht ausgeschlossen, dass es im 1. Falle nicht auch viszerale oder kraniale Dysfunktionen geben kann, und im 2. Fall kann man nicht automatisch auf das Nichtvorhandensein parietaler Dysfunktionen schließen. Die Frage, ob und welche Dysfunktionen vorliegen und ob und wie diese miteinander verknüpft sind, lässt sich nach einer Anamnese nicht beantworten. Ähnlich verhält es sich mit dem Sichtbefund: Auffälligkeiten hierbei lassen höchstens Vermutungen zu in Bezug auf möglicherweise betroffene Systeme oder Körperregionen.

Erst durch den Einsatz der Hand mittels Palpation und Bewegungstests sind Osteopathen in der Lage, Dysfunktionen zu finden und exakt zu benennen (s. u.).

4.1 Diagnostische Grundlagen

Folgende Faktoren können einen Einfluss auf die Bewegungsamplitude haben:
- der Kapsel-Band-Apparat
- das Gelenk selbst: Form und Ausrichtung der Gelenkflächen
- das myofasziale Gewebe (s. S. 436 ff.)
- die Druckverhältnisse in den Kavitäten (s. S. 55)

Mit dem Auffinden einer i. d. R. limitierten Kinematik eines Gelenks kann demnach aufgrund der komplexen Einflüsse die Frage nach dem „Verursacher" nicht eindeutig beantwortet werden. Eine veränderte Kinematik ist „nur das Resultat einer Veränderung der einwirkenden Kräfte. Die Ursachen für die Veränderungen dieser Kräfte genau zu kennen, überschreitet bei weitem die heutigen experimentellen und klinischen Untersuchungsmöglichkeiten." [42]

Gleichzeitig ist zu beobachten, dass die parietalen, viszeralen und kranialen Systeme so miteinander vernetzt sind, dass sich Störungen ausbreiten, und zwar innerhalb eines Systems und von einem System auf das andere. Dies kann in der Praxis bedeuten, dass sich der primäre Verursacher innerhalb einer möglichen Verkettung nicht gesichert ausmachen lässt. Statt also nach einer wie auch immer gearteten Primärdysfunktion zu suchen, sollte man sich meines Erachtens primär die Frage stellen, ob die Beschwerden des Patienten in ein globales Geschehen eingebettet sind oder nicht. Entsprechend gestaltet sich die praktische Anwendung, wie folgende Beispiele verdeutlichen:

Wenn z. B. eine Störung eines Organs in Inspiration und gleichzeitig Bewegungsstörungen in den Wirbelsäulensegmenten „darüber" und u. U. noch kraniale Auffälligkeiten vorliegen, ist es aus meiner Sicht empfehlenswert, erst das Organ bzw. die für die Restriktion verantwortlichen Umhüllungen des Organs zu normalisieren und sich dann der Korrektur der Wirbelsäule zuzuwenden. Die primäre Behandlung des Organs ermöglicht häufig danach eine sanftere, „einfachere" Korrektur des Wirbels.

Im Falle viszeraler Störungen in Exspiration könnte es dementsprechend sinnvoll sein, vor der Behandlung der Viszera zunächst „darüber" befindliche parietale und/oder kraniale Störungen zu korrigieren. Nicht selten weist die Organzone danach bereits eine bessere Mobilität und eine geringere Gewebespannung auf.

Unabhängig davon, welches Modell man präferiert, ist ein mehr pragmatisch orientiertes und weniger theoretisches Vorgehen bei der osteopathischen Behandlung von Patienten aus meiner Sicht wünschenswert.

4.1.1 Störungen des parietalen Systems

Störungen parietaler Strukturen können die Folge sein von:

- Traumata, z. B. Schleuder- oder Supinationstrauma
- Überbelastungen:
  - durch einseitige Haltungen/Bewegungen:
    - im Beruf oder bei der Ausübung bestimmter Hobbys oder Sportarten falsch oder wiederholt oder dauerhaft auftretend
  - durch starke Asymmetrien/Schiefstände des Bewegungsapparats

Cave *Nicht jede Asymmetrie ist automatisch eine Dysfunktion. Es ist immer wieder überraschend, mit welchen „Fehlstellungen" manche Menschen außerordentlich gut funktionieren.*

- kranialen Störungen
- viszeralen Störungen
- psychischen Störungen
- häufig: unterschiedlichste Kombinationen der genannten Ursachen

Das parietale System ist dabei vielleicht am „sensibelsten". Der Großteil der afferenten Bahnen des Nervensystems (etwa 80%) stammt aus dem Bewegungsapparat. Dementsprechend groß ist auch das Projektionsareal des Bewegungsapparats im Gyrus postcentralis, dem primären sensorischen Kortex.

Die dort von den „parietalen" Strukturen eingenommene Fläche ist ungleich größer als etwa die Fläche der Bauchhöhle. Jede Aktivierung von parietalen afferenten Nervenfasern wird dementsprechend sensibel vom Gehirn wahrgenommen und kann je nach Stärke und Art zu somatischen Schmerzen führen. Die Freisetzung von algogenen Substanzen und/oder tatsächlich stattfindende oder potenzielle Gewebeschädigungen aktivieren Nozizeptoren, die als freie Nervenendigungen im somatischen Gewebe zu finden sind: so in Haut, Skelettmuskulatur, Binde- und Stützgewebe (s. o.).

Parietal ausgelöster Schmerz ist i. d. R. genauer zu lokalisieren und wird als spitz oder scharf beschrieben. Ein viszeral ausgelöster Schmerz hingegen wird eher diffus beschrieben sowie weniger präzise lokalisiert und kann zu einem viszeroparietalen übertragenen Schmerz („referred pain") führen [1].

4.1.2 Beurteilung parietaler Dysfunktionen

Es werden im Rahmen dieser Checkliste keine speziellen Tests für Muskeln oder Faszien gezeigt. Grundsätzlich ist die Beurteilung des Zustands eines Muskels (und seiner Hüllen) auf zweierlei Arten möglich:

- durch Palpation:
  - beurteilt wird der Muskel(tonus):
    - durch progressiven Druck in den Muskel (und seine Faszie) oder
    - „Querdehnung“ der Muskelfasern
  - gesucht wird nach Veränderungen wie Triggerpunkten (s. u.) oder Myogelosen
- durch Längentests:
  - passive Dehnung des Muskels über Entfernung von Ursprung und Ansatz des Muskels
  - bei fixiertem Ursprung oder Ansatz

Cave *In diesem Zusammenhang ist es wichtig, immer einen Seitenvergleich durchzuführen.*

TART-Modell

Eine parietale (somatische) Dysfunktion weist einige typische Veränderungen auf, die in einer Merkhilfe im sog. TART-Modell zusammengefasst werden können:

- „**T**enderness“: In der direkten Umgebung einer somatischen Dysfunktion sind die artikulären Strukturen, z. B. Dornfortsatz des Wirbels, und die periartikulären Strukturen, z. B. Ligamente und Muskeln, häufig druckempfindlich oder sogar druckschmerzhaft im Vergleich zum nicht betroffenen Gewebe.
- „**A**symmetry“: Bei der Palpation des dysfunktionellen Gelenks findet man häufig eine asymmetrische Position desselben, z. B. liegt der Querfortsatz weiter posterior.
- „**R**ange of motion“: In den Bewegungstests zeigen sich Einschränkungen der Amplitude, des Widerstands (s. u.) und/oder des Endgefühls.
- „**T**issue texture change“: Die Beschaffenheit (Struktur) des periartikulären Gewebes verändert sich, sodass man bei der Palpation des Gewebes möglicherweise Triggerpunkte bzw. Verhärtungen/Widerstände (Rigiditäten) erspüren kann.

Aussagekraft osteopathischer Testverfahren

Die statische **Palpation** von z. B. knöchernen Referenzpunkten (SIPS, SIAS, Querfortsatz etc.) reicht nicht aus, um verlässlich von einer Dysfunktion, d. h. der Störung der normalen Mobilität, zu sprechen. Sie birgt zudem die Gefahr in sich, Asymmetrien als Dysfunktion zu betrachten, und sollte entweder im Anschluss an oder orientierend vor der dynamischen Palpation erfolgen.
Die dynamische Palpation umfasst passive Bewegungstests, die den Schwerpunkt bei den vorgestellten Tests bilden (s. u.).

Aktive **Bewegungstests** liefern eher globale Informationen und sind bei akuten (Schmerz)Zuständen häufig nicht aussagekräftig.
Mithilfe der passiven Bewegungstests werden die Gelenke unter Berücksichtigung bestimmter Parameter untersucht. Ist ein Test positiv, dann weist das Gelenk eine Bewegungsstörung auf.

Wie die Beurteilung erfolgt, wird aus den Schnelltests deutlich (s. u.). Aus den Untersuchungsgriffen lassen sich Behandlungstechniken (s. S. 241 ff.) ableiten, im Sinne von Dehnungen (s. S. 468) oder Triggerpunktbehandlungen (s. S. 443 ff.).

4.2 Schnelltests/globale Tests

Diese Tests sind als Hilfestellung gedacht, um möglichst effektiv und schnell wichtige Regionen des Bewegungsapparats untersuchen zu können. Die Regionen stellen häufig Übergangsbereiche dar oder sind Teil einer funktionellen Einheit.

Ziel eines Tests ist die Beantwortung der Frage, ob in der untersuchten Region überhaupt eine Dysfunktion vorliegt:

- Sollte der Test **negativ** ausfallen, dann ist es i. d. R. nicht notwendig, die einzelnen Gelenke der funktionellen Einheit noch spezifisch zu testen, wodurch man ökonomischer vorgehen kann.
- Ist der Test **positiv**, dann ist zu untersuchen, welche Teile der funktionellen Einheit eine Dysfunktion aufweisen.

Grundlegende Kriterien der Befundung

Bei diesen und auch später bei den spezifischen Tests sind folgende Kriterien grundlegend:

1. Das Bindegewebe besitzt physiologische **viskoelastische Eigenschaften:** Man kann es bis zu einem gewissen Grad „elastisch verformen". Am Anfang der Verformung ist der Widerstand des Gewebes zunächst gering, dies ist der Bereich, der auch als neutrale Zone bezeichnet wird. Mit zunehmender Amplitude nimmt auch der Widerstand zu, man erreicht die elastische Zone. Am Ende dieser Zone findet man bei „normalem" (nicht linearem) Verhalten des Gewebes einen sog. Rebound-Effekt.
2. Beim Rebound-Effekt federt das Gewebe/Gelenk wieder in Richtung seiner Ausgangsposition zurück. Das Fehlen dieses Effekts deutet auf eine Dysfunktion hin. Man spürt stattdessen eine **Rigidität.**
3. Bei allen vorgestellten manuellen Tests (z. B. Palpation der myofaszialen Spannung, Bewegungstest der Gelenke der Wirbelsäule oder der Extremitäten) spielt daneben der **Raum-Zeit-Faktor** eine große Rolle:

   - Als Hilfestellung sollte sich der Therapeut während der Durchführung des Tests durch im Kopf gedachtes Zählen (21 – 22 – …) kalibrieren.
   - Dies gibt dem Gewebe die benötigte Zeit, sich verformen zu können, und führt zu einer exakteren Vorgehensweise und zu verlässlicheren Ergebnissen.
4. Das Bindegewebe bildet und umgibt die Gelenke des menschlichen Körpers. Insofern können diese Beurteilungskriterien sowohl beim Testen von artikulären als auch von periartikulären Strukturen angewandt werden.

In dieser Checkliste werden die Untersuchungstechniken anhand dieser 4 Kriterien durchgeführt und bewertet. Die oben benutzte Nomenklatur ersetzt an dieser Stelle Begrifflichkeiten wie Bewegungsamplitude, Endgefühl, Quantität und Qualität der Bewegungen. Meiner Ansicht nach ist der Widerstand am Ende und während der Bewegung wichtiger und aussagekräftiger als die Beurteilung der reinen Bewegungsamplitude.

Die vorgestellten Regionen umfassen:

- untere LWS/Becken/Hüftgelenke und untere Extremität (s. u.)
- BWS/Rippen (s. S. 163 f.)
- ThLÜ/Diaphragma/unterer Thoraxbereich (s. S. 164 f.)
- CThÜ/HWS/obere BWS/Schultergürtel und obere Extremität (s. S. 167 ff.)

Für die gesamte Wirbelsäule kann man optional als Einstiegstest einen aktiven Vorbeugetest durchführen.

Aktiver Vorbeugetest

Durchführung

- Patient: beugt sich aus dem symmetrischen Stand (Füße hüftbreit auseinander) maximal vornüber

Beurteilung

- Geprüft wird, ob eine harmonische Flexion der einzelnen Wirbelsäulenabschnitte stattfindet und ob regionale Steilstellungen während des Bewegungsablaufs oder am Ende der Bewegung auftreten.
- Sollte eine posteriore Aufwölbung („Beule“) auf einer Seite deutlicher sichtbar sein, so zeigt diese die Richtung der Rotation des Wirbels an.
- nur positiv bei Dysfunktionen in Extension

4.2.1 Untere LWS/Becken/Hüftgelenk und untere Extremität

Hip-drop-Test

Durchführung

- Patient: beugt im Stand zunächst das eine und danach das andere Bein in Hüft- und Kniegelenk
- Auf der Seite des gebeugten Beins fällt das Becken ab, und es kommt zu einer Lateralflexion der Wirbelsäule zur Gegenseite hin.

Beurteilung

- Man prüft, ob im Vergleich der rechten und linken Seite die gleiche zu beobachtende Bewegung des Beckens und/oder der LWS stattfindet.
- Falls ja, dann liegen keine deutlichen Zeichen für eine Dysfunktion in dieser Region vor.
- Falls nein, sind die Gelenke der Region näher zu untersuchen.

Nachteile dieses Tests

- Durch die aktive Durchführung sind Koordinationsschwierigkeiten oder Kompensationen seitens des Patienten möglich.
- reine Beurteilung über Sicht- und nicht über Tastbefund

Vorlauftest im Stand

Durchführung

- Patient: beugt sich im Stand maximal vornüber
- Therapeut: ertastet die Bewegungen der SIPS, indem er die Daumen von posterior-kaudal an diese Referenzpunkte des Beckens legt

Beurteilung

- Man prüft, ob rechts und links die gleiche Bewegung der beiden SIPS stattfindet.
- Falls ja, dann liegen keine deutlichen Zeichen für eine Dysfunktion in dieser Region vor.
- Falls nein (positives Vorlaufphänomen: eine SIPS ist am Ende der maximalen Bewegung weiter vorgelaufen als die andere), sind die Gelenkabschnitte der Region näher zu untersuchen.

Nachteile dieses Tests

- aktive Durchführung
- nicht aussagekräftig bei Patienten, die sich nicht maximal Vornüberbeugen können (wie z. B. bei Akutpatienten mit Lumboischialgien)

> **Praxistipp** *Bei positivem Befund des Hip-Drop-Tests bzw. Vorlauftests im Stand testet man in der weiteren Vorgehensweise zur genaueren Bestimmung der Dysfunktionen die ISG, die LWS und die Hüftgelenke durch folgende Tests, mit denen man auch durchaus beginnen kann, da sie mit etwas Übung ebenfalls schnell und zuverlässig Informationen liefern.*

Test ISG

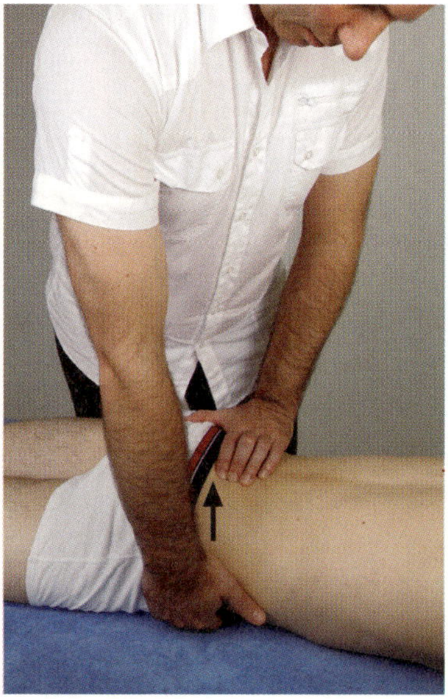

Abb. 4.1

Durchführung

- Patient: in Bauchlage
- Therapeut: Die Palpationshand („kraniale" Hand) liegt mit 2 oder 3 Fingern medial der gegenüberliegenden SIPS. Die andere („kaudale") Hand umfasst die Beckenschaufel von anterior und leitet eine nach posterior gerichtete

Gleitbewegung (nicht Rotationsbewegung) des Iliums ein, dann wieder nach anterior gleiten lassen.

Beurteilung

- Man ertastet, ob rechts und links die gleiche Mobilität vorhanden ist.
- Falls ja, liegen keine Zeichen für eine Dysfunktion im ISG vor.
- Falls nein, liegt eine Mobilitätsstörung vor.
- In den meisten Fällen handelt es sich im osteopathisch-klassischen Sinne bei einer solchen Links-rechts-Differenz um eine Hypomobilität eines der beiden Gelenke, in Ausnahmefällen (z. B. bei Beckenbeschwerden nach der Entbindung) ist aber auch eine Hypermobilität als Ursache für eine Seitendifferenz denkbar (s. S. 212 f.).

INFO *Asymmetrische Mobilitätsverluste scheinen eher einen direkten Hinweis zum „low back" und „pelvic pain" (Beckengürtelschmerz) darzustellen als der Grad der Festigkeit eines einzelnen ISG [4].*

Test Hüftgelenk

Durchführung

- Patient: in Rückenlage
- Test der Innenrotation und Außenrotation im Seitenvergleich

Beurteilung

- Man prüft, ob die gleiche Bewegungsamplitude und die gleiche Elastizität im Seitenvergleich vorliegen.
- Falls ja, liegen keine Hinweise auf ein Dysfunktion des Hüftgelenks vor.
- Falls nein, liegt eine Dysfunktion vor, und es müssen die artikulären und myofaszialen Strukturen des Hüftgelenks weiter untersucht werden.

Test LWS

Durchführung

- Patient: in Bauchlage
- Therapeut: Der Daumen der („kranialen") Palpationshand liegt im Interspinalraum L5/S1. Die andere („kaudale") Hand umgreift das Becken auf der gegenüberliegenden Seite und bringt die Wirbelsäule über das Becken in eine Rotationsschüttelbewegung.

- Unter Beibehaltung der Becken-/Wirbelsäulenbewegung wird der Daumen nun nacheinander in die sich darüber befindenden lumbalen Interspinalräume platziert.

Beurteilung

- Man prüft, ob der Daumen in den einzelnen Segmenten die gleiche Mobilität ertastet.
- Falls ja, liegen keine Hinweise auf eine Dysfunktion der LWS vor.
- Falls nein, liegt eine Dysfunktion dieser Region vor, und es sollten die Parameter Flexion/Extension, Lateralflexion rechts/links und Rotation rechts/links getestet werden.

Test der unteren Extremitäten

Durchführung

- Patient: in Rückenlage, Füße über den Rand der Behandlungsliege
- Therapeut: umfasst die beiden Fersenbeine und kann nun das Gewicht der beiden Beine bewerten oder einen Zug von den Füßen, über die Unterschenkel, die Knie, die Oberschenkel, die Hüftgelenke, die beiden Beckenhälften bis zur Wirbelsäule oder eine Innenrotation von den Füßen bis zur Wirbelsäule einleiten

Beurteilung

- Man prüft, ob beide Beine gleich schwer sind oder sich der Zug am Bein bzw. die Innenrotation in beiden Extremitäten gleich fortsetzen.
- Falls ja, liegen keine Hinweise auf Dysfunktionen der unteren Extremitäten vor.
- Falls nein, ist die Seite mit der größeren Rigidität i. d. R. die Dysfunktionsseite, wobei durch Zug oder Innenrotation der Abschnitt des Beins mit dem höchsten Widerstand lokalisiert wird, der dann näher zu untersuchen ist.

Differenzierung der auf-/absteigenden Kette

- beim Vorliegen von Dysfunktionen des Beckens **und** der unteren Extremitäten

Durchführung

- Patient: in Rückenlage

- Therapeut: nimmt ventral Kontakt mit der Oberschenkelfaszie auf und testet deren Viskoelastizität, indem die Faszie einmal in Richtung der Füße und einmal in Richtung des Beckens „gedehnt" wird

Beurteilung

- Stellt man beim Testen eine Rigidität in Richtung der Füße fest, ist das Problem eher absteigend, bei einer Rigidität in Richtung des Beckens eher aufsteigend.

> **Praxistipp** *Falls im Seitenvergleich ein Flexum in einem der beiden Knie im Stand und/oder in Rückenlage sichtbar ist, deutet dies ebenfalls auf eine mögliche Verkettung LWS/Becken/untere Extremitäten hin. Ein solches Flexum, das zu Kniebeschwerden führen kann, wird entweder über den M. iliopsoas (s. S. 32 f.) verursacht oder über die ischiokruralen Muskeln (**Abb. 9.22**, s. S. 461).*

Differenzierung der auf-/absteigenden Kette bei vorliegendem Flexum Knie

Durchführung

- Patient: in Rückenlage
- Therapeut: passive Streckung des „auffälligen" Knies durch Kontakt mit dem distalen Ober- und nachfolgend mit dem proximalen Unterschenkel

Beurteilung

- Man prüft die Viskoelastizität und den Rebound des Gewebes.
- Ist die Rigidität größer bei Kontakt mit dem Oberschenkel, wird das Flexum des Knies von einer darüberliegenden Dysfunktion initiiert, analog bei Kontakt mit dem Unterschenkel von einer darunterliegenden Dysfunktion (des Fußes).

Test der Elastizität der Fußgewölbe

Durchführung

- Patient: in Rückenlage, beide Füße über den Rand der Behandlungsliege
- Therapeut: stellt einen breiten Kontakt der Hände auf Höhe des höchsten Punkts des Querbogens her (Daumen am medialen, Finger am lateralen Fußrand) und komprimiert den Fuß wie mit einer Zange

Beurteilung

- Man prüft die Viskoelastizität und den Rebound des Gewebes.
- Der Fuß mit der erhöhten Rigidität beim Testen zeigt die Dysfunktionsseite an.

Fußschütteltest

Durchführung

- Patient: in Rückenlage, beide Füße über den Rand der Behandlungsliege
- Therapeut: nimmt Kontakt mit den Fersenbeinen auf (Daumen lateral, Finger medial) und schüttelt mit beiden Hände (möglichst) gleichzeitig den gesamten Fuß

Beurteilung

- Man prüft die Elastizität des Fußes.
- Der Fuß mit der erhöhten Rigidität beim Testen zeigt die Dysfunktionsseite an.

Test der Ver-/Entwringung des Fußes

Durchführung

- Patient: in Rückenlage, beide Füße über den Rand der Behandlungsliege
- Therapeut: eine Hand von medial mit dem kleinen Finger auf dem Os naviculare, andere Hand von lateral an das Fersenbein, Verwringung (Rückfuß in Supination, Vorfuß in Pronation) und Entwringung des Fußes (Rückfuß in Pronation, Vorfuß in Supination)

Beurteilung

- Man prüft die Elastizität des Fußes.
- Der Fuß mit der erhöhten Rigidität beim Testen zeigt die Dysfunktionsseite an, dabei ist zu differenzieren, ob eine Rigidität im Rückfuß (anschließende Untersuchung von Calcaneus und Talus nötig) oder im Mittel- bzw. Vorfuß (Untersuchung der übrigen tarsalen und metatarsalen Knochen) vorliegt.

Test OSG

Durchführung

- Patient: in Rückenlage, beide Füße über den Rand der Behandlungsliege
- Therapeut: jeweils eine Hand von plantar an beide Füße und passive Dorsalextension, dann jeweils eine Hand von dorsal an beide Füße und passive Plantarflexion

Beurteilung

- Geprüft wird die Bewegungsamplitude und Elastizität des Fußes im OSG.
- eingeschränkte Mobilität in Dorsalextension: entweder Dysfunktion Talus anterior oder myofasziale Spannung im dorsalen Unterschenkelbereich; bzw. in Plantarflexion: entweder Dysfunktion Talus posterior oder myofasziale Spannung im ventralen Unterschenkelbereich

Knierotationstest

Durchführung

- Patient: in Rückenlage, mit distalem Unterschenkelabschnitt auf dem Oberschenkel des Therapeuten gelagert
- Therapeut: Die „kraniale" Palpationshand tastet den Gelenkspalt und/oder die Tuberositas tibiae. Die „kaudale" Hand umgreift den Unterschenkel distal und führt jeweils aus der Neutralstellung eine Rotation nach innen und nach außen durch (**Abb. 4.36**, s. S. 216).

Beurteilung

- Man prüft die Bewegungsamplitude und Elastizität.
- Gibt es im Seitenvergleich Unterschiede der Befunde, weist das Knie i. d. R. keine Dysfunktion auf.
- Die Seite mit der Hypomobilität ist in den meisten Fällen die betroffene Seite und sollte weiter untersucht werden.

4.2.2 BWS/Rippen

Schnelltest Lateralflexion/Translation

Durchführung

- Patient: in Sitzposition, Oberschenkel liegen komplett auf, entspannte und leicht vornübergebeugte Sitzhaltung (**Abb. 4.3**, s. S. 173)
- Um die **Lateralflexion nach links** zu testen, steht der Therapeut etwas links vom Patienten.
- Der Patient kann eventuell die linke Hand auf die linke Schulter legen.
- Mit dem linken Unterarm, der quer über dem linken Schultergürtel liegt (Ellenbogen lateral/Hand medial), leitet der Therapeut eine Lateralflexion des Rumpfes nach links ein und schiebt den Thorax gleichzeitig von sich weg – je tiefer das zu testende BWS-Segment ist, desto mehr Translation ist notwendig.
- Der Daumen der rechten Hand nimmt von links Kontakt mit dem Dornfortsatz des zu testenden Wirbels auf und schiebt diesen zur Gegenseite.
- Lateralflexion/Translation und Daumenkontakt werden maximal auf diesen Wirbel fokussiert.

Beurteilung

- Man prüft die Bewegungsamplitude, Viskoelastizität und den Rebound im Vergleich zu den Nachbarsegmenten und zur anderen Seite.
- Sind diese 3 Parameter im Vergleich ohne Befund, ist der Wirbel in seiner Lateralflexion nach rechts frei.
- Ist die Bewegungsamplitude und die Elastizität eingeschränkt und der Rebound bleibt aus, ist der Wirbel in seiner Lateralflexion nach rechts eingeschränkt.
- Der Wirbel ist dann noch auf Flexion/Extension und Rotation hin zu befunden.
- Zusätzlich ist der Dornfortsatz in diesem Segment häufig druckdolent, und es finden sich bei der Palpation erhöhte myofasziale Spannungen in den periartikulären Strukturen.

> **Praxistipp** *Dieser Test ist sehr gut anwendbar in der oberen BWS (ab etwa Th 3), in der mittleren und unteren BWS und in der oberen LWS (bis etwa L 2).*

Schnelltest Rippen

Durchführung

- Patient: in entspannter Sitzposition, Oberschenkel liegen komplett auf
- Therapeut: Palpation der myofaszialen Spannung und eventueller Druckdolenzen rechts und links lateral des Tuberculum costae/Übergang zum Angulus costae der 2. – 12. Rippe (bei der 1. Rippe am Tuberculum costae)

Beurteilung

- Beidseitig erhöhte Rigidität des Gewebes – eventuell in Kombination mit Druckdolenzen – deutet in Richtung einer Wirbeldysfunktion.
- Einseitig erhöhte Rigidität des Gewebes – eventuell in Kombination mit Druckdolenzen – deutet in Richtung einer Dysfunktion der Rippe auf dieser Seite. In der Regel ist der chondrosternale Übergang der Rippe dann ebenfalls druckempfindlich.

4.2.3 ThLÜ/Diaphragma/unterer Thoraxbereich

Test der Spannung des Diaphragmas nach Finet und Williame [17]

Durchführung

- Patient: in Rückenlage
- Therapeut: Beide Hände liegen ventral auf dem unteren Thoraxbereich. Nacheinander baut jeweils eine Hand auf dem Thorax einen Druck nach posterior-kaudal auf, während der Thorax in diese Richtungen geschoben wird.

Beurteilung

- Man prüft die Viskoelastizität und den Rebound.
- Die Seite mit der erhöhten Rigidität und fehlendem Rebound ist die Dysfunktionsseite des Diaphragmas.
- In der Regel weist dieser Befund auf eine Anpassung des Diaphragmas an einen erhöhten IAP hin: Durch diesen wird das Diaphragma „hoch“, also in Exspiration gedrückt.

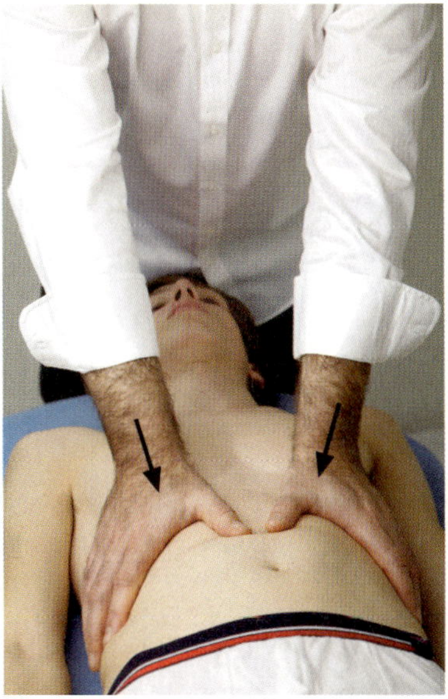

Abb. 4.2

Praxistipp *Ist der Test positiv, kann man aus der Untersuchungs- eine Behandlungstechnik machen [17]. Hierfür schieben beide Hände den Thorax in die beschriebene Richtung und halten diesen etwa 60 Sekunden in dieser Position. Zum Ende der Technik hin spürt man ein Nachlassen des Gewebewiderstands des Thorax, was auf eine myotensive Korrektur des Diaphragmas hindeutet.*

- Beim Verdacht auf Vorliegen eines erhöhten IAP erfolgt die Untersuchung und ggf. Behandlung nach folgendem Schema:
  - Zwerchfell:
    - L 1 – L 3/L 4 Ansätze der Crus
    - globale Diaphragmatechnik
    - untere 6 Rippen
  - obere Thoraxapertur:
    - Th 1
    - 1. Rippe
    - Clavicula

- Beckenboden:
  - direkte myotensive Technik für den Beckenboden (s. S. 336 f.)
- Aufgrund des Einflusses eines erhöhten IAP auf den intrakranialen Druck (und umgekehrt) sollte auch das Kranium untersucht und behandelt werden.

Aktiver Rotationstest

Durchführung

- Patient: in Sitzposition, **aktive** Rotation nach rechts und links

Beurteilung

- Man prüft die Bewegungsamplitude sowie das eventuelle Auftreten von Schmerzen.
- Um die Bewegungsamplitude und die Viskoelastizität bestimmen zu können, sollte dem aktiven Rotationstest auf jeden Fall ein passiver Rotationstest folgen.

Passiver Rotationstest

Durchführung

- Patient: in Sitzposition
- Therapeut: beim Testen der Rotation nach rechts liegt die rechte Hand vorn und die linke Hand hinten am Schultergürtel, beim Testen nach links wird die Position der Hände gewechselt

> **Praxistipp** *Um die Rotation rechts bzw. links im Vergleich beurteilen zu können, ist der Positionswechsel der Hände wichtig.*

Beurteilung

- Man prüft, ob die Bewegungsamplitude und Viskoelastizität bei Rotation nach rechts und nach links gleich sind.
- Falls ja, ist die obere/mittlere BWS und der ThLÜ ohne Befund.
- Falls nein, sucht man über segmentale Tests den/die Wirbel, der/die hauptsächlich für diese Einschränkung der Beweglichkeit verantwortlich ist/sind.

4.2.4 CThÜ/HWS/obere BWS/Schultergürtel und obere Extremität

Aktiver Kopfrotationstest

Durchführung

- Patient: in (aufrechter) Sitzposition, dreht den Kopf maximal nach rechts und anschließend nach links

Beurteilung

- Man prüft, ob die Bewegungsamplitude bei Rotation nach rechts und nach links gleich sind.
- Falls ja (ohne erkennbare Kompensationsmechanismen), ist die Region HWS, CThÜ und obere BWS ohne Befund.
- Falls nein, dann sind die Segmente der Region auf ihre Mobilität hin zu untersuchen, wobei der Therapeut sich die Richtung der Bewegungseinschränkung beim aktiven Test merken sollte, um den Wirbel zu identifizieren, der diese Hypomobilität verursacht.
- Falls Kompensationen sichtbar sind, können diese Hinweise auf die Lokalisation der „dominanten" Dysfunktion geben (damit ist das Vorhandensein weiterer Dysfunktionen auch in anderen Segmenten nicht ausgeschlossen).
- Ist z. B. die Rotation nach rechts eingeschränkt, und kompensiert der Patient am Ende der Bewegung durch eine Lateralflexion nach rechts, so ist die Dysfunktion, die diese Kompensation notwendig macht, im OAA-Bereich zu suchen (bei Kompensation durch eine Lateralflexion nach links liegt der mögliche Auslöser in der mittleren und unteren HWS oder in der oberen BWS).
- Um die Bewegungsamplitude und die Viskoelastizität bestimmen zu können, sollte dem aktiven Rotationstest auf jeden Fall ein passiver Kopfrotationstest folgen.

Passiver Kopfrotationstest

Durchführung

- Patient: in Sitzposition
- Therapeut: steht hinter dem Patienten und legt zum Testen der Rotation nach rechts seine rechte Hand auf den Kopf des Patienten und die linke Hand an die Schulter (zum Testen der Rotation nach links wechselt er die Position der beiden Hände)

Beurteilung

- Man prüft, ob die Bewegungsamplitude und Viskoelastizität bei Rotation nach rechts und nach links gleich sind.
- Falls ja, ist die Region HWS, CThÜ und obere BWS ohne Befund.
- Falls nein, sucht man über segmentale Tests den/die Wirbel, der/die für die Einschränkung der Beweglichkeit verantwortlich ist/sind und kann dann folgendermaßen weiter differenzieren:
  - Man führt den Test in maximaler Flexion der HWS aus: Dabei eine Hand auf das Occiput legen und die andere Hand zur Durchführung der Rotation an das Kinn:
    - Ist der Befund bei diesem Test weiter positiv, liegt eine Störung im OAA-Bereich vor.
    - Ist der Befund nicht mehr oder deutlich weniger positiv, liegt die deutlichere Störung in der mittleren/unteren HWS bzw. im CThÜ.

Test der oberen Extremitäten – Vorlauftest

Durchführung

- Patient: steht oder sitzt vor dem Therapeuten und führt mit beiden Armen gleichzeitig eine Abduktion/Elevation durch, bei der am Ende die Handrücken zueinander zeigen

Beurteilung

- Man prüft, ob die Bewegung links und rechts von der Amplitude her gleich und synchron stattfindet.
- Falls beide Fragen mit ja zu beantworten sind, sind die oberen Extremitäten ohne Befund.
- Falls deutliche Einschränkungen oder ein „painful-arc" auffallen, ist der Schultergürtel näher zu untersuchen.
- Falls auf einer Seite die Bewegung der Scapula deutlich früher einsetzt als auf der anderen Seite, zeigt dies die Seite der Dysfunktion, aber noch nicht die genaue Lokalisation an. Der Schultergürtel und der Thorax ist dann näher zu untersuchen.
- Falls am Ende der Bewegung ein Arm „länger" erscheint als der andere, deutet dies i. d. R. auf eine Kompensation hin und zeigt die Seite der Dysfunktion. Eine Ausnahme bildet eine Dysfunktion des Ellenbogens, die beim Test das Bild eines „kürzeren" Arms auf der Dysfunktionsseite ergeben kann.

Test der oberen Extremitäten

Durchführung

- Patient: in Rückenlage, Arme in Elevation
- Therapeut: umfasst die beiden Handgelenke und kann nun das Gewicht der beiden Arme bewerten oder einen Zug von den Händen, über die Unterarme, die Ellenbogen, die Oberarme, die Schultergelenke, die Schultergürtel bis zum Thorax einleiten

Beurteilung

- Man prüft, ob beide Arme gleich schwer sind bzw. sich der Zug am Arm in beiden Extremitäten gleich fortsetzt.
- Falls ja, liegen keine Hinweise auf Dysfunktionen der oberen Extremitäten vor.
- Falls nein, ist die Seite mit der größeren Rigidität i. d. R. die Dysfunktionsseite und gibt die Lokalisation des Widerstands bei Zug den Abschnitt des Arms an, der dann näher zu untersuchen ist: Tritt der Widerstand früh auf, liegt das Problem im distalen Bereich des Arms, tritt der Widerstand spät auf, liegt das Problem proximal im Armbereich oder im Schultergürtel oder im Thorax.

4.3 Spezifische Tests der Wirbelsäule

Auch hier werden hauptsächlich Bewegungstests vorgestellt. In der klinischen Anwendung können diese mit der **statischen Palpation** folgender Referenzpunkte kombiniert werden:

- Interspinalräume des Wirbels mit Dysfunktion:
  - in Flexion: größer zum Wirbel darunter, kleiner zum Wirbel darüber
  - in Extension: kleiner zum Wirbel darunter, größer zum Wirbel darüber
- Dornfortsätze des Wirbels mit Dysfunktion:
  - in Rotation rechts: nach links ausgeschert
  - in Rotation links: nach rechts ausgeschert
- Querfortsätze des Wirbels mit Dysfunktion:
  - in Rotation rechts: rechter Querfortsatz weiter posterior
  - in Rotation links: linker Querfortsatz weiter posterior
- periartikuläre myofasziale Strukturen:
  - erhöht auf Höhe eines Segments in Dysfunktion
  - häufig (aber nicht immer) auf der Seite der Rotation des Wirbels

4.3.1 Wirbelsäule von L 5 – Th 3/Th 4

Für alle folgenden Tests gilt:

Ausgangsstellung

- Patient: in Bauchlage, Kopf wenn möglich in Neutralstellung (v. a. wichtig für die obere BWS), ggf. – bei starker LWS-Lordose – mit einem Kissen unter dem Bauch
- Therapeut: steht seitlich vom Patienten

Rotationstest

- s. Schnelltests zum Auffinden eines Segments in Dysfunktion in Rotation, noch keine Bestimmung der Richtung (s. S. 158 f.)

Test 1 zur Bestimmung des Rotationsparameters

Vorgehen

- linker Daumen: liegt breit angelegt an 2 Dornfortsätzen und dem dazwischenliegenden Interspinalraum
- rechte Hand: umgreift das Becken des Patienten auf der gegenüberliegenden Seite
- Test: Rotation nach rechts über das Becken einleiten, bis diese vom Palpationsdaumen ertastet wird, Bewegung von „unten“ her einleiten (Test des unteren Wirbels)
- Beurteilung:
  - ohne Befund, falls eine Bewegung des Dornfortsatzes (nach links) zu spüren ist, ohne dass der darüberliegende Wirbel direkt mitgenommen wird
  - positiver Befund (im Sinne einer Dysfunktion in Rotation links), falls der darüberliegende Wirbel direkt mitgenommen wird
- Alternativ kann man den oberen Dornfortsatz mit dem Daumen fixieren: Hier ist weniger relevant, wann der obere Wirbel mitgenommen wird, sondern wie die Bewegungsamplitude und Elastizität des getesteten Wirbels ausfällt.

Test 2 zur Bestimmung des Rotationsparameters

Vorgehen

- linker Daumen: auf dem linken Querfortsatz
- rechte Hand: auf dem rechten Querfortsatz desselben Wirbels

- Test: Rotation nach rechts einleiten über einen ventral gerichteten Schub des linken Daumens (Rotation nach links dementsprechend mit dem rechten Daumen)
- Beurteilung:
  - ohne Befund, falls Elastizität und Bewegungsamplitude nach rechts und links gleich
  - positiver Befund, falls zu einer Seite hin eine Rigidität und eine verringerte Bewegungsamplitude zu finden sind
- Alternativ nehmen die beiden Daumen jeweils von rechts und links Kontakt am Dornfortsatz eines Wirbels auf und leiten die Rotation über den Dorn ein.

Test Lateralflexion

- über das myofasziale Gewebe

Vorgehen

- Daumen: jeweils rechts und links neben einem dysfunktionellen Wirbel
- Test: Für eine Lateralflexion links schiebt der Daumen auf der rechten Seite das Gewebe kranial, der auf der linken Seite kaudal (für eine Lateralflexion rechts Richtung umkehren).
- Beurteilung:
  - Man prüft die Elastizität bzw. Rigidität.
  - Besteht z. B. eine erhöhte Rigidität beim Testen der Lateralflexion nach links, liegt eine Dysfunktion des Wirbels in Lateralflexion rechts vor.

Test Flexion/Extension

- über Ein- und Ausatmung

Vorgehen

- ein Daumen: in einem Interspinalraum
- ein Daumen: in dem angrenzenden Interspinalraum
- Test: Flexion über eine tiefe Einatmung einleiten, Extension über eine tiefe Ausatmung
- Beurteilung: Bewegungseinschränkung beim Öffnen (Flexion) eines Interspinalraums deutet auf eine Dysfunktion des darüberliegenden Wirbels in Extension hin, Bewegungseinschränkungen beim Schließen (Extension) auf eine Dysfunktion in Flexion.
- Alternativ greift man 2 Dornfortsätze zwischen Daumen und Zeigefinger: einen „ausgescherten" Dorn und zum Vergleich den darunter oder darüber, wobei der Test wie zuvor durchgeführt wird:

Falls am Ende einer tiefen Einatmung der Dorn weiter ausschert und sich bei der tiefen Ausatmung „einreiht" steht der Wirbel in Dysfunktion Extension. Ein umgekehrter Befund liegt vor für einen Wirbel in Dysfunktion Flexion.

Praxistipp *Dieser letzte Test gibt auch Hinweise auf die Rotation des Wirbels, Beispiel: Dorn in der Palpation nach rechts, schert aus bei der tiefen Einatmung, reiht sich ein bei der tiefen Ausatmung: Hier handelt es sich um eine Dysfunktion in Extension und Rotation links.*

Provokationsstellungen Wirbelsäule

- zur Bestätigung einer Dysfunktion in Flexion/Extension und Rotation rechts/links

Sphinx

- Patient: im Unterarmstütz
- Therapeut: statische Palpation der Referenzpunkte (s. S. 169)
- Beurteilung: Dysfunktion in Flexion, falls sich die Fehlstellung des Wirbels verdeutlicht

Päckchen

- Patient: sitzt auf seinen Fersen oder – falls nicht möglich – auf einem Stuhl, Oberkörper nach vorn gebeugt
- Therapeut: statische Palpation der Referenzpunkte (s. S. 169)
- Beurteilung: Dysfunktion in Extension, falls sich die Fehlstellung des Wirbels verdeutlicht

4.3.2 Obere/mittlere BWS und ThLÜ

Für alle folgenden Tests gilt:

Ausgangsstellung

- Patient: in Sitzposition, Hände vor dem Oberkörper gekreuzt
- Therapeut: steht seitlich und/oder hinter dem Patienten

Test Lateralflexion/Translation

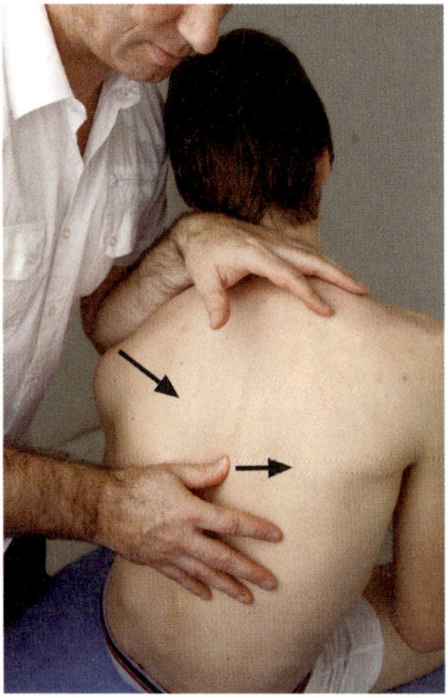

Abb. 4.3

Vorgehen

- s. Schnelltest (s. S. 163)
- sehr gut anwendbar, mit hoher Aussagekraft
- Beispiel: Eine verringerte Bewegungsamplitude/Elastizität und erhöhte Rigidität beim Testen der Lateralflexion links/Translation rechts zeigt an, dass der Wirbel in Lateralflexion rechts steht.
- Alternativ legt man den Daumen an 2 Dornfortsätze und den dazwischen liegenden Iliosakralraum. Der Daumen schiebt dann weniger einen Wirbel, sondern beurteilt das Bewegungsverhalten (nacheinander bzw. zusammen) und die -amplitude.

Rotationstest

- hier durch Rotation nach rechts

Vorgehen

- linke Hand: Palpationshand, liegt mit dem breit angelegten Daumen an 2 Dornfortsätzen und dem dazwischenliegenden Interspinalraum

- rechte Hand: kontaktiert den gegenüberliegenden Oberarm des Patienten
- Test: Rotation nach rechts einleiten, bis diese vom Palpationsdaumen ertastet wird, Bewegung von „oben" her einleiten (Test des oberen Wirbels)
- Beurteilung:
  - ohne Befund, falls eine Bewegung des Dornfortsatzes (nach links) zu spüren ist, ohne dass der darunterliegende Wirbel direkt mitgenommen wird
  - positiver Befund (im Sinne einer Dysfunktion in Rotation links), falls der darunterliegende Wirbel direkt mitgenommen wird
  - zur Bestätigung mit den darunter-/darüberliegenden Segmenten vergleichen

Test Flexion/Extension

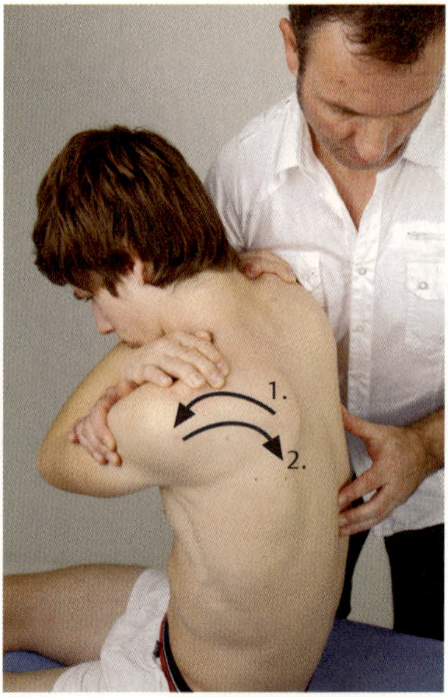

Abb. 4.4

Vorgehen

- linke Hand: Palpationshand, liegt in 2 Interspinalräumen
- rechte Hand: kontaktiert den gegenüberliegenden Oberarm des Patienten
- Test: Flexion/Extension bis zur Palpationshand einleiten, dabei das Becken des Patienten kippen (als wenn 2 Zahnräder so bewegt werden, dass sie im zu untersuchenden Segment ineinander greifen)

- Beurteilung: Bewegungseinschränkung beim Öffnen (Flexion) eines Interspinalraums deutet auf eine Dysfunktion des darüberliegenden Wirbels in Extension hin, Bewegungseinschränkungen beim Schließen (Extension) auf eine Dysfunktion in Flexion.

4.3.3 LWS

Rotationstest

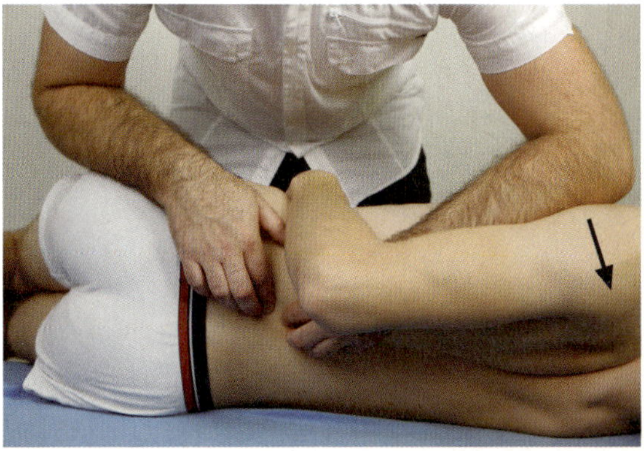

Abb. 4.5

- hier durch Rotation nach links

Ausgangsstellung

- Patient: in Seitlage, auf der rechten Seite

Vorgehen

- linke Hand: liegt zwischen dem linken Arm und dem Thorax des Patienten, palpiert den oberen Wirbel des zu testenden Segments
- rechte Hand: palpiert den unteren Wirbel des zu testenden Segments
- Test: Rotation nach links vom Oberkörper her einleiten, bis die Bewegung von den Palpationsfingern ertastet wird, Bewegung von „oben“ her einleiten (Test des oberen Wirbels)
- Beurteilung:
  - ohne Befund, falls eine Bewegung seines Dornfortsatzes (nach rechts) zu spüren ist, ohne dass der darunterliegende Wirbel direkt mitgenommen wird

- positiver Befund (im Sinne einer Dysfunktion der Rotation rechts), falls der darunterliegende Wirbel direkt mitgenommen wird
- Beim Test mit Rotation nach rechts liegt der Patient auf der linken Seite. Die Hände werden dementsprechend gewechselt.

Test Lateralflexion untere LWS in Bauchlage

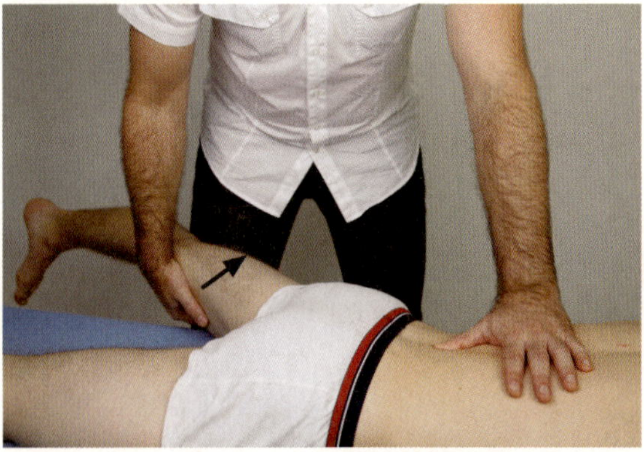

Abb. 4.6

- hier durch Lateralflexion nach links
- bei mobilen Patienten auch bis zum ThLÜ möglich

Ausgangsstellung

- Patient: in Bauchlage
- Therapeut: steht auf der zu testenden Seite

Vorgehen

- linker Daumen: liegt breit angelegt an 2 Dornfortsätzen und dem dazwischenliegenden Interspinalraum, zum Testen von L5 an L5 und L4
- rechte Hand: umgreift das linke Bein des Patienten medial am Oberschenkel
- Test: Abduktion nach links über das Bein einleiten, bis diese vom Palpationsdaumen ertastet wird, Bewegung von „unten" her einleiten (Test des unteren Wirbels)
- Beurteilung:
  - ohne Befund, falls eine Bewegung seines Dornfortsatzes (nach links) zu spüren ist, ohne dass der darüberliegende Wirbel direkt mitgenommen wird

- positiver Befund (im Sinne einer Dysfunktion in Lateralflexion rechts), falls der darüberliegende Wirbel direkt mitgenommen wird

Test Lateralflexion untere LWS in Seitlage

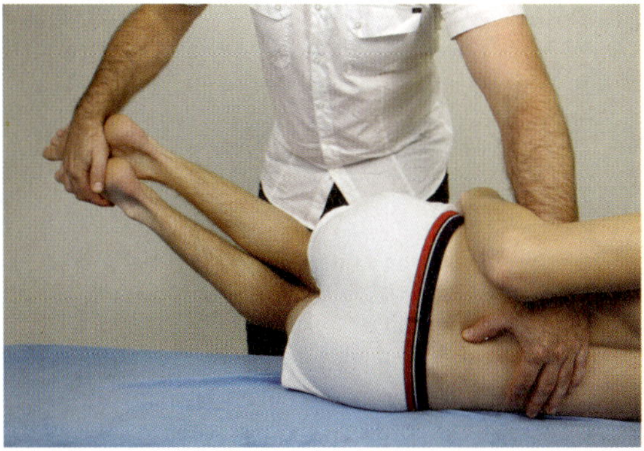

Abb. 4.7

- hier durch Lateralflexion nach links

Ausgangsstellung

- Patient: in Seitlage (als Beispiel hier rechts), Becken senkrecht zur Behandlungsliege gelagert, Oberkörper neutral, beide Beine sind gebeugt und liegen aufeinander
- Therapeut: steht vor dem Patienten, fixiert die Beine des Patienten zwischen seinen beiden Oberschenkeln

Vorgehen

- linke Hand: liegt mit dem Daumen (oder 2 Fingern) breit an 2 Dornfortsätzen, zum Testen von L5 an L5 und L4
- rechte Hand: umgreift die Füße des Patienten
- Test: durch Anheben der beiden Unterschenkel, bis die Bewegung vom Palpationsdaumen ertastet wird, Bewegung von „unten“ her einleiten (Test des unteren Wirbels)
- Beurteilung:
  - ohne Befund, falls eine Bewegung seines Dornfortsatzes zu spüren ist, ohne dass der darüberliegende Wirbel direkt mitgenommen wird

- positiver Befund (im Sinne einer Dysfunktion der Lateralflexion rechts), falls der darüberliegende Wirbel direkt mitgenommen wird
- Der Test erfolgt in Gegenrichtung (nach rechts) durch Herablassen der Unterschenkel.

Test Flexion/Extension

Ausgangsstellung

- Patient: in Bauchlage

Vorgehen

- linke Hand: liegt zwischen dem linken Arm und dem Thorax des Patienten, palpiert den Interspinalraum L 4/L 5
- rechte Hand: palpiert den Interspinalraum L 5/S 1
- Test: Flexion/Extension von den Beinen her einleiten, bis die Bewegung von den Palpationsfingern ertastet wird
- Beurteilung: Bewegungseinschränkung beim Öffnen (Flexion) eines Interspinalraums deutet auf eine Dysfunktion des darüberliegenden Wirbels in Extension hin, Bewegungseinschränkungen beim Schließen (Extension) auf eine Dysfunktion in Flexion.

4.3.4 CThÜ

Praxistipp *Beim Test des CThÜ und der HWS (s. S. 182 ff.) lautet die Empfehlung des Autoren, mit der Rotation zu beginnen, um ein Segment in Dysfunktion zu finden, und dann die noch fehlenden Parameter (Lateralflexion rechts/links und Flexion/Extension) hinzuzufügen.*

Rotationstest

- hier durch Rotation nach rechts

Ausgangsstellung

- Patient: in Sitzposition
- Therapeut: steht rechts hinter dem Patienten

Vorgehen

- rechte Hand: liegt auf dem Kopf des Patienten
- linke Hand: palpiert mit dem Daumen die Dornfortsätze auf das sog. Treppenphänomen hin
- Test: komplette Rotation vom Kopf nach rechts einleiten, Palpationsdaumen seitlich von rechts an den Dorn Th 4 legen, dann langsam kranialwärts schieben
- Beurteilung:
  - ohne Befund, falls eine Treppe ertastet wird, d. h. zwischen den Dornfortsätzen eine Stufe zu finden ist
  - positiver Befund (im Sinne einer Dysfunktion in Rotation links), falls eine solche Stufe fehlt

> **Praxistipp** *Dort wo eine Stufe fehlt/man das Gefühl hat, gegen einen Dornfortsatz zu stoßen, ist der obere der beiden Wirbel/der gegen den der Daumen stößt in Dysfunktion.*

- Beim Test der Rotation links steht der Therapeut links hinter dem Patienten. Die Hände werden dementsprechend gewechselt.

Alternative

- rechte Hand: liegt auf dem Kopf des Patienten
- linke Hand: Daumen liegt breitflächig an 2 Dornfortsätzen
- Test: Rotation nach rechts vom Kopf her einleiten, bis die Bewegung vom Palpationsdaumen ertastet wird, Bewegung von „oben" her einleiten (Test des oberen Wirbels)
- Beurteilung:
  - ohne Befund, falls eine Bewegung seines Dornfortsatzes (nach links) zu spüren ist, ohne dass der darunterliegende Wirbel direkt mitgenommen wird
  - positiver Befund (im Sinne einer Dysfunktion in Rotation links), falls der darunterliegende Wirbel direkt mitgenommen wird

Test Lateralflexion (**Abb. 4.8**)

- hier durch Lateralflexion nach links

Ausgangsstellung

- Patient: in Sitzposition
- Therapeut: steht hinter dem Patienten

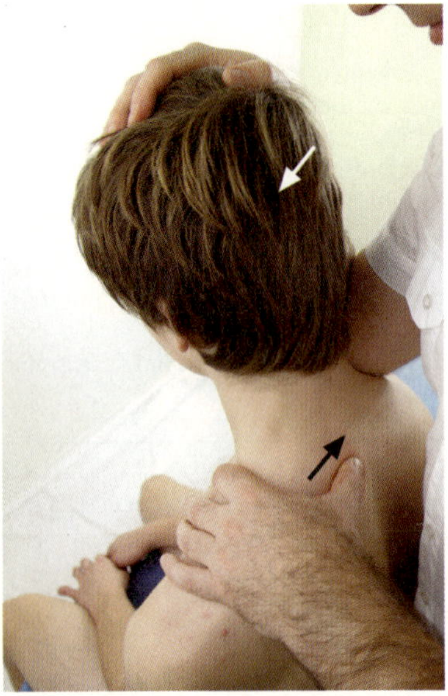

Abb. 4.8

Vorgehen

- rechte Hand: liegt auf dem Kopf des Patienten, rechter Unterarm seitlich an der HWS des Patienten
- linke Hand: liegt mit dem Daumen am Dornfortsatz des zu testenden Wirbels
- Test: Kopf und HWS nach links schieben, den zu testenden Wirbel nach rechts schieben
- Beurteilung: Eine verringerte Elastizität bzw. erhöhte Rigidität des Wirbels deuten auf eine Dysfunktion in Lateralflexion rechts hin.
- Zum Test durch Lateralflexion nach rechts werden die Hände dementsprechend gewechselt.

Test Flexion/Extension (Abb. 4.9)

Ausgangsstellung

- Patient: in Sitzposition
- Therapeut: steht seitlich hinter dem Patienten

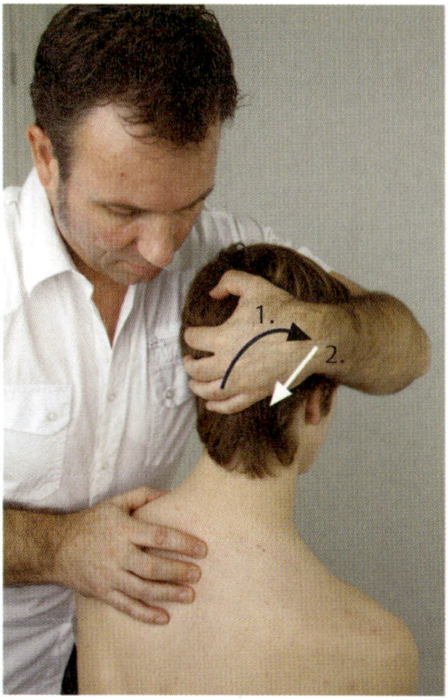

Abb. 4.9

Vorgehen

- eine Hand: liegt auf dem Kopf des Patienten
- eine Hand: liegt mit 2 Fingern in jeweils einem Interspinalraum
- Test: Flexion/Extension vom Kopf her einleiten, bis die Bewegung von den Palpationsfingern ertastet wird

> **Praxistipp** *Beim Testen der Extension wendet man gerne den sog. „Turbangriff" um die Stirn des Patienten an. So lässt sich die zu testende Region nach hinten/unten schieben. Dies entspricht der Bewegung in den Zygapophysialgelenken bei Extension.*

- Beurteilung: Eine Bewegungseinschränkung beim Öffnen (Flexion) eines Interspinalraums deutet auf eine Dysfunktion des darüberliegenden Wirbels in Extension hin, beim Schließen (Extension) eines Interspinalraums auf eine Dysfunktion in Flexion.

4.3.5 HWS

Rotationstest in Sitzposition

- hier durch Rotation nach rechts

Ausgangsstellung

- Patient: in Sitzposition
- Therapeut: rechts vom Patienten

Vorgehen

- rechte Hand: liegt auf dem Kopf des Patienten
- linke Hand: liegt mit dem Zeigefinger dorsal am linken Gelenkfortsatz, beim Testen des Atlas am hinteren linken Atlasbogen
- Test: Rotation nach rechts vom Kopf her einleiten, bis die Bewegung vom Palpationsfinger ertastet wird, der Palpationsfinger schiebt den Wirbel mit in die Rotation nach rechts
- Beurteilung: positiver Befund (im Sinne einer Dysfunktion in Rotation links) bei erhöhter Rigidität
- Zum Test durch eine Rotation nach links ist die Position des Therapeuten und der Hände entsprechend anzupassen.

Rotationstest in Rückenlage (Abb. 4.10)

Praxistipp *Bei den Testverfahren in Rückenlage ist es empfehlenswert, unter den Kopf ein kleines Kissen zu legen und beim Testen des OAA-Bereichs die untere und mittlere HWS in Flexion zu bringen.*

Ausgangsstellung

- Patient: in Rückenlage
- Therapeut: sitzt oder steht am Kopfende der Behandlungsliege

Vorgehen

- rechte Hand: liegt mit dem Zeigefinger dorsal am rechten Gelenkfortsatz
- linke Hand: liegt mit dem Zeigefinger dorsal am linken Gelenkfortsatz

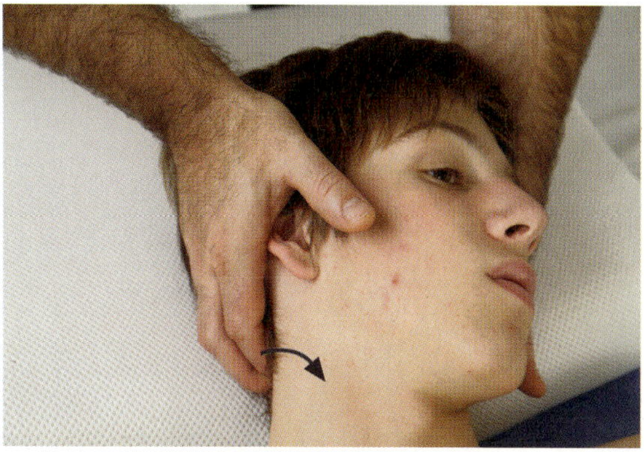

Abb. 4.10

- Test: Rotation nach rechts und anschließend nach links vom Kopf her einleiten, bis die Bewegung vom Palpationsfinger ertastet wird, der Palpationsfinger schiebt den Wirbel mit in die Rotation
- Beurteilung: positiver Befund bei erhöhter Rigidität und verringerter Bewegungsamplitude

Test Lateralflexion in Sitzposition

Ausgangsstellung

- Patient: in Sitzposition
- Therapeut: rechts vom Patienten

Vorgehen

- rechte Hand: liegt auf dem Kopf des Patienten
- linke Hand: liegt mit dem Zeigefinger dorsal-lateral am linken Gelenkfortsatz, liegt mit dem Daumen dorsal-lateral am rechten Gelenkfortsatz
- Test: Lateralflexion rechts bzw. links vom Kopf her einleiten, bis die Bewegung ertastet wird, der Daumen bzw. der Finger schiebt den Wirbel in die Translation zur Gegenseite (nach links bzw. rechts)
- Beurteilung: positiver Befund bei verringerter Bewegungsamplitude und erhöhter Rigidität

Test Lateralflexion in Rückenlage

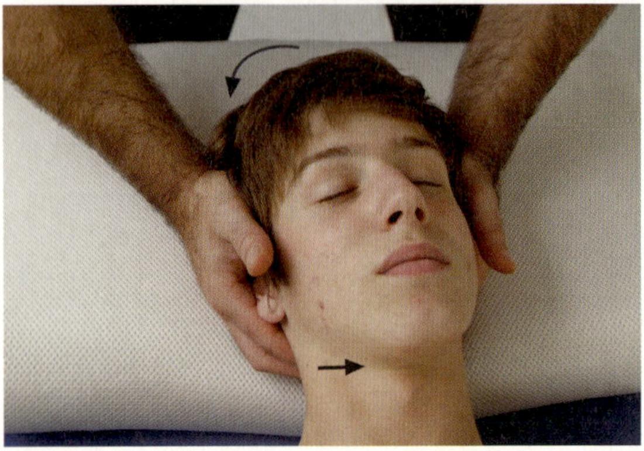

Abb. 4.11

Ausgangsstellung

- Patient: in Rückenlage
- Therapeut: sitzt oder steht am Kopfende der Behandlungsliege

Vorgehen

- rechte Hand: liegt mit dem Zeigefinger dorsal-lateral am rechten Gelenkfortsatz
- linke Hand: liegt mit dem Zeigefinger dorsal-lateral am linken Gelenkfortsatz
- Test: Lateralflexion nach rechts und nach links vom Kopf her einleiten, bis die Bewegung vom jeweiligen Palpationsfinger ertastet wird, dieser schiebt den Wirbel mit der Lateralflexion in die Translation zur Gegenseite
- Beurteilung: positiver Befund bei erhöhter Rigidität und verringerter Bewegungsamplitude

Test Flexion/Extension in Sitzposition

- Durchführung s. Test Flexion/Extension CThÜ (s. S. 180 f.)
- häufig schwierig wegen der Spannung des Lig. nuchae
- Die Festlegung der entsprechenden Parameter erfolgt häufig einfacher anhand des folgenden Tests (s. u.).

Test Flexion/Extension in Rückenlage

- bei Dysfunktion eines bestimmten Wirbels (z. B. C 2) in Rotation rechts
- Bestimmung der verbleibenden Parameter Flexion/Extension

Ausgangsstellung

- Patient: in Rückenlage
- Therapeut: sitzt oder steht am Kopfende der Behandlungsliege

Vorgehen

- Test: eine Rotation des entsprechenden Wirbels (C 2) in Flexions- und dann in Extensionsposition einleiten
- Beurteilung: Wird die Rigidität und die verringerte Bewegungsamplitude in Flexionsposition deutlicher, hat der Wirbel eine Dysfunktion in Extension, positive Befunde in Extensionsposition deuten auf eine Dysfunktion in Flexion hin.
- Alternativ kann man den Wirbel in Flexions- und Extensionsposition bringen und die Lateralflexion nach rechts und links testen.

Test der Hauptbewegungskomponente (Flexion/Extension)

Ausgangsstellung

- Patient: in Sitzposition (s. S. 180) oder in Rückenlage
- Therapeut: seitlich vom Patienten

Vorgehen

- eine Hand: liegt auf dem Kopf und leitet die zu testende Bewegung ein
- andere Hand: liegt mit Daumen und Zeigefinger palpierend gleich kaudal der Okzipitalschuppen und beurteilt die Bewegungsamplituden im Seitenvergleich
- Für die folgenden beiden Tests: Patient in Rückenlage mit flektierter HWS, Therapeut am Kopfende:
  - Test Translation/Lateralflexion Occiput: den Kopf seitlich mit beiden Händen umfassen (Klein- und evtl. Ringfinger am Occiput) und eine Lateralflexion zu einer Seite unter Hinzufügen einer Translation zur Gegenseite einleiten
  - Test Rotation Atlas: die Rotation vom Kopf her einleiten und den Atlas mit den Fingerkuppen beider Hände (werden rechts und links am hinteren Atlasbogen platziert) auf eine erhöhte Rigidität und eine verringerte Bewegungsamplitude hin testen

4.4 Rippen

Mit dem Schnelltest (s. S. 164) kann man herausfinden, ob eine Dysfunktion einer Rippe vorliegt. Alle aufgeführten Tests zur Stellung der Rippe in Inspiration oder Exspiration sind nach diesem durchzuführen. Die Stellung der Rippen kann u. a. durch die statische Palpation des dorsalen und des ventralen Anteils des Corpus costae sowie anhand der Größe der ventralen Interkostalräume bestimmt werden:

- Rippe in Dysfunktion Inspiration: großer Interkostalraum darunter, kleiner Interkostalraum darüber
- Rippe in Dysfunktion Exspiration: kleiner Interkostalraum darunter, großer Interkostalraum darüber

> **Praxistipp** *Veränderungen sind ventral besser zu ertasten als dorsal, da sie weiter entfernt von der „Halsachse" der Rippe sind.*

Bewegungstest 1

- Vermutet man aufgrund von oben beschriebenen Auffälligkeiten eine Dysfunktion einer Rippe – hier der 4. Rippe rechts – dann sind folgende Tests angezeigt.

Ausgangsstellung

- Patient: in Sitzposition oder Rückenlage
- Therapeut: steht hinter (oder seitlich) vom Patienten

Vorgehen

- eine Hand: liegt ventral an der 4. Rippe rechts
- eine Hand: liegt ventral an der 4. Rippe links
- Test: Patient atmet tief ein und dann tief aus
- Beurteilung: Bewegt sich die 4. Rippe rechts bei der Einatmung vor der 4. Rippe links, befindet sie sich in Dysfunktion Inspiration. Bewegt sie sich bei der Einatmung später als die 4. Rippe rechts, liegt eine Dysfunktion in Exspiration vor.

> **Praxistipp** *Anstatt die Reihenfolge der einsetzenden Bewegung zu beurteilen, kann man auch die Bewegungsamplitude bei Ein- und Ausatmung bestimmen.*

Bewegungstest 2

- hier der 4. Rippe rechts

Ausgangsstellung

- Patient: in Sitzposition
- Therapeut: steht rechts vom Patienten

Vorgehen

- rechte Hand: liegt ventral, einen Finger im Interkostalraum oberhalb und einen Finger im Interkostalraum unterhalb der 4. Rippe
- Test: Patient atmet tief ein und dann tief aus.
- Beurteilung: Fehlendes Öffnen eines kleinen Interkostalraums deutet auf eine Dysfunktion der Rippe in Exspiration hin, fehlendes Schließen eines großen Interkostalraums auf eine Dysfunktion in Inspiration.

Statische Palpation der 1. Rippe

Ausgangsstellung

- Patient: in Sitzposition
- Therapeut: steht hinter dem Patienten

Vorgehen

- Test: Ist der Bereich um das Tuberculum costae auf einer Seite druckempfindlich, deutet dies auf eine Dysfunktion der 1. Rippe hin. Steht das Tuberculum dabei im Vergleich zur anderen Seite hoch, liegt möglicherweise eine Dysfunktion der Rippe in Exspiration vor, steht das Tuberculum hingegen tiefer und der laterale Anteil der Rippe höher als auf der anderen Seite, liegt möglicherweise eine Dysfunktion der Rippe in Inspiration vor.

Bewegungstest der 1. Rippe

- hier beim Hinweis auf eine Dysfunktion der 1. Rippe rechts

Ausgangsstellung

- Patient: in Sitzposition
- Therapeut: steht hinter dem Patienten

■ *Vorgehen*

- rechte Hand: liegt mit dem Daumen auf dem Tuberculum und/oder mit dem Zeigefinger auf dem Corpus costae der 1. Rippe rechts
- linke Hand: dementsprechend auf der 1. Rippe links
- Test: Patient atmet tief ein und aus.
- Beurteilung: Bewegt sich die 1. Rippe rechts bei der Einatmung vor der 1. Rippe links, befindet sie sich in Dysfunktion Inspiration. Bewegt sie sich bei der Einatmung später als die 1. Rippe links, befindet sie sich in Dysfunktion Exspiration. Anstatt die Reihenfolge der einsetzenden Bewegung zu beurteilen, kann man auch die Bewegungsamplitude bei der Ein- und Ausatmung bestimmen.

4.5 Obere Extremität

4.5.1 Schultergürtel

Die folgende Untersuchung dient zur Bestimmung des Knochens bzw. Gelenks, der/das möglicherweise betroffen ist. Hierzu gehört auch die Palpation von myofaszialen Spannungen und eine Untersuchung der Stellung der knöchernen Anteile des Schultergürtels.

■ ***Allgemeine Untersuchung***

■ *Ausgangsstellung*

- Patient: in Sitzposition
- Therapeut: steht hinter dem Patienten

■ *Vorgehen*

- Beide Hände mit den Fingern auf die Clavicula legen und die Mobilität der Clavicula in Rotation nach posterior bei der Einatmung und in Rotation nach anterior bei der Ausatmung beurteilen.
- Jeweils einen Finger in den rechten und linken Gelenkspalt des SCG legen und den Patienten auffordern, den Schultergürtel aktiv zu kreisen. Dabei die Bewegungsamplituden im rechten und linken SCG miteinander vergleichen.
- Aktive und passive Bewegungen des Arms in Abduktion/Adduktion, Innenrotation/Außenrotation durchführen (lassen) und überprüfen, ob hierbei deutliche Bewegungseinschränkungen, eventuell ein „Kapselmuster“ und/ oder Schmerzen („painful-arc“) bestehen. Falls ja, kann dies ein Hinweis

sein auf u. a. subakromiale Reizungen, eine Periarthritis humeroscapularis oder degenerative Prozesse.

Test SCG

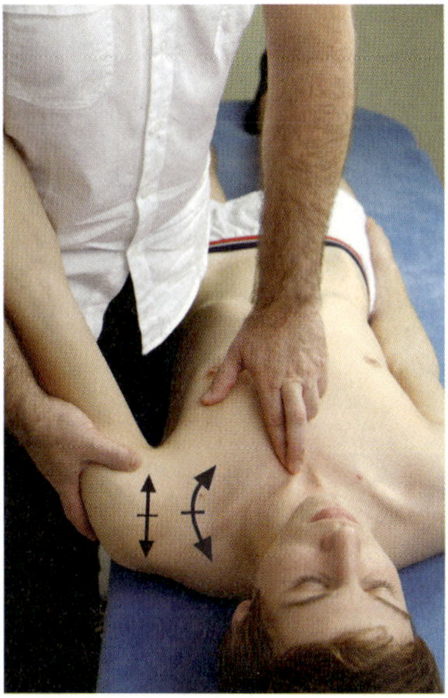

Abb. 4.12

Ausgangsstellung

- Patient: in Rückenlage
- Therapeut: steht seitlich zwischen Thorax und Arm des Patienten und fixiert diesen Arm zwischen seinem Oberarm und Thorax

Vorgehen

- laterale Hand: umfasst den Schulterbereich von außen
- mediale Hand: legt einen Finger in den Gelenkspalt des SCG
- Test: Die äußere Hand bewegt den Schultergürtel:
  - nach oben (Elevation): Bewegung der Clavicula im SCG nach kaudal
  - nach unten (Depression): Bewegung der Clavicula im SCG nach kranial
  - nach vorn (Protraktion): Bewegung der Clavicula im SCG nach anterior
  - nach hinten (Retraktion): Bewegung der Clavicula im SCG nach posterior

Test Klavikularotation (SCG/ACG)

Ausgangsstellung

- Patient: in Sitzposition
- Therapeut: steht hinter dem Patienten

Vorgehen

- mediale Hand: Mittelfinger von ventral und den Daumen von dorsal an das laterale Ende der Extremitas acromialis der Clavicula, Zeigefinger auf den Gelenkspalt
- laterale Hand: greift den Unterarm des Patienten und leitet die Bewegungen ein
- Test: Rotation der Clavicula nach anterior (**Abb. 4.13**) durch Innenrotation (und leichte Retroversion) der Schulter bzw. Rotation der Clavicula nach posterior (**Abb. 4.14**) durch Außenrotation (und leichte Anteversion)

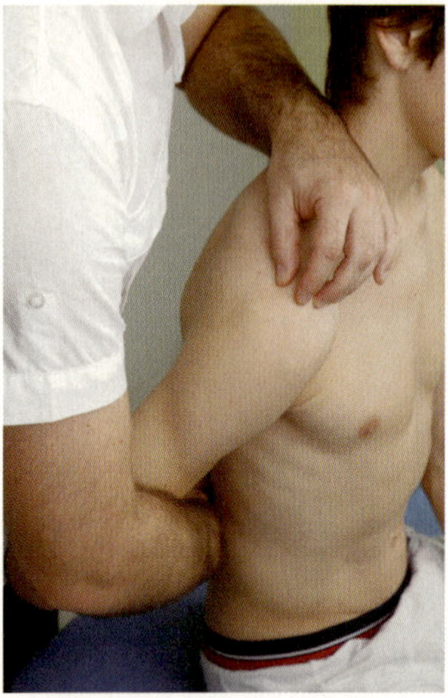

Abb. 4.13 Klavikularotation anterior.

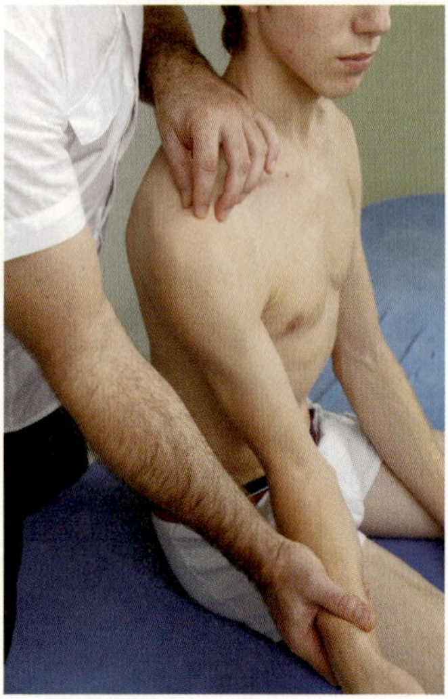

Abb. 4.14 Klavikularotation posterior.

Test Schultergelenk

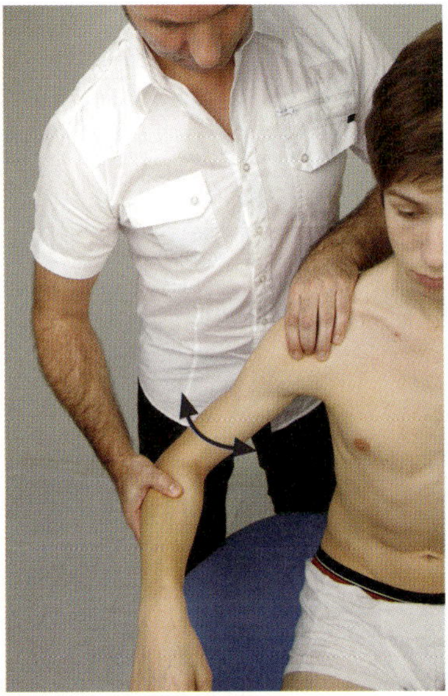

Abb. 4.15

Ausgangsstellung

- Patient: in Sitzposition
- Therapeut: steht hinter dem Patienten

Vorgehen

- mediale Hand: ertastet das Caput humeri und beurteilt Bewegungen des Knochens bei den eingeleiteten Bewegungen mit den Fingern von ventral sowie mit dem Daumen von dorsal
- laterale Hand: greift den proximalen Unterarm oder die Ellenbogenregion des Patienten
- Test: passive Bewegungen in Anteversion/Retroversion, Abduktion/Adduktion und Innenrotation/Außenrotation

Test Schulterblatt-Thorax-Gelenk

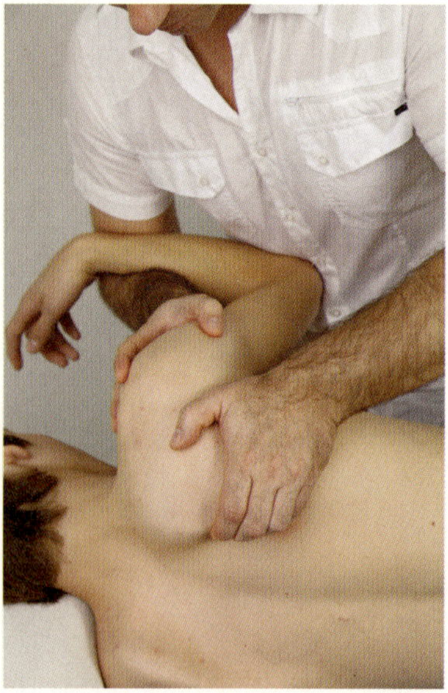

Abb. 4.16

Ausgangsstellung

- Patient: in Seitlage, mit dem Arm auf Ober- und Unterarm des Therapeuten
- Therapeut: steht vor dem Patienten

Vorgehen

- kaudale Hand: umfasst die Scapula breitflächig mit den Fingern am Margo medialis
- kraniale Hand: trägt den Arm des Patienten
- Test: passive Bewegungen der Scapula in den einzelnen Bewegungsrichtungen oder als Zirkumduktion

Praxistipp *Mit dem hier beschriebenen Vorgehen lässt sich die Scapula bzw. der gesamte Schultergürtel mit den zahlreichen myofaszialen Befestigungen mobilisieren. Die Mobilisation des Schulterblatts erfolgt in die eingeschränkten Richtungen.*

4.5.2 Ellenbogengelenk

Test Pronation/Supination

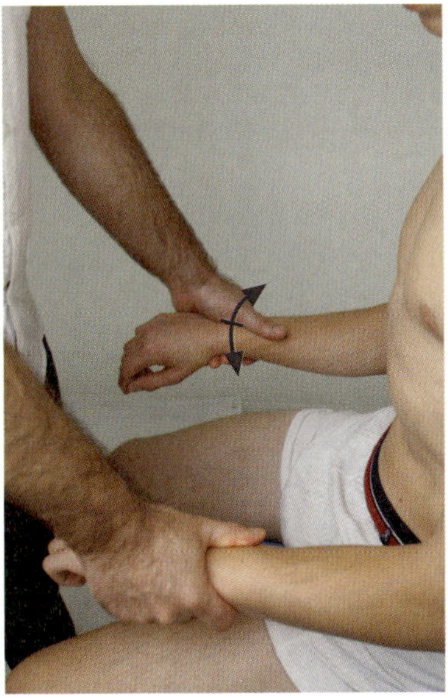

Abb. 4.17

Ausgangsstellung

- Patient: in Sitzposition, beide Ellenbogengelenke um 90° flektiert
- Therapeut: steht vor dem Patienten

Vorgehen

- beide Hände: umgreifen den distalen Unterarm des Patienten
- Test: passive Bewegungen in Pronation/Supination

Test Abduktion/Adduktion

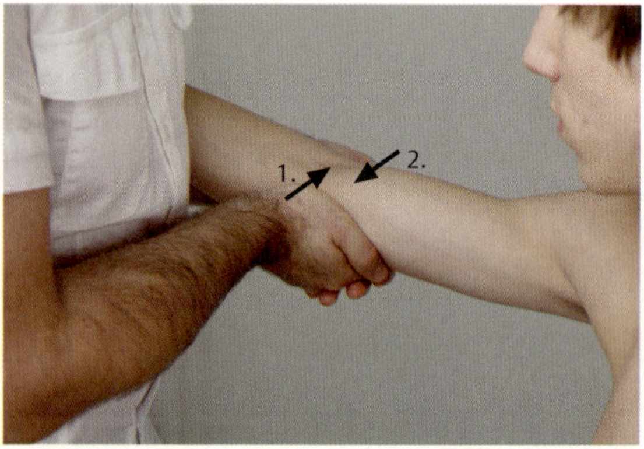

Abb. 4.18

Ausgangsstellung

- Patient: in Sitzposition
- Therapeut: steht vor dem Patienten und fixiert den distalen Unterarm des Patienten zwischen seinem nicht gleichseitigen Arm und seinem Thorax

Vorgehen

- laterale Hand: breitflächig mit dem Thenar am Epicondylus lateralis und mit dem Hypothenar am proximalen Radius
- mediale Hand: breitflächig mit dem Thenar am Epicondylus medialis und mit dem Hypothenar an der proximalen Ulna
- Test: Adduktion durch Druck der medialen Hand nach lateral bzw. Abduktion durch Druck der lateralen Hand nach medial

Test Radiuskopf

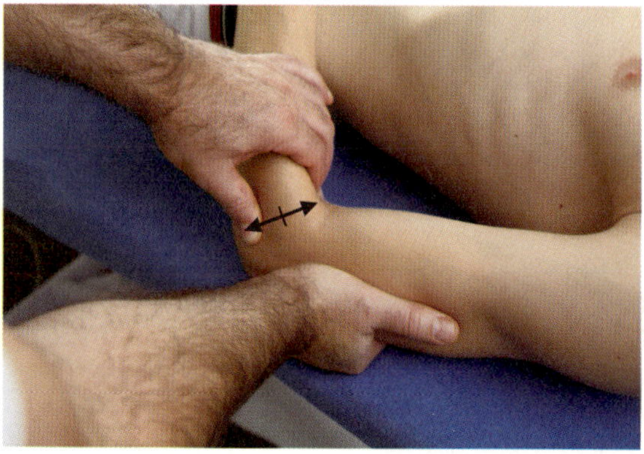

Abb. 4.19

Ausgangsstellung

- Patient: in Rückenlage, Unterarm auf dem Bauch liegend
- Therapeut: steht (oder sitzt) seitlich vom Patienten

Vorgehen

- kraniale Hand: fixiert den Ellenbogen
- kaudale Hand: umfasst den Radiuskopf
- Test: Verschieben des Radiuskopfes nach anterior und posterior

Test distales Radioulnargelenk

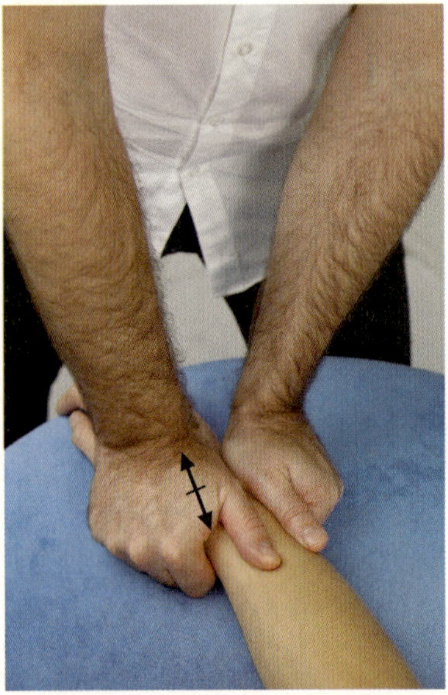

Abb. 4.20

Ausgangsstellung

- Patient: in Sitzposition, Unterarm in leichter Pronationsstellung auf der Behandlungsliege abgelegt
- Therapeut: steht (oder sitzt) vor dem Patienten

Vorgehen

- mediale Hand: umfasst den Radius am distalen Ende
- laterale Hand: umfasst die Ulna am distalen Ende
- Test: bei fixierter Ulna den Radius nach anterior und posterior bewegen

> **Praxistipp** *Mit veränderter Bewegungsamplitude und Frequenz ist dieses Verfahren zur Mobilisation geeignet, dabei können auch beide Knochen bewegt werden.*

4.5.3 Hand

> *Praxistipp* *Die folgenden Tests der Hand sind mit veränderter Bewegungsamplitude und Frequenz auch zur Mobilisation geeignet.*

Für alle Tests der Hand gilt:

Ausgangsstellung

- Patient: in Sitzposition
- Therapeut: steht vor dem Patienten

Test Os scaphoideum

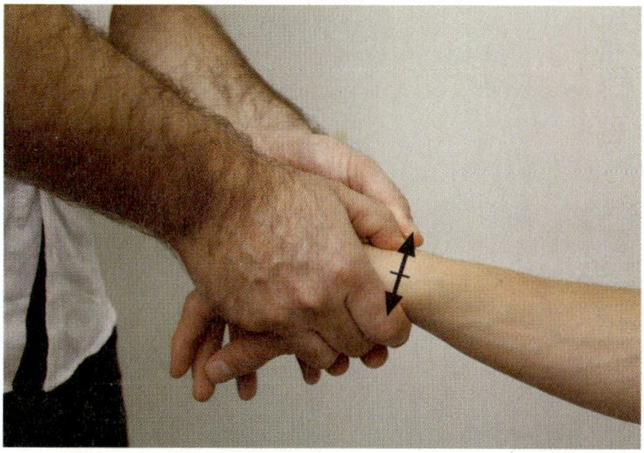

Abb. 4.21

Vorgehen

- beide Hände: umfassen zwischen kleinem und Ringfinger die Hand des Patienten (lateral zwischen kleinem und Ringfinger, medial zwischen Daumen und Zeigefinger des Patienten), beide Daumen liegen auf dem Os scaphoideum
- Test: nach palmar und dorsal

Test Os lunatum

- s. Test Os scaphoideum (s. o.), dabei liegen beide Daumen auf dem Os lunatum

Test Os pisiforme

Vorgehen

- eine Hand: greift die Hand des Patienten
- eine Hand: greift das Os pisiforme zwischen Daumen und Zeigefinger
- Test: Gleiten des Knochens in alle Richtungen (v. a. radial/ulnar)

Test proximale karpale Gelenkreihe radial/ulnar

Vorgehen

- kraniale Hand: fixiert den Unterarm des Patienten
- kaudale Hand: Griff wie beim Händeschütteln
- Test: Gleiten der Knochen der proximalen Reihe nach radial/ulnar

Test Daumensattelgelenk

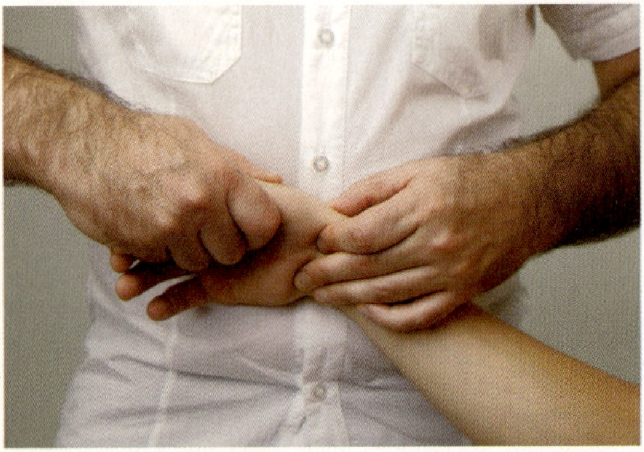

Abb. 4.22

Vorgehen

- kraniale Hand: fixiert das Os trapezium des Patienten zwischen Daumen und Zeigefinger
- kaudale Hand: greift Os metacarpale I

- Test: verschieben des Os metacarpale I nach anterior/posterior und radial/ ulnar

4.6 Becken

4.6.1 ISG

Neben dem bereits vorgestellten Schnelltest (s. S. 157 f.) kann folgender Bewegungsstest durchgeführt werden.

Schnelltest ISG

Ausgangsstellung

- Patient: in Rückenlage
- Therapeut: steht neben dem Patienten

Vorgehen

- laterale Hand: Palpationshand, liegt mit 2 oder 3 Fingern medial der gleichseitigen SIPS
- mediale Hand: umfasst die Beckenschaufel von anterior an der SIAS oder alternativ das Knie des Patienten bei flektiertem Hüft- und Kniegelenk (Fuß auf der Behandlungsliege aufgestellt)
- Test: eine nach posterior gerichtete Gleitbewegung (nicht Rotationsbewegung) des Iliums über die SIAS einleiten, alternativ über das Knie einen axialen Druck in Richtung des Beckens geben
- Beurteilung: Beurteilt wird, ob man rechts und links die gleiche Mobilität ertastet.
- Normalerweise benötigt man entweder den **1. oder 2. Schnelltest**. Ist dieser ohne Befund, liegt keine Beckendysfunktion vor. Ist der Test positiv, können folgende Dysfunktionen vorliegen (**Tab. 4.1**):
  - des **Iliums**: Ilium anterior oder Ilium posterior
  - des **Sakrums**: anterior in Torsion (R/R oder L/L) oder posterior in Torsion (R/L oder L/R)
  - der **Symphyse pubis**: Pubis superior oder Pubis inferior

Tab. 4.1 Mögliche Palpationsbefunde (jeweils im Seitenvergleich) bei Dysfunktionen des Iliums bzw. Sakrums unterteilt nach Untersuchungspositionen.

Untersuchungs-position und -region	anteriore Befunde	posteriore Befunde
Ilium	**Ilium anterior („langes Bein")**	**Ilium posterior („kurzes Bein")**
im Stand:		
Crista iliaca	höher	tiefer
SIAS*	weiter ventral/lateral	weiter dorsal/medial
SIPS	v. a. weiter ventral	v. a. weiter dorsal
in Rückenlage:		
Crista iliaca	tiefer	höher
Malleolus medialis	tiefer	höher
R. superior ossis pubis	tiefer	höher
SIAS-Bauchnabel-Abstand	größer	kleiner
in Bauchlage:		
Sulcus	flacher	tiefer
Sakrum	**Torsion, Basis anterior (R/R bzw. L/L)**	**Torsion, Basis posterior (R/L bzw. L/R)**
in Bauchlage:		
Sulcus auf der Dysfunktionsseite	tiefer	flacher
AIL der anderen Seite	posterior	anterior
AIL der gleichen Seite	anterior	posterior

* Die Veränderungen der SIAS sind zumeist deutlicher als die der SIPS, da sie weiter entfernt sind von der dorsal gelegenen Bewegungsachse des ISG.

Palpation zur Differenzierung von Dysfunktionen des Iliums bzw. Sakrums

- weitere Vorgehensweise, falls einer der beiden Schnelltests (s. o.) positiv ist:

Ausgangsstellung

- Patient: in Bauchlage
- Therapeut: steht neben dem Patienten

Vorgehen

- Test:
  - eine Hand: in den rechten Sulcus (von der SIPS nach kranial-medial), andere Hand: in den linken Sulcus, Vergleich der Tiefe des Sulcus
  - danach: eine Hand: auf den rechten AIL, andere Hand: auf den linken AIL und Vergleich der Position (anterior/posterior) des AIL
- Beurteilung (**Tab. 4.1**):
  - Gibt es nur Unterschiede im Sulcus, liegt eine Dysfunktion des Iliums vor:
    - Sulcus tiefer: Ilium posterior
    - Sulcus flacher: Ilium anterior
  - Gibt es Unterschiede im Sulcus **und** beim AIL, liegt eine Dysfunktion des Sakrums vor:
    - Sulcus tiefer: Sakrumbasis anterior
    - Sulcus flacher: Sakrumbasis posterior
    - AIL posterior: gegenüberliegende Sakrumbasis anterior
    - AIL anterior: gegenüberliegende Sakrumbasis posterior

> ***Praxistipp*** *Palpationen sind nur in Kombination mit Bewegungstests aussagekräftig. Beim Vorlauftest können zwischen den Befunden im Stand und Sitzen signifikante Differenzen auftreten, die aber eher eine Asymmetrie der unteren Extremität indizieren als sakroiliakale Dysfunktionen [19].*

4.6.2 Ilium

Bei folgendem Test handelt es sich um einen Bewegungstest.

Spine-Test

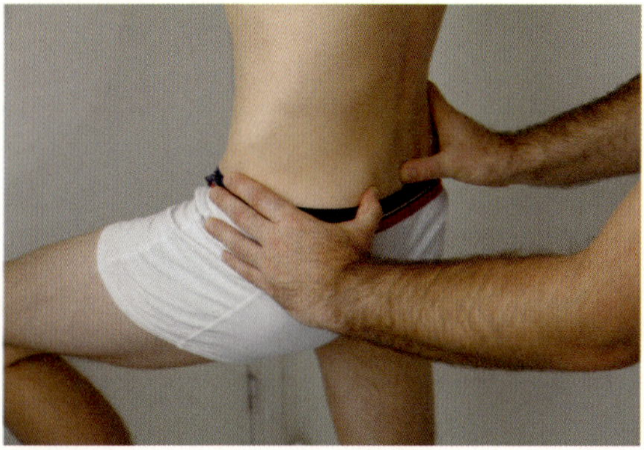

Abb. 4.23

Ausgangsstellung

- Patient: steht mit den Händen abgestützt an/vor einer Wand
- Therapeut: steht hinter dem Patienten

Vorgehen

- laterale Hand: von kaudal-dorsal an der SIPS zum Ertasten der Positionsveränderung beim Test nach posterior bzw. anterior
- mediale Hand: liegt mit dem Daumen auf der Crista sacralis mediana, sobald sich das Sakrum mit dem Ilium mitbewegt, ist die iliosakrale Mobilität ausgeschöpft
- Test: Der Patient beugt erst auf der einen, dann auf der anderen Seite das Bein im Hüftgelenk, bis die Bewegung des Beins das Ilium mit nach posterior nimmt, danach streckt er erst das eine und dann das andere Bein, bis die Bewegung des Beins das Ilium mit nach anterior nimmt.
- Beurteilung:
  - Ist die Bewegung nach posterior eingeschränkt: Dysfunktion des Iliums nach anterior auf dieser Seite; bei Einschränkung der Bewegung nach anterior: Dysfunktion des Iliums nach posterior

- Ist die Bewegung nach anterior auf der einen und nach posterior auf der anderen Seite eingeschränkt, oder liegen andere Befunde vor, die nicht eindeutig einem Ilium anterior oder posterior zuzuordnen sind, kann dies auf eine Dysfunktion der Symphyse pubis hinweisen.
- Ist die Bewegung nach anterior und nach posterior auf einer Seite eingeschränkt, deutet dies auf eine zumeist traumatisch entstandene Upslip-Dysfunktion des Iliums auf dieser Seite hin.

4.6.3 Sakrum

Federungstest

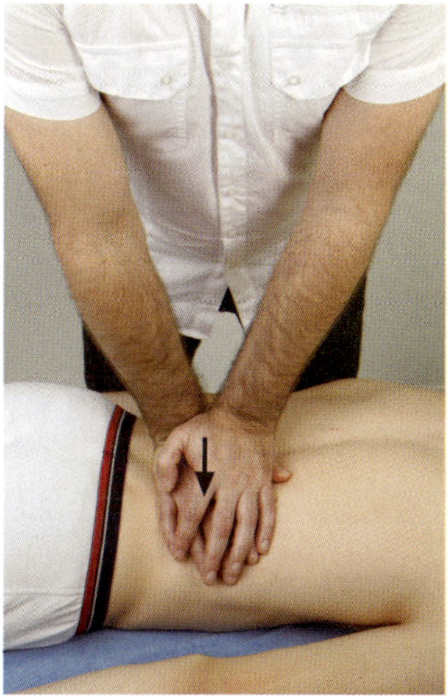

Abb. 4.24

Ausgangsstellung

- Patient: in Bauchlage
- Therapeut: steht neben dem Patienten

Vorgehen

- eine Hand: sucht die Verbindungslinie zwischen den beiden SIPS
- beide Hände: liegen aufeinander und sind direkt oberhalb der Linie zu platzieren
- Test: Der Patient wird aufgefordert auszuatmen, dabei erfolgt ein federnder Druck nach anterior.
- Liegen aufgrund von zuvor durchgeführten Tests gesicherte Hinweise auf eine Dysfunktion des Sakrums vor, dann erfolgt die Beurteilung des Tests wie folgt:
  - Federung möglich (weich/elastisch): Dysfunktion der Sakrumbasis nach anterior
  - Federung weniger gut möglich (fest/rigide): Dysfunktion der Sakrumbasis nach posterior

> **Praxistipp** *Das Sakrum ist Teil einer funktionellen Einheit, bestehend aus der unteren LWS, dem Becken und den Hüftgelenken. Der Zustand der einzelnen Bestandteile dieser Einheit hat Einfluss auf die gesamte Lenden-Becken-Hüftregion (LBH). Bestimmte Tests – wie auch der Federungstest – können isoliert betrachtet durch Störungen einer oder mehrerer Teile der funktionellen Einheit Veränderungen aufweisen. Würde man mit dem Federungstest die Untersuchung dieser LBH-Region beginnen, so könnte sich hinter einem festen Befund eine mögliche Dysfunktion der LWS in Flexion und/oder eines Sakrums nach posterior und/oder eines Iliums nach posterior und/oder des Hüftgelenks verbergen. Daher ist es empfehlenswert, unbedingt die gesamte LBH-Region zu untersuchen.*

Schaukeltest 1

- Mit diesem Test kann man das Sakrum in alle Richtungen und um beide schrägen Achsen testen.
- Ebenso ist er zur Bestätigung anderer Tests geeignet: Hat man z. B. einen ISG-Test, der rechts positiv ist, und einen Sulcus, der auf dieser Seite tiefer ist, und einen AIL, der auf der gegenüberliegenden Seite posterior ist, so spricht dies für eine Dysfunktion L/L und wird der Test folgendermaßen durchgeführt:

Ausgangsstellung

- Patient: in Bauchlage
- Therapeut: steht links neben dem Patienten

Vorgehen

- linke Hand: liegt mit dem Hypothenar auf dem linken AIL
- rechte Hand: Daumen im Sulcus

- Test: Die linke Hand drückt den AIL nach anterior in Richtung der rechten Basis.
- Beurteilung: Zum einen wird die Elastizität/Rigidität des AIL beurteilt, zum anderen palpiert der Daumen die Bewegungsamplitude der Basis nach posterior. Anschließend erfolgt ein Vergleich mit der gleichen Bewegung um die rechte Achse.

Schaukeltest 2

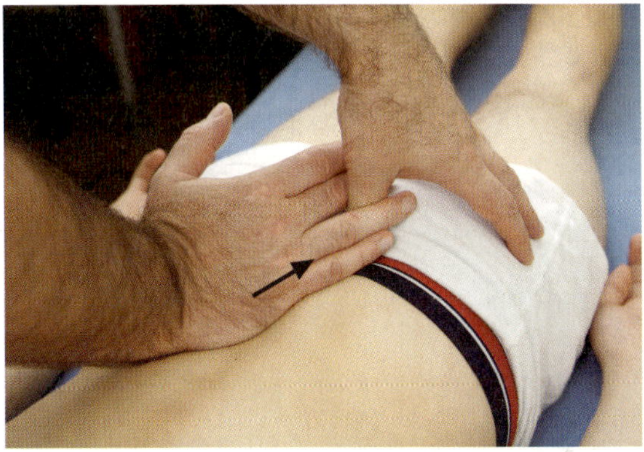

Abb. 4.25

- hier zur Bestätigung einer vermuteten Dysfunktion R/L mit Basis posterior

Ausgangsstellung

- Patient: in Bauchlage
- Therapeut: steht rechts neben dem Patienten

Vorgehen

- eine Hand (dies kann wahlweise die rechte oder linke sein): liegt mit dem Hypothenar auf der rechten Basis (Hand dabei etwas ulnar kippen, um nicht auf die SIPS zu drücken)
- andere Hand: Daumen auf dem linken AIL
- Test: die Basis nach anterior in Richtung des rechten AIL drücken
- Beurteilung: Zum einen wird die Elastizität/Rigidität der Basis beurteilt, zum anderen palpiert der Daumen die Bewegungsamplitude des AIL nach posterior. Anschließend erfolgt ein Vergleich mit der gleichen Bewegung um die rechte Achse.

***Praxistipp** Bei gleicher Ausgangsstellung und gleichem Vorgehen kann man den Test zu einer Mobilisation machen. Mit folgenden Anpassungen: Auf die Palpation kann verzichtet werden, d. h., diese Hand kann zur Unterstützung auf die andere Hand gelegt werden. Zum „Öffnen" wird das Bein auf der Seite der zu behandelnden Sakrumbasis so weit in Adduktion und das andere Bein so weit in Abduktion gelegt, bis die Bewegung das Becken mitnimmt. Steht die Sakrumbasis anterior, wird der AIL während einer tiefen Einatmung (hierzu den Patienten auffordern) nach anterior in Richtung der gegenüberliegenden Basis mobilisiert und während der Ausatmung (erneut den Patienten auffordern) in dieser Position gehalten. Steht die Sakrumbasis posterior wird die Sakrumbasis während einer tiefen Ausatmung nach anterior in Richtung des gegenüberliegenden AIL mobilisiert und während der Einatmung gehalten.*

Atemtest

Ausgangsstellung

- Patient: in Bauchlage
- Therapeut: steht neben dem Patienten

Vorgehen

- linke Hand: in den linken Sulcus
- rechte Hand: in den rechten Sulcus
- Test: Patient atmet tief ein und dann aus.
- Beurteilung:
  - Bleibt eine Basis bei der Einatmung anterior, befindet sich diese in Dysfunktion nach anterior, bleibt sie bei der Ausatmung posterior dementsprechend in Dysfunktion nach posterior.
- Daneben kann der AIL getestet werden:
  - Dazu wird jeweils ein Daumen auf den AIL gelegt, und der Patient atmet tief ein, dann aus.
  - Bleibt ein AIL bei der Einatmung posterior, befindet sich dieser in Dysfunktion nach posterior, bleibt er bei der Ausatmung anterior dementsprechend in Dysfunktion nach anterior.

Provokationsstellung (s. S. 172)

- Bei der Sphinx-Position wird der LSÜ in Extension eingestellt, d. h., die Sakrumbasen sollten sich nach anterior und die AIL nach posterior bewegen.
- Bei der Päckchen-Position wird der LSÜ in Flexion eingestellt, d. h., die Sakrumbasen sollten sich nach posterior und die AIL nach anterior bewegen.
- Beurteilung: Vergleich der Bewegungsamplituden Basis und AIL rechts und links durch Palpation

4.6.4 Symphyse pubis

Test Symphyse pubis

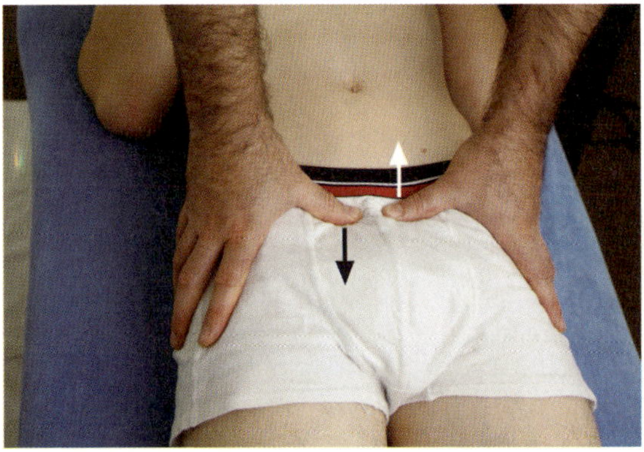

Abb. 4.26

Ausgangsstellung

- Patient: in Rückenlage
- Therapeut: steht neben dem Patienten

Vorgehen

- beide Hände: auf den myofaszialen Geweben etwas kranial/lateral der Symphyse pubis
- Test: mit der rechten Hand das Gewebe nach inferior schieben, gleichzeitig mit der linken Hand das Gewebe nach superior ziehen, dann umgekehrt
- Beurteilt wird die myofasziale Elastizität bzw. Rigidität beim Testen nach superior und inferior.

Praxistipp *In der Regel liegt im Falle eines positiven Befundes beim Test des Pubisgelenks nach inferior rechts auch ein positiver Befund beim Test nach superior links vor. Daraus resultiert eine Behandlungstechnik, die das Pubisgelenk „auf beiden Seiten“ mobilisiert (s. S. 324 ff.).*

4.6.5 Provokationstests Becken

Mit der Durchführung dieser Provokationstests sollen Schmerzen beim Patienten ausgelöst und somit reproduziert werden, die aufgrund einer Beckengürtelstörung auftreten können. Die Tests, außer dem Active-Straight-Leg-Raise-Test, sind jeder für sich positiv, wenn ein lokaler Schmerz im ISG oder in der Symphyse oder ein vom ISG ausstrahlender Schmerz auftritt. Sind insgesamt 3 der Tests positiv, spricht dies für eine ISG-Problematik.

Gaenslen-Test

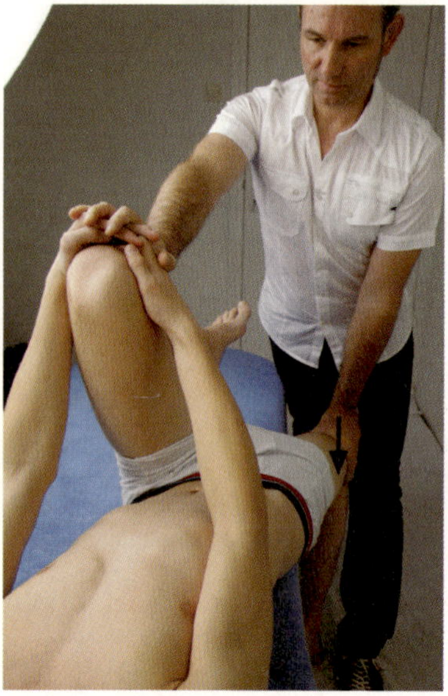

Abb. 4.27

- Patient: in Rückenlage, am Rand oder am Fußende der Behandlungsliege, ein Bein maximal im Hüft- und Kniegelenk gebeugt, das andere Bein reicht über den Rand der Behandlungsliege hinaus
- Therapeut: steht neben dem Patienten
- Test: Der Therapeut fixiert mit dem Patienten das gebeugte Bein, das andere Bein wird in Extension gebracht.

Patrick-Faber-Test

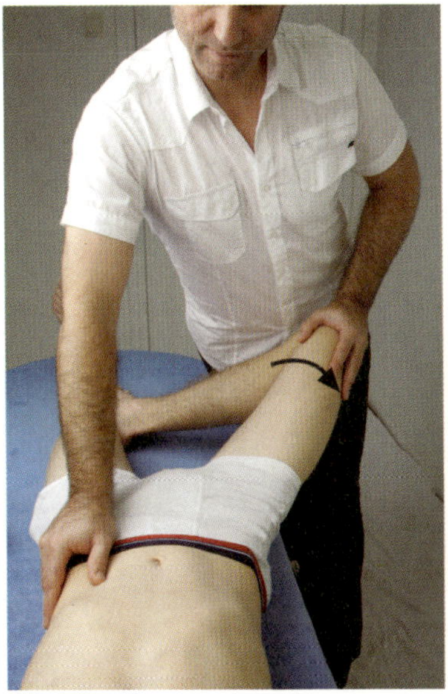

Abb. 4.28

- Patient: in Rückenlage
- Therapeut: steht neben dem Patienten
- Test: Flexion, Abduktion und Rotation nach außen

Kompressionstest

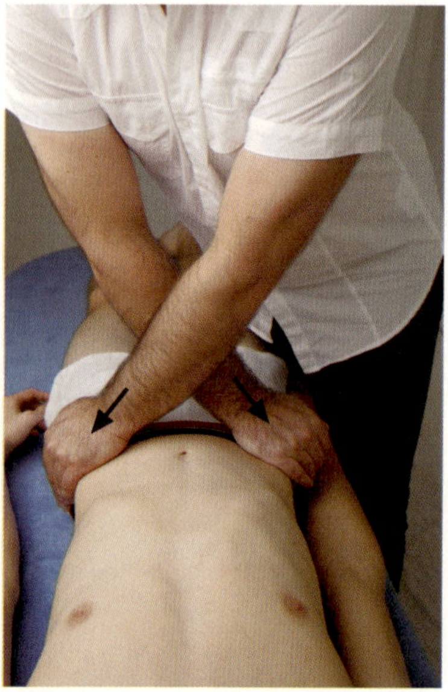

Abb. 4.29

- Patient: in Rückenlage
- Therapeut: steht neben dem Patienten, Hände auf SIAS, Unterarme überkreuzt
- Test: Schub nach dorsal/lateral

Distraktionstest

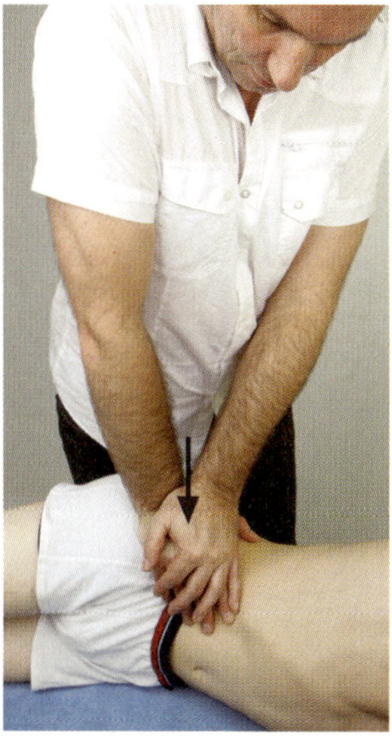

Abb. 4.30

- Patient: in Seitlage
- Therapeut: steht hinter dem Patienten, Hände lateral auf der Beckenschaufel
- Test: Schub in Richtung Behandlungsliege

Sacral-thrust-Test

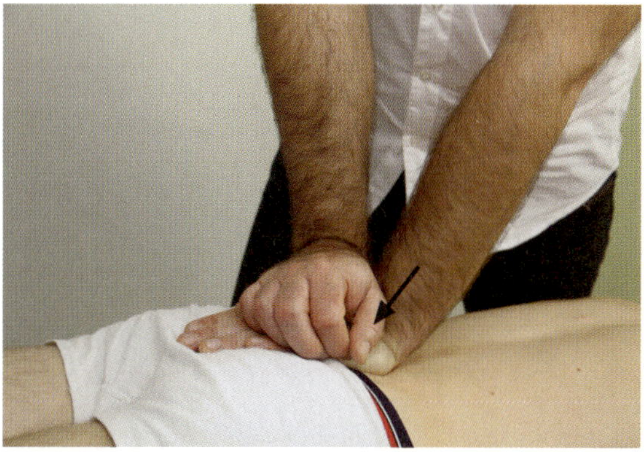

Abb. 4.31

- Patient: in Bauchlage
- Therapeut: steht seitlich vom Patienten
- Test: senkrechter, Schub nach anterior auf die Sakrumbasis

Thigh-thrust-Test

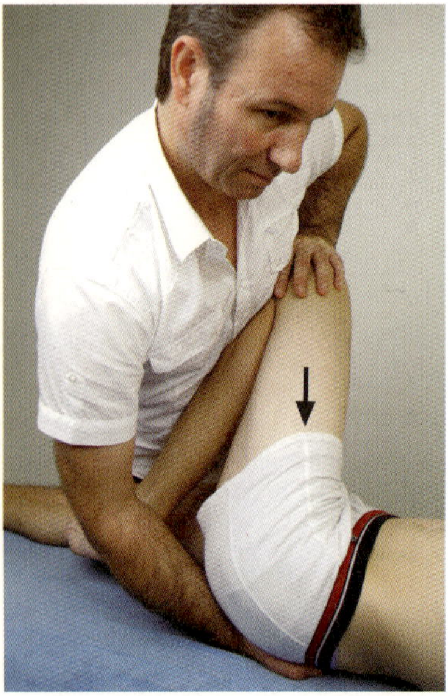

Abb. 4.32

- Patient: in Rückenlage
- Therapeut: steht seitlich vom Patienten, eine Hand liegt unter dem Sakrum, die andere Hand greift das gegenüberliegende flektierte Bein
- Test: impulsartiger Schub über das Bein in Richtung ISG

Active-Straight-Leg-Raise-Test

Vermutet man eine **Hypermobilität** mit Instabilität im Becken, ist folgender Test anzuwenden:

- Patient: in Rückenlage
- Test: Der Patient wird aufgefordert, erst das eine und danach das andere Bein gestreckt von der Behandlungsliege abzuheben.
- Beurteilt werden:
  - dabei auftretende Schmerzen im Becken (ISG inklusive Projektionsareale oder Pubisregion)
  - Grad der möglichen Instabilität: Bein anheben nicht schwierig bis unmöglich (Letzteres spricht in Kombination mit Schmerzen für eine deutliche Instabilität, wie man sie z. B. nach einer postnatalen Symphysendislokation findet)

- Falls sich die positiven Befunde durch externe Stabilisierung des ISG (z. B. durch manuelle transversale Kompression des Beckens) verringern, spricht dies für das Vorliegen einer Instabilität.

4.7 Untere Extremität

4.7.1 Hüftgelenk

Rotationstest

Ausgangsstellung

- Patient: in Rückenlage, Hüft- und Kniegelenk um 90° flektiert
- Therapeut: steht seitlich vom Patienten

Vorgehen

- kraniale Hand: umfasst den distalen Oberschenkel
- kaudale Hand: umfasst den Fuß
- Test: Rotation nach innen (**Abb. 4.33**) und außen

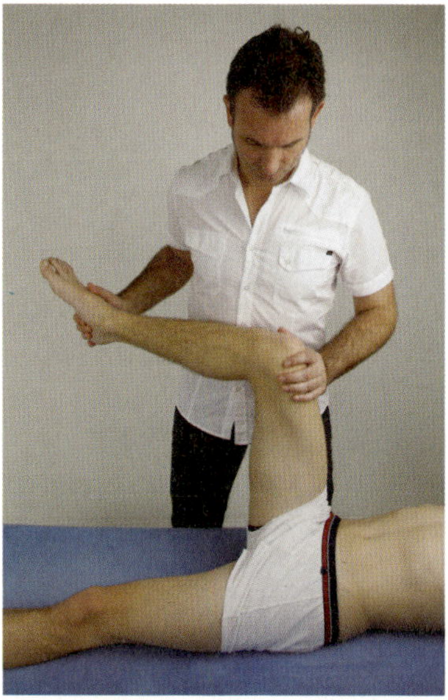

Abb. 4.33

Test Abduktion

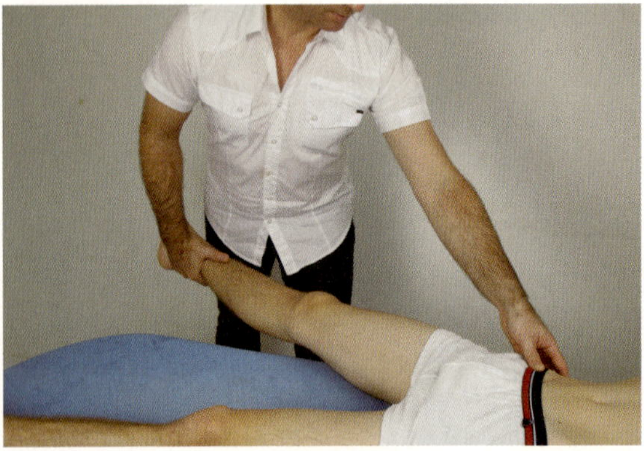

Abb. 4.34

Ausgangsstellung

- Patient: in Rückenlage
- Therapeut: steht seitlich vom Patienten

Vorgehen

- kraniale Hand: ertastet die SIAS
- kaudale Hand: umfasst den distalen Unterschenkel
- Test: Abduktion bis zum Einsetzen einer Beckenbewegung

Test Adduktion (Abb. 4.35)

Ausgangsstellung

- Patient: in Rückenlage
- Therapeut: steht am Fußende der Behandlungsliege

Vorgehen

- eine Hand: umfasst das zu testende Bein
- eine Hand: umfasst das andere Bein und hebt es etwas von der Behandlungsliege ab
- Test: Adduktion

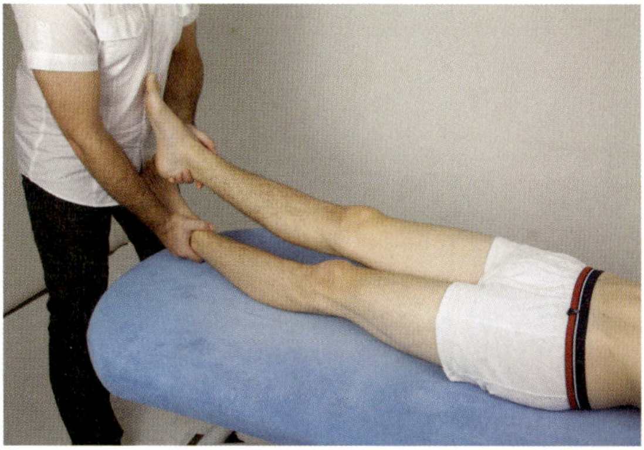

Abb. 4.35

Test Flexion/Extension

- eher als orientierende und Ausschlusstests zu sehen

> **Praxistipp** *Deutliche Einschränkungen dieser Bewegungen deuten i. d. R. auf degenerative Veränderungen des Gelenks hin.*

Ausgangsstellung

- Patient: in Rückenlage
- Therapeut: steht seitlich vom Patienten

Vorgehen

- Test: Flexion, gleichzeitig Test der Extension für die andere Seite (auf eventuelle Bewegungen achten)

4.7.2 Kniegelenk

Rotationstest

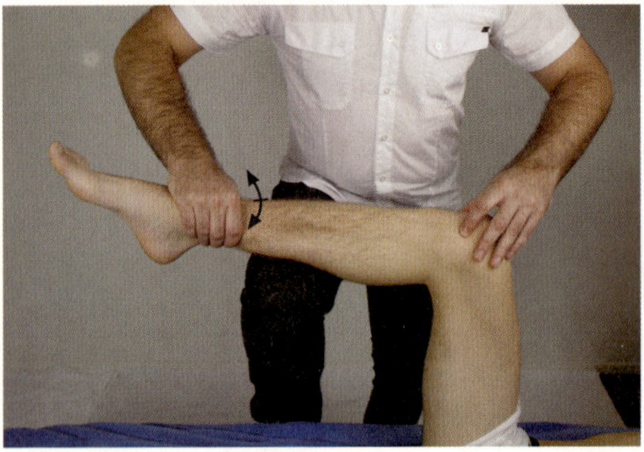

Abb. 4.36

Ausgangsstellung

- Patient: in Rückenlage, Hüft- und Kniegelenk um 90° flektiert
- Therapeut: steht seitlich vom Patienten (optional kann der „kaudale" Fuß auf die Behandlungsliege aufgestellt und der distale Unterschenkel des Patienten auf dem Oberschenkel des Therapeuten platziert werden)

Vorgehen

- kraniale Hand: ertastet den Gelenkspalt zum Erspüren der Bewegung
- kaudale Hand: greift den distalen Unterschenkel
- Test: Rotation nach innen und außen

Test Abduktion/Adduktion (**Abb. 4.37**)

Ausgangsstellung

- Patient: in Rückenlage, Kniegelenk leicht flektiert
- Therapeut: steht seitlich vom Patienten, nimmt das Bein des Patienten seitlich neben die Behandlungsliege, fixiert den distalen Unterschenkel des Patienten zwischen seinen Oberschenkeln

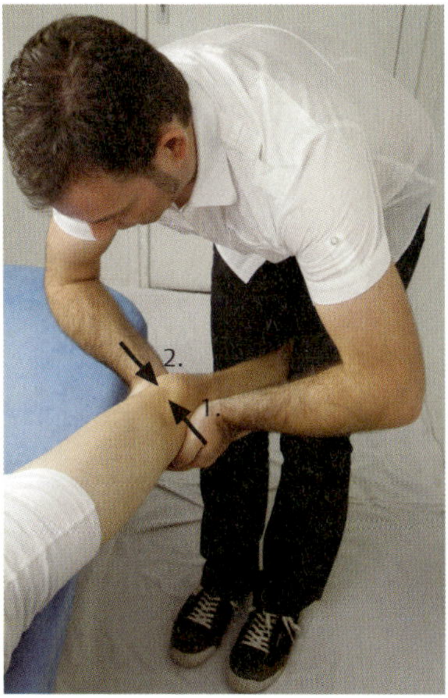

Abb. 4.37

Vorgehen

- mediale Hand: breitflächig am Condylus medialis des Ober- und des Unterschenkels
- laterale Hand: breitflächig am Condylus lateralis des Ober- und des Unterschenkels
- Test: Adduktion durch Druck der medialen Hand nach lateral, Abduktion durch Druck der lateralen Hand nach medial

Test Tibia anterior (Extension)/Tibia posterior (Flexion) (**Abb. 4.38**)

Ausgangsstellung

- Patient: in Rückenlage, Kniegelenk deutlich flektiert, Fuß auf der Behandlungsliege
- Therapeut: steht (oder sitzt) am Fußende der Behandlungsliege

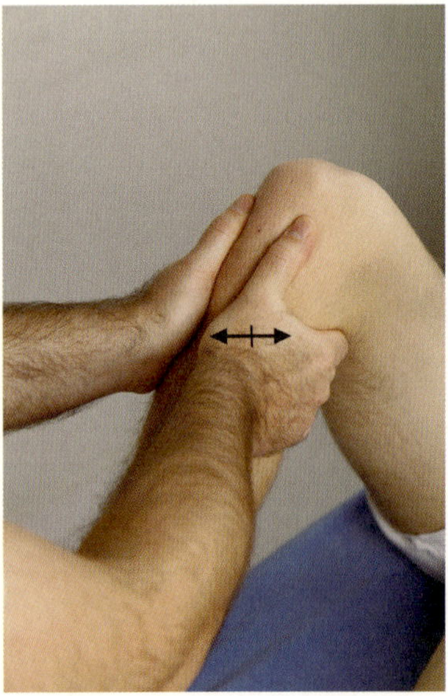

Abb. 4.38

Vorgehen

- mediale Hand: Finger von dorsal an der Tibia, Daumenballen von ventral am Condylus medialis der Tibia, Palpation des Gelenkspalts mit den Daumen
- laterale Hand: Finger von dorsal an der Tibia, Daumenballen von ventral am Condylus lateralis der Tibia, Palpation des Gelenkspalts mit den Daumen
- Test: Verschieben der Tibia nach posterior (mit dem Daumenballen) und nach anterior (mit den Fingern)

4.7.3 Fibula

Test Syndesmosis tibiofibularis (Abb. 4.39)

Ausgangsstellung

- Patient: in Rückenlage, auf ausreichende Knieflexion achten, damit der Fuß entspannt aufgestellt werden kann
- Therapeut: sitzt (oder steht) am Fußende der Behandlungsliege

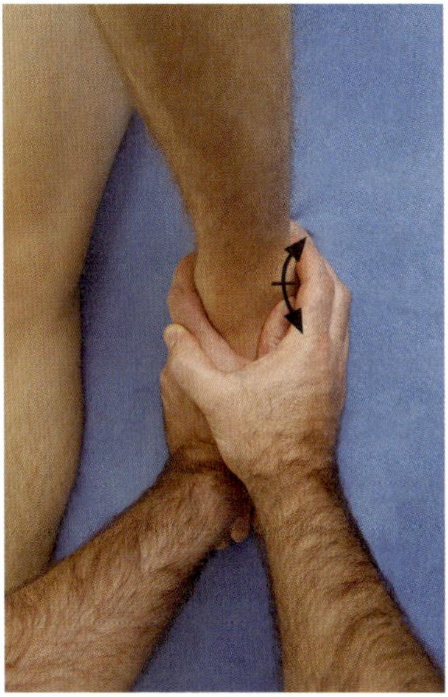

Abb. 4.39

Vorgehen

- äußere Hand: Finger von posterior am Malleolus lateralis
- innere Hand: Daumen von anterior auf den Malleolus lateralis
- Test: Verschieben der Fibula nach anterior und posterior, zusätzlich dabei leicht nach lateral bewegen

Test des proximalen Tibiofibulargelenks (**Abb. 4.40**)

Ausgangsstellung

- Patient: in Rückenlage
- Therapeut: sitzt (oder steht) am Fußende der Behandlungsliege

Vorgehen

- äußere Hand: Finger von dorsal an das Fibulaköpfchen (sich von medial dem Knochen nähernd), Daumen von ventral an das Fibulaköpfchen
- innere Hand: liegt an der proximalen Tibia
- Test: Verschieben der Fibula nach anterior-lateral und nach posterior-medial

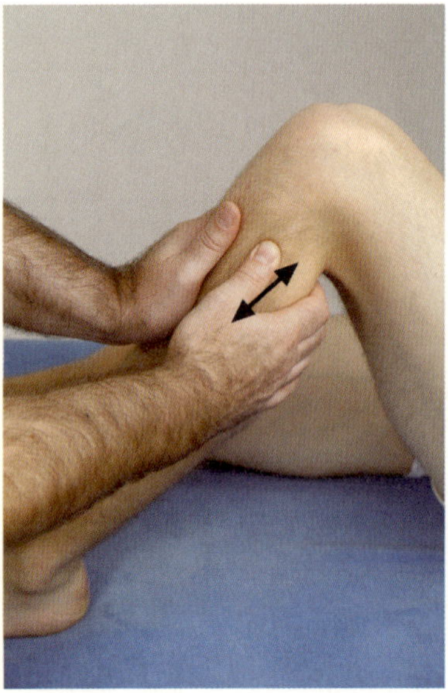

Abb. 4.40

4.7.4 Fuß

Auch hier sollten die Bewegungstests aus einer neutralen „Startposition" heraus beginnen und dann nacheinander in die eine und anschließend in die andere Richtung durchgeführt werden, mit einem Innehalten (Zwischenstopp) in der Startposition. In der Regel ist ein Seitenvergleich notwendig.

Die beschriebenen Techniken können auch bei der Behandlung zur Mobilisation eingesetzt werden.

Test Os metatarsale I

Ausgangsstellung

- Patient: in Rückenlage, der zu untersuchende Fuß kann auf den Oberschenkel des Therapeuten gelegt werden
- Therapeut: sitzt am Fußende der Behandlungsliege (oder steht seitlich vom Patienten)

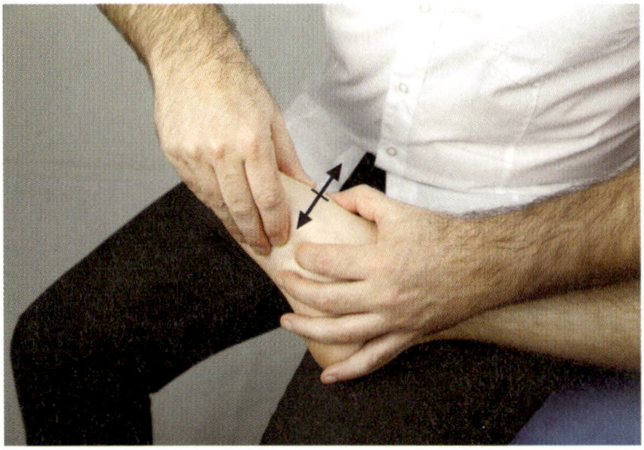

Abb. 4.41

Vorgehen

- 3-Finger-Griff: mit der „kranialen" Hand, zur Orientierung und zum Aufsuchen der Basis des Os metatarsale I:
  - Ringfinger tastet die Tuberositas ossis navicularis,
  - Mittelfinger liegt dann auf dem Os cuneiforme I (mediale) und
  - Zeigefinger auf der Basis des Os metatarsale I.
  - Ertasten des Gelenkspalts zwischen Os metatarsale I und Os cuneiforme I
- kraniale Hand: fixiert mit Pinzettengriff das Os cuneiforme I
- kaudale Hand: greift mit Pinzettengriff das Os metatarsale I
- Test: Verschieben der Basis des Os metatarsale I nach plantar und nach dorsal
- Für den Test des Os metatarsale II ist das Os cuneiforme II zu fixieren, für einen Test des Os metatarsale III dementsprechend das Os cuneiforme III.

INFO *Dysfunktionen dieser Knochen kommen deutlich weniger häufig vor als solche des Os metatarsale I.*

Test Os metatarsale V

Ausgangsstellung

- Patient: in Rückenlage, der zu untersuchende Fuß kann auf den Oberschenkel des Therapeuten gelegt werden
- Therapeut: sitzt am Fußende der Behandlungsliege (oder steht seitlich vom Patienten)

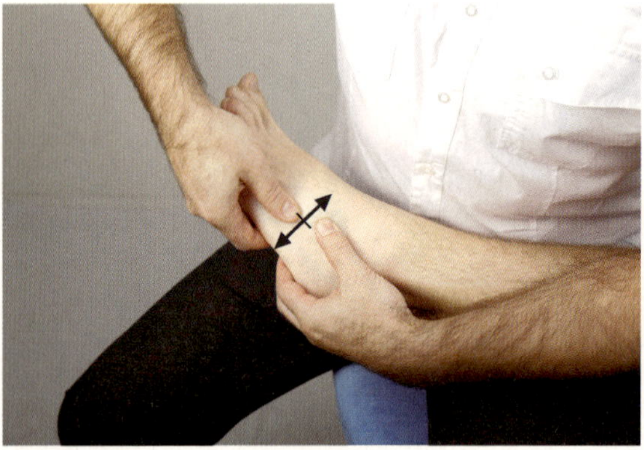

Abb. 4.42

Vorgehen

- Ertasten des Gelenkspalts zwischen Os cuboideum und Os metatarsale V
- kraniale Hand: fixiert mit Pinzettengriff das Os cuboideum
- kaudale Hand: greift mit Pinzettengriff das Os metatarsale V
- Test: Verschieben der Basis des Os metatarsale V nach plantar und nach dorsal
- Für den Test (einer deutlich weniger häufig vorkommenden Dysfunktion) des Os metatarsale IV wird ebenfalls das Os cuboideum fixiert.

Test Os cuneiforme I (mediale)

Ausgangsstellung

- Patient: in Rückenlage, der zu untersuchende Fuß kann auf den Oberschenkel des Therapeuten gelegt werden
- Therapeut: sitzt am Fußende der Behandlungsliege (oder steht seitlich vom Patienten)

Vorgehen

- Ertasten des Gelenkspalts zwischen Os naviculare und Os cuneiforme I durch den 3-Finger-Griff (s. o.)
- kraniale Hand: fixiert mit Pinzettengriff das Os naviculare
- kaudale Hand: greift mit Pinzettengriff das Os cuneiforme I
- Test: Verschieben des Os cuneiforme I nach plantar und nach dorsal

Test Os cuneiforme II (intermedium)

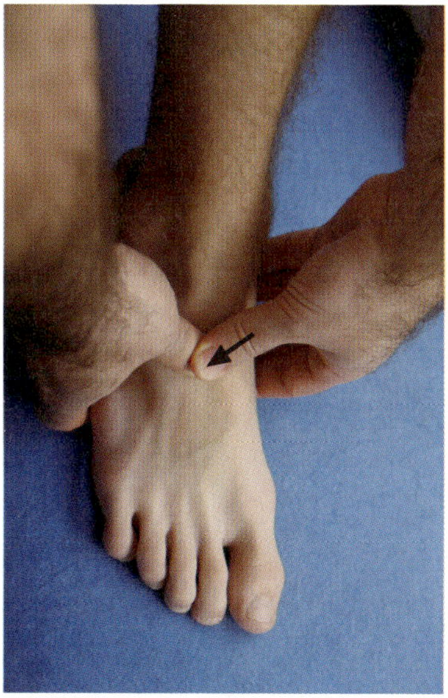

Abb. 4.43

Ausgangsstellung

- Patient: in Rückenlage, Hüft- und ausreichend Knieflexion, um den Fuß entspannt auf die Behandlungsliege aufstellen zu können
- Therapeut: steht auf Höhe des Fußes (in Richtung Fuß gedreht)

Vorgehen

- Der Os cuneiforme II wird ertastet, indem man dem 2. Strahl von distal nach proximal bis auf das 2. Keilbein folgt.
- beide Hände: liegen am Fußrand, jeweils eine Hand medial bzw. lateral, beide Daumen liegen aufeinander auf dem Os cuneiforme II
- Test: Verschieben des Os cuneiforme II durch Druck nach plantar („Eiswürfeltest")

Test Os naviculare

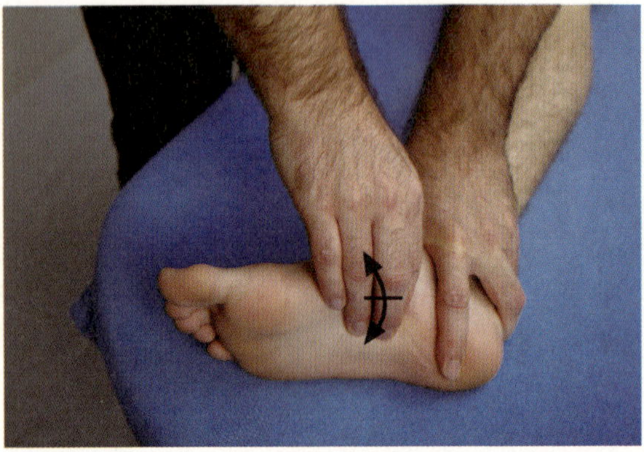

Abb. 4.44

Ausgangsstellung

- Patient: in Rückenlage, das gesamte Bein wird in Außenrotation gelegt
- Therapeut: steht seitlich vom Patienten

Vorgehen

- Ertasten der Tuberositas ossis navicularis mit der kaudalen Hand zur Orientierung
- kraniale Hand: mit dem Daumen auf dem Talushals, fixiert den Talus an/mit dem Calcaneus, der mit dem Zeige- und Ringfinger umfasst wird
- kaudale Hand: greift mit Pinzettengriff das Os naviculare
- Test: Rotation des Os naviculare nach innen und dann nach außen (Benennung bezieht sich auf die plantare Fläche)

Test Os cuboideum

Ausgangsstellung

- Patient: in Rückenlage, das gesamte Bein wird etwas in Innenrotation gelegt
- Therapeut: sitzt am Fußende der Behandlungsliege (oder steht seitlich vom Patienten)

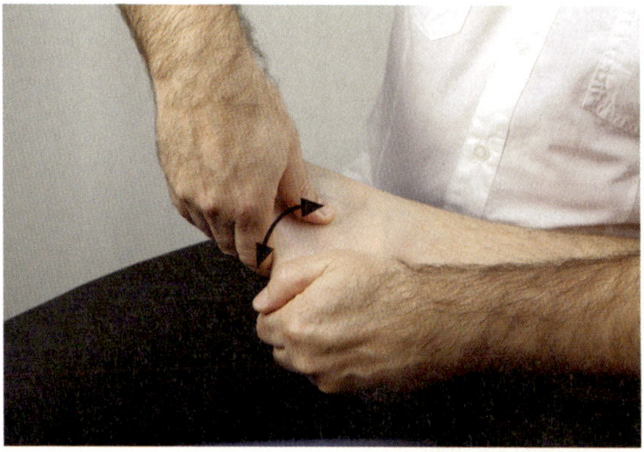

Abb. 4.45

Vorgehen

- Ertasten der Tuberositas ossis metatarsi V, um proximal das Os cuboideum zu lokalisieren
- kraniale Hand: fixiert den Calcaneus
- kaudale Hand: greift mit Pinzettengriff das Os cuboideum (Daumen von dorsal, Zeigefinger von plantar)
- Test: Rotation des Os cuboideum nach außen und dann nach innen (Benennung bezieht sich auf die plantare Fläche)

Test Talus (OSG)

Ausgangsstellung

- Patient: in Rückenlage, Füße über den Rand der Behandlungsliege
- Therapeut: steht am Fußende der Behandlungsliege

Vorgehen

- Ertasten des Talushalses
- äußere Hand: greift von lateral den Calcaneus
- innere Hand: greift von medial den Talus (Kleinfingerkante am Talushals)
- beide Hände: fixieren und bewegen die beiden Knochen als Ganzes
- Test: Hauptkomponente des Talus nach anterior/posterior sowie Nebenbewegungen des Talus in Abduktion/Adduktion und Innenrotation/Außenrotation

Test Calcaneus (USG)

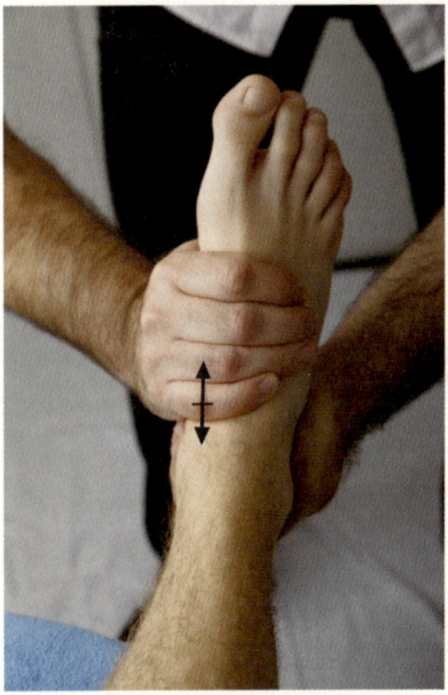

Abb. 4.46

Ausgangsstellung

- Patient: in Rückenlage, Füße über den Rand der Behandlungsliege
- Therapeut: steht am Fußende der Behandlungsliege

Vorgehen

- Ertasten des Talushalses
- äußere Hand: greift von lateral den Calcaneus
- innere Hand: fixiert (mit gleichem Griff wie beim Talus, s. o.) von medial den Talus
- Test: Abduktion/Adduktion und Innenrotation/Außenrotation des Calcaneus

Test der USG-Mobilität (Calcaneus) nach anterior/posterior

Ausgangsstellung

- Patient: in Rückenlage, Füße über den Rand der Behandlungsliege
- Therapeut: steht seitlich vom Patienten am Fußende der Behandlungsliege

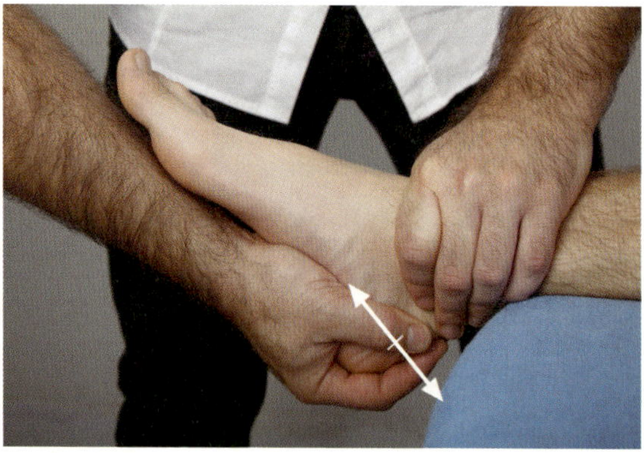

Abb. 4.47

Vorgehen

- kraniale Hand: fixiert den Talus durch Druck der beiden Malleolen nach innen
- kaudale Hand: greift den Calcaneus von plantar
- Test: Verschieben des Calcaneus nach anterior/posterior

> **Praxistipp** *Wegen der Spannung der plantaren Strukturen sollte der Fuß dabei nicht aus der entspannten Plantarflexion herausgeholt werden.*

4.8 Ausschlusstests

Die folgende Auflistung der Indikationen für Ausschlusstests sowie die beschriebenen Tests stellen eine Auswahl dar. In dieser Checkliste können unmöglich alle pathophysiologischen Aspekte aufgeführt werden. Hier sei auf die entsprechende Fachliteratur verwiesen [59, 60].

Indikationen für das Durchführen von Ausschlusstests:

- Symptomatiken, die auf mögliche strukturelle Schädigungen hinweisen:
  - sensomotorische Störungen
  - positionsunabhängige und/oder konstante Schmerzen
  - sich sehr schnell verschlimmernde Beschwerden
  - „neue“, in der Form nicht eher durchgemachte Beschwerden
  - posttraumatische (Schmerz)Zustände
  - mit den Beschwerden auftretende unspezifische Allgemeinsymptome: Appetitlosigkeit, Müdigkeit, Gewichtsverlust, Schwäche/Leistungsminde-

rung, verstärktes (nächtliches) Schwitzen, erhöhte Körpertemperatur, Juckreiz
- bei bekannten strukturellen Veränderungen und/oder Erkrankungen:
  - Bandscheibenvorwölbungen/-vorfälle
  - degenerative Veränderungen des Bewegungsapparats wie Arthrosen, Osteoporose, knöcherne Stenosen, Osteochondrose

INFO Eine Reihe von Studien hat ergeben, dass nicht jede der hier aufgeführten strukturellen Veränderungen zwangsläufig zu Symptomen führen muss. Eine hohe Inzidenz von degenerativen Veränderungen bei asymptomatischen Patienten ist bekannt [2, 32, 40, 92]. Im Zusammenhang mit lumbalen Bandscheibenvorfällen gibt es Hinweise darauf, dass der strukturelle Schaden auch nach Abklingen der Symptomatik nachgewiesen werden kann [12, 53].

Bei der Wirbelsäule dienen einige Tests zur Differenzierung von radikulären und pseudoradikulären Beschwerden: Radikuläre Symptome gehen mit neurologischen sensomotorischen Störungen einher und durchlaufen i. d. R. die nachfolgenden Stadien:
- Schmerz
- Sensibilitätsstörung
- Lähmungserscheinungen und Abschwächung oder Ausfall des Muskeleigenreflexes

Folgende spezielle Ausschlusstests sind nach Regionen geordnet.

4.8.1 LWS

Wichtige Informationen aus der **Anamnese:**
- Schmerzverstärkung beim Husten, Niesen, Pressen: möglich bei Bandscheibenschäden (aber auch bei Wirbelfrakturen)
- sich schnell manifestierende Blasen-, Darm- oder Potenzstörungen (Notfall: sofortige Operation)
- sensomotorische Störungen (falls positiv, testen der Sensibilität, Kennmuskeln und Reflexe), akut aufgetretene Paresen sind schnellstmöglich abzuklären (häufige Indikation zur Operation)

In **Abb. 4.48** sind die möglichen neurologischen Ausfälle durch Bandscheibenvorfälle dargestellt.

Lasègue-Test

- Das gestreckte Bein wird passiv von der Behandlungsliege abgehoben: Je früher beim Anheben des Beins der typische vom Rücken in das Bein einschießende Schmerz (re)produziert werden kann, desto intensiver ist i. d. R. die Reizung der Nervenwurzel.

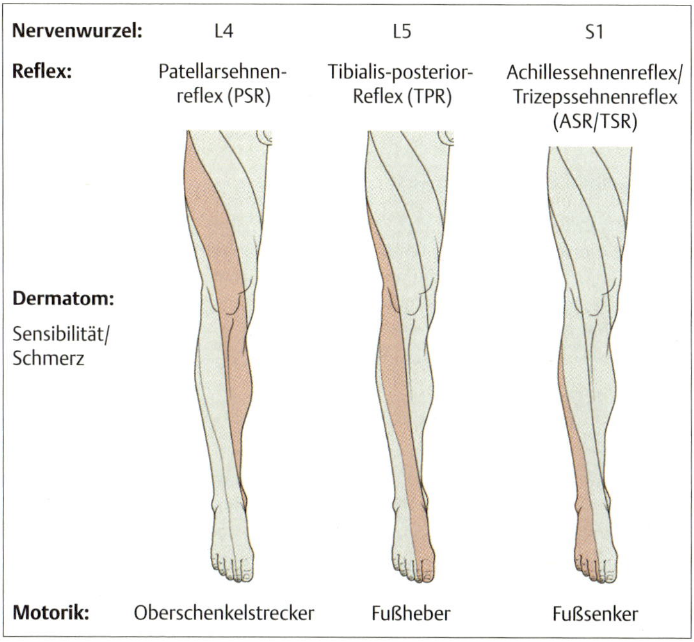

Abb. 4.48 Schematische Darstellung der neurologischen Ausfälle bei lumbalen Wurzelkompressionssyndromen durch Bandscheibenvorfälle (L 4, L 5 und S 1) (aus Prometheus).

- Der Test ist typischerweise positiv bei einem Ischiassyndrom durch zumeist Bandscheibenvorfälle (L 4/5, L 5/S 1) mit Nervenwurzelkompression des N. ischiadicus (L 4 – S 3).
- In über 90 % der lumbalen Bandscheibenvorfälle sind die Wurzeln L 5 und S 1 betroffen, die bevorzugte Richtung der Bandscheibenvorfälle ist posterolateral.

Cave *Der Test ist auch positiv bei Meningitis oder Subarachnoidalblutung.*

Variante 1: Bragard-Zeichen

- Abheben des Beins bis zum Einsetzen des ausstrahlenden Schmerzes
- Absenken des Beins bis der Schmerz wieder verschwindet
- positiv, falls eine passive Dorsalflexion des Fußes den Schmerz wieder auslöst

Variante 2: Neri-Zeichen

- Abheben des Beins bis zum Einsetzen des ausstrahlenden Schmerzes
- Absenken des Beins bis der Schmerz wieder verschwindet
- positiv, falls ein forciertes Abheben des Kopfes den Schmerz wieder auslöst

Umgekehrter Lasègue-Test

- Patient: in Bauchlage
- Bei flektiertem Kniegelenk wird das Bein im Hüftgelenk gestreckt.
- typischerweise positiv bei einem Femoralissyndrom durch Kompression der Nervenwurzeln L3 oder L4 mit einschießendem Schmerz in den vorderen Oberschenkel hinein

4.8.2 HWS

Auch im zervikalen Bereich geht es differenzialdiagnostisch häufig um die Frage, ob die vorliegenden Beschwerden Folge einer radikulären oder einer pseudoradikulären Reizung sind. Ursache für eine radikuläre Problematik ist in den meisten Fällen ein Bandscheibenproblem oder eine degenerative Veränderung, bei einer mediolateralen Position der Diskushernie können auch mehrere Spinalnerven betroffen sein. Bei einer Kompression des Rückenmarks findet sich eine zervikale Myelopathie mit gesteigerten Reflexen, positivem Babinski-Reflex, spinal-ataktischem Gangbild bis hin zu Harnblasenfunktionsstörungen und Querschnittlähmung.

Neurologischen Ausfälle bei zervikalen Wurzelkompressionssyndromen (**Abb. 4.49**):

- Segment C5:
  - (manchmal) abgeschwächter Bizepssehnenreflex
  - Parese des M. deltoideus: abgeschwächte Abduktion des Arms
- Segment C6:
  - Ausfall des Bizepssehnen- und des Brachioradialisreflexes
  - Parese des M. biceps brachii, M. brachioradialis: abgeschwächte Ellenbogenbeugung
- Segment C7:
  - Ausfall des Trizepssehnenreflexes
  - Parese des M. triceps brachii, Daumenballenatrophie: abgeschwächte Ellenbogenstreckung
- Segment C8:
  - abgeschwächter Trizepssehnenreflex, Horner-Syndrom
  - Parese der kleinen Handmuskeln: abgeschwächte Fingerspreizung

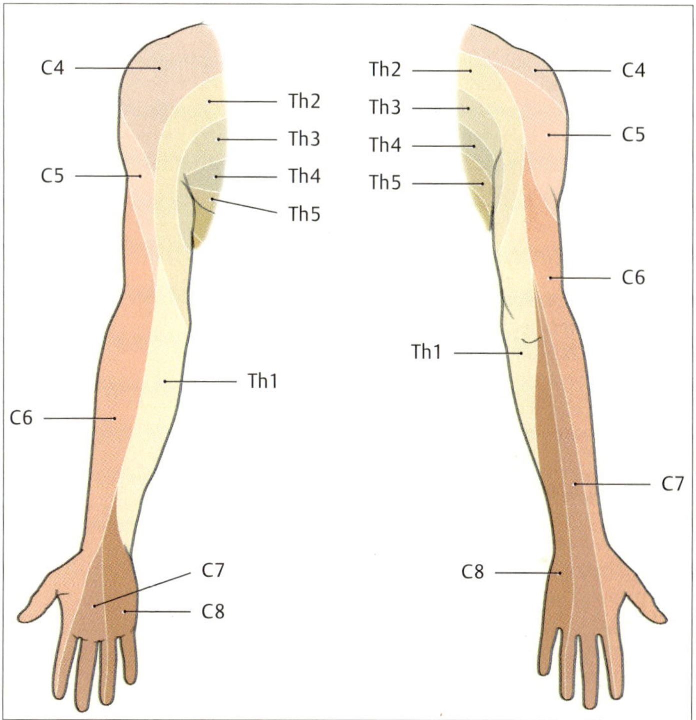

Abb. 4.49 Segmentale bzw. radikuläre Hautinnervation (Dermatome) an einem rechten Arm (aus Prometheus).
a Ansicht von ventral.
b Ansicht von dorsal.

Kompressionstest Flexion/Extension

- Patient: in Sitzposition
- Therapeut: steht hinter dem Patienten, mit den Händen auf dessen Kopf
- HWS in Flexion und anschließend in Extension einstellen und eine axiale Kompression aufbauen
- positiv, wenn der Schmerz des Patienten reproduziert werden kann (tritt dieser beim Test in Flexion auf, deutet dies auf ein Bandscheibenproblem als mögliche Ursache hin, in Extension auf degenerative Veränderungen wie Spondyl- oder Unkovertebralarthrosen)

Spurling-Test („foraminal compression“)

- HWS in Extension, Lateralflexion und Rotation zu einer Seite: verengt die Foramina intervertebrale auf der Seite der Lateralflexion/Rotation
- kann zusätzlich verstärkt werden durch eine axiale Kompression
- positiv, wenn der Schmerz des Patienten reproduziert werden kann
- positiver Test (Zervikobrachialgieschmerzen) kann als Hinweis auf eine zervikale Radikulopathie gesehen werden

Radialisdehntest

- Schulterdepression
- Lateralflexion der HWS zur Gegenseite
- Pronation des Unterarms
- Flexion Handgelenk und aller Fingergelenke
- am Schluss: Ellenbogenextension
- häufig positiv bei **C 6**-Irritation

Medianusdehntest

- Schulterdepression
- Lateralflexion der HWS zur Gegenseite
- Supination des Unterarms
- Extension Handgelenk und der Fingergelenke I – III
- am Schluss: Ellenbogenextension
- häufig positiv bei **C 7**-Irritation

Ulnarisdehntest

- Schulterdepression
- Lateralflexion der HWS zur Gegenseite
- Pronation des Unterarms
- Extension Handgelenk und der Fingergelenke IV und V
- am Schluss: Ellenbogenflexion
- häufig positiv bei **C 8**-Irritation
- Kann man mit dem Test die vom Patienten beschriebenen Beschwerden reproduzieren und durch Entlastung des Nervs (z. B. Kopf in Neutralstellung bringen) verringern oder zum Verschwinden bringen, besteht wahrscheinlich eine Nervenirritation.

Praxistipp *Fallen die zuvor genannten Tests negativ aus, sollte die Möglichkeit eines* ***Thoracic-outlet-Syndroms*** *(s. S. 431 f.) oder eines anderen pseudoradikulären Problems wie gereizte Zygapophysialgelenke oder Muskeltriggerpunkte als Ursache für die Beschwerden des Patienten in Erwägung gezogen werden. Ein solches Engpasssyndrom kann neuropathisch (die Nerven des Plexus brachialis betreffend, s. S. 84 ff.), vaskulär (die Gefäße der A./V. subclavia betreffend) oder kombiniert auftreten.*

TOS-Test (Test nach Roos)

- Patient: bringt den Schultergürtel aktiv in Retraktion und Depression, Ellenbogen gebeugt und Hände etwa 30 cm vom Kopf entfernt
- Ein kräftiges Öffnen und Schließen ist im Normalfall einige Minuten problemlos und schmerzfrei durchführbar.
- Beim Vorliegen einer TOS-Problematik wird der Patient den Test nach einigen Wiederholungen aufgrund sich einstellender Symptome (Kribbeln, Schmerzen, Brennen) abbrechen.

INFO *Mögliche Symptome einer TOS-Problematik sind: Sensibilitätsstörungen wie nächtliches Einschlafen des gesamten Armes, Schulter-Arm-Schmerzen nach Belastung, nachts und in Ruhe, Paresen (Atrophien der kleinen Handmuskeln als Spätsymptomatik). Steht die arterielle Kompression im Vordergrund: rasche Ermüdbarkeit, claudicatioartige Schmerzen bei Überkopfarbeiten, Blässe/Zyanose der Hand; bei der venösen Kompression: Schwere- und Spannungsgefühl, Hand und Arm sind häufig morgens angeschwollen und blau verfärbt. Mögliche Komplikation: Thrombotische Auflagerungen in der A. subclavia oder in einer poststenotischen Erweiterung der Arterie können zur Embolisation in die peripheren Arterien führen. Bei massiven Störungen ist eine zusätzliche klinische Diagnostik durch EMG oder eine Doppler-Sonografie angezeigt.*

Adson-Test (Skalenuslücke)

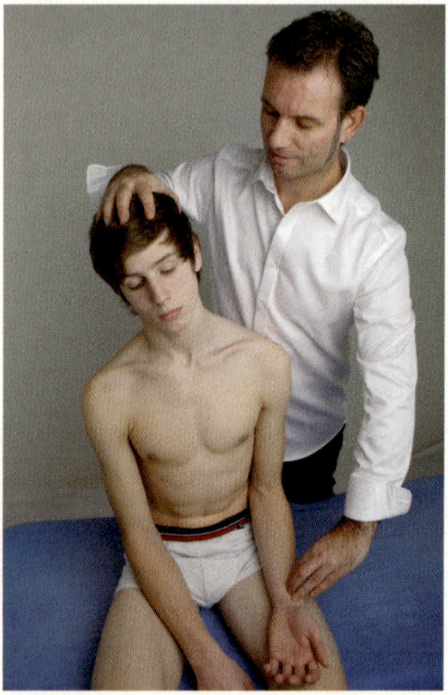

Abb. 4.50

- Patient: in Sitzposition
- Therapeut: eine Hand tastet den Radialispuls, andere Hand bringt den Kopf in Lateralflexion zur Gegenseite
- Der Patient kann zusätzlich aufgefordert werden, eine tiefe Einatmung einzuleiten und zu halten.
- positiv bei relativ schnell auftretender Abschwächung des Radialispulses und/oder anderen Symptomen (s. o.)
- aus funktioneller Sicht wichtig: Zustand der Skalenusmuskeln, Dysfunktionen der 1. Rippe und der HWS

> ***Praxistipp*** *Bei positivem Adson-Test und einer palpablen knöchernen Struktur oberhalb der 1. Rippe ist eine Röntgendiagnostik indiziert, da es sich hier um eine Halsrippe handeln könnte, die meist beschwerdefrei bleibt, aber auch Symptome eines Halsrippensyndroms verursachen kann. Dabei ist eine Affektion der A. subclavia und/oder des Plexus brachialis möglich, aber i. d. R. keine Affektion der V. subclavia.*

Hyperabduktionstest (Korakopektoralraum)

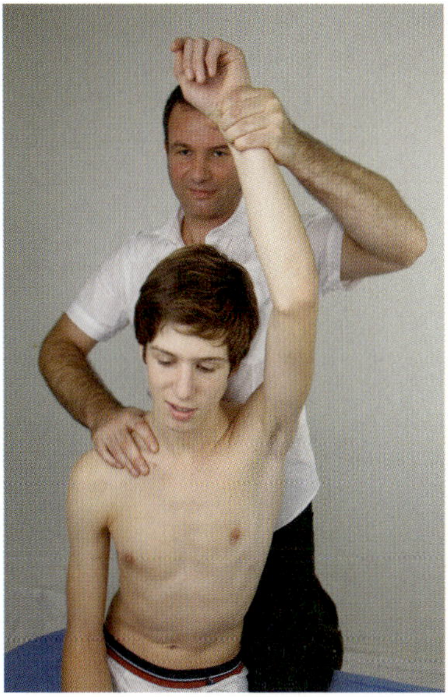

Abb. 4.51

- Patient: in Sitzposition oder Rückenlage
- Der Arm wird passiv in maximale Abduktion gebracht und gleichzeitig der Radialispuls ertastet.
- positiv bei relativ schnell auftretender Abschwächung des Radialispulses und/oder anderen Symptomen (s. o.)
- aus funktioneller Sicht wichtig: Zustand des M. pectoralis minor, Dysfunktion der 3. – 5. Rippe

Test des Kostoklavikularraums („military position") (Abb. 4.52)

- Patient: steht oder sitzt vor dem Therapeuten
- Der Arm wird passiv herunter und nach hinten gezogen und gleichzeitig der Radialispuls ertastet.
- positiv bei relativ schnell auftretender Abschwächung des Radialispulses und/oder anderen Symptomen (s. o.)
- aus funktioneller Sicht wichtig: verheilte Klavikulafrakturen, Dysfunktionen der Clavicula und der 1. Rippe

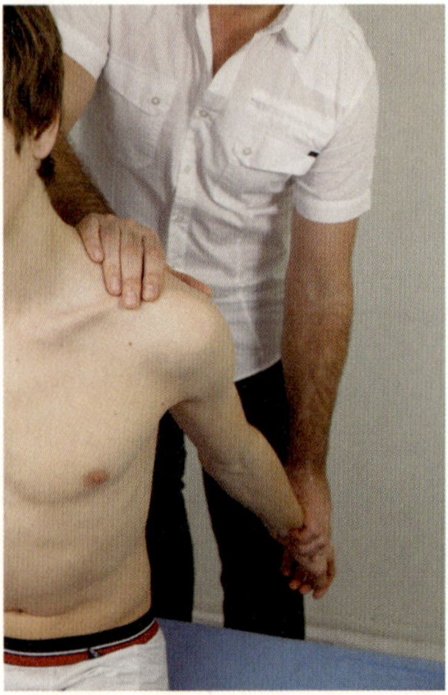

Abb. 4.52

De-Kleyn-Test (A. vertebralis)

Trotz kontroverser Aussagen sowohl zur Komplikationsrate der A. vertebralis durch manualtherapeutische Techniken in der HWS als auch zur Validität des Tests wird dieser Test als **der** klinische Test vorgestellt, der mögliche Hinweise auf eine vertebrobasiläre Insuffizienz geben kann.

- Patient: in Rückenlage, Hals und obere BWS reichen über das Kopfende der Behandlungsliege hinaus
- Der Therapeut bringt den Kopf passiv in Extension, ispilaterale Lateralflexion und Rotation.
- Der Patient wird aufgefordert, bis 20 zu zählen, um eine eventuelle Veränderung der Bewusstseinslage zu überprüfen.
- Bei auftretenden Symptomen wie Nausea, Schwindel, Tinnitus, Nystagmus oder Sprachstörungen ist der Test positiv und abzubrechen. Eine Untersuchung der Arterie mittels Doppler-Ultraschall ist zu veranlassen.

4.8.3 Schultergürtel

Test ACG/SCG

- v. a. posttraumatisch von Bedeutung
- Palpation der Clavicula auf Druck-, Klopf- oder Vibrationsschmerz etc.
- Klaviertastenphänomen als Hinweis auf eine Verletzung nach Tossy [78]:
  - Tossy I: Überdehnung der Ligg. acromioclaviculare und coracoclaviculare
  - Tossy II: Ruptur des Lig. acromioclaviculare und Subluxation des ACG
  - Tossy III: komplette Ruptur des gesamten Bandapparats mit vollständiger Luxation des Gelenks

Test Schultergelenk

- Instabilitäten können angeboren (habituelle Schulterluxation) oder erworben (nach einem einmaligen oder wiederholten Trauma) sein.
- als Stabilitätstests sind der **vordere und hintere Schubladentest** durchzuführen:
  - Patient: in Sitzposition oder Rückenlage
  - Therapeut: umfasst mit einer Hand die Spina scapulae und den Proc. coracoideus, die andere Hand zentriert den Humeruskopf in der Fossa glenoidalis und bewegt diesen erst nach vorn und anschließend nach hinten
  - positiv bei übermäßiger Verschieblichkeit

4.8.4 Hüftgelenk

Fabere-Test (Patrick-Sign, Viererzeichen)

- Patient: in Rückenlage
- Das zu testende Bein liegt mit dem Fuß ruhend am oder auf dem anderen Oberschenkel.
- Therapeut bewegt das Bein passiv:
  - aus der **F**lexion
  - in die **Ab**duktion
  - mit Außenrotation (**E**xternal**r**otation) und
  - **E**xtension
- Verursacht der Test Schmerzen in der Leistengegend und/oder liegt im Vergleich zur anderen Seite eine Bewegungseinschränkung mit einem festen Endgefühl vor, deutet dies auf eine Problematik des Hüftgelenks im Sinne einer degenerativen Erkrankung hin.
- Treten beim Test endgradig Schmerzen im LSÜ auf, deutet dies auf eine Problematik im ISG hin (s. S. 209).

Klopftest

- Patient: in Rückenlage
- Therapeut: gegenüber der zu testenden Seite
- Eine Hand wird mit der Innenfläche lateral auf den Trochanter major gelegt.
- Die andere Hand klopft fest mit der Faust auf den Trochanter in Richtung der Gelenkpfanne.

Cave *Bei Schmerzen in der Leistengegend sollte die Hüfte dringend ärztlich auf das Vorliegen pathologischer Zustände wie Infektionen, Tumore oder Frakturen untersucht werden.*

4.8.5 Kniegelenk

Ausschlusstests sind hier v. a. posttraumatisch unerlässlich und vor Bewegungstests des Kniegelenks durchzuführen. Bei positivem Befund ist der Patient unbedingt an einen Arzt zu überweisen. Ein Indikator für das Vorliegen einer schwerwiegenden Kniebinnenverletzung kann u. a. ein Kniegelenkerguss im Sinne einer Hämarthrose sein. Eine massive Schwellung ist zumeist direkt sichtbar oder indirekt aufgrund der Schonhaltung (in leichter Flexionsstellung) herzuleiten. Ein Ausstreichen des oberen Recessus des Kniegelenkes kann zu einem Dancing-Patella-Phänomen führen: Bei einem Erguss muss die Patella eine gewisse Strecke bis auf die Femurrolle heruntergedrückt werden.

Es folgen Tests der ligamentären Strukturen.

Test des Lig. collaterale mediale

- Patient: in Rückenlage, Knie nach Möglichkeit gestreckt
- eine Hand des Therapeuten lateral am Knie, die andere Hand medial am distalen Unterschenkel
- Schub von lateral nach medial
- positiv bei vergrößerter Aufklappbarkeit oder Schmerz an der Innenseite des Knies: Hinweis auf mögliche Schädigung des Bands und/oder des posteromedialen Kapselbereichs

Test des Lig. collaterale laterale

- Patient: in Rückenlage, Knie nach Möglichkeit gestreckt
- eine Hand des Therapeuten medial am Knie, die andere Hand lateral am distalen Unterschenkel
- Schub von medial nach lateral
- positiv bei vergrößerter Aufklappbarkeit oder Schmerz an der Außenseite des Knies: Hinweis auf mögliche Schädigung des Bands und/oder des posterolateralen Kapselbereichs

Test der Ligg. cruciatum anterius/posterius

Lachmann-Test (stabiler)

- Patient: in Rückenlage, das Knie um etwa 20 – 30° flektiert
- Der Therapeut kann seinen Oberschenkel unter den distalen Oberschenkel des Patienten legen und diesen mit einer Hand fixieren.
- Die andere Hand liegt zum Testen des vorderen Kreuzbands dorsal-proximal an der Tibia und zieht den Unterschenkel nach vorn, zum Testen des hinteren Kreuzbands ventral-proximal an der Tibia und schiebt den Unterschenkel nach hinten.
- Ein vermehrtes vorderes Schubladenphänomen (um mehr als 0,5 cm) weist in Richtung einer Läsion des vorderen Kreuzbands und analog dazu eine vermehrte hintere Schublade (um mehr als 0,5 cm) in Richtung einer Läsion des hinteren Kreuzbands.

Pivot-Shift-Zeichen

- Patient: in Rückenlage
- Das möglichst gestreckte Knie wird in Valgusstress und Innenrotation eingestellt.
- Die Limitierung der Innenrotation geschieht bei intaktem Kniegelenk durch die Kreuzbänder.
- Falls eine Läsion des vorderen Kreuzbands vorliegt, kommt es zu einer ventralen Subluxation des lateralen Tibiaanteils in Streckstellung sowie zu einem deutlich sicht- und hörbaren „Schnapp-Phänomen“ bei langsamer Beugung des Kniegelenks bei einer Flexion um etwa 20 – 30°.

4.8.6 Menisken

Mögliche erste Zeichen für einen Meniskusschaden zeigen sich als Hyperextensions- oder Hyperflexionsschmerz. Daneben gibt es eine ganze Reihe von Tests, die – je nach Befund – Hinweise auf mögliche Läsionen des Meniskus geben, so wie die Tests nach Steinmann (I und II), McMurray, Apley oder Payr. Eine Reihe dieser Tests benutzt die Rotation als Stressmoment und unterscheidet – je nachdem in welcher Rotationsstellung ein Schmerz auftritt – zwischen Schäden des Innen- bzw. Außenmeniskus.

Mit dem nun folgenden Test wird mechanischer Stress auf den medialen Meniskus (durch passive Adduktion des Knies) und nachfolgend auf den lateralen Meniskus (Abduktion) ausgeübt. Zudem wird durch den Grad an Flexion zwischen Hinter- und Vorderhörnern unterschieden.

Tab. 4.2	Position des Unterschenkels.			
	Innen-meniskus, Hinterhorn	**Außen-meniskus, Hinterhorn**	**Innen-meniskus, Vorderhorn**	**Außen-meniskus, Vorderhorn**
Flexions-winkel	etwa 140°	etwa 140°	etwa 40°	etwa 40°
Kompression plus	Adduktion	Abduktion	Adduktion	Abduktion

Test der Menisken

- Patient: in Bauchlage
- axiale Kompression vom Fuß in Richtung des Knies
- Der Unterschenkel wird nun in unterschiedliche Positionen gebracht (**Tab. 4.2**).
- positiv bei Schmerzprovokation

4.8.7 Fuß

Zu den häufigsten (Sport)Verletzungen gehört das Supinationstrauma, bei dem v. a. die Gelenke des OSG und des USG involviert sind. Fast immer betroffen (65 – 70% der Fälle) ist dabei das Lig. talofibulare anterius, daneben (20 – 25% der Fälle) dieses Ligament in Kombination mit dem Lig. calcaneofibulare.

Folgende Stabilitätstests sind – neben der Akutversorgung – durchzuführen.

Vorderer Schubladentest

- zur Unterscheidung zwischen Bänderriss und Zerrung
- Patient: in Rückenlage; eine Hand umgreift die Ferse, die andere Hand drückt von vorn gegen das Schienbein
- positiv (und damit auf einen Riss des vorderen Außenbands hinweisend) bei spürbarer Verschiebung des Sprungbeins nach vorn aus dem Gelenk heraus
- nur innerhalb der ersten 48 Stunden nach der Verletzung durchzuführen

Test der lateralen Aufklappbarkeit

- Eine verstärkte seitliche Aufklappbarkeit bei Inversion und Adduktion deutet in Richtung einer vollständigen Ruptur des Lig. calcaneofibulare.

5 Techniken

5.1 Einführung und Grundlagen

5.1.1 Muskelenergietechniken

Bei den Muskelenergietechniken (MET) gibt es eine ganze Reihe unterschiedlicher Anwendungsformen, bei denen insbesondere Richtung, Dauer und Intensität der Anspannung variieren. Die wohl am häufigsten verwendeten Formen sind die postisometrische Relaxation (PIR) und die reziproke Inhibition (RI). In dieser Checkliste sind die MET bei Ilium- und Pubisdysfunktionen so gewählt, dass die während der Kontraktion des Muskels entstehende Kraft zur Korrektur des bewegungsgestörten Gelenks benutzt wird. Die bei Dysfunktionen der Wirbelsäule vorgestellten Techniken werden im Sinne einer PIR ausgeführt. Die MET bei Dysfunktionen des Sakrums werden gesondert besprochen (s. S. 317 ff.).

■ *Indikationen und Kontraindikationen der MET*

MET können allgemein eingesetzt werden bei Störungen/Reizungen von Muskeln (Muskelverspannungen und -verkürzungen, Triggerpunkten etc.) und Gelenken (Hypo-, Hypermobilitäten). Ziel der MET ist eine verbesserte Funktion des Muskels bzw. Gelenks, die sich u. a. in einer verbesserten Dehnfähigkeit bzw. Beweglichkeit zeigt.

Kontraindiziert sind aktive Muskeldehnungen bei frischen muskulären Verletzungen.

■ *Grundsätzliches Vorgehen bei Anwendung der MET*

■ *Muskelstörungen*

Zunächst wird der Muskel über das bzw. die Gelenke, über die er zieht, in eine leicht gedehnte Position gebracht. Dann folgt:

1. Phase der Anspannung:
   - Bei einer PIR lässt man den zu behandelnden Muskel in eine vorher festgelegte Richtung, die der Funktion des Muskels entspricht, einige Sekunden anspannen – dabei soll keine Bewegung in den zugehörigen Gelenken stattfinden.

2. Phase der Entspannung:
   - Dem Patienten sollte hierfür kurz Zeit gegeben werden, denn die spürbare Entspannung tritt nicht unmittelbar, sondern leicht zeitverzögert auf.
   - Man bewegt das oder die Gelenke passiv weiter und den Muskel dadurch in eine gesteigerte Dehnung.
3. Wiederholung beider Phasen:
   - Die Wiederholungen erfolgen so oft, wie der Muskel eine weitere Dehnung zulässt.

Gelenkstörungen

Das Gelenk wird aus der Dysfunktions- in die Korrekturposition gebracht.

> **Praxistipp** *Das korrekte Positionieren ist von größter Bedeutung: Sobald die Bewegung zur Korrektur im Gelenk ertastet wird, hat man die „Startposition" zur Durchführung der MET erreicht.*

1. Phase der Anspannung:
   - Bei der Durchführung als PIR-Technik lässt man den oder die Muskeln in eine vorher festgelegte Richtung, die der der Dysfunktion entspricht, einige Sekunden anspannen – dabei darf keine Bewegung im zu behandelnden Gelenk stattfinden.
   - Bei der Durchführung einer RI, die auf dieselbe Weise eingeleitet wird, darf hingegen Bewegung stattfinden, wenn es sich um eine Bewegung in Richtung der Korrektur handelt.
2. Phase der Entspannung:
   - Man bewegt das oder die Gelenke passiv weiter in die Korrektur und sucht die „neue motorische Barriere".
3. Wiederholung der beiden Phasen:
   - Die Wiederholungen erfolgen so oft, wie eine weitere Korrektur des Gelenks möglich ist.

Wirkung der MET

Die MET verbessert Studien zufolge die Dehnfähigkeit der Muskulatur und das vertebrale Bewegungsausmaß [19]. Anscheinend ist der Effekt weniger auf die häufig postulierte reflektorische Entspannung zurückzuführen, vielmehr liegen diesem folgende Mechanismen zugrunde.

Hypalgesie

Der exakte Wirkungsmechanismus für die verminderte Schmerzempfindlichkeit ist nicht bekannt. Man geht von einer zentral absteigenden und einer spinalen Wirkungsweise aus.

An der absteigenden Unterdrückung von Schmerz über zentrale Mechanismen ist primär das im Mittelhirn gelegene zentrale Höhlengrau (periaquäduktales Grau) beteiligt: Dies geschieht durch eine direkte Schmerzunterdrückung über die absteigenden opioidergen Leitungsbahnen sowie durch eine indirekte Schmerzhemmung über Efferenzen zu den Raphe-Kernen (Formatio reticularis), die eine serotonerge Wirkung haben.

Eine Unterdrückung auf der Ebene des Rückenmarks erfolgt durch die Aktivierung von schneller leitenden großkalibrigen afferenten Fasern, die eine Stimulation hemmender Neuronen bewirken, die die Weiterleitung von nozizeptiven Signalen über die langsamer leitenden kleinkalibrigen afferenten Bahnen im Rückenmark abschwächen.

INFO *Die MET kann (so wie auch andere manuelle Verfahren) Schmerzmechanismen anscheinend im positiven Sinne beeinflussen. Die dadurch entstehende Hypalgesie bewirkt eine verstärkte Dehnungstoleranz. Das heißt, die Muskellänge hat sich nach der MET nicht wirklich verändert, vielmehr verträgt der Muskel nach Anwendung der Technik durch die schmerzinhibierende Wirkung einen größeren Dehnungsreiz.*

Propriozeption und motorische Kontrolle

Schmerz scheint die normale Propriozeption zu stören, die aber Grundlage jeder neuromuskulären Steuerung ist: So haben Patienten mit Schmerzen eine herabgesetzte Wahrnehmung der Wirbelsäulenbewegung und -position sowie der Haut [19]. Spinaler Schmerz hat außerdem einen Effekt auf die paravertebrale Muskulatur: Die tief gelegenen kurzen, stabilisierenden Muskeln werden anscheinend inhibiert, die oberflächlicher gelegenen Muskelanteile neigen zu einer Überreaktion.

Die MET verbessert die Propriozeption und trägt somit zu einer besseren motorischen Kontrolle bei. Die hypalgetische Wirkung von MET kann zur Normalisierung fazilitierter Segmente beitragen, was zu einer Regulation der motorischen efferenten Bahnen führt.

Flüssigkeitsdrainage

Die Anwendung einer MET scheint mit einer verbesserten Flüssigkeitsdrainage einherzugehen: So können rhythmische isometrische und dynamische Kontraktionen den Lymphabfluss um das 3 – 6-fache steigern [29]. Muskelkontraktionen können allem Anschein nach die Ansammlung interstitieller Gewebeflüssigkeit sowie den Lymphfluss beeinflussen. Die MET fördert den Lymphfluss und unterstützt den Abtransport bei vermehrter Gewebeflüssigkeit.

Während und durch die MET normalisieren sich die mechanischen Kräfte, die auf die Fibroblasten im Bindegewebe einwirken. Dies könnte den interstitiellen Druck regulieren und damit auch zu einem verbesserten transkapillaren Blutfluss führen.

INFO Die Konzentration entzündungsfördernder Stoffe, die im Zuge einer mechanischen Reizung freigesetzt werden, könnte somit durch eine MET (oder andere Drainagetechniken) reduziert werden. Dies bewirkt eine Desensibilisierung von Nozizeptoren, was wiederum beiträgt zur allgemeinen Hypalgesie.

5.1.2 Manipulative Impulstechniken

Die in den nachfolgenden Kapiteln beschriebenen Impulstechniken werden mit hoher Geschwindigkeit, aber kleiner Bewegungsamplitude (HVLA: „high velocity, low amplitude") durchgeführt. Eine (zu) große Bewegungsamplitude und eine zu große Kraft könnten die Potenz haben, das Zielgewebe übermäßig zu belasten oder es schlimmstenfalls sogar zu schädigen. Um dies zu vermeiden und um die Bewegungsamplitude so gering wie möglich zu halten, werden die Techniken der Wirbelsäule als Multiple-Komponenten-Techniken (s. u.) vorgestellt. Hierdurch wird eine motorische Barriere konstruiert, die vor Erreichen der anatomischen Grenze des Gewebes liegt, und wird die Bewegungsamplitude des Hauptkorrekturparameters deutlich verkleinert. Die Technik wird somit gewebeschonender und weniger unangenehm für den Patienten.

Indikationen und Kontraindikationen für manipulative Techniken

Diese Techniken werden primär zur Wiederherstellung der Funktion bewegungseingeschränkter Gelenke eingesetzt. Liegen keine Kontraindikationen (s. u.) vor, und fühlt man in der Korrekturbewegung beim Erreichen der motorischen Barriere einen festen (bis harten) Widerstand, so stellt dies eine Indikation für eine manipulative Technik dar. Erreicht man keinen solchen Widerstand, ist die Anwendung einer Impulstechnik wenig sinnvoll und stattdessen eine MET (s. S. 241 ff.) indiziert. Mögliche Ursachen hierfür können u. a. sein:

- Aktualität des Problems: Bei akuten Krankheitsbildern des Bewegungsapparats kann die eingeschränkte Mobilität Folge der Schmerzen und der entzündlichen Prozesse (mit u. a. lokaler Gewebestauung) sein. Hierauf wirkt eine MET positiver – weil drainierend – ein als eine Impulstechnik.
- Patiententypus: Bei sehr „weichen/mobilen" Patienten erreicht man mitunter nicht den zur Manipulation benötigten Widerstand des Gewebes.

Die folgende alphabetische Auflistung der Kontraindikationen erhebt keinen Anspruch auf Vollständigkeit, und es wird keine strikte Einteilung in absolute und relative Kontraindikationen vorgenommen:

- Abneigung des Patienten gegen diese Form der Behandlung
- (ausgeprägte) degenerative Veränderungen im Behandlungsgebiet wie Arthrosen, Spondylosen, durch bildgebende Verfahren festgestellte Osteo- und/oder Spondylophyten
- Drogen-/Alkoholabusus
- Entzündungen und Infektionen (Fieber):
  - z. B. bei entzündlichen rheumatischen Erkrankungen wie Polyarthritis, Psoriasis, Morbus Reiter, Gicht, Arthritis, Diszitis, Spondylitis, Bursitis oder
  - chronischen HNO-Infekten (häufiger bei Kindern, hier Gefahr für Entstehung von ligamentär bedingten Instabilitäten in der oberen HWS)
- Einnahme steroidaler Entzündungshemmer (bei systemischer Zufuhr Gefahr einer Osteoporose, bei lokaler Applikation mögliche Schädigungen der Weichteile)
- Fehlbildungen im Behandlungsgebiet (angeborene oder erworbene) wie z. B. Dysplasien
- Gefäßveränderungen wie Anomalien (z. B. Aneurysma) und ausgeprägte Arteriosklerose
- (noch nicht abgeklärte) vertebrobasiläre Insuffizienz
- Koagulationsstörungen (Hämophilie oder z. B. durch Einnahme von Antikoagulanzien)
- Laxität durch Schwangerschaft oder Hormonbehandlung
- neurologische Veränderungen wie Myelopathie, Radikulopathie mit fortschreitenden neurologischen Ausfällen, bei Blasen- und/oder Mastdarmentleerungsstörungen eventuell in Kombination mit Reithosenanästhesie
- Osteomalazie, Osteopenie/Osteoporose
- posttraumatische Zustände wie z. B. nach einem Schleudertrauma (hier spielt das Stadium der Rekonvaleszenz eine bedeutende Rolle bei der Auswahl der Technik, s. S. 463 ff.)
- psychische Erkrankungen wie Angst- und Panikstörungen, Zwangsstörungen, Essstörungen oder Depressionen
- besondere Schmerzzustände:
  - dauerhafte Schmerzen des Patienten, die sich unter mechanischer Be-/Entlastung nicht verändern
  - starke Schmerzen bei der (Vor-)Einstellung des Patienten
- Stabilitätsverluste im Behandlungsgebiet wie Frakturen und ligamentäre Schäden
- primäre oder sekundäre Tumore im Behandlungsgebiet (Vorsicht ist immer geboten bei plötzlich auftretenden Beschwerden ohne Trauma und bei gleichzeitiger Tumoranamnese)
- pathologische dysfunktionelle Widerstände

> ***Praxistipp*** *Bei der Wahl des Therapie spielt auch die Erfahrung des Osteopathen mit manipulativen Techniken und mit dem jeweiligen Krankheitsbild eine Rolle: Bei wenig Erfahrung ist eher eine MET als eine Impulstechnik indiziert.*

Grundsätzliches Vorgehen bei Anwendung der Impulstechnik

Die Impulstechniken werden im Sinne der Multiple-Komponenten-Techniken vorgestellt und die Vorgehensweise soll – am Beispiel der Wirbelsäule – kurz zusammengefasst werden:

Die Korrektur findet über einen **Hauptvektor** (Hauptbewegung) statt: In der LWS und der HWS ist dies häufig die Rotation. Alternativ kann auch die Lateralflexion genutzt werden (s. S. 248 ff.). Einteilung der folgenden Phasen nach Dugailly:

1. Phase der Orientierung:
   - Mit dem Hauptvektor sucht man die Spannung des Gelenks/des Gewebes im Sinne eines Widerstands auf (Orientierungsphase).
2. Phase vor der Manipulation:
   - Fühlt sich dieser Widerstand fest/hart an, liegt eine Indikation für eine manipulative Impulstechnik vor.
   - Fühlt sich der Widerstand weich/federnd an, oder erreicht man erst gar keinen wirklichen Widerstand, liegt eine Kontraindikation für eine manipulative Technik und somit eine Indikation für eine MET (oder andere funktionelle Technik) vor.
   - Lässt sich der Patient nicht bewegen, sondern kontrolliert die Bewegung selbst, ist dies ebenfalls als Kontraindikation für eine manipulative Technik anzusehen.
   - Nachdem man den Widerstand des Hauptvektors beurteilt hat, testet man diesen in Kombination mit **Nebenvektoren**: nacheinander (ohne strikte Vorgabe der Reihenfolge) können dies je nach Region sein:
     - Flexion und Extension
     - Lateralflexion rechts und Lateralflexion links
     - Traktion und Kompression
     - eventuell Ein- und Ausatmung
     - Schwerkraft
     - Körpergewicht
     - in der HWS/CThÜ eventuell Translationen
3. Phase der Beschleunigung:
   - Man wählt die positiven Nebenvektoren, d. h. die, die zu einer Zunahme des Widerstands führen. Nebenvektoren, die keinen Effekt auf den Widerstand haben, finden bei der weiteren Durchführung keine Berücksichtigung. Hierdurch stapelt man sozusagen die Nebenvektoren auf und benötigt eine deutlich geringere Bewegungsamplitude für den Hauptvektor.

- Das Ziel sollte sein, sich bei guter Anwendung der Technik in der Neutralzone der Rotation zu befinden.

Nach der Beschleunigungsphase bringt man den Patienten passiv in die Ausgangsstellung zurück. Diese Phase wird bei der nachfolgenden Beschreibung nicht explizit bei jeder Technik genannt werden.

Daneben gibt es weitere wichtige Aspekte:

- Der **Therapeut** sollte in Bezug zu seiner eigenen Position beachten,
  - mit dem eigenen Körpergewicht zu arbeiten,
  - eine stabile Ausgangsstellung zu wählen (eigenes Ungleichgewicht führt zu einem kortikalen Input und stört die nötige Feinmotorik),
  - sich viel aus dem Oberkörper heraus zu bewegen,
  - wenig Bewegung und Spannung in den Händen zu haben,
  - sich die Anatomie der zu korrigierenden Gelenke vor Augen zu führen (zu visualisieren),
  - die Phasen 1 – 3 auf das zu behandelnde Segment einzustellen,
  - bei der LWS keine zu großen Bewegungen mit dem gesamten Rumpf auszuführen (dies baut zuviel Spannung auf und sorgt für eine artikuläre Verriegelung).
- Beim Positionieren und Einstellen des **Patienten** ist zu beachten,
  - dass beides keinesfalls unangenehm oder sogar schmerzhaft sein darf,
  - dass der Patient bei der Durchführung entspannt ist, sich passiv verhält und sich sicher fühlt. Um dies sicherzustellen, erkundigt man sich während der Behandlung regelmäßig beim Patienten nach seinem (Wohl-) Befinden.

Wirkung der Impulstechniken

Beschrieben sind mechanische und neurophysiologische Effekte spinaler Manipulationen [14, 65]: Die biomechanischen Veränderungen haben demzufolge einen Effekt auf den Input sensorischer Informationen in das ZNS. Die Aktivierung von Muskelspindeln, der Golgi-Organe der Sehnen und wahrscheinlich auch der interstitiellen Mechanorezeptoren werden hierfür verantwortlich erachtet. Hierdurch wird wahrscheinlich das Phänomen der zentralen Fazilitation beeinflusst, was als Erklärung dafür dienen könnte, dass es nach spinalen Manipulationen anscheinend zu einer erhöhten Schmerztoleranz oder einer erhöhten Schmerzschwelle kommt. Dieser Wirkungsmechanismus auf die spinale Fazilitation (s. S. 437) und deren Circulus vitiosus kann eine mögliche Erklärung für die langzeitigen therapeutischen Effekte einer Manipulation sein [54]. Zusammenfassend könnte man also sagen, dass spinale Manipulationen Auswirkungen haben auf die afferenten Nervenfasern der paraspinalen Gewebe, das motorische Kontrollsystem sowie Schmerzprozesse.

Inwieweit diese Erkenntnisse auf die peripheren Manipulationstechniken übertragbar sind, ist anhand der aktuellen Studienlage nicht geklärt. Unklar ist auch, was während einer Manipulation genau im Gelenk geschieht, ob z. B. eine „Knacken“ stattfinden muss und wodurch das Geräusch genau verursacht wird. Einigen Autoren zufolge ist das für das Geräusch verantwortliche Kavitationsphänomen keine absolute Voraussetzung für die mechanischen Effekte, gleichzeitig aber ein zuverlässiger Indikator für ein erfolgreiches „joint gapping“ [14].

5.2 Wirbelsäule

Für jede Region und für jede Dysfunktion wird hier eine Impulstechnik und eine MET vorgestellt. Die Impulstechniken können mit Anpassung der Amplitude und der Frequenz auch als Mobilisationen durchgeführt werden.

5.2.1 Impulstechniken

■ *Impulstechnik LWS*

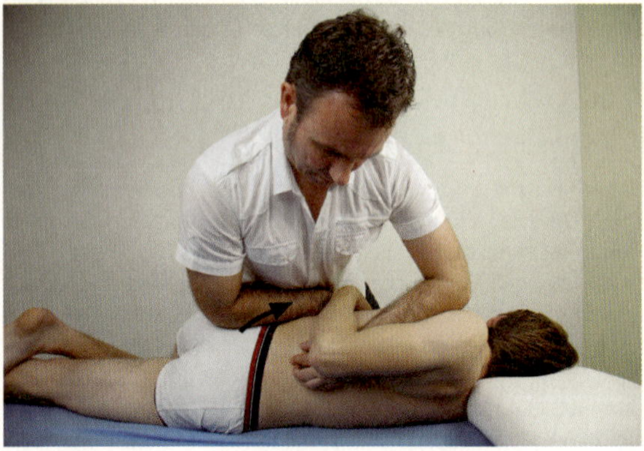

Abb. 5.1

- bei Dysfunktion des L4 in Rotation rechts
- bei Flexions- und Extensionsdysfunktion des Wirbels möglich

■ *Ausgangsstellung*

- Patient: in Seitlage rechts, Becken zunächst senkrecht zur Behandlungsliege, das obere Bein leicht gebeugt, das untere Bein leicht gestreckt, neutrale Lage

der LWS in Bezug auf Flexion und Extension, Oberkörper leicht nach hinten rotiert (dadurch liegt der Patient stabiler und ist besser einzustellen)
- Therapeut: steht vor dem Patienten, Zug am rechten Arm des Patienten, um durch Traktion und Rotation die myofasziale Spannung aus dem Rumpf zu nehmen, dann auf Höhe der Dysfunktion positionieren.

Vorgehen

- rechter Unterarm: liegt schräg auf dem Becken des Patienten, Ausrichtung von dorsal-kaudal nach ventral-kranial
- linker Unterarm: liegt zwischen dem linken Arm und dem Thorax des Patienten
- linke Hand: palpiert das Segment L4/L5
- beide Arme:
  - Phase der Orientierung:
    - Rotation der Wirbelsäule nach links einleiten
    - mit den beiden Hebeln (Oberkörper leicht nach hinten/Becken nach vorn drehen) spielen, bis die Bewegung bei L4/5 ankommt
    - Widerstand des Hauptvektors (Rotation) testen
  - Phase vor der Manipulation:
    Die Nebenvektoren einzeln hinzufügen und testen:
    - Lateralflexion links: Becken nach kranial kippen; Lateralflexion rechts: Becken nach kaudal kippen (hierzu wird das Becken des Therapeuten an das Becken des Patienten gebracht)
    - Flexion/Extension: durch obenliegendes Bein oder vom Becken her einleiten
    - Ein- bzw. Ausatmung
    - Widerstand immer wieder neu beurteilen
  - Phase der Beschleunigung:
    - positive Nebenvektoren stapeln, den Patienten eventuell etwas nach vorn drehen, ohne Spannung zwischen den beiden Hebeln aufzubauen
    - dann beide Hebel justieren und Impuls durch Rotation links von L4

Praxistipp *Diese Technik kann in der gesamten LWS und im ThLÜ angewandt werden, sowohl bei Dysfunktionen in Flexion als auch in Extension.*
In der oberen LWS wird der Widerstand häufig durch etwas Flexion des unteren Hebels größer als durch eine Extension. Die vorgestellten Tests der Lateralflexion (s. S. 176 ff.) können schon Hinweise darauf geben, welche Lateralflexion „fester" sein könnte. Steht der Wirbel in einer Dysfunktion mit Rotation rechts und Lateralflexion links, so wird es neben dem Hauptvektor Rotation links in aller Regel die Lateralflexion rechts als Nebenvektor sein, der den Widerstand bei der Rotation vergrößert.

Impulstechnik ThLÜ

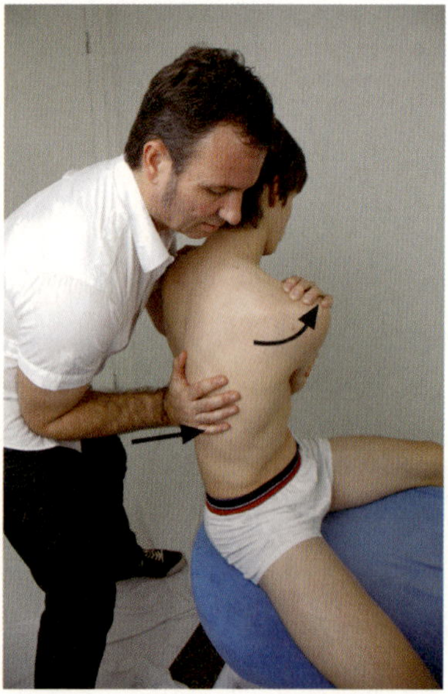

Abb. 5.2

- bei Dysfunktion des L 1 in Rotation rechts
- bei Flexions- und Extensionsdysfunktion des Wirbels möglich

Ausgangsstellung

- Patient: sitzt rittlings auf der Behandlungsliege, Arme vor dem Oberkörper gekreuzt, Hände auf der jeweils gegenüberliegenden Schulter
- Therapeut: steht (anfänglich links) hinter dem Patienten

Vorgehen

- linker Arm: zwischen Oberarmen und Thorax des Patienten
- linke Hand: auf der rechten Schulter des Patienten
- rechte Hand: liegt mit dem Hypothenar auf dem rechten Querfortsatz des Wirbels in Dysfunktion, rechter Ellenbogen am eigenen Becken oder am Oberschenkel rechts
- beide Arme:
  - Phase der Orientierung:
    - mit der linken Hand Rotation der Wirbelsäule nach links einleiten
    - mit der rechten Hand den Wirbel dabei mit in die Rotation schieben

  - Bei der Drehung des Patienten geht der Therapeut um den Patienten herum und steht am Ende der Bewegung etwas rechts vom Patienten.
  - Widerstand des Hauptvektors testen
- Phase vor der Manipulation:
  Die Nebenvektoren einzeln hinzufügen und testen:
  - Translation rechts (s. u.)
  - Flexion/Extension: Oberkörper dementsprechend bewegen
  - Ein- bzw. Ausatmung
  - Widerstand immer wieder neu beurteilen
- Phase der Beschleunigung:
  - positive Nebenvektoren stapeln
  - im Sinne einer ballistischen Technik etwas „Anlauf" nehmen
  - mit Oberkörper und Hypothenarschub gleichermaßen beschleunigen
  - Hieraus resultiert der Impuls durch Rotation links von L 1.

Praxistipp *Aus rein praktischen Gründen fügt man bei dieser Technik der Rotation nach links ebenfalls eine Lateralflexion nach links hinzu. Diese kann als Translation nach rechts (mit dem linken Unterarm des Therapeuten) eingeleitet werden.*

Impulstechnik BWS – DOG-Technik

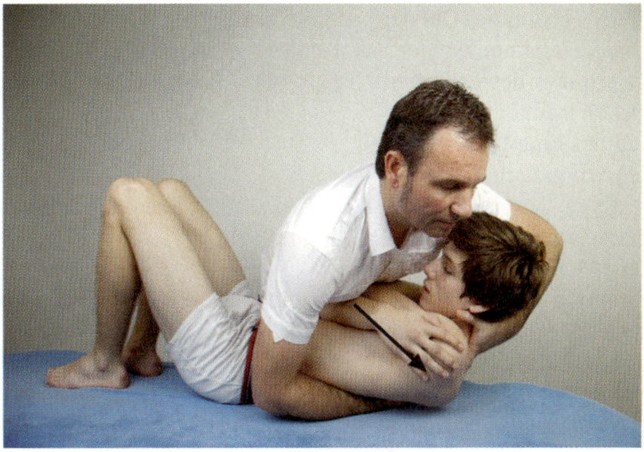

Abb. 5.3

- bei Dysfunktion des Th 8 in Rotation rechts
- Der Hauptvektor des Impulses ist bei diesen Techniken eine Art Traktion. Diese ist aufgrund der Stellung der Wirbelbogengelenke (s. S. 14) in der BWS sehr effektiv.
- bei Flexions- und Extensionsdysfunktion des Wirbels möglich

Ausgangsstellung

- Patient: in Rückenlage, auf der rechten Hälfte der Behandlungsliege, Arme vor dem Oberkörper gekreuzt (gegenüberliegender Arm oben, Ellenbogen aufeinander), Hände auf der jeweils gegenüberliegenden Schulter, beide Beine gebeugt, Füße auf der Liege
- Therapeut: steht rechts vom Patienten (großer Ausfallschritt, linkes Bein vor), platziert sein Sternum von kranial am oberen Ellenbogen des Patienten

Vorgehen

- linke Hand: liegt mit den Fingern (nach kaudal) am CThÜ des Patienten
- linker Unterarm: liegt am Hinterkopf des Patienten
- rechte Hand: „Keilhand", palpiert den Interspinalraum Th 8/Th 9, Mittelfinger in den Interspinalraum platzieren, Faust machen oder flache Hand, „Fixierung" des Wirbels unterhalb des Dysfunktionswirbels, Finger liegen rechts, Thenar links von der Wirbelsäule
- beide Arme:
  - Phase der Orientierung:
    - den Patienten anheben und zum Therapeuten hin drehen, eventuell auf dem linken Oberschenkel ablegen (je tiefer die Dysfunktion, desto weiter muss der Patient angehoben werden)
    - Keilhand platzieren, Patienten zurückdrehen und langsam unter Beibehaltung der Flexion des Oberkörpers auf die Keilhand legen
    - Rotation links einleiten, leichter Schub mit dem Sternum in Richtung der linken Schulter des Patienten (Traktion und Rotation), bis die Bewegung bei Th 8 ankommt
    - Widerstand des Hauptvektors testen
  - Phase vor der Manipulation:
    Die Nebenvektoren einzeln über den Oberkörper hinzufügen und testen:
    - Lateralflexion links und rechts
    - Flexion/Extension
    - eventuell Kompression (nicht zu viel, da dies von den meisten Patienten als unangenehm erfahren wird und zu einem „Schließen" der Gelenkflächen führen könnte)
    - Widerstand immer wieder neu beurteilen, häufig wird der Widerstand bei einer Dysfunktion in Extension größer durch Einstellen einer Flexion und umgekehrt
  - Phase der Beschleunigung:
    - positive Nebenvektoren stapeln
    - Impuls im Sinne einer Traktionskraft nach dorsal/kranial von Th 8 (Sternum [Oberkörper] über die Ellenbogen in Richtung der Schultern des Patienten)

- Die Traktion kann von der linken Hand (am CThÜ), die die Wirbelsäule in eine Traktion in Längsrichtung bringt, unterstützt werden.
- während der Ausatmung (bei am Thorax angewandten Impulstechniken angenehmer für den Patienten)

Praxistipp *Diese Technik kann im Prinzip fast in der gesamten BWS (von Th 3 – Th 10) angewandt werden. Je nach Patient mit eventuellen Anpassungen in der oberen BWS. Dort kann man den Patienten während der Phase der Beschleunigung auffordern, den Kopf anzuheben. Alternativ kann der Patient aufgefordert werden, das Gesäß so weit anzuheben, bis die Bewegung der Wirbelsäule an der Keilhand wahrgenommen wird. Dies sorgt häufig für einen besseren Kontakt mit der Keilhand und somit für einen effektiveren Impuls am Dysfunktionswirbel. Das Aufstellen der beiden Beine ist v. a. bei Anwendung der Technik in der unteren BWS hilfreich. In der mittleren BWS ist es nicht zwingend erforderlich, dass der Patient die Beine beugt.*

Häufig (aber nicht immer) wird der Widerstand größer wenn man bei einer Dysfunktion in Flexion die Lateralflexion heterolateral zur Rotation einstellt (beim obigen Beispiel also: Lateralflexion rechts und Rotation links) und bei einer Dysfunktion in Extension homolateral (d. h. beide Parameter nach links).

Alternative

Alternative Anwendungsformen der vorgestellten DOG-Technik:

- Anstatt die Arme vor dem Oberkörper zu kreuzen, legt der Patient die Hände in den Nacken, wobei die Ellenbogen so weit wie möglich zusammengeführt werden sollten. Der Therapeut legt dann seinen Unterarm quer auf die Ellenbogen des Patienten.
- Diese Vorgehensweise ist ebenfalls empfehlenswert für Therapeuten und v. a. Therapeutinnen, denen es unangenehm ist, den eigenen Brustkorb mit dem Sternum auf den Ellenbogen des Patienten zu platzieren.
- Mit etwas Übung ist die oben vorgestellte Technik auch ohne das Anheben des Oberkörpers möglich. Diese Variante bietet Therapeuten Vorteile, denen es grundsätzlich oder bei einem Patienten mit etwas mehr Körperfülle an Körperlänge mangelt. Weiterer Vorteil: Anstelle des Sternums legt man den kranialen Unterarm auf die Ellenbogen des Patienten.
- Ist es dem Therapeuten unmöglich, um den Patienten herum zu greifen, so kann er sich (bei dem obigen Beispiel bleibend) auf die andere Seite der Behandlungsliege stellen und die Keilhand von dort unter den Patienten schieben.

Impulstechnik BWS – Kreuzhandtechnik

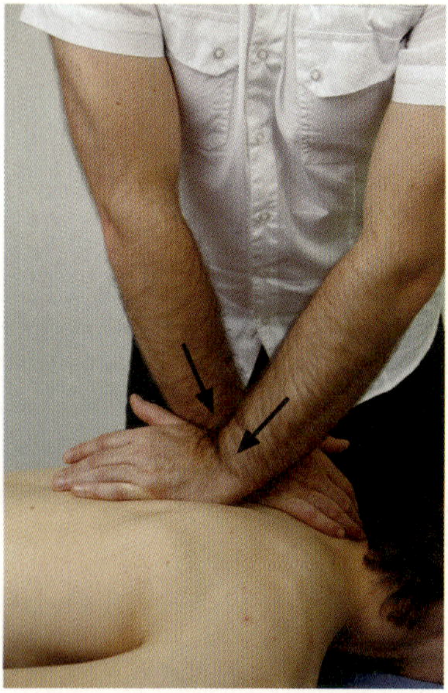

Abb. 5.4

- Hauptvektor des Impulses ist die Rotation.
- bei Dysfunktion des Th 5 in Rotation links
- bei Flexions- und Extensionsdysfunktion des Wirbels möglich

Ausgangsstellung

- Patient: in Bauchlage, Kopf nach rechts gedreht
- Therapeut: steht rechts oder links vom Patienten (senkrecht zur Behandlungsliege)

Vorgehen

- kaudale Hand: liegt mit dem Hypothenar auf dem linken Querfortsatz des Wirbels in Dysfunktion
- kraniale Hand: liegt mit dem Hypothenar auf dem rechten Querfortsatz des Wirbels direkt unterhalb der Dysfunktion

- beide Arme:
  - Phase der Orientierung:
    - Rotation einleiten (Th 5 in Rotation rechts, Th 6 in Rotation links)
    - beide Hände drücken den jeweiligen Querfortsatz nach ventral
  - Phase vor der Manipulation:
  - Als Nebenvektor kommt hier v. a. die Lateralflexion nach rechts und links infrage:
    - Lateralflexion manuell über die Hände einleiten (Therapeut sollte dabei den ganzen Rumpf drehen)
    - Widerstand neu beurteilen
    - In der oberen BWS könnte man durch Absenken oder Aufstellen des Kopfteiles der Behandlungsliege noch die Flexion/Extension als Nebenvektoren testen.
  - Phase der Beschleunigung:
    - positive(n) Nebenvektor(en) stapeln
    - Impuls durch Rotation beider Hände
    - während der Ausatmung

Impulstechnik CthÜ – Kinndrehtechnik

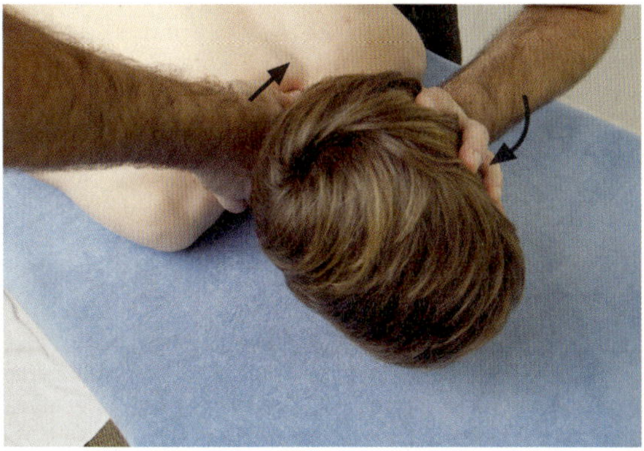

Abb. 5.5

- Bei dieser Technik stellt die Rotation wiederum den Hauptvektor dar. Als Nebenvektor wird hier die Lateralflexion eingesetzt, die hier in Form einer Translation durchgeführt wird.
- bei Dysfunktion des Th 1 in Rotation rechts
- bei Flexions- und Extensionsdysfunktion des Wirbels möglich

Ausgangsstellung

- Patient: in Bauchlage, Stirn auf der Behandlungsliege
- Therapeut: steht links vom Patienten (in Schrittstellung, linkes Bein vor)

Vorgehen

- linke Hand: liegt anfänglich auf dem Kopf des Patienten, linker Unterarm seitlich am Hals des Patienten, linker Ellenbogen auf dem Schulter-Nacken-Bereich
- rechte Hand: umfasst den rechten M. trapezius, den Daumen von rechts am Dornfortsatz von Th 2
- beide Arme:
  - Phase der Orientierung und Phase vor der Manipulation:
    - gemeinsam mit dem Patienten den Kopf etwas anheben
    - Nebenvektor einstellen: Kopf und Hals „en bloc" nach rechts schieben, bis die Bewegung am Daumen ankommt
    - Kinn aufsetzen
    - Rotation einleiten: dafür die linke Hand auf das linke Ohr des Patienten legen (Finger zeigen in Richtung Schädeldach), beide Unterarme in diametraler Verlängerung zueinander, Therapeut beugt sich weit herunter
    - wichtig: Sobald die Rotation vom „oberen" Hebel (Kopf) her eingeleitet wird, sollte der Daumen den „unteren" Hebel (Rumpf und v. a. Th 2) nach links schieben.
    - beide Hebel gegenläufig drehen, bis die Bewegung am Segment Th 1/Th 2 ankommt
    - mit den beiden Hebeln „spielen"
    - den größtmöglichen Widerstand für die Rotation suchen
  - Phase der Beschleunigung:
    - positive Nebenvektoren stapeln
    - Impuls durch Rotation beider Hebel
    - Empfehlung: deutlich mit dem Daumen am untenliegenden Wirbel arbeiten, je mehr Th 2 bewegt wird (in der Phase vor der Manipulation und der Beschleunigung), desto weniger Rotation des oberen Hebels ist notwendig und desto schonender wird die Technik

> **Praxistipp** *Diese Technik kann im Prinzip im gesamten CThÜ (von C 7 – Th 3) angewandt werden – je nach Patient und Region mit eventuellen Anpassungen.*

Alternative

Falls ein Kontakt mit dem Daumen am Wirbel unterhalb des Dysfunktionswirbels schwierig bzw. nicht möglich sein sollte, ist diese Variante oder eine DOG-Technik vorzuziehen:

- auch hier ist der Hauptvektor des Impulses die Rotation
- bei Dysfunktion des Th 3 in Rotation rechts
- bei Flexions- und Extensionsdysfunktion des Wirbels möglich
- beide Arme:
  - Phase der Orientierung und Phase vor der Manipulation:
    - Phase der Orientierung s. o.
    - wichtig: Sobald die Rotation vom „oberen" Hebel (Kopf) her eingeleitet wird (s. o.), wird nun der Kontakt der rechten Hand am darunterliegenden Wirbel (hier des Th 4) im Vergleich zu der obigen Technik geändert: Der rechte Hypothenar wird dorsal an den linken Querfortsatz des Wirbels gelegt (**Abb. 5.6**), linker Arm wie oben, rechter Arm gestreckt, Therapeut aufgerichtet
    - beide Hebel gegenläufig drehen, bis die Bewegung am Segment Th 3/ Th 4 ankommt
  - weiteres Vorgehen und Phase der Beschleunigung s. o.

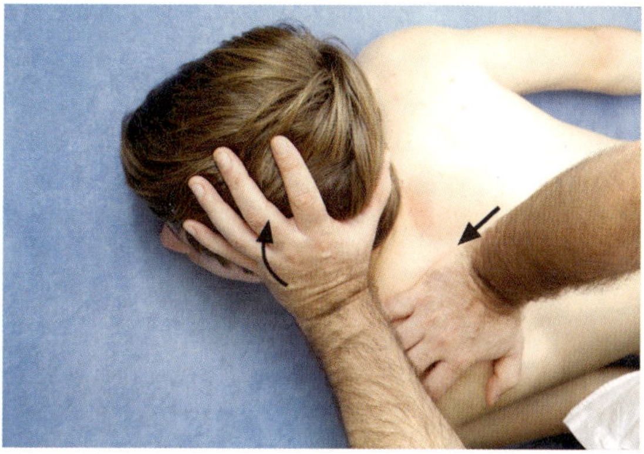

Abb. 5.6

Impulstechnik CThÜ

- Bei dieser Technik stellt die Rotation wiederum den Hauptvektor dar. Als Nebenvektor kann eine Lateralflexion (in Form einer Translation), eine Flexion oder Extension, eine Translation nach anterior oder posterior und eventuell eine Kompression eingesetzt werden.
- bei Dysfunktion des Th 1 in Rotation rechts
- bei Flexions- und Extensionsdysfunktion des Wirbels möglich

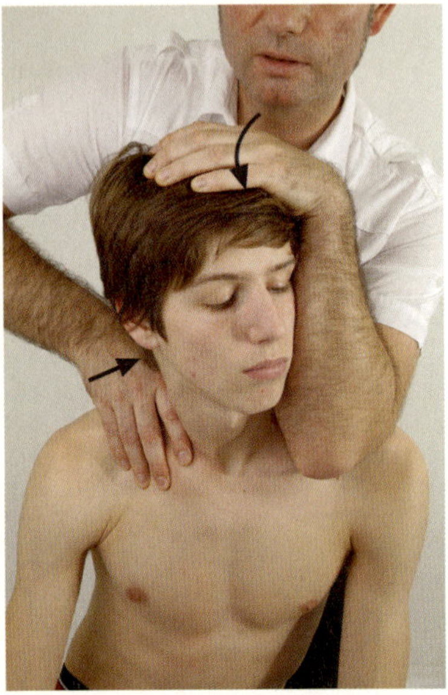

Abb. 5.7

Ausgangsstellung

- Patient: in Sitzposition
- Therapeut: steht hinter dem Patienten, linkes Bein mit dem Fuß oder mit dem Knie direkt neben dem Patienten auf der Behandlungsliege aufgestellt

Vorgehen

- linke Hand: liegt auf dem Kopf des Patienten, linker Unterarm seitlich am Hals des Patienten, linker Ellenbogen auf dem Schulter-Nacken-Bereich
- rechte Hand: umfasst den rechten M. trapezius, den Daumen von rechts am Dornfortsatz von Th 2
- beide Arme:
  - Phase der Orientierung und Phase vor der Manipulation:
    - Nebenvektor einstellen: Anstatt nur den Kopf und Hals „en bloc“ nach rechts zu schieben, ist es bei dieser Technik einfacher, den gesamten Rumpf und v. a. Th 2 nach links zum aufgestellten Bein des Therapeuten hin zu schieben.
    - Rotation einleiten: Die linke Hand bleibt auf dem Kopf und dreht diesen nach links, der Daumen dreht gleichzeitig den Wirbel Th 2 nach rechts.

- beide Hebel gegenläufig drehen, bis die Bewegung am Segment Th 1/Th 2 ankommt
- mit den beiden Hebeln „spielen“
- zusätzliche Nebenvektoren: Flexion/Extension und Kompression
- den größtmöglichen Widerstand für die Rotation suchen
- Phase der Beschleunigung:
  - positive(n) Nebenvektor(en) stapeln
  - Impuls durch Rotation beider Hebel
  - Hier ist es für viele äußerst schwierig, mit der Hand auf dem Kopf des Patienten überhaupt einen Impuls zu geben: Deshalb ist es empfehlenswert, diesen mit dem Daumen am Wirbel Th 2 zu geben und den oberen Hebel „nur“ unter Spannung/Widerstand zu halten.
  - während der Ausatmung

Impulstechnik HWS mit der Rotation als Hauptvektor (C 2 – C 6)

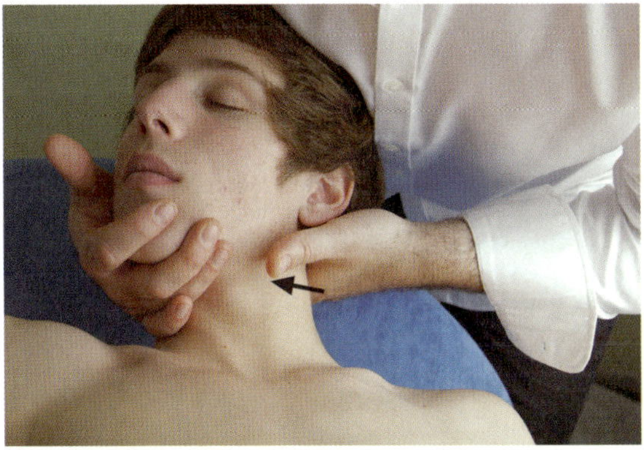

Abb. 5.8

> **Praxistipp** *Vor der korrigierenden Rotation nach rechts stellt man eine Lateralflexion nach links (Translation nach rechts) ein. Darauf folgt aufgrund der gleichseitigen Koppelung von Rotation und Lateralflexion (s. S. 35) eine Rotation nach links. Wird dann die Rechtsrotation eingeleitet, befindet man sich quasi noch in der Neutralzone, wodurch die Technik schonender wird.*

- bei Dysfunktion des C 4 in Rotation links
- bei Flexions- und Extensionsdysfunktion des Wirbels möglich

Ausgangsstellung

- Patient: in Rückenlage
- Therapeut: steht am Kopfende der Behandlungsliege, zunächst mittig, später (Phase der Orientierung und folgende) links vom Patienten auf Höhe der Dysfunktion

Vorgehen

- linke Hand: ertastet zunächst den linken Gelenkfortsatz von C4
- rechte Hand: nimmt das Kinn des Patienten zwischen Zeige- und Mittelfinger
- beide Arme:
  - Phase der Orientierung:
    - mit der rechten Hand den Kopf des Patienten etwas anheben und nach rechts drehen (der Kopf ruht auf dem rechten Unterarm, der seitlich temporal liegt), Oberarm und Brustkorb zur besseren Kontrolle der nachfolgenden Bewegungen in Kontakt mit dem Kopf bringen
    - Zeigefingergrundgelenk der linken Hand hinter den linken Gelenkfortsatz von C4 legen
    - Kopf- und HWS-Rotation wieder etwas zurücknehmen
  - Phase vor der Manipulation:
    - Lateralflexion links (Translation rechts) von C4 als 1. Nebenvektor einstellen
    - Rotation nach rechts wieder einstellen und die übrigen Nebenvektoren testen: Flexion/Extension, Schub nach anterior/posterior und Kompression/Traktion
    - Widerstand der Rotation immer wieder neu beurteilen
  - Phase der Beschleunigung:
    - positive Nebenvektoren stapeln
    - Impuls mit dem linken Zeigefingergrundgelenk, ähnlich einem Billardstoß von posterior nach anterior

Alternative

- mit der Lateralflexion als Hauptvektor
- bei Dysfunktion der C4 in Lateralflexion rechts

Die Ausgangsstellung bleibt gleich. Das Vorgehen unterscheidet sich wie folgt:
- Das Zeigefingergrundgelenk der linken Hand weiter lateral (als bei der Rotationstechnik, s. o.) an den linken Gelenkfortsatz von C4 legen.
- Rotation rechts von C4 als 1. Nebenvektor einstellen (daran gekoppelt ist eine Lateralflexion nach rechts)
- Lateralflexion nach links über Translation nach rechts einstellen und die übrigen Nebenvektoren testen: s. o.

- Widerstand der Lateralflexion immer wieder neu beurteilen
- positive Nebenvektoren stapeln
- Impuls mit dem linken Zeigefingergrundgelenk transversal durch den Wirbelkörper in Richtung des gegenüberliegenden Gelenkfortsatzes

Impulstechnik obere HWS (Atlas/Occiput)

- bei **Dysfunktion Atlas** in Rotation rechts (**Abb. 5.9**)

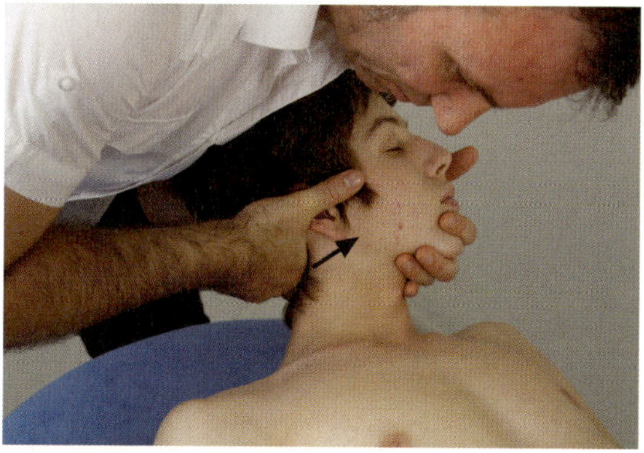

Abb. 5.9

Vorgehen

- linke Hand: nimmt das Kinn des Patienten zwischen Zeige- und Mittelfinger (ähnlich der Impulstechnik HWS, s. o.)
- Der Kopf ruht auf dem linken Unterarm, der seitlich temporal liegt.
- Oberarm und Brustkorb zur besseren Kontrolle der nachfolgenden Bewegungen in Kontakt mit dem Kopf bringen
- Unterschiede:
  - Verspannung der unteren und mittleren HWS mittels deutlicher Flexion und Entspannung der oberen HWS durch leichte Extension
  - Zeigefingergrundgelenk der rechten Hand hinter den rechten hinteren Atlasbogen legen
  - Phase vor der Manipulation:
    - Lateralflexion rechts (Translation links) als 1. Nebenvektor einstellen
    - Rotation nach links einstellen und die übrigen Nebenvektoren testen: Flexion/Extension, Schub nach anterior/posterior und Kompression/Traktion
    - Widerstand der Rotation immer wieder neu beurteilen

- Phase der Beschleunigung:
  - positive Nebenvektoren stapeln
  - Impuls mit dem rechten Zeigefingergrundgelenk geben, ähnlich einem Billardstoß von posterior nach anterior in Richtung des gegenüberliegenden Auges des Patienten
  - wichtig: Gleichzeitig übt die linke Hand und der linke Unterarm einen Gegendruck seitlich am Kopf aus (wie eine Bremse), wodurch es zu der entscheidenden Bewegung atlantookzipital kommt.

> **Praxistipp** *Die Hauptschwierigkeit bei dieser Technik besteht v. a. im Erspüren des Widerstands, dem Aufbau des Gegendrucks und der Beschleunigung. Vor der Behandlung von Dysfunktionen des Atlas sollte immer zuerst das Kranium untersucht und – falls Indikationen dafür vorliegen – auch behandelt werden.*

▪ *Variante*

- Auf ähnliche Weise kann man eine **Dysfunktion des Occiputs** rechts-posterior korrigieren:
  - Hierbei wird das Zeigefingergrundgelenk der rechten Hand rechts-posterior an das Occiput gelegt.
  - Die Vorgehensweise ist identisch zu der der Atlasdysfunktion, lediglich das „Abbremsen" während der Phase der Beschleunigung entfällt.
  - Empfehlenswert ist es ferner, mehr Translation als Nebenvektor einzustellen als bei der Atlastechnik.
- Steht das Occiput in Translation rechts wird das Zeigefingergrundgelenk (wie bei einem Halswirbelkörper) mehr von lateral in Kontakt zum Occiput gebracht. Die Impulsrichtung ist in diesem Falle weniger posterior-anterior, sondern transversal.

5.2.2 MET

▪ *MET LWS bei Dysfunktion in Flexion*

- bei Dysfunktion des L 4 in Flexion, Rotation rechts und Lateralflexion rechts

▪ *Ausgangslage*

- Patient: in Seitlage rechts, Becken senkrecht zur Behandlungsliege, Beine liegen aufeinander, Oberkörper leicht nach hinten rotiert (dadurch liegt der Patient stabiler und ist besser einzustellen)

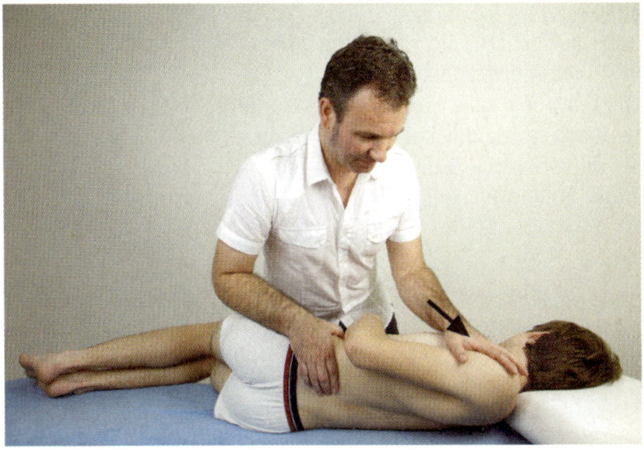

Abb. 5.10

- Therapeut: steht vor dem Patienten, Zug am rechten Arm des Patienten, um durch Traktion und Rotation myofasziale Spannung aus dem Rumpf zu nehmen, dann auf Höhe der Dysfunktion positionieren

Vorgehen

- linke Hand: liegt ventral an der linken Schulter des Patienten oder linker Unterarm zwischen Oberarm und Thorax
- rechte Hand: palpiert das Segment L4/L5 (beide Dornfortsätze und den Interspinalraum)

Extension

- über beide Beine einleiten, bis die Extension im Interspinalraum L4/L5 zu ertasten ist

Rotation

- nach links einleiten, Oberkörper des Patienten nach hinten rotieren, bis die Bewegung im Segment L4/L5 ankommt (L4 sollte dabei mitrotieren, L5 nicht)
- Korrektur:
  - Phase der Anspannung:
    - die linke Schulter des Patienten leicht nach hinten drücken und den Patienten auffordern, einen Gegendruck nach vorn aufzubauen
    - isometrische Aktivität (in Rotation rechts) kontrollieren und so dosieren, dass sie am zu behandelnden Segment als Spannung wahrgenommen wird, dabei darf keine Bewegung im Segment stattfinden
    - 3 – 5 Sekunden halten

  - Phase der Entspannung:
    - den Patienten auffordern, die Spannung zu lösen
    - minimal 1 – 2 Sekunden warten
    - Schulter/Oberkörper passiv langsam nach hinten bewegen und so die motorische Barriere für die Rotation links von L4 neu aufsuchen (L4 sollte dabei mitrotieren, L5 nicht)
  - Wiederholen der beiden Phasen

Lateralflexion

- rechte Hand: greift die Füße des Patienten, um den Lateralflexionsparameter zu korrigieren, dazu beide Füße des Patienten nach oben in Richtung Decke anheben, bis die Bewegung bei L4 ankommt (L4 sollte sich dabei mitbewegen, L3 nicht), die linke Hand palpiert hierbei
- Korrektur:
  - Phase der Anspannung:
    - die Füße des Patienten leicht nach oben ziehen und den Patienten auffordern, einen Gegendruck nach unten in Richtung des Bodens aufzubauen
    - isometrische Aktivität (in Lateralflexion rechts) kontrollieren und so dosieren, dass sie am zu behandelnden Segment als Spannung wahrgenommen wird, dabei darf keine Bewegung im Segment stattfinden
    - 3 – 5 Sekunden halten
  - Phase der Entspannung:
    - den Patienten auffordern, die Spannung zu lösen
    - minimal 1 – 2 Sekunden warten
    - Beine langsam nach oben bewegen und so die motorische Barriere für die Lateralflexion links von L4 neu aufsuchen (L4 sollte sich dabei mitbewegen, L3 nicht)
  - Wiederholen der beiden Phasen
- Bei einer Dysfunktion in Flexion, Rotation rechts (s. o.) und Lateralflexion links erfolgt die Korrektur der Flexion und der Rotation wie oben beschrieben. Zur Normalisierung der Lateralflexion werden die Füße nach unten in Richtung Boden bewegt, bis die Bewegung im gestörten Segment ankommt (Anspannungsphase: Füße des Patienten leicht nach unten drücken bzw. Patient nach oben anspannen lassen).

MET LWS bei Dysfunktion in Extension

- bei Dysfunktion des L4 in Extension, Rotation rechts und Lateralflexion rechts

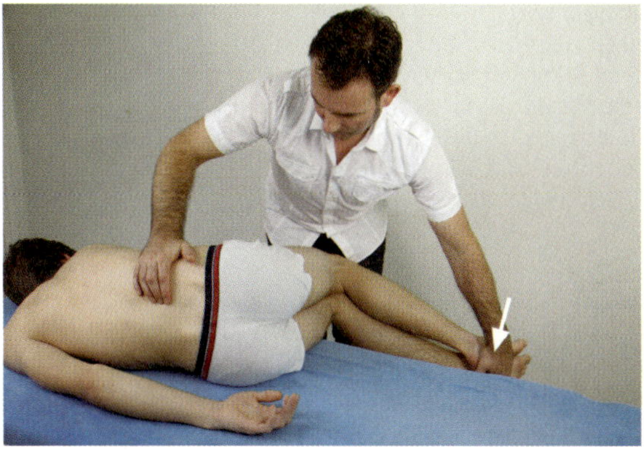

Abb. 5.11

Ausgangsstellung

- Patient: wird (entweder aus dem Sitzen oder aus der Bauchlage heraus) in eine kombinierte Bauch-/Seitlage gebracht, wodurch die LWS in Flexion und Rotation links positioniert wird, die Beine liegen aufeinander
- Therapeut: steht rechts vom Patienten

Vorgehen

- rechte Hand: palpiert das Segment L4/L5 (beide Dornfortsätze und den Interspinalraum), diese Hand in der weiteren Vorgehensweise wechseln

Flexion

- über beide Beine einleiten, bis die Flexion im Interspinalraum L4/L5 zu ertasten ist

Rotation

- nach links ist bereits eingestellt
- Korrektur:
  - Phase der Anspannung:
    - die rechte Schulter des Patienten leicht nach vorn drücken und den Patienten auffordern, einen Gegendruck nach hinten aufzubauen
    - isometrische Aktivität (in Rotation rechts) kontrollieren und so dosieren, dass sie am zu behandelnden Segment als Spannung wahrgenommen wird, dabei darf keine Bewegung im Segment stattfinden
    - 3 – 5 Sekunden halten

- Phase der Entspannung:
  - den Patienten auffordern, die Spannung zu lösen
  - minimal 1 – 2 Sekunden warten
  - Schulter/Oberkörper passiv langsam nach vorn bewegen und so die motorische Barriere für die Rotation links von L 4 neu aufsuchen (L 4 sollte dabei mitrotieren, L 5 nicht)
- Wiederholen der beiden Phasen

Lateralflexion

- linke Hand: greift die Füße des Patienten, um den Lateralflexionsparameter zu korrigieren
- nach links einleiten, beide Füße des Patienten nach unten in Richtung Boden absenken, bis die Bewegung bei L 4 ankommt (L 4 sollte sich dabei mitbewegen, L 3 nicht)
- Korrektur:
  - Phase der Anspannung:
    - die Füße des Patienten leicht nach unten drücken und den Patienten auffordern, einen Gegendruck nach oben aufzubauen
    - isometrische Aktivität kontrollieren und so dosieren, dass sie am zu behandelnden Segment als Spannung wahrgenommen wird, dabei darf keine Bewegung im Segment stattfinden
    - 3 – 5 Sekunden halten
  - Phase der Entspannung:
    - den Patienten auffordern, die Spannung zu lösen
    - minimal 1 – 2 Sekunden warten
    - Beine langsam nach unten bewegen und so die motorische Barriere für die Lateralflexion links von L 4 neu aufsuchen (L 4 sollte sich dabei mitbewegen, L 3 nicht)
  - Wiederholen der beiden Phasen
- Bei einer Dysfunktion in Extension, Rotation rechts (s. o.) und Lateralflexion links erfolgt die Korrektur der Extension und der Rotation wie oben beschrieben. Zur Normalisierung der Lateralflexion werden die Füße nach oben in Richtung Decke bewegt, bis die Bewegung im gestörten Segment ankommt (Anspannungsphase: Füße des Patienten leicht nach oben ziehen bzw. Patient nach unten anspannen lassen).

> **Praxistipp** *Diese beiden Techniken sind aufgrund der einzustellenden Korrekturparameter v. a. für die untere LWS geeignet (L 3 – L 5). Bei sehr mobilen Patienten mitunter auch noch für die Segmente darüber.*

MET LWS/BWS bei Dysfunktion in Extension (L 2 bis etwa Th 4)

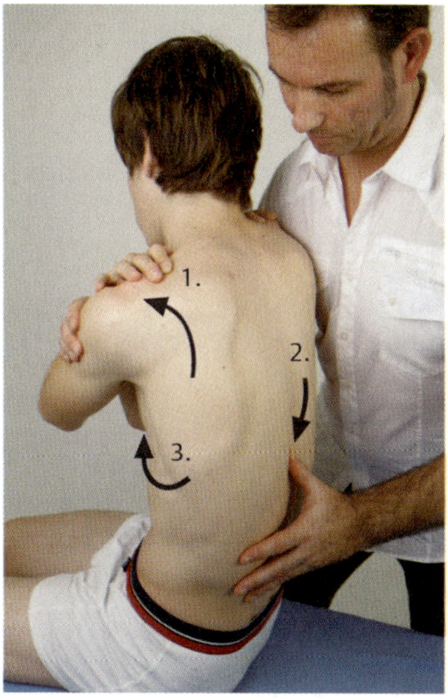

Abb. 5.12

- bei Dysfunktion des Th 11 in Extension, Rotation links und Lateralflexion links

Ausgangsstellung

- Patient: in Sitzposition, Arme vor dem Oberkörper gekreuzt, Hände auf der jeweils gegenüberliegenden Schulter

> **Praxistipp** *Es ist empfehlenswert, sich rechts (gegenüber der Rotationsdysfunktion) zu positionieren.*

Vorgehen

- rechte Hand: auf der linken Schulter des Patienten, rechter Arm zwischen Oberarmen und Thorax des Patienten
- linke Hand: palpiert mit dem Daumen das Segment Th 11/Th 12 (beide Dornfortsätze und den Interspinalraum)

Flexion

- über den Oberkörper des Patienten einleiten, bis die Flexion im Interspinalraum Th 11/Th 12 zu ertasten ist
- dabei den Patienten nicht nach vorn beugen, sondern „einrollen"

Lateralflexion

- nach rechts einleiten
- wichtig: Je tiefer das zu behandelnde Segment liegt, desto mehr Translation (zur Gegenseite) ist beim Einstellen der Lateralflexion einzusetzen. Hierdurch bleibt der Patient im „Lot" und entspannt.

Rotation

- nach rechts einleiten (Th 11 sollte dabei mitrotieren, Th 12 nicht)
- Korrektur:
  - Phase der Anspannung:
    - die linke Schulter des Patienten leicht nach vorn ziehen und den Patienten auffordern, einen Gegendruck nach hinten aufzubauen
    - isometrische Aktivität (in Rotation links) kontrollieren und so dosieren, dass sie am zu behandelnden Segment als Spannung wahrgenommen wird, dabei darf keine Bewegung im Segment stattfinden
    - 3 – 5 Sekunden halten
    - Alternativ könnte man den Patienten auch in Richtung der Extension oder der Lateralflexion links anspannen lassen.
  - Phase der Entspannung:
    - den Patienten auffordern, die Spannung zu lösen
    - minimal 1 – 2 Sekunden warten
    - Schulter/Oberkörper langsam passiv nach rechts rotieren und nach rechts lateroflektieren und so die motorische Barriere für die Rotation rechts und die Lateralflexion rechts von Th 11 neu aufsuchen, dabei in der Flexion bleiben oder diese wenn möglich leicht steigern (Th 11 sollte sich dabei mitbewegen, Th 12 nicht)
  - Wiederholen der beiden Phasen
- Bei einer Dysfunktion Th 11 in Extension, Rotation links und Lateralflexion rechts erfolgt die Korrektur der Extension und der Rotation wie oben beschrieben. Zur Normalisierung der Lateralflexion wird eine dementsprechende Bewegungskomponente nach links bzw. eine Translation nach rechts eingestellt (Anspannung in Richtung Rotation links, Extension oder Lateralflexion rechts; Phase der Entspannung: Aufsuchen der neuen motorischen Barrieren in den Raumebenen).

■ *MET LWS/BWS bei Dysfunktion in Flexion (L 2 bis etwa Th 4)*

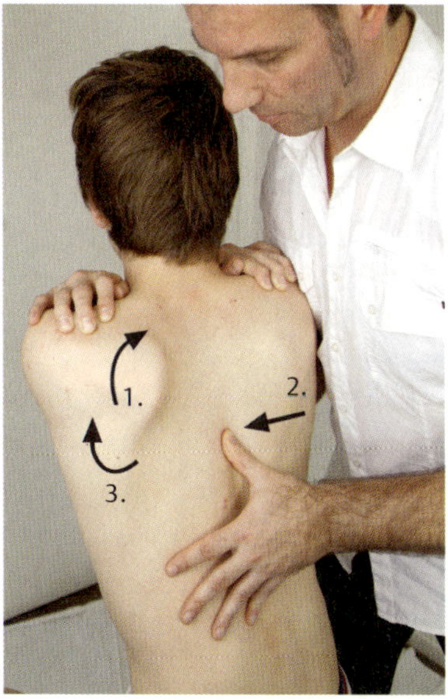

Abb. 5.13

- bei Dysfunktion des Th 7 in Flexion, Rotation links und Lateralflexion links
- gleiche Ausgangsstellung und gleiches Vorgehen wie bei der Dysfunktion in Extension (s. o.)

Extension

- über den Oberkörper des Patienten einleiten, bis die Extension im Interspinalraum Th 7/Th 8 zu ertasten ist
- dabei den Patienten nur leicht nach hinten strecken, vielmehr den Oberkörper über die Sitzbeinhöcker als Drehpunkte etwas nach vorn holen

Rotation und Lateralflexion

- Bei Rotation und Lateralflexion ist so vorzugehen wie bei der Technik für die Dysfunktion in Extension beschrieben (s. o.). Gleiches gilt für die Phase der Anspannung und die Phase der Entspannung. Sollten Rotation und Lateralflexion nicht homo- sondern heterolateral in der Dysfunktion gekoppelt sein, ist so vorzugehen wie im Zusatz beschrieben.

MET HWS bei Dysfunktion in Extension

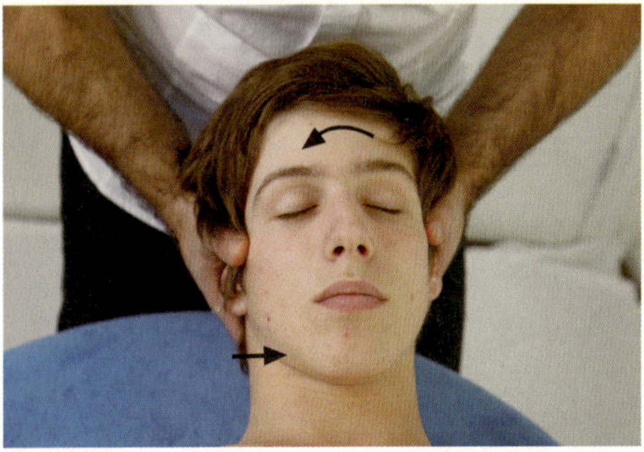

Abb. 5.14

- bei Dysfunktion des C 3 in Extension, Rotation und Lateralflexion links

Ausgangsstellung

- Patient: in Rückenlage
- Therapeut: sitzt oder steht am Kopfende der Behandlungsliege

Vorgehen

- beide Hände: umfassen das Hinterhaupt und liegen mit Zeige- oder Mittelfinger aufeinander im Interspinalraum C 3/C 4, die Daumen liegen im Bereich der Schläfen oder etwas darunter

Flexion

- über den Kopf des Patienten einleiten, bis die Flexion am Wirbel oder alternativ im Interspinalraum C 3/C 4 zu ertasten ist

Lateralflexion

- nach rechts über den Kopf des Patienten einleiten, bis die Lateralflexion im Interspinalraum C 3/C 4 zu ertasten ist
- gleichzeitig etwas Translation nach links hinzufügen

Rotation

- nach rechts über den Kopf des Patienten einleiten, bis diese im Interspinalraum C 3/C 4 zu ertasten ist

- Korrektur:
  - Phase der Anspannung:
    - den Kopf des Patienten mit dem linken Daumen nach rechts drücken und den Patienten auffordern, einen Gegendruck nach links aufzubauen
    - isometrische Aktivität (in Rotation links) kontrollieren und so dosieren, dass sie am zu behandelnden Segment als Spannung wahrgenommen werden kann, dabei darf keine Bewegung im Segment stattfinden
    - 3 – 5 Sekunden halten
    - Alternativ könnte man den Patienten auch in Richtung der Extension oder der Lateralflexion links anspannen lassen.
  - Phase der Entspannung:
    - den Patienten auffordern, die Spannung zu lösen
    - minimal 1 – 2 Sekunden warten
    - Kopf passiv langsam nach rechts rotieren und nach rechts lateroflektieren und so die motorische Barriere für die Rotation rechts und die Lateralflexion rechts von C 4 neu aufsuchen, dabei in der Flexion bleiben oder diese wenn möglich leicht steigern (C 3 sollte sich dabei mitbewegen, C 4 nicht)
  - Wiederholen der beiden Phasen

> ***Praxistipp*** *Man kann die Finger beim Einstellen der Korrekturparameter anstatt in den Interspinalraum auch hinter die Gelenkfortsätze des Dysfunktionswirbels rechts und links legen. Sobald die Korrekturbewegungen dort zu spüren sind, hat man die „Startposition“ für das weitere Vorgehen gefunden.*

Alternative

- bei Dysfunktion des C 5 in Extension, Rotation und Lateralflexion links
- Position Patient: wie bei der MET HWS (s. o.)
- Unterschiede:
  - linke Hand: ertastet den Interspinalraum C 5/C 6
  - rechte Hand: nimmt (wie bei der Impulstechnik) das Kinn des Patienten zwischen Zeige- und Mittelfinger, stellt beim weiteren Vorgehen die Korrekturparameter ein, hier v. a. Flexion und Rotation
  - Phase der Anspannung:
    - den Kopf des Patienten am Kinn nach rechts ziehen und den Patienten auffordern, einen Gegendruck nach links aufzubauen
    - isometrische Aktivität und Halten (s. o.)
  - Phase der Entspannung: s. o.

■ *MET HWS bei Dysfunktion in Flexion*

- bei Dysfunktion des C4 in Flexion, Rotation links und Lateralflexion rechts

■ *Vorgehen*

- beide Hände: umfassen das Hinterhaupt und liegen mit Zeige- oder Mittelfinger aufeinander im Interspinalraum unterhalb (oder hinter den Gelenkfortsätzen) des zu behandelnden Wirbels, die Daumen liegen im Bereich der Schläfen oder etwas darunter

Extension

- beide Hände: umfassen das Hinterhaupt und heben den Kopf erst etwas von der Unterlage ab und leiten dann über den Kopf die Extension ein, bis diese im zu behandelnden Segment zu ertasten ist, dabei kann der Therapeut die Ellenbogen auf der Behandlungsliege abstützen (**Abb. 5.15**)

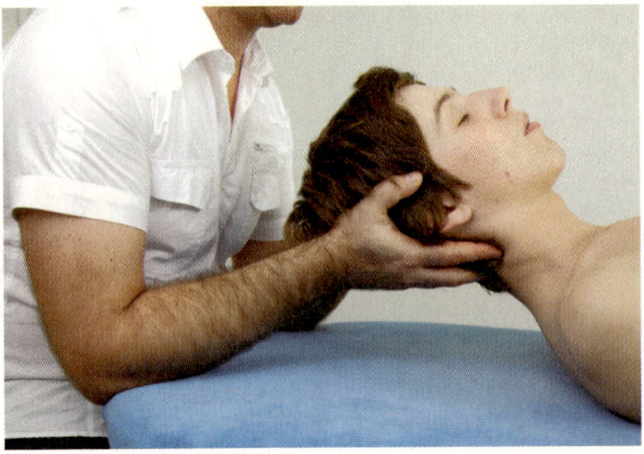

Abb. 5.15

Lateralflexion und Rotation

- s. o., ebenso wie die weitere Vorgehensweise mit Phasen der Anspannung und Entspannung

MET HWS, untere HWS und CThÜ bei Dysfunktion in Extension

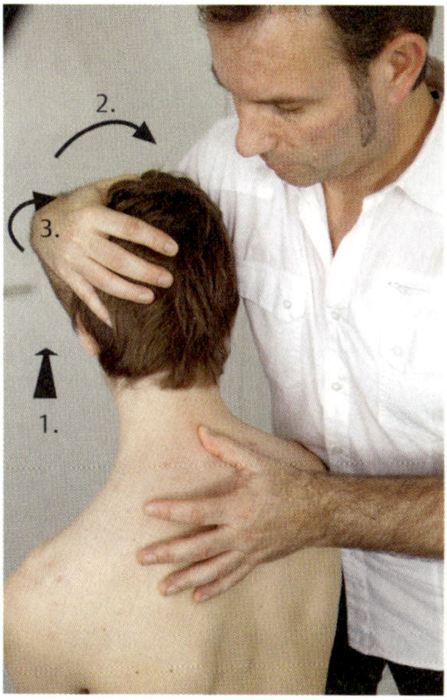

Abb. 5.16

- bei Dysfunktion des C 6 in Extension, Rotation und Lateralflexion links

Ausgangsstellung

- Patient: in Sitzposition
- Therapeut: steht rechts vom Patienten

Vorgehen

- rechte Hand: umgreift (wie bei einem Turban) den Kopf des Patienten, Oberarm vorn an der Stirn
- linke Hand: palpiert mit Daumen oder Finger das Segment C 6/C 7 (beide Dornfortsätze und den Interspinalraum)

Flexion

- über den Kopf des Patienten einleiten, bis diese im Interspinalraum C 6/C 7 zu ertasten ist

Lateralflexion

- nach rechts einleiten, bis diese im Interspinalraum C 6/C 7 zu ertasten ist

Rotation

- nach rechts einleiten (C 6 sollte dabei mitrotieren, C 7 nicht)
- Korrektur:
  - Phase der Anspannung:
    - den Kopf des Patienten leicht nach rechts ziehen und den Patienten auffordern, einen Gegendruck nach links aufzubauen
    - isometrische Aktivität (in Rotation links) kontrollieren und so dosieren, dass sie am zu behandelnden Segment als Spannung wahrgenommen wird, dabei darf keine Bewegung im Segment stattfinden
    - 3 – 5 Sekunden halten
    - Alternativ könnte man den Patienten auch in Richtung der Extension oder der Lateralflexion links anspannen lassen.
  - Phase der Entspannung:
    - den Patienten auffordern, die Spannung zu lösen
    - minimal 1 – 2 Sekunden warten
    - Kopf/HWS des Patienten passiv nach rechts rotieren und nach rechts lateroflektieren und so die motorische Barriere für die Rotation rechts und die Lateralflexion rechts von C 6/C 7 neu aufsuchen, dabei in der Flexion bleiben oder diese – wenn möglich – leicht steigern (C 6 sollte sich dabei mitbewegen, C 7 nicht)
  - Wiederholen der beiden Phasen

MET HWS, untere HWS und CThÜ bei Dysfunktion in Flexion

- bei Dysfunktion des C 6 in Flexion, Rotation und Lateralflexion links
- Ausgangsstellung und Vorgehen s. vorherige Technik

Extension

- wie beim Test über einen Schub nach hinten/unten (s. S. 180 f.)

Lateralflexion

- nach rechts einleiten, bis diese im Interspinalraum C 6/C 7 zu ertasten ist
- eventuell eine zusätzliche Translationskomponente (nach links) hinzufügen

Rotation

- nach rechts einleiten (C 6 sollte dabei mitrotieren, C 7 nicht)
- Phasen der Anspannung und Entspannung s. o.

MET Occiput posterior

- bei Dysfunktion des Occiput posterior-links (in Flexion)

Ausgangsstellung

- Patient: in Rückenlage
- Therapeut: sitzt am Kopfende der Behandlungsliege

Vorgehen

- beide Hände: umfassen mit den Fingern das Hinterhaupt und heben den Kopf zum „Verspannen" der mittleren und unteren HWS von der Unterlage ab

Extension

- einleiten: Ellenbogen auf der Behandlungsliege abstützen, Occiput/Kopf weit nach anterior schieben (Kinn passiv vorstrecken), bis diese Bewegung links am Occiput zu ertasten ist

Lateralflexion

- nach links über Translation des Kopfes nach rechts einleiten, bis diese Bewegung links am Occiput zu ertasten ist
- Hieran ist im OAA-Bereich automatisch eine Rotation des Occiputs nach rechts gekoppelt, bei der sich die linke Okziputkondyle nach anterior bewegt.

Rotation

- bereits durch Lateralflexion eingeleitet, die linke Okziputkondyle soll sich hierbei nach anterior bewegen
- Korrektur:
  - Phase der Anspannung:
    - den Patienten auffordern, nach unten in Richtung seiner Füße zu blicken
    - isometrische Aktivität (in Flexion), die am Hinterhaupt als Spannung wahrgenommen werden soll, dabei darf keine Bewegung in den Kopfgelenken stattfinden
    - 3 – 5 Sekunden halten
  - Phase der Entspannung:
    - den Patienten auffordern, die Spannung zu lösen
    - minimal 1 – 2 Sekunden warten
    - v. a. die Translation des Kopfes nach rechts (gefolgt von der Rotation nach rechts) steigern, dabei den Kopf in der Extension halten, oder –

wenn möglich – ebenfalls korrigieren und die neue motorische Barriere aufsuchen (das Occiput sollte sich dabei mitbewegen, der Atlas nicht)
- Wiederholen der beiden Phasen

MET Occiput anterior

- bei Dysfunktion des Occiput anterior-rechts (in Extension)
- Prinzipiell erfolgt das Vorgehen wie bei der MET Occiput posterior (s. o.) mit folgenden Unterschieden:
  - Beim Einleiten der Flexion werden Occiput/Kopf weit nach hinten gezogen (passiv ein Doppelkinn machen), bis dies rechts am Occiput zu ertasten ist.
  - Es wird eine Lateralflexion nach links über Translation des Kopfes nach rechts eingeleitet. Hieran ist im OAA-Bereich automatisch an eine Rotation des Occiputs nach rechts gekoppelt, bei der sich die rechte Okziputkondyle nach posterior bewegt.
  - In der Phase der Anspannung den Patienten auffordern, nach oben in Richtung des Therapeuten zu blicken.
  - In der Phase der Entspannung v. a. die Translation des Kopfes nach rechts (gefolgt von der Rotation nach rechts) steigern, dabei den Kopf in der Flexion halten, oder – wenn möglich –ebenfalls korrigieren und die neue motorische Barriere aufsuchen (das Occiput sollte sich dabei mitbewegen, der Atlas nicht).

MET Atlas

- bei Dysfunktion des Atlas in Rotation rechts

Ausgangsstellung

- Patient: in Rückenlage
- Therapeut: sitzt am Kopfende der Behandlungsliege

Vorgehen

- beide Hände: umfassen mit den Fingern den rechten und linken hinteren Atlasbogen, heben den Kopf zum „Verspannen“ der mittleren und unteren HWS von der Unterlage ab, die Daumen liegen im Bereich der Schläfen oder etwas darunter

Rotation

- nach links einleiten, bis diese am Atlas zu ertasten ist
- Korrektur:
  - Phase der Anspannung:
    - den Kopf des Patienten mit dem rechten Daumen nach links drücken und den Patienten auffordern, einen Gegendruck nach rechts aufzubauen
    - isometrische Aktivität (in Rotation rechts) kontrollieren und so dosieren, dass sie am Atlas wahrgenommen werden kann, dabei darf keine Bewegung des Wirbels stattfinden
    - 3 – 5 Sekunden halten
  - Phase der Entspannung:
    - den Patienten auffordern, die Spannung zu lösen
    - minimal 1 – 2 Sekunden warten
    - die Rotation nach links passiv langsam steigern und die neue motorische Barriere aufsuchen
  - Wiederholen der beiden Phasen

5.3 Rippen

5.3.1 Impulstechniken

Impulstechnik Rippen

- Die folgende Technik kann für eine Dysfunktion einer Rippe (ab der 2.) in Inspiration und Exspiration eingesetzt werden.
- Ziel ist die Wirbel-Rippen-Gelenke mittels einer Traktionskraft zu korrigieren.
- bei einer 4. Rippe links

Ausgangsstellung

- Patient: in Rückenlage auf der rechten Hälfte der Behandlungsliege, Arme vor dem Oberkörper gekreuzt (gegenüberliegender Arm oben, Ellenbogen aufeinander), Hände auf der jeweils gegenüberliegenden Schulter, beide Beine können gebeugt oder gestreckt werden
- Therapeut: steht rechts vom Patienten (großer Ausfallschritt, linkes Bein vor) und platziert sein Sternum von kranial am oberen Ellenbogen des Patienten

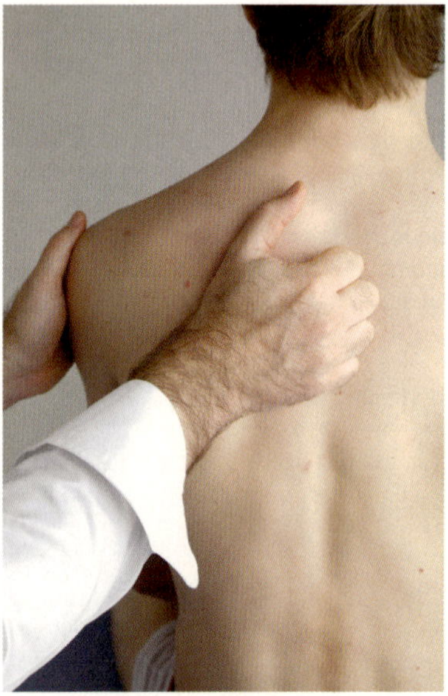

Abb. 5.17

Vorgehen

- linke Hand: liegt mit den Fingern (nach kaudal) am CThÜ des Patienten
- linker Unterarm: liegt am Hinterkopf des Patienten
- rechte Hand: „Keilhand“, palpiert mit den Fingern den hinteren Rippenbogen der 4. Rippe links, legt anschließend den Thenar an diesen Rippenbogen, Faust machen oder offene Hand
- beide Arme:
  - Phase der Orientierung:
    - den Patienten anheben und/oder zum Therapeuten hin drehen, eventuell auf dem linken Oberschenkel ablegen, Keilhand platzieren
    - den Patienten zurückdrehen und langsam den Oberkörper auf die Keilhand legen
    - den Widerstand der Rippe testen
  - Phase vor der Manipulation:
    - Nebenvektoren einstellen

Praxistipp *Um den elastischen Thorax „stabiler" zu machen, sind hier Kompressionskräfte zu empfehlen. Diese kann man v. a. in dorsale Richtung (über den Thorax) und als Translation der Keilhand zum Therapeuten hin (mit Lateralflexion vom Therapeuten weg) aufbauen.*
Zusätzlich hilft häufig eine homolaterale Rotation und ist der Einfluss der Atemphase zu beurteilen (hier erreicht man mitunter eine größere Festigkeit in Inspiration).

- Phase der Beschleunigung:
  - positive Nebenvektoren stapeln
  - leichte Kompression (Traktion)
  - Impuls in dorsokraniale Richtung
  - wichtig: Zeitgleich macht die Hand an der Rippe eine Pronationsbewegung mit Impulscharakter.

Praxistipp *So wie bei den DOG-Techniken für die BWS (s. S. 251 ff.) kann man auch bei dieser Technik optional auf das Anheben des Oberkörpers verzichten. Hierdurch kann man den linken Unterarm auf die Ellenbogen des Patienten legen und darüber die einzelnen Bewegungskomponenten einstellen. Bei den oberen Rippen (2. – 4. Rippe) kann man den Impuls anstatt über die Ellenbogen direkt über die linke Thoraxhälfte geben. Hierzu legt man die linke Hand gegenüber der Keilhand. Des Weiteren erreicht man hier mehr Widerstand, indem man den Patienten mit dem Oberkörper etwas mehr in Extension lagert und/oder den Patienten während der Phase der Beschleunigung den Kopf anheben lässt.*

Impulstechnik 1. Rippe

- mit kleinen Anpassungen möglich bei Dysfunktion der 1. Rippe in Exspiration und Inspiration
- Bei einer Dysfunktion der Rippe in Exspiration steht das Tuberculum costae „hoch" und wird nach unten korrigiert. Bei einer Dysfunktion in Inspiration ist es der laterale Anteil des Rippenkörpers, der zu kontaktieren ist und auf dem der Impuls erfolgt.
- hier 1. Rippe rechts

Ausgangsstellung

- Patient: in Sitzposition
- Therapeut: steht links hinter dem Patienten (linkes Bein mit dem Fuß oder mit dem Knie auf der Behandlungsliege)

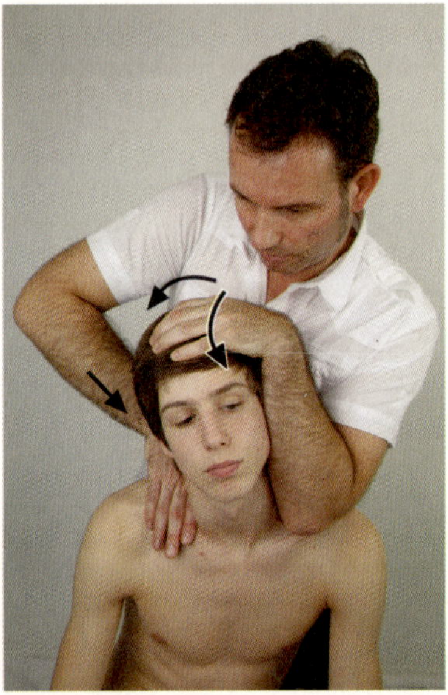

Abb. 5.18

Vorgehen

- linke Hand: liegt auf dem Kopf des Patienten, linker Unterarm seitlich am Hals des Patienten, linker Ellenbogen auf dem Schulter-Nacken-Bereich
- rechte Hand:
  - liegt bei einer Dysfunktion in Exspiration mit dem MCP des Zeigefingers auf dem Tuberculum costae der 1. Rippe rechts
  - liegt bei einer Dysfunktion in Inspiration mit dem MCP des Zeigefingers lateral auf dem Rippenkörper der 1. Rippe rechts
- beide Arme:
  - Phase der Orientierung:
    - (wie bei der CThÜ-Technik, s. S. 251 ff.) den gesamten Rumpf nach links zum aufgestellten Bein des Therapeuten hin schieben, Kopf und Hals dabei „en bloc" etwas nach rechts schieben
    - mit dem Zeigefinger auf die 1. Rippe drücken und den Widerstand testen

INFO *Bei folgender Vorgehensweise werden eine deutliche Translation der beiden Hebel (Rumpf und Hals), eine Lateralflexion der HWS zur Rippe hin und eine Rotation von der Rippe weg eingestellt.*

- Phase vor der Manipulation:
  - zusätzliche Nebenvektoren: Flexion/Extension und Kompression, Inspiration/Exspiration
  - den größtmöglichen Widerstand suchen
- Phase der Beschleunigung:
  - positive(n) Nebenvektor(en) stapeln
  - Impuls auf die 1. Rippe
  - v. a. in kaudale/mediale Richtung

5.3.2 MET

Bei den folgenden Techniken wird unterschieden zwischen Techniken für Dysfunktionen der Rippen in Exspiration, bei denen die muskuläre Aktivität aktiv zur Korrektur eingesetzt wird, sowie Techniken für Dysfunktionen in Inspiration, bei denen der Muskel postisometrisch relaxiert wird, um die Rippe anschließend passiv manuell zu korrigieren. Der Muskel, der bei der jeweiligen Technik zum Einsatz kommt, wird vor der isometrischen Anspannung in eine leichte „Dehnung" gebracht (zur Anatomie, s. S. 52 und 80 f.):

- Mm. scaleni anterior und medius: durch Lateralflexion der HWS zur Gegenseite
- M. scalenus posterior: durch Lateralflexion der HWS zur Gegenseite
- M. pectoralis minor: durch Retraktion der Schulter, indem die Schulter nach hinten gedrückt wird
- M. pectoralis major: durch eine Außenrotation/Abduktion der Schulter, indem der Patient die Hand hinter den Kopf nimmt und der Therapeut den Arm über den Ellenbogen weiter nach hinten bringt
- M. serratus anterior: durch einen Schub der Scapula vom Thorax, indem der Patient die Hand auf die gegenüberliegenden Schulter legt und der Therapeut über den Ellenbogen einen Schub nach hinten gibt

> **Praxistipp** *In der Regel benutzt man für die 1./2. Rippe die Muskeln der Skalenusgruppe und für die oberen/mittleren Rippen die Pektoralismuskeln.*

Für alle folgenden MET-Techniken der Rippen gilt:

Ausgangsstellung

- Patient: 1. in Rückenlage oder 2. in Sitzposition
- Therapeut: 1. sitzt oder steht etwas seitlich am Kopfende der Behandlungsliege oder 2. steht hinter dem Patienten

MET 4. Rippe bei Dysfunktion in Exspiration

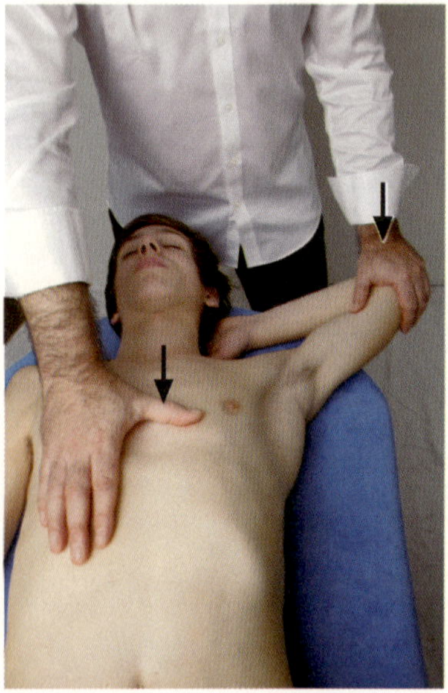

Abb. 5.19

- bei Dysfunktion der 4. Rippe links in Exspiration

Vorgehen

- rechte Hand: sucht zur Orientierung den vorderen Rippenkörper der 4. Rippe links, dann den Daumen breitflächig auf die 5. Rippe legen
- linke Hand: bringt einen der Muskeln mit Ansatz an der 4. Rippe so wie oben beschrieben in Vordehnung (hier den M. pectoralis major)
- beide Arme:
  - Phase der Anspannung:
    - ist die Phase der Korrektur bei Dysfunktionen in Exspiration
    - den Arm des Patienten weiter in Richtung der Dehnung drücken/schieben und den Patienten auffordern, eine Gegenspannung aufzubauen und dabei langsam einzuatmen
    - isometrische Aktivität und die Einatmung kontrollieren und so dosieren, dass sie an der 5. Rippe wahrgenommen werden können, dabei die 5. Rippe mit dem Daumen fixieren, sodass die 4. Rippe durch die Einatmung und die Anspannung des Muskels maximal korrigiert wird
    - Einatmung und Muskelaktivität 3 – 5 Sekunden halten

- Phase der Entspannung:
  - den Patienten auffordern, die Spannung zu lösen und tief auszuatmen, dabei mit dem Daumen der 5. Rippe nach dorsal folgen
  - danach die Dehnungsposition für den Muskel etwas steigern
- Wiederholen der beiden Phasen

MET 3. Rippe bei Dysfunktion in Inspiration

- bei Dysfunktion der 3. Rippe links in Inspiration

Vorgehen

- rechte Hand: sucht zur Orientierung den vorderen Rippenkörper der 3. Rippe links, den Daumen breitflächig auf die 3. Rippe legen
- linke Hand: bringt einen der Muskeln mit Ansatz oder Ursprung an der 3. Rippe so wie oben beschrieben in Vordehnung
- beide Arme:
  - Phase der Anspannung:
    - soll den Muskel myotensiv korrigieren
    - in der jeweiligen Dehnungsposition den Arm des Patienten weiter in Richtung der Dehnung drücken/schieben und den Patienten auffordern, eine Gegenspannung aufzubauen und langsam einzuatmen
    - isometrische Aktivität und die Einatmung kontrollieren und so dosieren, dass sie an der 3. Rippe wahrgenommen werden können
    - wichtig: bei Dysfunktionen in Inspiration nicht zu tief einatmen und nicht zu kräftig anspannen lassen, d. h. beide Aktivitäten stoppen, sobald sie an der 3. Rippe spürbar sind
    - 3 – 5 Sekunden halten
  - Phase der Entspannung:
    - ist die Phase der Korrektur bei Dysfunktion in Inspiration
    - den Patienten auffordern, die Spannung zu lösen und langsam tief auszuatmen, dabei mit dem Daumen der 3. Rippe nach dorsal folgen und diese passiv über zusätzlichen sanften Schub korrigieren und bei der nächsten Einatmung halten
    - die Dehnungsposition für den Muskel etwas steigern
  - Wiederholen der beiden Phasen

MET 1. Rippe bei Dysfunktion in Inspiration

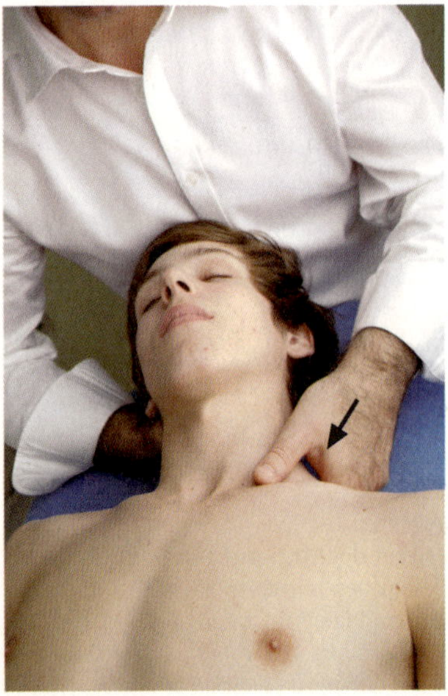

Abb. 5.20

- bei Dysfunktion der 1. Rippe links in Inspiration

Vorgehen

- linke Hand: das MCP des Zeigefingers breitflächig auf den lateralen Rippenkörper der 1. Rippe links legen
- rechte Hand: liegt am Hinterhaupt des Patienten
- beide Arme:
  - Phase der Anspannung:
    - die HWS so wie oben beschrieben in Vordehnung bringen und den Patienten auffordern, eine Gegenspannung aufzubauen und dabei langsam einzuatmen
    - isometrische Aktivität und die Einatmung kontrollieren und so dosieren, dass sie an der 1. Rippe wahrgenommen werden können
    - wichtig: bei Dysfunktionen in Inspiration nicht zu tief einatmen und nicht zu kräftig anspannen lassen, d. h. beide Aktivitäten stoppen, sobald sie an der 1. Rippe spürbar sind
    - 3 – 5 Sekunden halten

- Phase der Entspannung:
  - ist die Phase der Korrektur bei Dysfunktion in Inspiration
  - den Patienten auffordern, die Spannung zu lösen und langsam tief auszuatmen, dabei mit der linken Hand der 1. Rippe nach kaudal folgen und diese passiv über zusätzlichen sanften Schub korrigieren und bei der nächsten Einatmung halten
  - die Dehnungsposition für den Muskel etwas steigern
- Wiederholen der beiden Phasen

Praxistipp *Bei einer Dysfunktion der 1. Rippe in Exspiration liegt der Daumen breitflächig auf der 2. Rippe und die Vorgehensweise erfolgt wie oben beschrieben. Die eingesetzten Muskeln sind der M. scalenus anterior und medius. Die Korrektur erfolgt durch die Anspannung dieser Muskeln und die Einatmung.*

5.4 Obere Extremität

5.4.1 Schultergürtel

Die Untersuchung (und Behandlung) der Strukturen und Gelenke des Schultergürtels sollte i. d. R. vor einer Behandlung des eigentlichen Glenohumeralgelenks stattfinden. (Akute) Reizungen der Strukturen im Subakromialgelenk stellen häufig das Ende einer ganzen Kette von Störungen dar. Behandelt und korrigiert man nun als Ursache der Reizung zuallererst diese Kette, kann sich das irritierte Gewebe regenerieren, sodass man die akut betroffenen subakromialen Gewebe sehr niedrig dosiert angehen kann und eventuell erst in einer Folgesitzung behandelt. Im Idealfall ist eine Behandlung dieser Strukturen sogar nicht mehr notwendig.

Praxistipp *Vor der Behandlung der (oberen und unteren) Extremitäten wird immer erst der Körperstamm untersucht. Bei dort vorliegenden Dysfunktionen sind diese i. d. R. primär zu korrigieren. Ausnahmen sind von den Extremitäten aus „zentral aufsteigende" Ketten (s. S. 441).*

■ *Mobilisationstechnik SCG prästernal*

- bei Dysfunktion der Clavicula prästernal-rechts

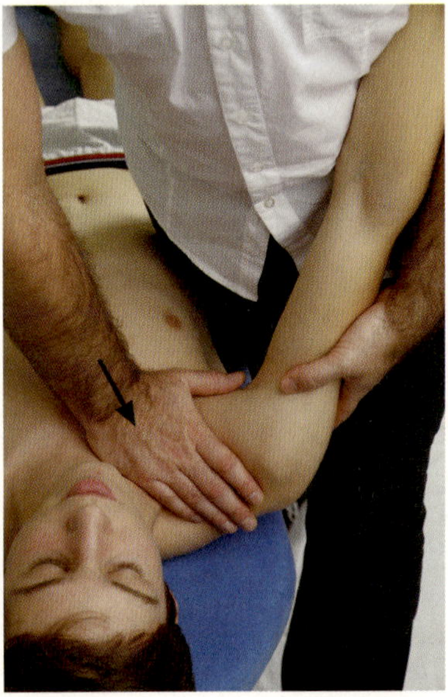

Abb. 5.21

Ausgangsstellung

- Patient: in Rückenlage, rechts am Rand der Behandlungsliege
- Therapeut: steht seitlich zwischen Thorax und Arm des Patienten und fixiert den Unterarm des Patienten zwischen seinem Oberarm und Thorax

Vorgehen

- linke Hand: umfasst den Schulterbereich von außen
- rechte Hand: liegt mit dem Handbereich zwischen Thenar und Hypothenar auf dem medialen Ende der Extremitas sternalis der Clavicula
- Öffnen: mit der linken Hand eine leichte laterale Traktion bis zum SCG einleiten
- Korrektur:
  - Phase der Mobilisation:
    - den Patienten auffordern, erst ein- und dann tief auszuatmen, während der Ausatmung der Bewegung der Clavicula nach dorsal folgen und passiv sanft in diese Richtung mobilisieren
    - den Patienten auffordern, wieder einzuatmen, und dabei die Clavicula dorsal sanft fixieren

  - während der nächsten Ausatmung wieder der Bewegung der Clavicula nach dorsal folgen und sanft mobilisieren
- diese beiden Phasen so oft wiederholen, wie eine Verbesserung der Mobilität der Clavicula nach dorsal möglich ist
- am Ende: den Patienten auffordern, tief einzuatmen, dabei die Clavicula (maximal) dorsal halten, anschließend den Druck langsam lösen

Mobilisationstechnik SCG suprasternal

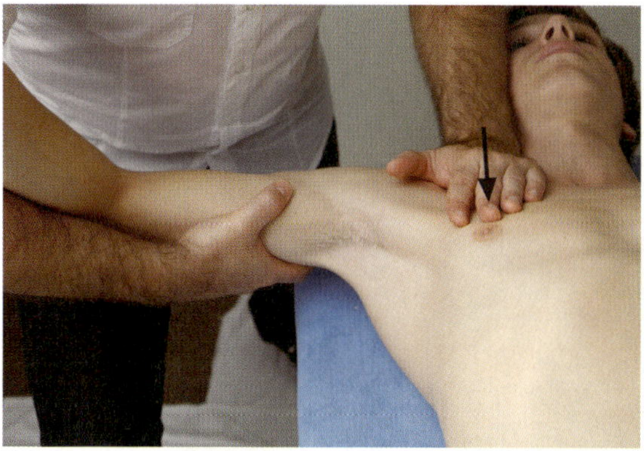

Abb. 5.22

- bei Dysfunktion der Clavicula suprasternal-rechts

Ausgangsstellung

- Patient: in Rückenlage, rechts am Rand der Behandlungsliege
- Therapeut: steht am Kopfende der Behandlungsliege (in Schrittstellung, rechtes Bein vor)

Vorgehen

- linke Hand: liegt mit dem Hypothenar von kranial auf dem medialen Ende der Extremitas sternalis der Clavicula
- rechte Hand: umfasst den Oberarm und trägt den Unterarm des Patienten, wichtig: Abduktion nicht über 90°
- Öffnen: die rechte Hand leitet eine leichte laterale Traktion bis zum SCG ein
- Die Korrektur in der Phase der Mobilisation erfolgt nach oben beschriebenem Schema, wobei die Mobilisation der Clavicula während der Ausatmung in kaudale Richtung geführt wird.

> ***Praxistipp*** *In der Regel werden diese beiden Techniken als Mobilisationen (mit Atmung) durchgeführt. Man kann allerdings auch einen Impuls hinzufügen, falls der Widerstand während der Mobilisation sehr fest sein sollte. In diesem Falle sucht und steigert man während der Ausatmung den Widerstand des Gelenks, baut eine Vorspannung auf und gibt den Impuls in die Richtung der Mobilisation.*

Mobilisationstechnik SCG retrosternal

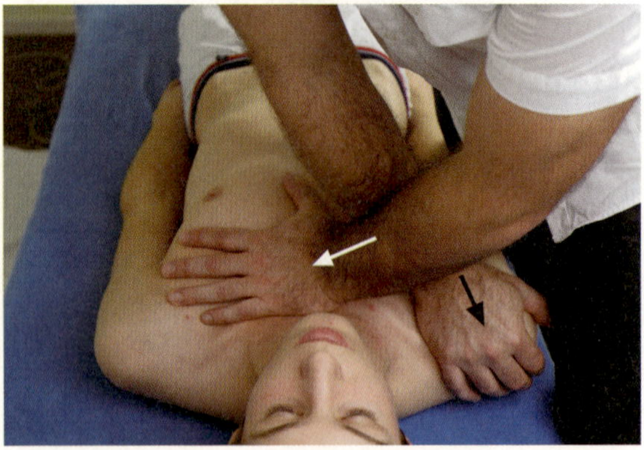

Abb. 5.23

- bei Dysfunktion der Clavicula retrosternal-rechts

Ausgangsstellung

- Patient: in Rückenlage, rechts am Rand der Behandlungsliege
- Therapeut: steht seitlich rechts vom Patienten auf Höhe des Schultergürtels

Vorgehen

- linke Hand: liegt breitflächig auf dem Sternum
- rechte Hand: liegt breitflächig auf der rechten Schulter
- Unterarme: kreuzen sich im Raum
- Öffnen: geschieht durch die rechte Hand während der Mobilisation
- Korrektur:
  - Phase der Mobilisation:
    - den Patienten auffordern, erst ein- und dann tief auszuatmen, während der Ausatmung der Bewegung des Sternums nach dorsal folgen und passiv sanft in diese Richtung mobilisieren

    - die Schulter und damit die Extremitas acromialis der Clavicula nach dorsal mobilisieren (hierdurch wird der mediale Anteil der Clavicula nach ventral in Korrekturrichtung gehebelt)
    - den Patienten auffordern, wieder einzuatmen, und dabei das Sternum und die Schulter (Clavicula) dorsal sanft fixieren
    - während der nächsten Ausatmung wieder der Bewegung des Sternums nach dorsal folgen und sanft mobilisieren, die Schulter und damit die Extremitas acromialis der Clavicula dabei wieder nach dorsal mobilisieren
  - diese beiden Phasen wiederholen
  - am Ende: den Patienten auffordern, tief einzuatmen, und dabei das Sternum und die Schulter/Clavicula (maximal) dorsal halten, anschließend den Druck langsam lösen

Alternative

- falls der Widerstand des Gewebes sehr fest ist, oder falls die oben beschriebene Technik die Mobilität nicht ausreichend verbessert
- Patient: in Rückenlage, rechts am Rand der Behandlungsliege
- Therapeut: steht seitlich rechts zwischen Thorax und Arm des Patienten und fixiert den Unterarm des Patienten zwischen seinem Oberarm und Thorax
- linke Hand: umfasst den Schulterbereich von außen
- rechte Hand: liegt mit den Fingern im sternalen Bereich oberhalb der Clavicula
- Öffnen: durch etwas laterale Traktion mit der linken Hand einleiten
- Korrektur:
  - Phase der Mobilisation:
    - mit der linken Hand den Schultergürtel in einem großen Bogen nach oben und nach vorn (vom Thorax weg) bewegen, dadurch wird der supraklavikuläre Raum vergrößert, und die Finger der rechten Hand werden wie ein Keil dort hineingelegt (hinter die Clavicula; **Abb. 5.24**)
    - dann die Clavicula langsam wieder nach dorsal bewegen und auf den Keil lagern
    - Dies mobilisiert den sternalen Anteil der Clavicula nach ventral und kann verstärkt werden, indem mit dem Arm des Patienten eine leichte horizontale Abduktion durchgeführt wird.
  - im Sinne einer Mobilisation diese Schritte einige Male wiederholen

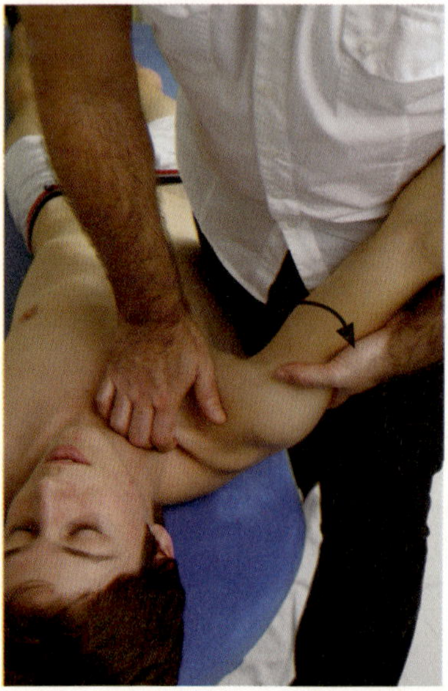

Abb. 5.24

Mobilisationstechnik Klavikularotation anterior (Abb. 5.25)

- Die Rotation der Clavicula, die im SCG und im ACG stattfindet, ist innerhalb des Schulterkomplexes eine relativ große und wichtige Bewegung.
- bei Dysfunktion der Klavikularotation anterior rechts

Ausgangsstellung

- Patient: in Sitzposition
- Therapeut: steht rechts hinter dem Patienten

Vorgehen

- linke Hand: liegt mit den Fingern im lateralen Bereich von ventral-kaudal an der Clavicula, liegt mit dem Daumen von dorsal-kaudal an der Spina scapulae
- rechte Hand: umfasst den rechten Unterarm des Patienten

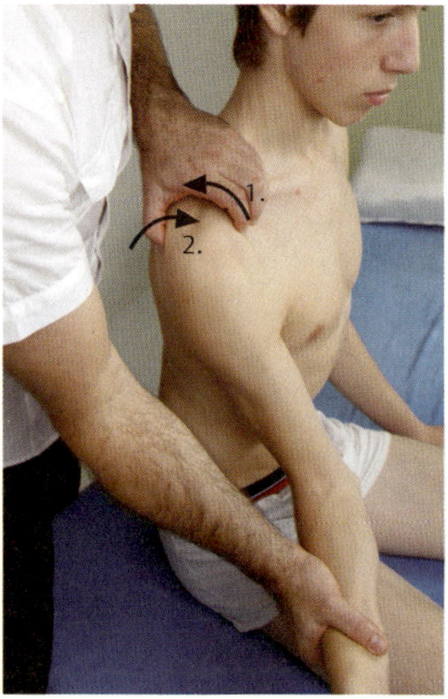

Abb. 5.25

- Korrektur:
  - Phase der Mobilisation:
    - mit der rechten Hand die Schulter nach außen rotieren, bis die Bewegung der Clavicula in Rotation nach posterior zu ertasten ist
    - mit den Fingern der linken Hand der Klavikulabewegung folgen und die gewonnene Mobilität fixieren, während mit der rechten Hand die Schulter nach innen rotiert wird, bis die Bewegung der Scapula nach kranial-anterior zu ertasten ist
    - mit dem Daumen der linken Hand der Skapulabewegung folgen und diese während der nächsten Rotation nach außen fixieren
  - Die Bewegungen der Außen- und Innenrotation werden so oft wiederholt, wie eine Verbesserung der Mobilität möglich ist.
  - Die Clavicula ist in der jeweiligen Position einige Sekunden zu halten.

Mobilisationstechnik Klavikularotation posterior

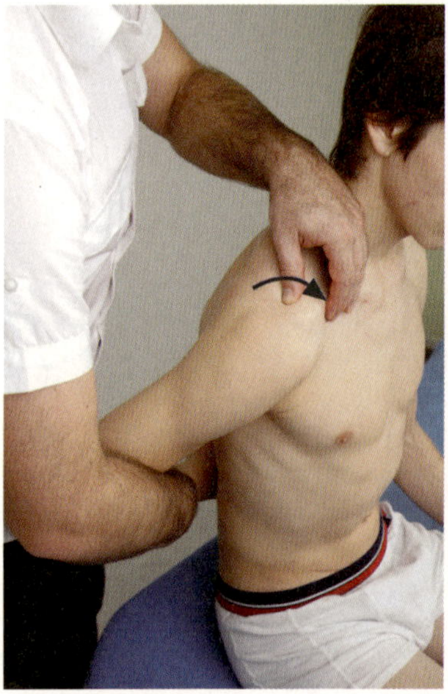

Abb. 5.26

- bei Dysfunktion der Klavikularotation posterior-rechts

Ausgangsstellung

- Patient: in Sitzposition
- Therapeut: steht rechts hinter dem Patienten

Vorgehen

- linke Hand: liegt mit dem Daumen im lateralen Bereich von dorsal-kranial an der Clavicula
- rechte Hand: umfasst den rechten Unterarm des Patienten
- Korrektur:
  - Phase der Mobilisation:
    - mit der rechten Hand die Schulter nach innen rotieren, bis die Bewegung der Clavicula in Rotation nach anterior zu ertasten ist
    - mit dem Daumen der linken Hand der Klavikulabewegung folgen und die gewonnene Mobilität fixieren, während mit der rechten Hand die Schulter nach außen rotiert wird (und somit die Scapula nach kaudal-posterior)

- Die Bewegungen der Innen- und Außenrotation werden so oft wiederholt, wie eine Verbesserung der Mobilität möglich ist.
- Die Clavicula ist in der jeweiligen Position einige Sekunden zu halten.

Impulstechnik ACG

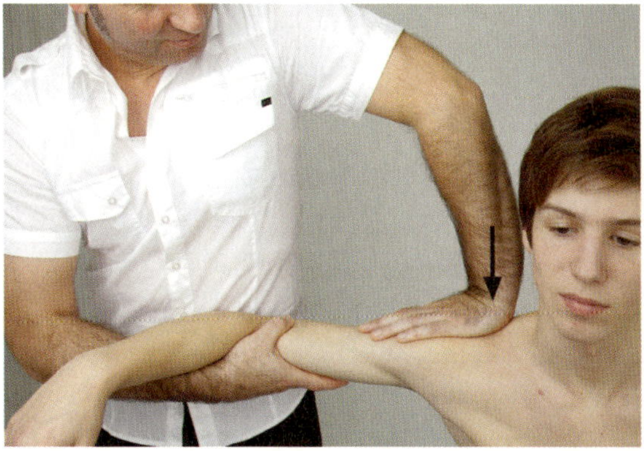

Abb. 5.27

- Bei Stürzen auf den ausgestreckten Arm oder auf die Schulter können große Kräfte auf dieses Gelenk wirken, das als Amphiarthrose durch die Kapsel sowie die äußerst straffen Ligamente deutlich in seiner Mobilität eingeschränkt ist (s. S. 77).
- Folge können Funktionsstörungen oder strukturelle Schädigungen sein. Letztere sollten zunächst bei Verdacht bildgebend abgeklärt werden, um eine Fraktur der Clavicula oder eine Verletzung nach Tossy ausschließen zu können (s. S. 237). Liegt keine oder nur eine geringe Verletzung nach Tossy vor, kann folgende Behandlungstechnik angewendet werden.
- bei Dysfunktion der Clavicula kranial-rechts

Ausgangsstellung

- Patient: in Sitzposition
- Therapeut: steht rechts hinter dem Patienten

Vorgehen

- linke Hand: liegt mit dem Bereich zwischen Thenar und Hypothenar auf dem lateralen Ende der Clavicula, Finger zeigen nach lateral
- rechte Hand: umfasst den rechten Arm des Patienten und führt diesen in eine Abduktion von etwa 90°

- Öffnen: mit der rechten Hand durch laterale Traktion
- Korrektur:
  - Phase der Orientierung:
    - Mobilisation der Clavicula nach kaudal im ACG
  - Phase vor der Manipulation:
    - den größtmöglichen Widerstand suchen
  - Phase der Beschleunigung:
    - den Widerstand steigern
    - Vorspannung aufbauen
    - Impuls in kaudale Richtung

Mobilisationstechnik Schulterblatt-Thorax-Gelenk

- Die Bewegungen der Scapula spielen eine wichtige Rolle für den humeroskapularen Rhythmus und damit für die funktionelle Einheit des Schultergürtels.
- Eine Positionsveränderung der Scapula und/oder ein Mobilitätsverlust des Knochens verändern das feine Zusammenspiel der Bestandteile des Schultergürtels.

Ausgangsstellung

- Patient, Therapeut und Handposition: s. Test Schulterblatt-Thorax-Gelenk (s. S. 192)

Vorgehen

- als direkte Technik: Mobilisation der Scapula in Richtung der möglichen Einschränkungen oder
- global durch Abheben der Scapula vom Thorax

Die **Abb. 5.28** zeigt, wie die hintere Achselfalte bei der Untersuchung und Behandlung zu palpieren ist.

Praxistipp *Myofasziale Asymmetrien und Reizungen haben bei der Behandlung von Patienten mit Schulter-Arm-Problematiken eine hohen Stellenwert (s. S. 91). Die Muskeln und Faszien des Schultergürtels und des Arms sollten auf ihren Zustand hin untersucht und bei vorliegender Indikation behandelt werden. Zu diesen myofaszialen Geweben gehören u. a. die Muskeln der Rotatorenmanschette (s. S. 81 ff.), die bei Patienten mit Schulter-Arm-Syndromen häufig Auffälligkeiten aufweisen (z. B. Triggerpunkte, s. S. 448 ff.).*
Die Behandlung der Achselregion ist daneben äußerst interessant, weil die Fascia axillaris, die den Boden der Achsellücke bildet, zum einen neurovaskulären Strukturen für die Versorgung des Armes Durchtrittsstellen bietet und zum anderen direkt übergeht in die Fascia pectoralis (vordere Achselfalte), in die dorsale Rückenfaszie und in die Fascia brachii des Armes.

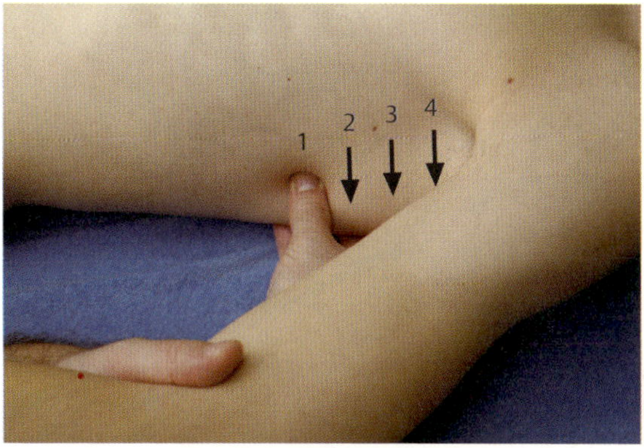

Abb. 5.28 Mm. serratus anterior (1), latissimus dorsi (2), teres major (3), subscapularis (4).

Mobilisationstechnik Glenohumeralgelenk (Humerus anterior)

- bei Dysfunktion des Humerus anterior-rechts

Ausgangsstellung

- Patient: in Rückenlage, rechts am Rand der Behandlungsliege
- Therapeut: steht seitlich zwischen Thorax und Arm des Patienten (in Schrittstellung, rechtes Bein vor; dies wird als Keil in die Achselhöhle des Patienten platziert)

Vorgehen

- linke Hand: umfasst den distalen Oberarm
- rechte Hand: liegt ventral am Humeruskopf
- Öffnen: durch Traktion am Arm und durch Adduktion unter Benutzung des Keils (s. o.)
- Korrektur:
  - Phase der Mobilisation:
    - die rechte Hand mobilisiert den Humeruskopf nach posterior bis zum Widerstand des Gelenks
    - Wiederholen der Mobilisation
  - Optional kann man aus der Mobilisation in eine **Phase der Manipulation** übergehen:
    - den Widerstand steigern
    - Vorspannung aufbauen
    - Impuls nach posterior

Globale Mobilisation Glenohumeralgelenk

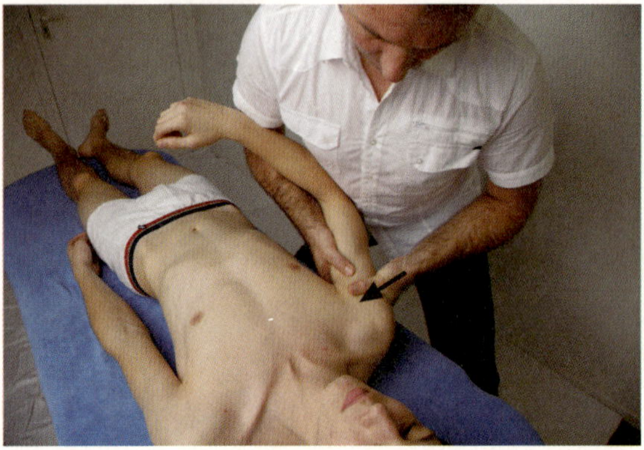

Abb. 5.29

- Die folgende Technik kann zum einen als globale **Mobilisation unter Kompression** gesehen werden, die man mit Anpassungen der Bewegungsamplitude und der Frequenz bei z. B. Omarthrosen oder einer Tendopathica ankylosans („frozen shoulder") anwenden kann.
- Zum anderen kann man diese Technik auch posttraumatisch (nach erfolgter ärztlicher Abklärung) mit dem Ziel einsetzen, das faserknorpelige **Labrum glenoidale** auszustreichen bzw. zu reinformieren.
- bei Dysfunktion rechts

Ausgangsstellung

- Patient: in Rückenlage, rechts am Rand der Behandlungsliege
- Therapeut: steht seitlich vom Patienten (in Schrittstellung, linkes Bein vor)

Vorgehen

- linke Hand: umfasst den proximalen Oberarm lateral
- rechte Hand: umfasst den proximalen Oberarm medial
- Korrektur:
  - Phase der Mobilisation:
    - mit beiden Händen (und unter Einsatz des Körpers) den Humeruskopf in Richtung der Gelenkpfanne drücken
    - unter Beibehaltung der Kompression den Humerus in alle Richtungen mobilisieren

5.4.2 Ellenbogengelenk

MET Ellenbogengelenk bei Dysfunktion in Pronation

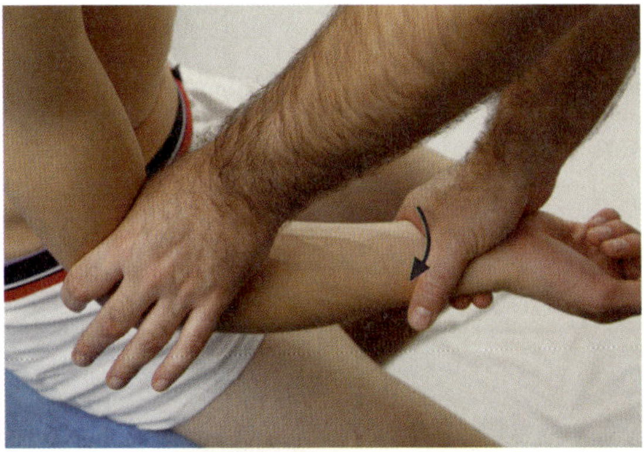

Abb. 5.30

- bei Dysfunktionen in Pronation rechts

Ausgangsstellung

- Patient: sitzt am Rand der Behandlungsliege, das rechte Ellenbogengelenk um 90° flektiert
- Therapeut: steht vor dem Patienten

Vorgehen

- linke Hand: liegt ventral am Ellenbogengelenk
- rechte Hand: liegt auf dem distalen Unterarm

Supination
- mit der rechten Hand bis zum Bewegungsende einstellen
- beide Arme:
  - Phase der Anspannung:
    - den Unterarm in Richtung der Supination drücken und den Patienten auffordern, einen Gegendruck nach innen aufzubauen
    - isometrische Aktivität (in Pronation) kontrollieren und so dosieren, dass sie als Spannung wahrgenommen wird, dabei darf keine Bewegung im Ellenbogengelenk stattfinden
    - 3 – 5 Sekunden halten

- Phase der Entspannung:
  - den Patienten auffordern, die Spannung zu lösen
  - minimal 1 – 2 Sekunden warten
  - den Unterarm des Patienten langsam in Richtung Supination bewegen und so die motorische Barriere für die Supination neu aufsuchen
- Wiederholen der beiden Phasen

MET Ellenbogengelenk bei Dysfunktion in Supination

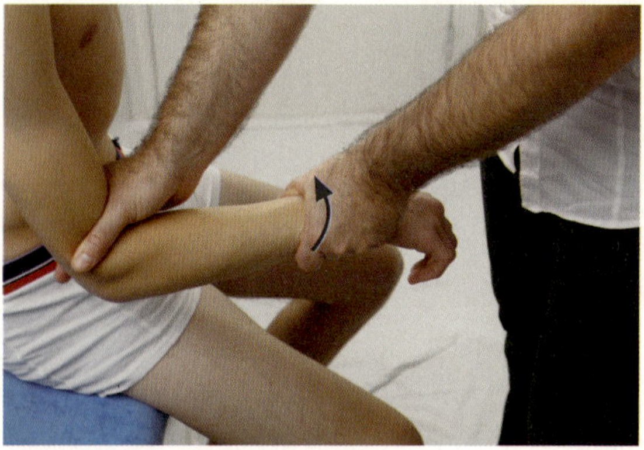

Abb. 5.31

- bei Dysfunktion in Supination rechts
- Die Ausgangsstellung und das Vorgehen erfolgen analog zur Dysfunktion in Pronation rechts (s. o.): Abweichend wird eine Pronation eingestellt, der Unterarm in Richtung der Pronation gedrückt und die isometrische Aktivität in Supination kontrolliert.

Impulstechnik Ellenbogengelenk bei Dysfunktion in Abduktion

- bei Dysfunktion in Abduktion rechts (**Abb. 4.18**, s. S. 194)

Ausgangsstellung

- Patient: in Sitzposition
- Therapeut: steht vor dem Patienten, den rechten Unterarm des Patienten zwischen dem linken Oberarm und dem Thorax

Vorgehen

- rechte Hand: liegt breitflächig medial mit dem Thenar auf dem distalen Oberarm und mit dem Hypothenar auf dem proximalen Unterarm, Finger dorsal am Ellenbogengelenk
- linke Hand: lateral etwas unterhalb des Ellenbogengelenks
- Öffnen bzw. Entspannen der Seitenbänder durch etwas Flexion
- Korrektur:
  - Phase der Orientierung:
    - Mobilisation des Ellenbogengelenks von medial nach lateral in Richtung der Adduktion
  - Phase vor der Manipulation:
    - den größtmöglichen Widerstand suchen
  - Phase der Beschleunigung:
    - den Widerstand steigern
    - Vorspannung aufbauen
    - Impuls in laterale Richtung

Alternative

- Patient: in Rückenlage, rechts am Rand der Behandlungsliege
- Therapeut: steht in Richtung des Kopfendes der Behandlungsliege (in Schrittstellung, rechtes Bein vor), den rechten Ellenbogen an den eigenen Oberschenkel oder das Becken setzen, rechter Unterarm horizontal
- rechte Hand: liegt breitflächig medial mit dem Thenar auf dem distalen Oberarm und mit dem Hypothenar auf dem proximalen Unterarm, Finger dorsal am Ellenbogengelenk (**Abb. 5.32**)
- linke Hand: umgreift den distalen Unterarm ventral mit den Fingern radial
- Durchführung: wie bei der Technik im Sitzen (s. o.)

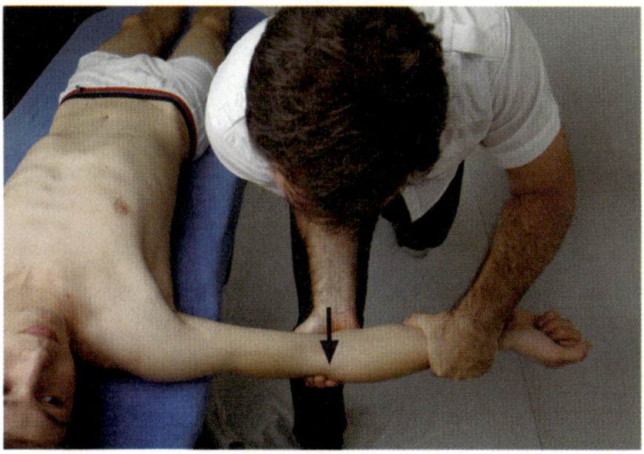

Abb. 5.32

Impulstechnik Ellenbogengelenk bei Dysfunktion in Adduktion

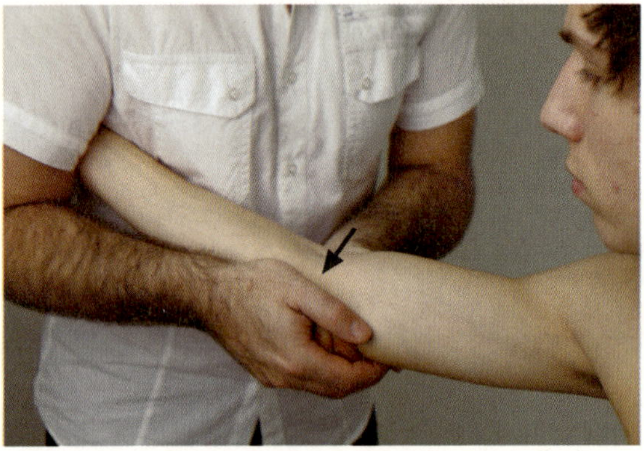

Abb. 5.33

- bei Dysfunktion in Adduktion rechts

Ausgangsstellung

- Patient: in Sitzposition
- Therapeut: steht vor dem Patienten, den rechten Unterarm des Patienten zwischen dem rechten Oberarm und dem Thorax

Vorgehen

- linke Hand: liegt breitflächig lateral mit dem Thenar auf dem distalen Oberarm und mit dem Hypothenar auf dem proximalen Unterarm, Finger dorsal am Ellenbogengelenk
- rechte Hand: medial etwas unterhalb des Ellenbogengelenks
- Öffnen bzw. Entspannen der Seitenbänder durch etwas Flexion
- Korrektur:
  - Phase der Orientierung:
    - Mobilisation des Ellenbogengelenks von lateral nach medial in Richtung der Abduktion
  - Phase vor der Manipulation:
    - den größtmöglichen Widerstand suchen
  - Phase der Beschleunigung:
    - den Widerstand steigern
    - Vorspannung aufbauen
    - Impuls in mediale Richtung

Alternative

- Patient: in Rückenlage, rechts am Rand der Behandlungsliege
- Therapeut: steht in Richtung des Fußendes der Behandlungsliege (in Schrittstellung, rechtes Bein vor), den rechten Ellenbogen an den eigenen Oberschenkel oder das Becken setzen, rechter Unterarm horizontal
- rechte Hand: liegt breitflächig lateral mit dem Thenar auf dem distalen Oberarm und mit dem Hypothenar auf dem proximalen Unterarm, Finger dorsal am Ellenbogengelenk
- linke Hand: umgreift den distalen Unterarm ventral mit den Fingern ulnar
- Durchführung: wie bei der Technik im Sitzen (s. o.)

Impulstechnik Radiuskopf posterior

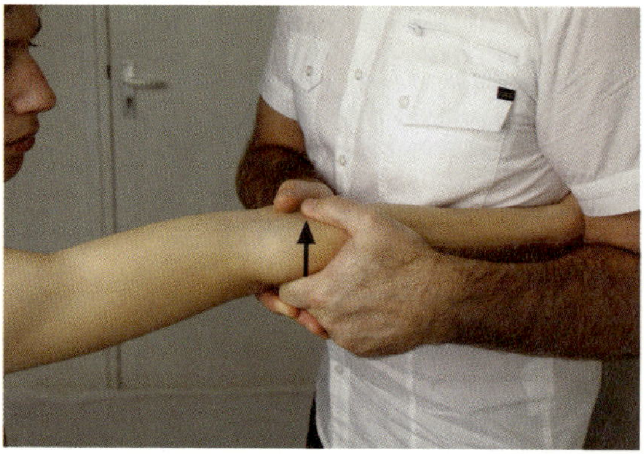

Abb. 5.34

- bei Dysfunktion des Radiuskopfes posterior-rechts

Ausgangsstellung

- Patient: in Sitzposition
- Therapeut: steht vor dem Patienten, den rechten Unterarm des Patienten zwischen dem linken Oberarm und dem Thorax

Vorgehen

- linke Hand: liegt mit dem gebeugten Zeigefinger posterior am Radiuskopf
- rechte Hand: medial am Ellenbogengelenk

- Korrektur:
  - Phase der Orientierung:
    - Mobilisation des Ellenbogengelenks in Richtung der Extension, dabei den Radiuskopf nach anterior mobilisieren
  - Phase vor der Manipulation:
    - den größtmöglichen Widerstand für diese Bewegung des Radiuskopfes suchen
  - Phase der Beschleunigung:
    - den Widerstand steigern
    - Vorspannung aufbauen
    - Impuls mit dem Zeigefinger in anteriore Richtung

Alternative

- Patient: in Rückenlage, rechts am Rand der Behandlungsliege
- Therapeut: steht zunächst senkrecht zum Patienten und dreht sich im Verlauf der Technik in Richtung des Fußendes der Behandlungsliege
- linke Hand: liegt mit dem Daumen dorsal am Radiuskopf, die Finger kontrollieren den Arm von medial (**Abb. 5.35**)
- rechte Hand: umgreift den distalen Unterarm

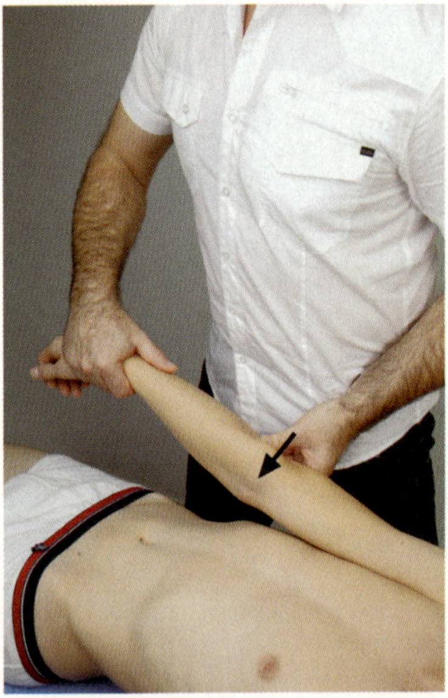

Abb. 5.35

- Korrektur:
  - Phase der Orientierung:
    - Mobilisation des Ellenbogengelenks in Richtung der Extension (dabei dreht sich der Therapeut wie oben beschrieben) und den Radiuskopf nach anterior mobilisieren
  - Phase vor der Manipulation:
    - den größtmöglichen Widerstand für diese Bewegung des Radiuskopfes suchen
  - Phase der Beschleunigung:
    - den Widerstand steigern
    - Vorspannung aufbauen
    - Impuls mit dem Daumen in ventrale Richtung

Impulstechnik Radiuskopf anterior

- bei Dysfunktion des Radiuskopfes anterior-rechts

Ausgangsstellung

- Patient: in Rückenlage, rechts am Rand der Behandlungsliege
- Therapeut: sitzt seitlich vom Patienten

Vorgehen

- linke Hand: liegt mit dem Hypothenar als Keil in der Gelenkbeuge
- rechte Hand: umgreift den distalen Unterarm
- Korrektur:
  - Phase der Orientierung:
    - Mobilisation des Ellenbogengelenks in Richtung der Flexion, dabei den Kontakt mit dem Keil suchen und über diesen den Radiuskopf nach posterior mobilisieren
  - Phase vor der Manipulation:
    - den größtmöglichen Widerstand für diese Bewegung des Radiuskopfes suchen
  - Phase der Beschleunigung:
    - den Widerstand steigern
    - Vorspannung aufbauen
    - Impuls durch Flexion des Unterarms

Impulstechnik Unterarm bei Dysfunktion in Abduktion/ Radiuskopf posterior

- bei Dysfunktion des Unterarms in Abduktion und des Radiuskopfes posterior-rechts, z. B. bei Patienten mit einer Epicondylitis medialis oder lateralis (**Abb. 5.34**, s. S. 301)

Ausgangsstellung

- Patient: in Sitzposition
- Therapeut: steht vor dem Patienten, den rechten Unterarm des Patienten zwischen dem linken Oberarm und dem Thorax

Vorgehen

- linke Hand: liegt mit dem gebeugten Zeigefinger posterior am Radiuskopf
- rechte Hand: liegt breitflächig medial mit dem Thenar auf dem distalen Oberarm und mit dem Hypothenar auf dem proximalen Unterarm, Finger dorsal am Ellenbogengelenk
- Korrektur:
  - Phase der Orientierung:
    - Mobilisation des Ellenbogengelenks in Richtung der Extension, dabei den Radiuskopf nach anterior und gleichzeitig den Unterarm von medial nach lateral mobilisieren
  - Phase vor der Manipulation:
    - den größtmöglichen Widerstand für diese Bewegungen suchen
  - Phase der Beschleunigung:
    - den Widerstand steigern
    - Vorspannung aufbauen
    - den Impuls in Richtung Adduktion etwas vor Erreichen der maximalen Extension und vor dem Impuls nach anterior mit dem Zeigefinger geben

Behandlungstechnik Pronatio dolorosa

- Technik für den akuten Fall einer **Pronatio dolorosa** („pulled-elbow“)

INFO *Ein Pronatio dolorosa tritt typischerweise auf, wenn ein Erwachsener versucht, ein Kind am Arm zu heben oder wenn ein fallendes Kind am Arm festgehalten wird. Der kindliche Radiuskopf ist noch nicht voll entwickelt und hat noch nicht seine typische quer-ovale Form. Dies resultiert in einem verringerten Anpressdruck in die Gelenkfläche aufgrund der geringeren Spannung des Ringbandes. Der plötzliche Zug am Arm zieht den Radiuskopf nach distal und disloziert ihn im Verhältnis zur ulnaren*

Gelenkfläche und dem Ringband. Das Band kann u. U. über den Radiuskopf gleiten und beim Zurückschnellen des Unterarms eingeklemmt werden.

- Dysfunktion rechts

Ausgangsstellung

- Patient: in Sitzposition
- Therapeut: steht seitlich auf der zu behandelnden Seite des Patienten

Vorgehen

- linke Hand: greift den proximalen Unterarm
- rechte Hand: liegt auf dem distalen Unterarm
- Korrektur: den Unterarm langsam aus der Pronations- und Flexionsstellung heraus in starke Supinations- und Streckstellung bewegen

Behandlungstechnik Membrana interossea

Ausgangsstellung

- Patient: in Rückenlage oder Sitzposition (auf einem Hocker mit dem Unterarm auf der Behandlungsliege)
- Therapeut: steht oder sitzt an der Seite des Patienten

Vorgehen

- Korrektur:
  - den verstärkten Daumen (Faust machen) dorsal auf den distalen Unterarm zwischen Radius und Ulna aufsetzen
  - den Daumen mit relativ viel Druck bei geringer Geschwindigkeit (je höher die Gewebespannung, desto langsamer) nach proximal bis zum Ellenbogengelenk schieben
  - mehrere Male wiederholen

5.4.3 Hand

Die Anwendung parietaler Techniken im Bereich der Hand geschieht eher selten. Nur in Ausnahmefällen ist die eigentliche Ursache der Störung in den Gelenken der Hand selbst zu finden (falls doch, ist dies zumeist Folge eines Traumas und ggf. bildgebend abzuklären). Außerdem sind die Gelenke der Hand und v. a. der Finger so mobil, dass die Patienten sich kleinere Bewegungsstörungen durch alltägliche Bewegungen oder manchmal auch durch einen speziellen „Handgriff" selbst korrigieren.

Die Techniken bestehen aus Mobilisationen und benutzen die gleiche Vorgehensweise wie die Tests (s. S. 197 ff.), mit Anpassung der Bewegungsamplitude und der Frequenz. Es ist ebenfalls möglich, die eine oder andere Technik bei vorliegender Indikation als Impulstechnik durchzuführen.

Behandlungstechnik Karpaltunnelsyndrom

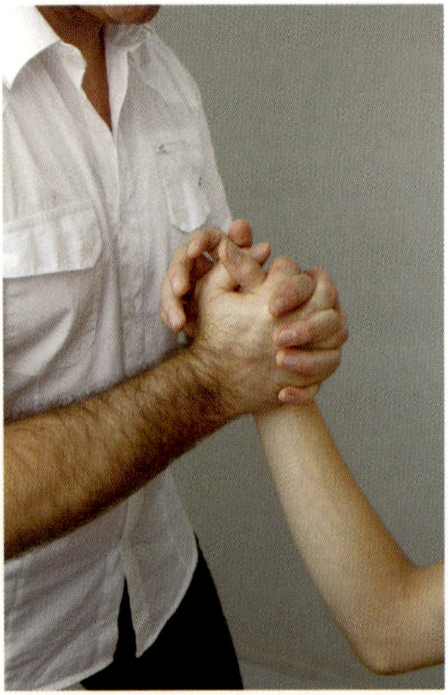

Abb. 5.36

- globale Mobilisationstechnik für die beiden karpalen Reihen (zur Mobilisation und Drainage)
- Dysfunktion rechts

Ausgangsstellung

- Patient: in Sitzposition
- Therapeut: steht vor dem Patienten

Vorgehen

- linke Hand: liegt mit der Kleinfingerkante dorsal auf dem distalen Unterarm
- rechte Hand: liegt mit der Kleinfingerkante ventral auf der proximalen Handwurzelreihe
- Unterarme: senkrecht zueinander
- beide Hände geben etwas Kompression, wodurch die proximale karpale Reihe nach dorsal mobilisiert wird:
  - Phase der Anspannung:
    - den Patienten auffordern, die Hand zu schließen
    - 3 – 5 Sekunden halten
  - Phase der Entspannung:
    - den Patienten auffordern, die Spannung zu lösen
    - unter Traktion die Hand in alle Richtungen mobilisieren
  - Wiederholen der beiden Phasen
- Danach bleibt die rechte Hand mit der Kleinfingerkante ventral auf der proximalen Handwurzelreihe liegen und wird die linke Hand mit der Kleinfingerkante dorsal auf die distale Handwurzelreihe gelegt. Dann erfolgt erneut eine Mobilisation wie zuvor beschrieben.

5.5 Becken

5.5.1 Ilium

Bei der Darstellung folgender Behandlungstechniken des Iliums werden zunächst die Impulstechniken, dann die MET vorgestellt.

Impulstechnik Ilium anterior – Jackson-Technik

- bei Dysfunktion des Iliums anterior-links

Ausgangsstellung

- Patient: in Rückenlage, rechts auf der Behandlungsliege, beide Hände hinter dem Nacken verschränkt, beide Beine nach links gelagert
- Therapeut: steht rechts vom Patienten und sollte sich in der Phase der Beschleunigung auf Höhe des Beckens positionieren

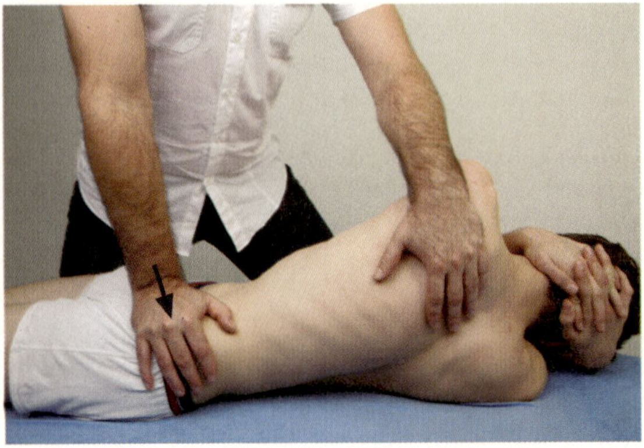

Abb. 5.37

Vorgehen

- rechter Arm: mit dem Ellenbogen auf dem linken Beckenkamm des Patienten, mit der Hand im linken Schulter-/Achselbereich des Patienten
- linker Arm: mit der Hand im rechten Schulter-/Achselbereich des Patienten
- beide Arme: Lateralflexion des Oberkörpers des Patienten vom Therapeuten weg, die Wirbelsäule zum Therapeuten hin nach rechts rotieren (wichtig: das Becken des Patienten muss dabei auf der Behandlungsliege bleiben), etwas Extension der Wirbelsäule hinzufügen:
  - Phase der Orientierung:
    - Der Patient sollte nun so eingestellt sein, dass eine Rotation der Wirbelsäule unmittelbar am Becken ankommt.
  - Phase vor der Manipulation:
    - linker Arm: mit der Hand von dorsal an die linke Schulter/das Schulterblatt des Patienten greifen, dabei den Unterarm eventuell auf den linken Oberarm des Patienten legen
    - rechte Hand: an der linken SIAS, Ausrichtung des Unterarms dorsalkranial
    - Oberkörper des Patienten zum Therapeuten hin rotieren, gleichzeitig das linke Ilium über die Hand an der SIAS nach posterior rotieren
    - Widerstand bei der Bewegung immer wieder neu beurteilen
  - Phase der Beschleunigung:
    - den maximalen Widerstand suchen
    - Oberkörper in Rotation halten
    - Impuls mit der rechten Hand von der SIAS aus nach dorsal-kranial

Praxistipp *Durch die Lateralflexion des Oberkörpers wird Spannung/Kompression in der unteren lumbalen Wirbelsäule erzeugt, die zum einen diesen Bereich „schützt", aber v. a. dazu führt, dass sich die Wirbelsäulenbewegungen schneller auf das Becken übertragen, wodurch weniger Bewegung in der Wirbelsäule notwendig ist.*

Impulstechnik Ilium anterior in Seitlage

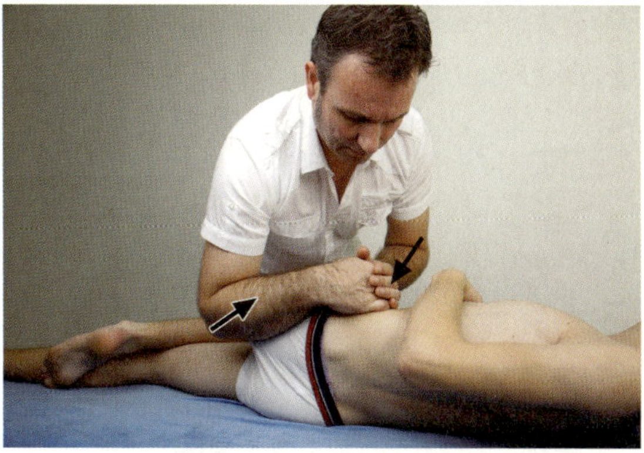

Abb. 5.38

- bei Dysfunktion des Iliums anterior-links

Ausgangsstellung

- Patient: in Seitlage rechts, weit vorn auf der Behandlungsliege, Becken senkrecht zur Behandlungsliege, das obere Bein ist leicht gebeugt, das untere leicht gestreckt, die LWS liegt neutral in Bezug auf Flexion und Extension, der Oberkörper ist leicht nach hinten rotiert (dadurch liegt der Patient stabiler und ist besser einzustellen)
- Therapeut: steht vor dem Patienten, Zug am rechten Arm des Patienten (als Traktion/Lateralflexion und als Rotation der Wirbelsäule nach links – beide Bewegungen bis einschließlich L 5/S 1), dann auf Höhe der Dysfunktion positionieren, oberes Bein des Patienten zwischen den Oberschenkeln

Vorgehen

- rechter Arm: Finger an der linken SIAS, Unterarm von dorsal am linken Os coxae mit dem Unterarm/Ellenbogen bis auf Höhe des Tuber ischiadicum
- linke Hand: mit den Handballen auf die Finger der rechten Hand

- beide Arme:
  - Phase der Orientierung:
    - das obere Bein des Patienten in der Hüfte beugen, bis die Bewegung das Ilium mit nach posterior dreht
  - Phase vor der Manipulation:
    - das Ilium mit beiden Händen nach posterior drehen und den Widerstand suchen
  - Phase der Beschleunigung:
    - Impuls mit beiden Armen gleichzeitig: SIAS nach dorsal (kranial), Tuber ischiadicum nach ventral (kranial)

Impulstechnik Ilium posterior in Seitlage

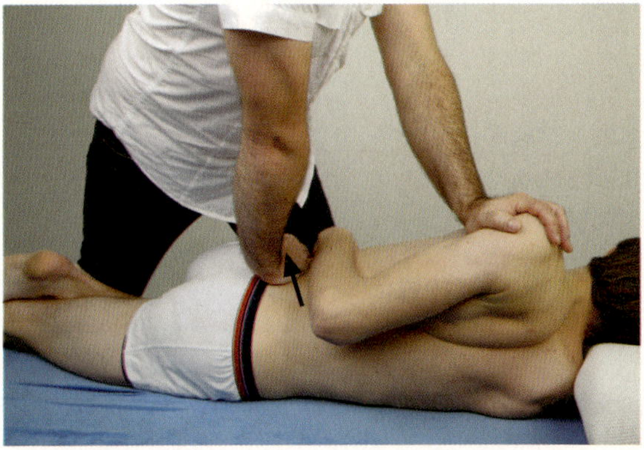

Abb. 5.39

- bei Dysfunktion des Iliums posterior-links

Ausgangsstellung

- s. Impulstechnik Ilium anterior (s. o.): allerdings den Patient hier deutlich weiter nach hinten lagern und die Behandlungsliege sehr tief einstellen

Vorgehen

- rechter Arm: Hypothenar an der SIPS, Ausrichtung des Unterarms ventral-kaudal
- linke Hand: greift an die obenliegende linke Schulter des Patienten und hält die Wirbelsäule in Rotation

- beide Arme:
  - Phase der Orientierung:
    - den Patienten „en bloc“ weit nach vorn drehen
    - den Oberschenkel des Patienten zwischen den Oberschenkeln des Therapeuten, das Becken des Therapeuten zur Stabilisierung an das Becken des Patienten, dabei die Rotation zwischen Wirbelsäule und Becken nicht verlieren
  - Phase vor der Manipulation:
    - manuell das Ilium mit der rechten Hand nach anterior drehen und den Widerstand suchen
  - Phase der Beschleunigung:
    - Impuls der rechten Hand von der SIPS aus nach anterior-kaudal

Impulstechnik Ilium posterior in Bauchlage

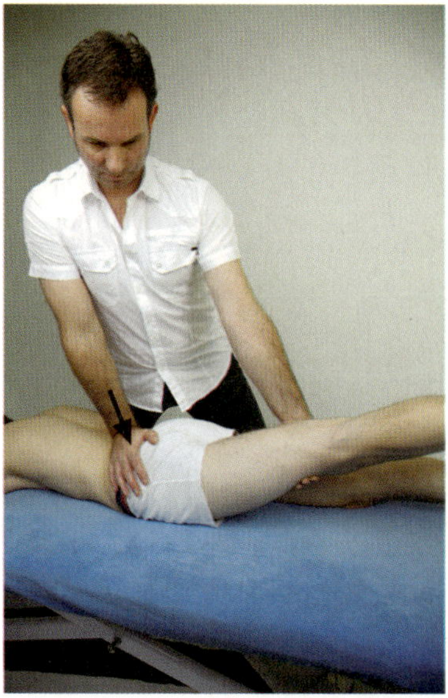

Abb. 5.40

- Folgende Technik ist v. a. bei Kindern oder bei sehr leichten, schmalen Patienten anwendbar. Sie kann mit Veränderungen der Bewegungsamplitude und der Frequenz als Impuls-, als Muskel- oder als Mobilisationstechnik eingesetzt werden.
- bei Dysfunktion des Iliums posterior-links

Ausgangsstellung

- Patient: in Bauchlage, auf der rechten Seite der Behandlungsliege
- Therapeut: steht rechts vom Patienten auf Höhe des Beckens

Vorgehen

- linke Hand: umfasst das linke Bein des Patienten am distalen Oberschenkel (bei gestrecktem Bein von innen greifen, bei gebeugtem Bein von außen greifen)
- rechte Hand: Hypothenar auf der SIPS, Ausrichtung des Unterarms ventral-kaudal
- beide Arme:
  - Phase der Orientierung:
    - das linke Bein des Patienten von der Behandlungsliege abheben, bis die Extension im Hüftgelenk das Ilium mit nach anterior dreht
  - Phase vor der Manipulation:
    - manuell das Ilium mit der rechten Hand nach anterior drehen und den Widerstand suchen
  - Phase der Beschleunigung:
    - Impuls der rechten Hand von der SIPS aus nach anterior-kaudal

MET Ilium anterior in Rückenlage

- bei Dysfunktion des Iliums anterior-rechts

Ausgangsstellung

- Patient: in Rückenlage
- Therapeut: sitzt auf der Behandlungsliege, das rechte gebeugte Bein des Patienten liegt auf seiner rechten Schulter

Vorgehen

- rechte Hand: liegt auf der SIAS
- linke Hand: liegt unter der rechten Gesäßhälfte des Patienten, Sitzbeinhöcker des Patienten zwischen Thenar und Hypothenar
- beide Arme: Rotation des Iliums nach posterior über eine Flexion des Beins einleiten, bis die Bewegung am Becken zu ertasten ist, dabei beugt sich der Therapeut etwas vor:
  - Phase der Anspannung:
    - den Patienten auffordern, den Unterschenkel gegen die Schulter des Therapeuten zu drücken

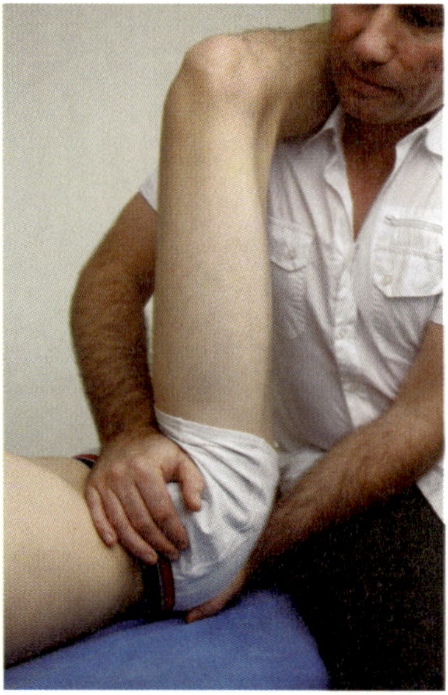

Abb. 5.41

  - isometrische Aktivität (der ischiokruralen Muskeln) kontrollieren und so dosieren, dass sie am Becken als Bewegung in posteriore Rotation wahrgenommen werden kann, die Hände am Becken folgen der Bewegung
  - 3 – 5 Sekunden halten
- Phase der Entspannung:
  - den Patienten auffordern, die Spannung zu lösen
  - minimal 1 – 2 Sekunden warten
  - Die Hände am Becken fixieren die gewonnene Bewegungsamplitude und suchen eventuell eine neue motorische Barriere für die Rotation nach posterior.
- Wiederholen der beiden Phasen

Alternative

- Therapeut: steht rechts vom Patienten (in Schrittstellung, linkes Bein vor), das rechte gebeugte Bein des Patienten liegt in Abduktion auf dem Becken oder dem linken Oberschenkel des Therapeuten
- linke Hand: liegt auf der SIAS, linker Ellenbogen von medial am Oberschenkel des Patienten
- rechte Hand: s. o.

- Abduktion des rechten Beins des Patienten (bis sich das Becken mitbewegt), um die Adduktoren „vorzudehnen“
- beide Arme: Rotation des Iliums nach posterior über eine Flexion des Beins (unter Beibehaltung der Abduktion) einleiten, bis die Bewegung am Becken zu ertasten ist, dabei bringt der Therapeut mehr Gewicht auf das vordere Bein:
  - Phase der Anspannung:
    - den Patienten auffordern, den Oberschenkel nach innen gegen den Ellenbogen des Therapeuten zu drücken
  - weiter wie oben beschrieben vorgehen

> **Praxistipp** *Diese letzte Technik ist sehr gut zur Mobilisation einzusetzen. Durch die Gewichtsverlagerung auf das vordere Bein kann man das Ilium sehr effektiv und ökonomisch für den Therapeuten mobilisieren.*

MET Ilium anterior in Seitlage

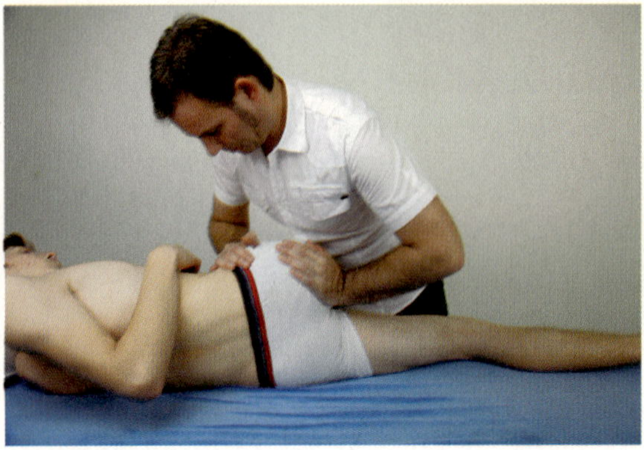

Abb. 5.42

- bei Dysfunktion des Iliums anterior-rechts

Ausgangsstellung

- Patient: in Seitlage links, weit vorn auf der Behandlungsliege, Becken senkrecht zur Behandlungsliege, das obere Bein ist gebeugt, das untere leicht gestreckt, die LWS liegt neutral in Bezug auf Flexion/Extension, der Oberkörper ist leicht nach hinten rotiert (dadurch liegt der Patient stabiler und ist besser einzustellen)

- Therapeut: steht vor dem Patienten (großer Ausfallschritt, rechtes Bein vor), das oberen Bein des Patienten liegt mit dem Oberschenkel auf dem rechten Oberschenkel des Therapeuten

Vorgehen

- rechte Hand: an der SIAS
- linke Hand: auf dem Tuber ischiadicum, Finger zeigen nach anterior-kranial
- posteriore Rotation des Iliums über eine Flexion des Beins einleiten, bis die Bewegung am Becken zu ertasten ist
- beide Arme:
  - Phase der Anspannung:
    - den Patienten auffordern, den Oberschenkel gegen das Becken/den Oberschenkel des Therapeuten zu drücken
    - isometrische Aktivität (der ischiokruralen Muskeln) kontrollieren und so dosieren, dass sie am Becken als Bewegung in posteriore Rotation wahrgenommen werden kann, die Hände am Becken folgen der Bewegung
    - 3 – 5 Sekunden halten
  - Phase der Entspannung:
    - den Patienten auffordern, die Spannung zu lösen
    - minimal 1 – 2 Sekunden warten
    - Die Hände am Becken fixieren die gewonnene Bewegungsamplitude und suchen eventuell eine neue motorische Barriere für die Rotation nach posterior.
  - Wiederholen der beiden Phasen

MET Ilium posterior

- bei Dysfunktion des Iliums posterior-rechts

Ausgangsstellung

- Patient: in Rückenlage, rechts am Rand der Behandlungsliege, linkes Bein gebeugt, rechtes Bein hängt über den Rand der Behandlungsliege
- Therapeut: steht rechts vom Patienten (in Schrittstellung, linkes Bein vor)

Vorgehen

- linke Hand: liegt posterior am Ilium, Finger haken sich medial der SIPS ein, Handballen liegen an der Darmbeinschaufel
- rechte Hand: liegt auf dem distalen Oberschenkel

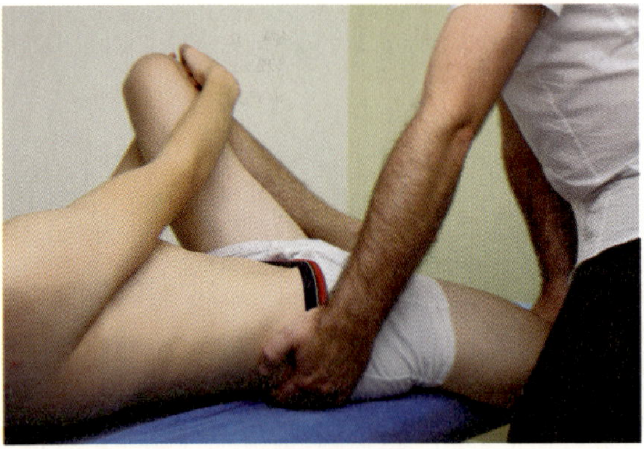

Abb. 5.43

- beide Arme: Rotation des Iliums nach anterior über eine Extension des rechten Beins einleiten, bis die Bewegung am Becken zu ertasten ist (Therapeut bringt mehr Gewicht auf das hintere Bein):
  - Phase der Anspannung:
    - den Oberschenkel des Patienten nach posterior drücken und den Patienten auffordern, einen Gegendruck nach oben aufzubauen
    - isometrische Aktivität (der Flexoren der Hüfte) kontrollieren und so dosieren, dass sie am Becken als Bewegung in anteriore Rotation wahrgenommen werden kann (Achtung: eine [zu] kräftige Anspannung dreht das Ilium nach posterior!), die Hände am Becken folgen der Korrekturbewegung
    - 3 – 5 Sekunden halten
  - Phase der Entspannung:
    - den Patienten auffordern, die Spannung zu lösen
    - minimal 1 – 2 Sekunden warten
    - Die Hände am Becken fixieren die gewonnene Bewegungsamplitude und suchen eventuell eine neue motorische Barriere für die Rotation nach anterior.
  - Wiederholen der beiden Phasen

Impulstechnik Up-Slip – Jackson-Technik

Ausgangsstellung

Patient: in Rückenlage, mittig auf der Behandlungsliege, beide Hände hinter dem Nacken verschränkt

Therapeut: steht rechts vom Patienten und sollte sich in der Phase der Beschleunigung auf Höhe des Kopfes positionieren

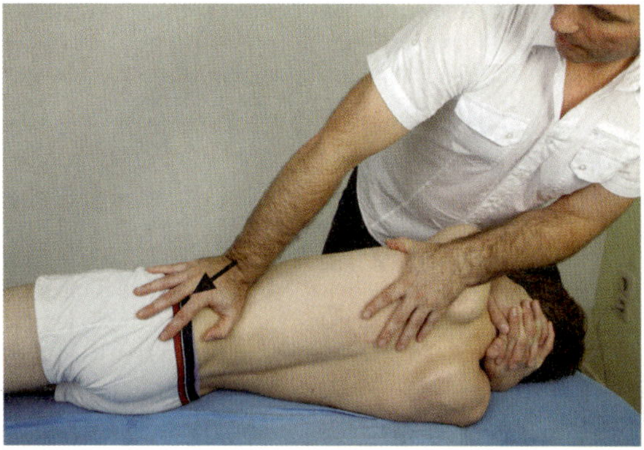

Abb. 5.44

■ *Vorgehen*

- wie bei der Jackson-Technik Ilium anterior (s. S. 307 ff.):
  - Phase der Orientierung:
    - die Wirbelsäule zum Therapeuten hin nach rechts rotieren, das Becken soll sich dabei mitdrehen und in eine beinahe senkrechte Position zur Behandlungsliege gebracht werden
  - Phase vor der Manipulation:
    - linker Arm: s. S. 308
    - rechte Hand: von kranial breitflächig auf den Beckenkamm legen
  - Phase der Beschleunigung:
    - den maximalen Widerstand suchen
    - Oberkörper in Rotation halten
    - Impuls mit der rechten Hand am Beckenkamm nach kaudal

5.5.2 Sakrum

Im folgenden Abschnitt werden zunächst die Impulstechniken, dann die MET zur Behandlung des Sakrums präsentiert.

Die MET des Sakrums bedürfen einer kurzen Erklärung: Das Sakrum hat keine aktive Mobilität und insofern ist eine aktive Korrektur durch Muskelzüge im Grunde genommen nicht möglich. Die hier vorgestellten „MET“ des Sakrums können modellhaft durch die Anwendung folgender 2 Hebel erklärt werden:

Durch isometrische muskuläre Anspannung **beider Beine** (im oberen Bein: Abduktionskette, im unteren Bein: Adduktionskette) wird ein Öffnen des kurzen Pols im obenliegenden ISG und ein Öffnen des langen Pols im untenliegenden ISG bewirkt. Durch die Kombination aus Öffnen und Positionierung des Sakrums wird das Sakrum im Moment der muskulären Aktivität sozusagen passiv korrigiert.

Ähnlich verhält es sich mit dem Sakrum bei isometrischer Anspannung der **Wirbelsäule** in Rotation. Bei einer passiven maximalen Rotation der Wirbelsäule wird die auftretende artikuläre, myofasziale und ligamentäre Spannung der Wirbelsäule dafür sorgen, dass das Sakrum der Wirbelsäule ab einem bestimmten Moment in die Rotation folgt (dieses Phänomen nutzt man bei den Impulstechniken des Sakrums). Bei den vorgestellten MET ist es deshalb wichtig, keine maximale Rotation der Wirbelsäule einzustellen. Lässt man die Wirbelsäule dann isometrisch in Rotation anspannen, bewegt sich das Sakrum in Gegenrotation hierzu. Dabei spannt die Wirbelsäule in Richtung der Rotation in der das Sakrum sich in Dysfunktion befindet.

Die Korrektur erfolgt also nicht wie bei den MET der Wirbelsäule nach, sondern während der Phase der Anspannung.

▪ *Impulstechnik Sakrum L/R – Jackson-Technik*

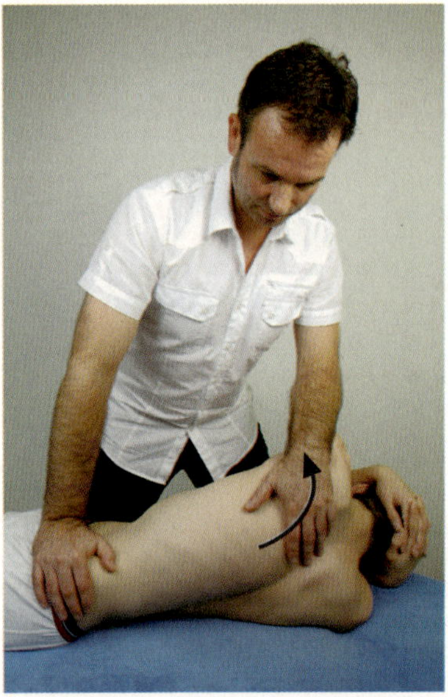

Abb. 5.45

- bei Dysfunktion des Sakrums L/R

Ausgangsstellung

- Patient: in Rückenlage, auf der rechten Seite der Behandlungsliege, beide Hände hinter dem Nacken verschränkt, beide Beine nach links gelagert
- Therapeut: steht rechts vom Patienten und sollte sich in der Phase der Beschleunigung etwas weiter kopfwärts positionieren

Vorgehen

- wie bei der Jackson-Technik Ilium anterior (s. S. 307 ff.):
  - Phase der Orientierung:
    - Der Patient sollte nun so eingestellt sein, dass eine Rotation der Wirbelsäule unmittelbar am Becken ankommt.
  - Phase vor der Manipulation:
    - linker Arm: mit der Hand von dorsal an die linke Schulter/das Schulterblatt des Patienten greifen, dabei den Unterarm eventuell auf den linken Oberarm des Patienten legen
    - rechte Hand: an der linken SIAS
    - Oberkörper des Patienten zum Therapeuten hin rotieren, gleichzeitig das linke Ilium über die Hand an der SIAS auf der Behandlungsliege fixieren
    - Widerstand bei der Bewegung immer wieder neu beurteilen
  - Phase der Beschleunigung:
    - den maximalen Widerstand suchen
    - Ilium auf der Behandlungsliege halten
    - Impuls über die Rotation der Wirbelsäule

Impulstechnik Sakrum R/R

- bei Dysfunktion des Sakrums R/R

Ausgangsstellung

- Patient: in Seitlage rechts, Becken senkrecht zur Behandlungsliege, das obere Bein ist leicht gebeugt, das untere leicht gestreckt, die LWS liegt neutral in Bezug auf Flexion und Extension, der Oberkörper ist leicht nach hinten rotiert (dadurch liegt der Patient stabiler und ist besser einzustellen)
- Therapeut: steht vor dem Patienten, Zug am rechten Arm des Patienten (als Traktion/Lateralflexion und als Rotation der Wirbelsäule nach links, beide Bewegungen bis einschließlich L5/S1), dann auf Höhe der Dysfunktion positionieren, oberes Bein des Patienten zwischen den Oberschenkeln

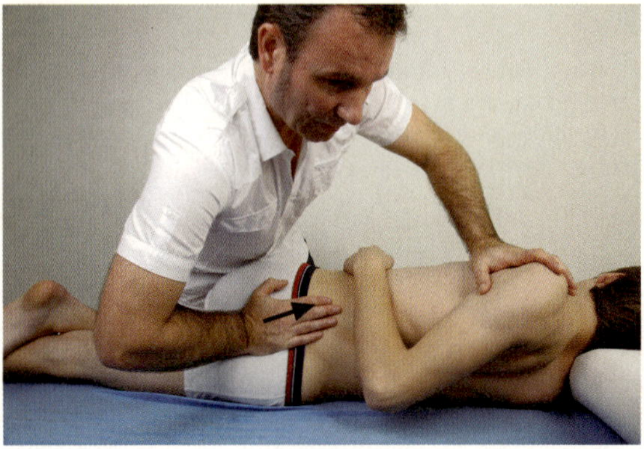

Abb. 5.46

Vorgehen

- rechter Arm: Hypothenar auf den rechten AIL, Ausrichtung des Unterarms zur gegenüberliegenden linken Basis
- linke Hand: greift an die obenliegende linke Schulter des Patienten und hält die Wirbelsäule in Rotation
- beide Arme:
  - Phase der Orientierung:
    - den Patienten „en bloc" etwas nach vorn drehen, der Oberschenkel des Patienten zwischen den Oberschenkeln des Therapeuten, das Becken des Therapeuten zur Stabilisierung am Becken des Patienten
    - dabei die Rotation zwischen Wirbelsäule und Becken nicht verlieren
  - Phase vor der Manipulation:
    - manuell das Sakrum mit der rechten Hand am AIL um die rechte Achse rotieren und den Widerstand suchen
  - Phase der Beschleunigung:
    - Impuls der rechten Hand
    - vom rechten AIL aus in Richtung der linken Basis

MET Sakrum (posterior stehende Basis)

- Bei den folgenden MET für das Sakrum wird der Patient so gelagert, dass er auf seiner Achse und die zu behandelnde Basis damit oben liegt.
- bei Dysfunktion des Sakrums L/R

Pat. zieht Schulter post.

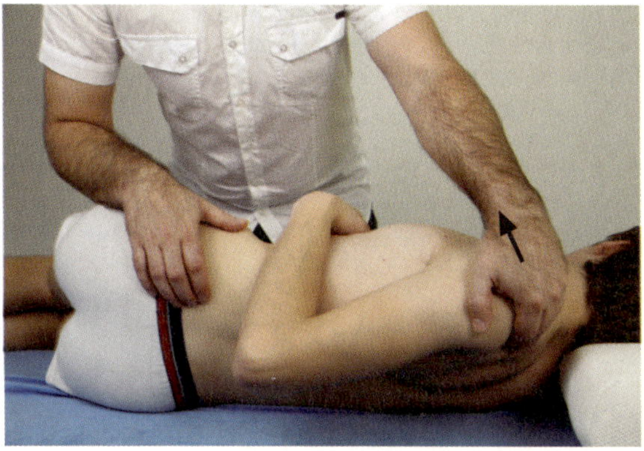

2. Schritt Beine über Liege und nach oben drücken lassen

Abb. 5.47

Ausgangsstellung

- Patient: in Seitlage rechts, beide Beine liegen gebeugt aufeinander (zunächst auf der Behandlungsliege), Oberkörper leicht nach hinten gedreht in Rotation links (wichtig: keine maximale Rotation)
- Therapeut: steht vor der Behandlungsliege

Vorgehen

- linke Hand: palpiert den LSÜ
- rechte Hand: umgreift die Beine des Patienten und schiebt diese aus einer Beugung von etwa 90° langsam in Extension, bis diese im LSÜ ankommt (dadurch ist der LSÜ leicht in Extension und die Sakrumbasis tendenziell nach anterior eingestellt)
- dann Handposition wie folgt ändern:

Schritt 1

kaudale

- rechte Hand: palpiert mit einem Finger die linke Sakrumbasis
- linke Hand: liegt hinten an der linken Schulter
- Korrektur:
  - Phase der Anspannung – Korrektur über den oberen Hebel (Wirbelsäule):
    - die linke Schulter des Patienten leicht nach vorn ziehen und den Patienten auffordern, einen Gegendruck nach hinten aufzubauen
    - isometrische Aktivität (in Rotation rechts) kontrollieren und so dosieren, dass sich die linke Basis nach anterior bewegt

    - Bewegt sich die linke Basis nicht nach anterior oder sogar nach posterior, ist im LSÜ entweder zu viel Rotation oder zu wenig Extension eingestellt worden. Dies ist ggf. zu korrigieren.
    - 3 – 5 Sekunden halten
  - Phase der Entspannung:
    - den Patienten auffordern, die Spannung zu lösen
    - minimal 1 – 2 Sekunden warten
    - Schulter/Oberkörper passiv langsam etwas nach hinten bewegen, dabei nicht zu weit rotieren (die Technik funktioniert sehr gut auch ohne deutliche Steigerung der Rotation)
  - Wiederholen der beiden Phasen
- dann Handposition erneut ändern: => Wie die kraniale Hand an Sakrumbasis

Schritt 2

- linke Hand: palpiert die linke Sakrumbasis
- rechte Hand: umgreift die Füße des Patienten, Unterschenkel von der Behandlungsliege nehmen und diese langsam in Richtung des Bodens absenken, bis die Bewegung im Becken (als Seitwärts-Kipp-Bewegung) zu ertasten ist
- Korrektur:
  - Phase der Anspannung – Korrektur über den unteren Hebel (untere Extremitäten):
    - die Füße des Patienten leicht nach unten drücken und den Patienten auffordern, einen Gegendruck nach oben aufzubauen
    - isometrische Aktivität (Abduktionskette des oberen und Adduktionskette des unteren Beins) kontrollieren und so dosieren, dass sich die linke Basis nach anterior bewegt
    - Bewegt sich die linke Basis nicht nach anterior oder sogar nach posterior, ist im LSÜ entweder zu viel Rotation oder zu wenig Extension eingestellt worden. Dies ist ggf. zu korrigieren.
    - 3 – 5 Sekunden halten
  - Phase der Entspannung:
    - den Patienten auffordern, die Spannung zu lösen
    - minimal 1 – 2 Sekunden warten
    - Füße des Patienten passiv langsam weiter nach unten in Richtung Boden bewegen
  - Wiederholen der beiden Phasen

MET Sakrum (anterior stehende Basis)

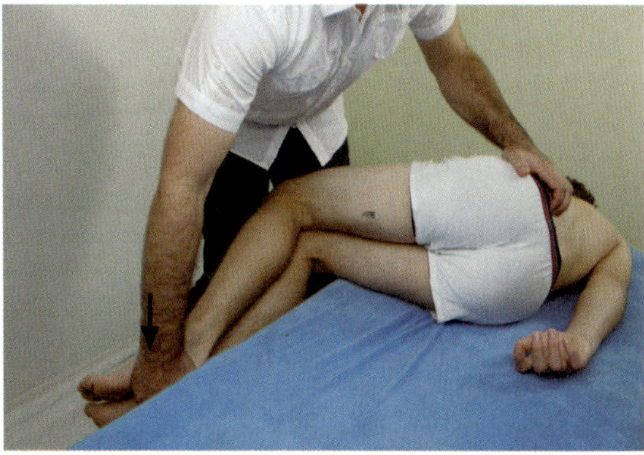

Pat drückt Füße nach oben = LSÜ Flex ist wichtig

Abb. 5.48

- bei Dysfunktion des Sakrums R/R

Ausgangsstellung

- Patient: wird (entweder aus dem Sitzen oder aus der Bauchlage heraus) in eine kombinierte Bauch-/Seitlage gebracht, auf der rechten Seite des Beckens liegend, beide Beine liegen gebeugt aufeinander auf der Behandlungsliege, Oberkörper nach vorn gedreht in Rotation rechts
- Therapeut: steht vor der Behandlungsliege

Vorgehen

- linke Hand: im LSÜ
- rechte Hand: umgreift die Beine des Patienten und schiebt diese langsam in Flexion bis diese im LSÜ ankommt (dadurch ist der LSÜ in Flexion und die Sakrumbasis tendenziell nach posterior eingestellt)
- dann die Handposition ändern

Schritt 1

- rechte Hand: palpiert mit einem Finger die linke Sakrumbasis
- linke Hand: liegt vorn an der linken Schulter des Patienten
- Korrektur:
  - Phase der Anspannung – Korrektur über den oberen Hebel (Wirbelsäule):
    - die linke Schulter des Patienten leicht nach hinten ziehen und den Patienten auffordern, einen Gegendruck nach vorn aufzubauen
    - isometrische Aktivität (in Rotation rechts) kontrollieren und so dosieren, dass sich die linke Basis nach posterior bewegt

- Bewegt sich die linke Basis nicht nach posterior oder sogar nach anterior, ist im LSÜ zu wenig Flexion eingestellt worden. Dies ist ggf. zu korrigieren.
    - 3 – 5 Sekunden halten
  - Phase der Entspannung:
    - den Patienten auffordern, die Spannung zu lösen
    - minimal 1 – 2 Sekunden warten
    - Schulter/Oberkörper passiv langsam etwas nach hinten bewegen
  - Wiederholen der beiden Phasen
- dann die Handposition ändern

Schritt 2

- linke Hand: palpiert den linken Sulcus und die linke Sakrumbasis
- rechte Hand: umgreift die Füße des Patienten, Unterschenkel von der Behandlungsliege nehmen und diese langsam in Richtung des Bodens absenken, bis die Bewegung im Becken (als Seitwärts-Kipp-Bewegung) zu ertasten ist
- Korrektur:
  - Phase der Anspannung – Korrektur über den unteren Hebel (untere Extremitäten):
    - die Füße des Patienten leicht nach unten drücken und den Patienten auffordern, einen Gegendruck nach oben aufzubauen
    - isometrische Aktivität (Abduktionskette des oberen und Adduktionskette des unteren Beins) kontrollieren und so dosieren, dass sich die linke Basis nach posterior bewegt
    - Bewegt sich die linke Basis nicht nach posterior oder sogar nach anterior, ist im LSÜ zu wenig Flexion eingestellt worden. Dies ist ggf. zu korrigieren.
    - 3 – 5 Sekunden halten
  - Phase der Entspannung:
    - den Patienten auffordern, die Spannung zu lösen
    - minimal 1 – 2 Sekunden warten
    - Füße des Patienten passiv langsam weiter nach unten in Richtung Boden bewegen
  - Wiederholen der beiden Phasen

5.5.3 Symphyse pubis

MET Symphyse pubis

- s. Test (s. S. 207)
- Die im Folgenden beschriebenen Techniken behandeln die Symphyse pubis als Artikulationsfläche des rechten und des linken Pubis.
- bei Dysfunktionen des Os pubis rechts-superior/Os pubis links-inferior

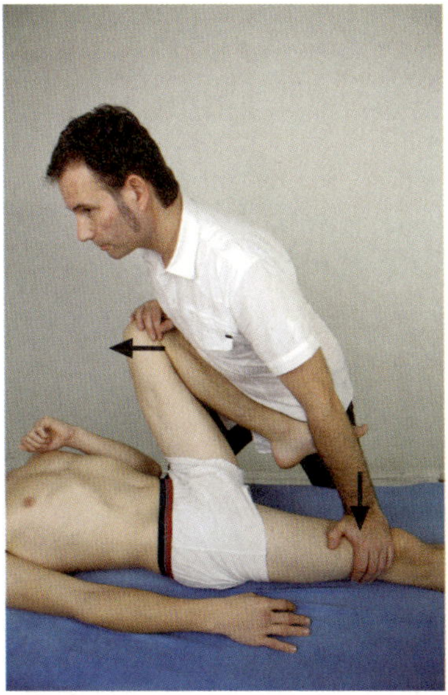

Abb. 5.49

Ausgangsstellung

- Patient: in Rückenlage, das linke Bein in Hüft- und Kniegelenk gebeugt, das rechte Bein liegt auf der Behandlungsliege
- Therapeut: steht rechts neben der Behandlungsliege

Vorgehen

- linke Hand: auf dem distalen Oberschenkel des rechten Beins
- rechte Hand: am proximalen Unterschenkel des linken Beins, Flexion im Hüftgelenk einleiten, bis die Bewegung im Becken ankommt
- beide Arme:
  - Phase der Anspannung:
    - das rechte Bein gegen die Behandlungsliege und das linke Bein gegen den Oberkörper des Patienten drücken und den Patienten auffordern, mit beiden Beinen einen Gegendruck aufzubauen
    - isometrische Aktivität so dosieren, dass keine Bewegung, sondern nur Spannung im Becken auftritt
    - 3 – 5 Sekunden halten

- Phase der Entspannung:
  - den Patienten auffordern, die Spannung zu lösen
  - minimal 1 – 2 Sekunden warten
  - das linke Bein weiter in die Beugung bringen, das rechte Bein auf der Behandlungsliege halten
- Wiederholen der beiden Phasen

MET zur Dekoaptation der Symphyse pubis

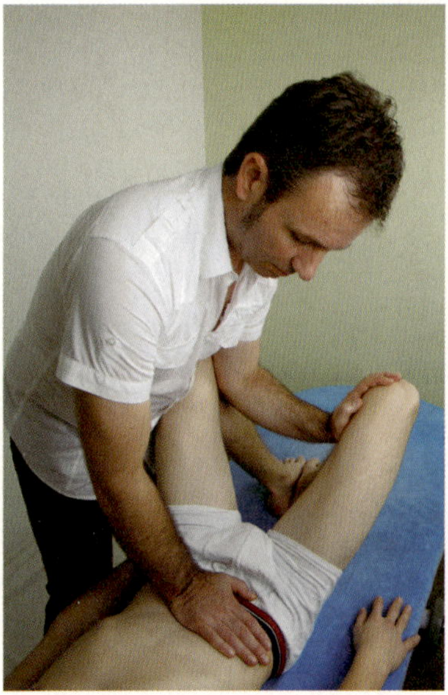

Abb. 5.50

- als globale Technik bei Dysfunktionen der Symphyse
- Korrektur erfolgt während der Phase der Anspannung, während der eine Kraft aufgebaut wird, die die Gelenkflächen durch eine plötzliche Traktion auseinanderzieht

Ausgangsstellung

- Patient: in Rückenlage, beide Beine in Hüft- und Kniegelenk gebeugt, Füße und Knie aneinandergestellt
- Therapeut: steht neben der Behandlungsliege

Vorgehen

- linke Hand: von lateral am linken Knie des Patienten
- rechte Hand: von lateral am rechten Knie des Patienten
- beide Arme:
  - Phase der Anspannung zur **Vorbereitung**:
    - die beiden Knie des Patienten zusammendrücken und den Patienten auffordern, mit beiden Beinen einen Gegendruck aufzubauen
    - isometrische Aktivität
    - 3 – 5 Sekunden halten
    - 1 – 2-mal wiederholen
  - Phase der Anspannung zur **Korrektur**:
    - Füße des Patienten bleiben zusammen, Hüftgelenke so weit in Abduktion bringen, dass der Therapeut einen Unterarm zwischen die beiden Knie des Patienten platzieren kann
    - den Patienten auffordern, die Knie einmal zusammenzudrücken

> ***Praxistipp*** *Die andere Hand des Therapeuten liegt oberhalb der Symphyse pubis und entspannt die Bauchdecke durch sanften Schub nach kaudal und posterior.*

5.6 Untere Extremität

5.6.1 Hüftgelenk

Unter den Behandlungstechniken für das Hüftgelenk befinden sich nur wenige Impulstechniken, dafür umso mehr Techniken zur Mobilisation, deren Ziel es ist, störende Einflüsse der periartikulären Gewebe des Hüftgelenks wie der Kapsel mit den Ligamenten sowie den (kräftigen und zahlreichen) Muskeln und deren Faszien zu korrigieren. Daneben spielt auch bei der Behandlung des Hüftgelenks die Zirkulation eine große Rolle. Die Behandlung des Beckenbodens und des Foramen obturatorium werden daher in diesem Kapitel vorgestellt.

Ähnlich wie im Kniegelenk gibt es auch im Hüftgelenk Koppelungen von Bewegungsrichtungen. So finden in Bewegungsabläufen häufig Kombinationen aus Abduktion und Außenrotation sowie Adduktion und Innenrotation statt. Diese Koppelungen sind auch bei einigen der nachfolgenden Techniken zu sehen.

Mobilisationstechnik Hüftgelenk bei Dysfunktion in Innenrotation

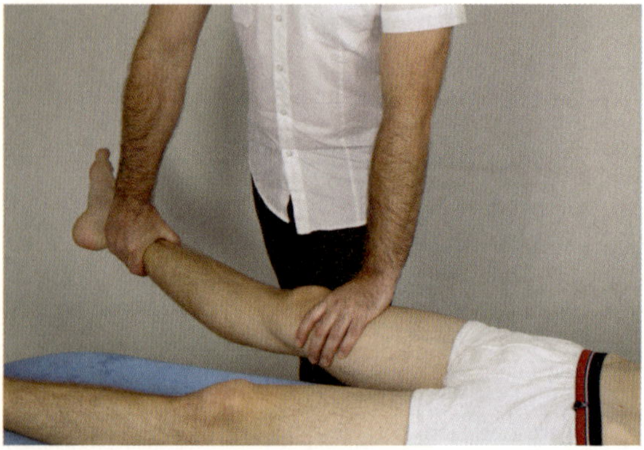

Abb. 5.51

- bei Dysfunktion in Innenrotation rechts

Ausgangsstellung

- Patient: in Rückenlage
- Therapeut: steht auf Kniehöhe rechts vom Patienten

Vorgehen

- rechte Hand: umgreift von innen den distalen Unterschenkel
- linke Hand: liegt auf dem distalen Oberschenkel, hält das Knie in Extension
- Korrektur:
  - Phase der Mobilisation:
    - das Hüftgelenk nach außen rotieren und gleichzeitig eine Abduktion durchführen
    - diese Position einige Sekunden halten
    - dann das Bein unter Beibehaltung der Außenrotation in die Adduktion bringen, bis ein Widerstand zu spüren ist
    - diese Position einige Sekunden halten (i. d. R. bis der Widerstand etwas nachlässt)
    - mit der nächsten Abduktion die Außenrotation erneut steigern
  - den Wechsel zwischen Abduktion und Adduktion einige Male wiederholen

Mobilisationstechnik Hüftgelenk bei Dysfunktion in Außenrotation

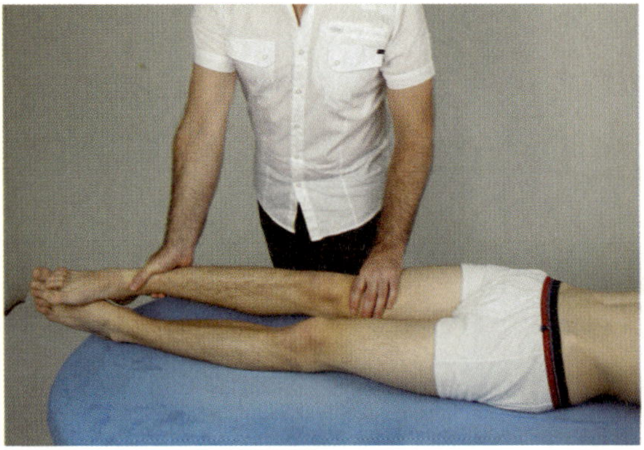

Abb. 5.52

- bei Dysfunktion in Außenrotation rechts

Ausgangsstellung

- Patient: in Rückenlage
- Therapeut: steht rechts vom Patienten auf Kniehöhe

Vorgehen

- rechte Hand: umgreift von außen den distalen Unterschenkel des Patienten
- linke Hand: liegt auf dem distalen Oberschenkel, hält das Knie in Extension
- Korrektur:
  - Phase der Mobilisation:
    - Hüftgelenk nach innen rotieren und gleichzeitig eine Adduktion durchführen
    - diese Position einige Sekunden halten
    - dann das Bein unter Beibehaltung der Innenrotation in die Abduktion bringen, bis ein Widerstand zu spüren ist
    - diese Position einige Sekunden halten (i. d. R. bis der Widerstand etwas nachlässt)
    - mit der nächsten Adduktion die Innenrotation erneut steigern
  - den Wechsel zwischen Adduktion und Abduktion einige Male wiederholen

MET Hüftgelenk bei Dysfunktion in Adduktion/Innenrotation

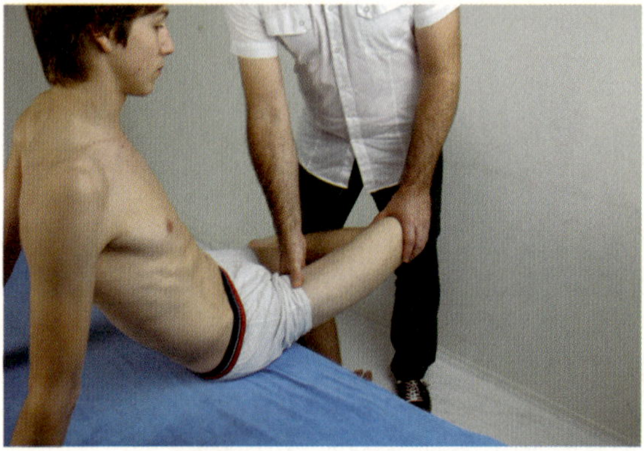

Abb. 5.53

- bei Dysfunktion in Adduktion/Innenrotation rechts

Ausgangsstellung

- Patient: in Sitzposition am Rand der Behandlungsliege, das rechte Bein über das linke gelegt, der Patient neigt sich etwas nach links und stützt sich auf der linken Hand ab
- Therapeut: steht etwas links vor dem Patienten (in Schrittstellung, rechtes Bein vor und gegen den linken Fuß des Patienten gestellt)

Vorgehen

- rechte Hand: liegt auf dem medialen Oberschenkel zum Ertasten der Korrekturbewegung
- linke Hand: umfasst den distalen Oberschenkel

Abduktion und Außenrotation

- einleiten, bis die Bewegung zu spüren ist
- Korrektur:
  - Phase der Anspannung:
    - das linke Bein des Patienten leicht nach außen drücken und den Patienten auffordern, einen Gegendruck nach innen aufzubauen
    - isometrische Aktivität (in Adduktion und Innenrotation) kontrollieren und so dosieren, dass sie als Spannung wahrgenommen wird, dabei darf keine Bewegung im Hüftgelenk stattfinden

  - 3 – 5 Sekunden halten
- Phase der Entspannung:
  - den Patienten auffordern, die Spannung zu lösen
  - minimal 1 – 2 Sekunden warten
  - das Bein des Patienten langsam nach außen bewegen und so die motorische Barriere für die Abduktion und Außenrotation neu aufsuchen
- Wiederholen der beiden Phasen

MET Hüftgelenk bei Dysfunktion in Abduktion/Außenrotation

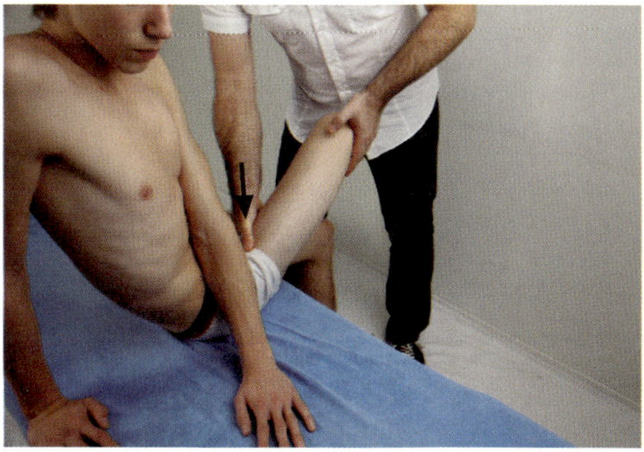

Abb. 5.54

- bei Dysfunktion in Abduktion/Außenrotation rechts

Ausgangsstellung

- Patient: in Sitzposition am Rand der Behandlungsliege, das rechte Bein über das linke gelegt, der Patient dreht sich nach rechts und stützt sich hauptsächlich mit der rechten Hand ab
- Therapeut: steht etwas links vor dem Patienten (in Schrittstellung, rechtes Bein vor und gegen den linken Fuß des Patienten gestellt)

Vorgehen

- rechte Hand: liegt mit dem MCP des Zeigefingers in der Leistenbeuge
- linke Hand: liegt von außen auf dem distalen Oberschenkel

Adduktion und Innenrotation

- einleiten, bis die Bewegung zu spüren ist
- Korrektur:
  - Phase der Anspannung:
    - das linke Bein des Patienten leicht nach innen drücken und den Patienten auffordern, einen Gegendruck nach außen aufzubauen
    - isometrische Aktivität (in Abduktion und Innenrotation) kontrollieren und so dosieren, dass sie als Spannung wahrgenommen wird, dabei darf keine Bewegung im Hüftgelenk stattfinden
    - 3 – 5 Sekunden halten
  - Phase der Entspannung:
    - den Patienten auffordern, die Spannung zu lösen
    - minimal 1 – 2 Sekunden warten
    - Bein des Patienten langsam nach innen bewegen und so die motorische Barriere für die Abduktion und Außenrotation neu aufsuchen
    - gleichzeitig die Hand in der Leistenbeuge in kraniale/laterale/dorsale Richtung schieben
  - Wiederholen der beiden Phasen

> **Praxistipp** *Falls die Ausführung der beiden letztgenannten Techniken in Sitzposition nicht möglich sein sollte, kann man sie auch in Rückenlage ausführen.*

Impulstechnik Hüftgelenk bei Dysfunktion in Abduktion

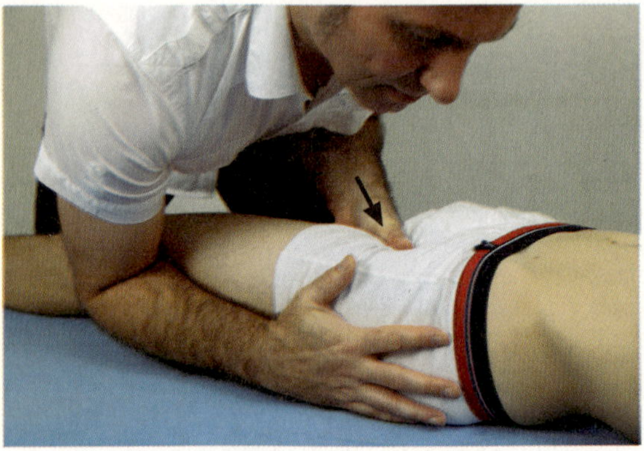

Abb. 5.55

- bei Dysfunktion in Abduktion links

Ausgangsstellung

- Patient: in Rückenlage, das nicht zu behandelnde Bein zur Seite nehmen und auf den Boden aufsetzen
- Therapeut: zwischen den beiden Beinen des Patienten (in Schrittstellung, linkes Bein vor)

Vorgehen

- rechte Hand: und Unterarm seitlich am linken Oberschenkel des Patienten
- linke Hand: mit dem Zeigefingergrundgelenk in der Leistenbeuge, Ausrichtung des linken Unterarms nach lateral-kranial
- Korrektur:
  - Phase der Orientierung:
    - das linke Bein des Patienten in Adduktion schieben, bis die Bewegung von der linken Hand ertastet wird
  - Phase vor der Manipulation:
    - Bein in der Adduktion halten und mit der linken Hand den Femurkopf nach lateral-kranial mobilisieren
    - Widerstand aufsuchen und steigern
  - Phase der Beschleunigung:
    - Vorspannung aufbauen
    - Impuls in laterale-kraniale Richtung

Impulstechnik Hüftgelenk bei Dysfunktion in Adduktion

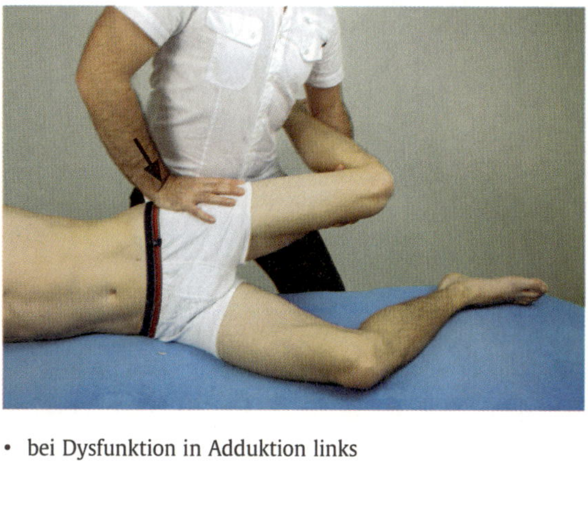

Abb. 5.56

- bei Dysfunktion in Adduktion links

Ausgangsstellung

- Patient: in Seitlage rechts
- Therapeut: steht hinter dem Patienten auf Höhe des Hüftgelenks (in Schrittstellung, rechtes Bein vor)

Vorgehen

- rechte Hand: von lateral auf den Trochanter major platzieren, Ausrichtung des Unterarms nach medial-kaudal
- linke Hand: umfasst das linke Bein des Patienten auf Höhe des Knies, Daumen in der Kniekehle, Finger von medial
- Korrektur:
  - Phase der Orientierung:
    - das linke Bein des Patienten etwas in Abduktion anheben, bis die Bewegung von der linken Hand ertastet wird
  - Phase vor der Manipulation:
    - Bein in der Abduktion halten
    - mit der linken Hand den Femurkopf nach medial-kaudal mobilisieren
    - Widerstand aufsuchen und steigern
  - Phase der Beschleunigung:
    - Vorspannung aufbauen
    - Impuls in mediale-kaudale Richtung

Behandlungstechnik Lig. capitis femoris

- Die folgende Technik kann man durchführen, wenn der Patient weniger über Schmerzen, sondern eher über ein „störendes Gefühl“ oder ein „Knacken“ im Hüftgelenk klagt.

Ausgangsstellung

- Patient: in Rückenlage, die Füße über den Rand der Behandlungsliege
- Therapeut: steht am Fußende der Behandlungsliege

Vorgehen

- beide Hände: umgreifen den distalen Unterschenkel
- Korrektur:
  - Phase der Mobilisation:
    - das Bein unter einer leichten Traktion etwas von der Behandlungsliege abheben
    - dann eine Zirkumduktionsbewegung durchführen: Start in Abduktion/Außenrotation, Ende in Adduktion/Innenrotation

- zum Schluss das Bein ablegen
- eventuell einige Male wiederholen

Behandlungstechnik Membrana obturatoria/M. obturatorius externus

- Ziel der folgenden Techniken ist eine Verbesserung der Zirkulation des Hüftgelenks und der angrenzenden Regionen:
  - dem Abdomen im Allgemeinen bzw. dem kleinen Becken im Speziellen
  - den Muskeln der pelvitrochanteren Muskelgruppe, die den Anpressdruck im Hüftgelenk verstärken können

> **Praxistipp** *Wie eingangs erwähnt, spielt die Muskulatur eine große Bedeutung für die Funktion des Hüftgelenks: Ist die Innenrotation des Hüftgelenks eingeschränkt und/oder rigide, sollten die Muskeln der Außenrotation (u. a. die pelvitrochanteren Muskeln, M. gluteus maximus, einige Adduktoren) untersucht und ggf. behandelt werden. Daneben auf ein eventuelles Kapselmuster (Innenrotation mehr eingeschränkt als Flexion, Extension und Abduktion) und eine degenerative Veränderung (Fabere-Test, s. S. 237) hin testen. Ist die Außenrotation des Hüftgelenks auffällig, sollten die Muskeln der Innenrotation (vordere Anteile des M. gluteus medius, M. tensor fascia latae) untersucht und ggf. behandelt werden.*

Ausgangsstellung

- Patient: in Rückenlage, rechtes Bein in ausreichender Flexion im Hüft- und Kniegelenk, sodass der rechte Fuß aufgestellt werden kann (der Patient sollte das rechte Bein gut entspannen und kann dieses an den Therapeuten anlehnen)
- Therapeut: steht seitlich rechts vom Patienten auf Höhe des Hüftgelenks

Vorgehen

- rechte Hand: orientiert sich am M. gracilis als dem am weitesten medial gelegenen Muskel der Adduktorengruppe, der Daumen wird posterior dieses Muskels platziert, die Daumenkuppe zeigt nach kranial, die Finger liegen dorsal um den Oberschenkel herum
- Korrektur:
  - Phase der Orientierung:
    - den Daumen langsam nach kranial und etwas nach lateral schieben, hier stößt man an den unteren Rand des M. obturatorius externus und kann dessen Elastizität bzw. Rigidität und eventuelle Druckdolenzen testen

- orientiert man den Daumen nun nach medial, trifft man auf die Membrana obturatoria und kann deren Elastizität etc. beurteilen
- Phase der Korrektur:
  - gehaltener Druck oder gesteigerter Druck bei Ausatmung, eventuell Vibrationen oder sanfte Friktionen jeweils bis zum Nachlassen der Gewebespannung
  - hier je nach Vorgehen möglich für die Membrana obturatoria oder den M. obturatorius externus

■ *Behandlungstechnik Beckenboden*

- Test und Behandlung Beckenboden (hauptsächlich M. levator ani)

■ *Ausgangsstellung*

- Patient: in Bauchlage
- Therapeut: steht nacheinander rechts und links vom Patienten auf Höhe des Beckens

■ *Vorgehen*

- rechte Hand: für die Beurteilung/Behandlung des linken Beckenbodens
- linke Hand: für die Beurteilung/Behandlung des rechten Beckenbodens die Finger (i. d. R. Zeige- bis Ringfinger) medial an das Tuber ischiadicum legen und nach kranial ausrichten
- Korrektur:
  - Phase der Orientierung:
    - die Finger langsam nach kranial schieben, bis man an den Muskel stößt (den Patienten zur Bestätigung Husten lassen)
    - Elastizität bzw. Rigidität und eventuelle Druckdolenzen (im Seitenvergleich) testen
  - Phase der Korrektur:
    - grundsätzliche Optionen: s. o.
- Die Untersuchung/Behandlung des Beckenbodens ist nicht nur bei Störungen des Hüftgelenks indiziert, sondern u. a. auch bei:
  - erhöhtem IAP (s. S. 165): Der Beckenboden kann sich ein- oder beidseitig an einen erhöhten IAP anpassen. Im Rahmen solcher Anpassungen kann es zu Störungen der Funktionen des Beckenbodens kommen, was u. a. die Kontinenz nachteilig beeinflussen könnte.
  - ISG-Mobilitätsverlusten: Der Muskel zieht das Sakrum kaudalwärts in die iliosakrale Gelenkflächen hinein, und so kann ein kontrakter Beckenboden die Mobilität des ISG beeinträchtigen.
  - viszeralen Störungen der Organe des kleinen Beckens

- Störungen der venösen Drainage des Beckens und der unteren Extremitäten: Druckerhöhungen im Abdomen mit Anpassungen der Diaphragmen (thoracalis und pelvis) könnten einen Einfluss auf die Flüssigkeitsbewegungen im Niederdrucksystem (u. a. das venöse System) haben, in dem sich ca. 85 % des Blutvolumens befinden

Behandlungstechnik M. piriformis

- Die Untersuchung kann entweder aus einer Palpation oder aus einem Längentest bestehen. An dieser Stelle wird die Palpation vorgestellt.

Ausgangsstellung

- Patient: in Bauchlage
- Therapeut: steht rechts oder links vom Patienten auf Höhe des Beckens

Vorgehen

- rechte Hand: mit dem Daumen auf dem rechten M. piriformis
- linke Hand: mit dem Daumen auf dem linken M. piriformis (hierzu den lateralen Rand des Sakrums palpieren, von dort eine Linie zur Spitze des Trochanter major bilden und den Daumen etwa auf der Hälfte der Verbindungslinie positionieren)
- Korrektur:
  - Phase der Orientierung:
    - die Elastizität/Rigidität und eventuelle Druckdolenzen (im Seitenvergleich) durch Druck in den Muskel hinein oder Querdehnen des Muskels testen
  - Phase der Korrektur:
    - s. o.

5.6.2 Kniegelenk

Die Korrekturtechniken bei Dysfunktionen der Tibia in Rotation werden mithilfe der Flexion bzw. der Extension durchgeführt. An eine Flexion im Kniegelenk ist mechanisch eine Innenrotation, an eine Extension eine Außenrotation gekoppelt.

Behandlungstechnik Tibia bei Dysfunktion in Außenrotation

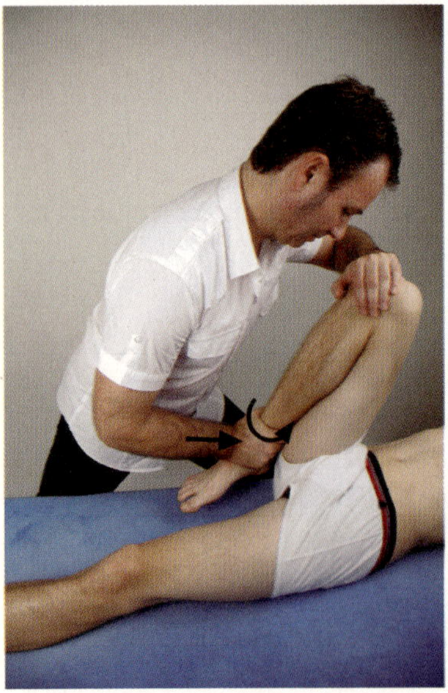

Abb. 5.57

- bei Dysfunktion der Tibia in Außenrotation rechts

Ausgangsstellung

- Patient: in Rückenlage, Knie- und Hüftgelenk um etwa 90° flektiert
- Therapeut: steht seitlich vom Patienten, zum Kopf hin ausgerichtet (in Schrittstellung, linkes Bein vor)

Vorgehen

- rechte Hand: umfasst den distalen Unterschenkel
- linke Hand: liegt am Knie/distalen Oberschenkel des Patienten
- Korrektur:
  - Phase der Orientierung und Phase vor der Manipulation:
    - die Innenrotation der Tibia einleiten, dabei gleichzeitig eine Flexion im Kniegelenk durchführen
    - Widerstand aufsuchen und steigern
  - Phase der Beschleunigung:

- Vorspannung aufbauen
- Impuls in Richtung der Flexion und Innenrotation

Behandlungstechnik Tibia bei Dysfunktion in Innenrotation

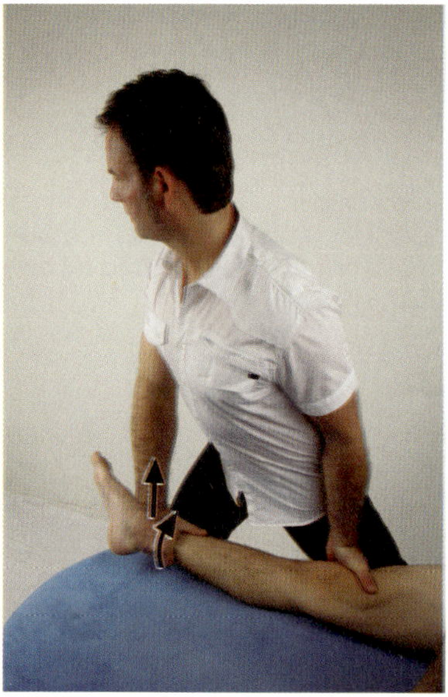

Abb. 5.58

- bei Dysfunktion der Tibia in Innenrotation rechts

Ausgangsstellung

- Patient: in Rückenlage, Knie- und Hüftgelenk um etwa 90° flektiert
- Therapeut: steht seitlich vom Patienten, zum Fußende hin ausgerichtet (in Schrittstellung, rechtes Bein vor)

Vorgehen

- rechte Hand: umfasst den distalen Unterschenkel von medial
- linke Hand: liegt von lateral am distalen Oberschenkel des Patienten
- Korrektur:
  - Phase der Orientierung und Phase vor der Manipulation:
    - die Außenrotation der Tibia einleiten, dabei gleichzeitig eine Extension im Kniegelenk durchführen (wichtig: das Bein auf der Behandlungsliege ablegen)

    - Widerstand aufsuchen und steigern
  - Phase der Beschleunigung:
    - Vorspannung aufbauen
    - Impuls in Richtung der (Hyper)Extension und Außenrotation

Behandlungstechnik Tibia bei Dysfunktion in Abduktion

- bei Dysfunktion der Tibia in Abduktion rechts

Ausgangsstellung

- Patient: in Rückenlage, Kniegelenk leicht flektiert
- Therapeut: steht seitlich vom Patienten, nimmt das Bein des Patienten seitlich neben die Behandlungsliege, fixiert den distalen Unterschenkel zwischen seinen Oberschenkeln (**Abb. 4.37**, s. S. 217)

Vorgehen

- rechte Hand: breitflächig am Condylus medialis des Ober- und des Unterschenkels
- linke Hand: breitflächig am Condylus lateralis des Ober- und des Unterschenkels
- Korrektur:
  - Phase der Orientierung und Phase vor der Manipulation:
    - das Knie mit der rechten Hand von medial nach lateral mobilisieren
    - Widerstand aufsuchen und steigern
  - Phase der Beschleunigung:
    - Vorspannung aufbauen
    - Impuls in laterale Richtung

Behandlungstechnik Tibia bei Dysfunktion in Adduktion

- bei Dysfunktion der Tibia in Adduktion rechts

Ausgangsstellung

- s. Dysfunktion in Abduktion (s. o.)

Vorgehen

- Korrektur:
  - Phase der Orientierung und Phase vor der Manipulation:
    - das Knie mit der linken Hand von lateral nach medial mobilisieren
    - Widerstand aufsuchen und steigern

- Phase der Beschleunigung:
  - Vorspannung aufbauen
  - Impuls in mediale Richtung

Praxistipp *Bei sehr festen Widerständen ist es mitunter notwendig, einen etwas kräftigeren Impuls zu geben. Dazu nimmt man zunächst etwas „Anlauf", indem man das Knie in seiner Dysfunktion in Abduktion bzw. Adduktion einstellt, um dann mit einer schwungartigen Bewegung in Richtung der Korrektur zu beschleunigen.*

Behandlungstechnik Tibia posterior

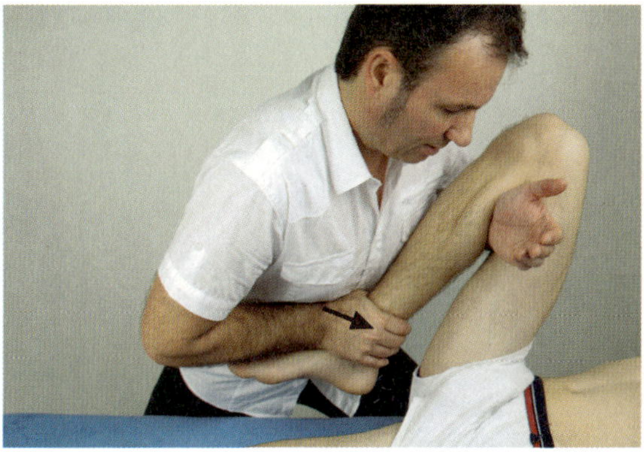

Abb. 5.59

- bei Dysfunktion der Tibia posterior-rechts

Ausgangsstellung

- Patient: in Rückenlage, Knie- und Hüftgelenk leicht flektiert
- Therapeut: steht seitlich vom Patienten, zum Kopf hin ausgerichtet (in Schrittstellung, linkes Bein vor)

Vorgehen

- rechte Hand: umfasst den distalen Unterschenkel
- linker Unterarm: wird als Keil in die Kniekehle gelegt (Daumen zeigt nach oben)

- Korrektur:
  - Phase der Orientierung und Phase vor der Manipulation:
    - die Flexion des Kniegelenks steigern, bis ein Kontakt mit dem Keil entsteht
    - Widerstand testen und wieder etwas lösen
  - Phase der Beschleunigung:
    - Flexion impulsartig steigern
    - mit dem Körpergewicht arbeiten, das Brustbein auf die Hand am distalen Unterschenkel drücken

Behandlungstechnik Tibia anterior

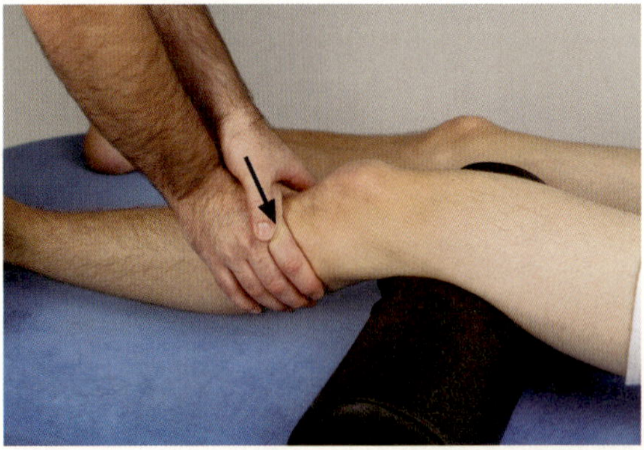

Abb. 5.60

- bei Dysfunktion der Tibia anterior-rechts

Ausgangsstellung

- Patient: in Rückenlage, den distalen Oberschenkel mit einem Kissen (alternativ: mit dem flektierten anderen Bein des Patienten) unterlagern
- Therapeut: steht auf Höhe des Kniegelenks, zum Kopf hin ausgerichtet (in Schrittstellung, rechtes Bein vor)

Vorgehen

- beide Hände: liegen aufeinander und umfassen die proximale Tibia
- Korrektur:
  - Phase der Orientierung und Phase vor der Manipulation:
    - die Tibia in posteriore Richtung mobilisieren

  - Widerstand testen und im Sinne einer Mobilisation immer wieder aufsuchen oder übergehen in eine
- Phase der Beschleunigung:
  - mit Impuls in posteriore Richtung

Behandlungstechnik Menisken

- Liegt eine strukturelle Beschädigung des Meniskus (s. S. 126 f.) vor, ist die hier beschriebene Technik in aller Regel nicht indiziert.
- Bei geringfügigen Beschädigungen des Meniskus sowie bei klinischen Zeichen wie leichte Schmerzen im Knie nach ungewohnten Belastungen oder einem störenden Gefühl im Gelenk kann diese Technik angezeigt sein.
- Das Ziel der Behandlung ist es, die 4 Hörner der Menisken unter leichter Kompression auszustreichen, um dadurch die normale Mobilität und Funktion wiederherzustellen. Zur Stellung der Menisken während der Behandlung s. **Tab. 5.1**:
  - Ausgangsstellung ist eine Knie- und Hüftgelenksflexion von 90°.
  - Dann findet ein Öffnen im Sinne einer Dekompression statt: Für die Anteile des Innenmeniskus ist dies eine Abduktion, für die des Außenmeniskus eine Adduktion.
  - Dann folgt eine Rotation, die das jeweilige Horn des Meniskus vom entsprechenden Femurkondylen wegdreht.
  - Das eigentliche Ausstreichen – oder wenn man so möchte die Reinformation – geschieht durch:
    - Kompression (Adduktion für den Innen- und Abduktion für den Außenmeniskus) und Rotation, die den Anteil des Meniskus zum medialen oder lateralen Femurkondylen hindreht
    - Flexion (für die Hinterhörner) bzw. Extension (für die Vorderhörner)

Tab. 5.1 **Ausgangs- und Endstellung im Verlauf der Mobilisation des Meniskus.**

	Innenmeniskus – Hinterhorn (Abb. 5.61)	**Außenmeniskus – Hinterhorn (Abb. 5.62)**	**Innenmeniskus – Vorderhorn (Abb. 5.63)**	**Außenmeniskus – Vorderhorn (Abb. 5.64)**
Ausgangsstellung	Flexion um 90° Abduktion Innenrotation	Flexion um 90° Adduktion Außenrotation	Flexion um 90° Abduktion Außenrotation	Flexion um 90° Adduktion Innenrotation
Endstellung	maximale Flexion Adduktion Außenrotation	maximale Flexion Abduktion Innenrotation	maximale Extension Adduktion Innenrotation	maximale Extension Abduktion Außenrotation

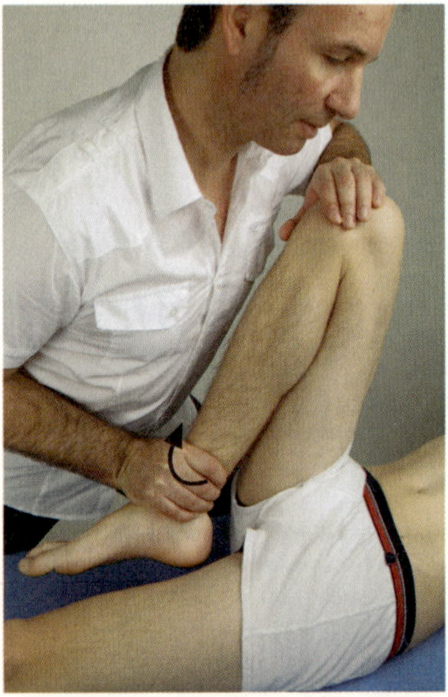

Abb. 5.61 Hinterhorn Innenmeniskus.

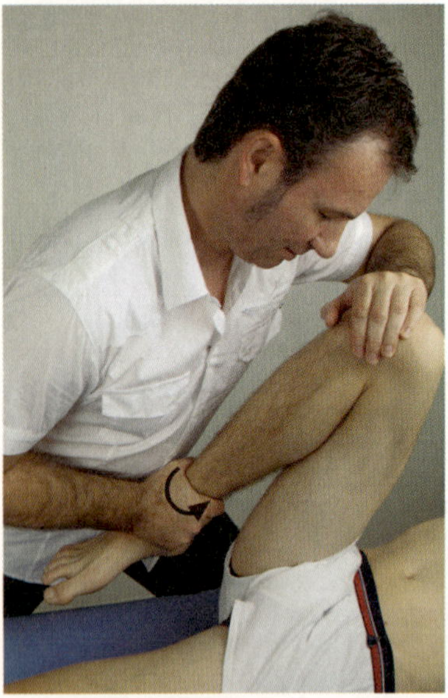

Abb. 5.62 Hinterhorn Außenmeniskus.

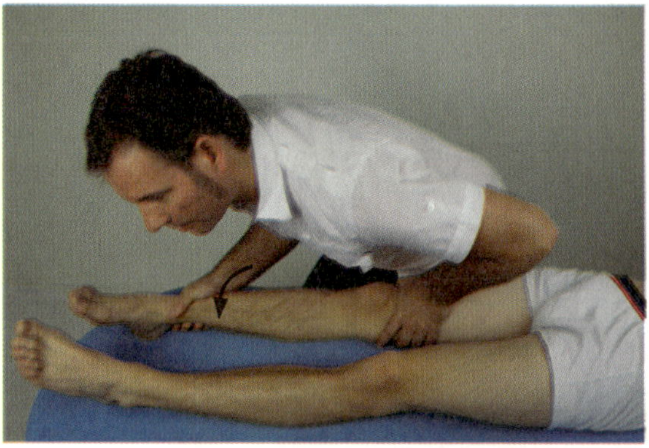

Abb. 5.63 Vorderhorn Innenmeniskus.

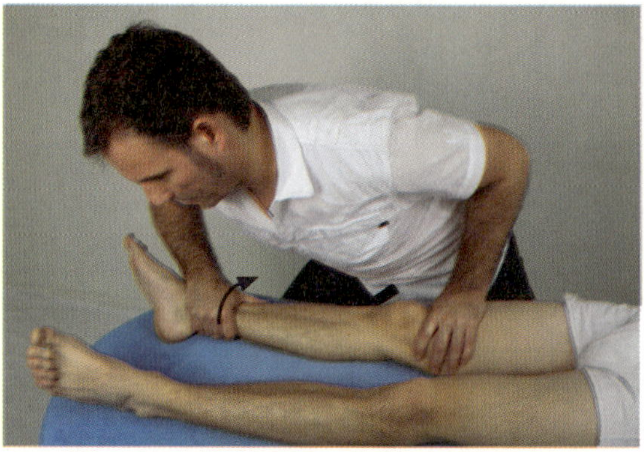

Abb. 5.64 Vorderhorn Außenmeniskus.

- Die Bewegung erfolgt aus der Ausgangs- in Richtung der Endstellung und kann mehrmals rhythmisch wiederholt werden. In aller Regel streicht man alle Anteile der beiden Menisken auf diese Art aus.

5.6.3 Fibula

Mobilisationstechnik Syndesmosis tibiofibularis

- bei Dysfunktion der Fibula nach anterior/posterior
- Hier kann der in den Tests beschriebene Handgriff benutzt werden (s. S. 219). Die Bewegungsamplitude und die Frequenz sind im Vergleich zum Test anzupassen und im Sinne einer Mobilisation anzuwenden.

Impulstechnik Fibula im proximalen Tibiofibulargelenk nach anterior

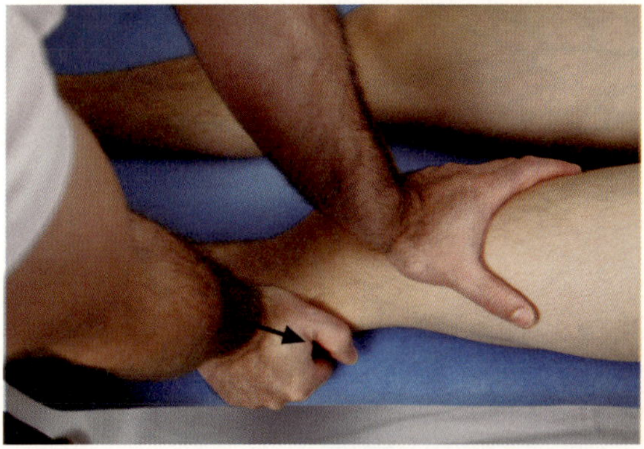

Abb. 5.65

- bei Dysfunktion der Fibula im Art. tibiofibularis proximalis nach anterior-links

Ausgangsstellung

- Patient: in Rückenlage, Füße über den Rand der Behandlungsliege, linkes Bein liegt am Rand der Behandlungsliege
- Therapeut: steht am Fußende der Behandlungsliege, in Richtung Kopfende gedreht

Vorgehen

- rechte Hand: liegt mit dem Thenar ventral am Caput fibulae

- linke Hand: fixiert das linke Bein über Kontakt am distalen Oberschenkel des Patienten in leichter Innenrotation
- Korrektur:
  - Phase der Mobilisation:
    - die Fibula in posteriore Richtung mobilisieren
  - Phase der Beschleunigung:
    - im Falle eines sehr festen Widerstands diesen eventuell steigern
    - Vorspannung aufbauen
    - Impuls in dorsale Richtung

Impulstechnik Fibula im proximalen Tibiofibulargelenk nach posterior

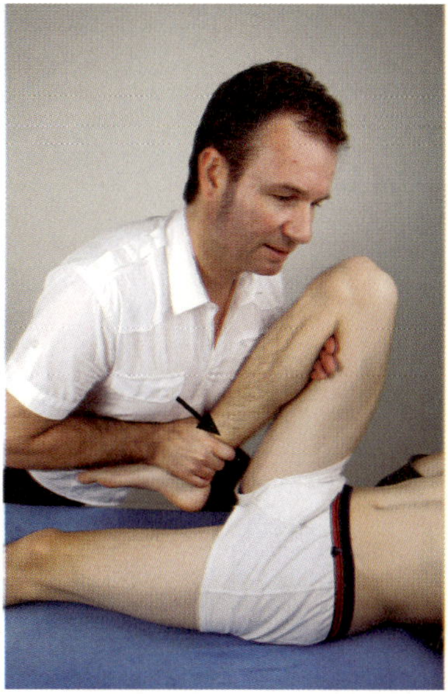

Abb. 5.66

- bei Dysfunktion der Fibula im Art. tibiofibularis proximalis nach posterior-rechts

Ausgangsstellung

- Patient: in Rückenlage, Knie- und Hüftgelenk um 90° flektiert
- Therapeut: steht seitlich vom Patienten (in Schrittstellung, linkes Bein vor)

Vorgehen

- linke Hand: liegt mit dem Zeigefingergrundgelenk als Keil dorsal des Caput fibulae
- rechte Hand: umfasst den distalen Unterschenkel
- Korrektur:
  - Phase der Mobilisation:
    - die Flexion des Knies steigern
    - dabei den Unterschenkel etwas in Außenrotation halten, um einen guten Kontakt mit dem „Keil“ zu erhalten
  - Phase der Beschleunigung:
    - Widerstand des Caput fibulae am Ende der Flexion suchen
    - Vorspannung aufbauen
    - Impuls auf den distalen Unterschenkel in posteriore Richtung

Mobilisationstechnik Fibula nach kranial-kaudal – „Fibulaschaukel“

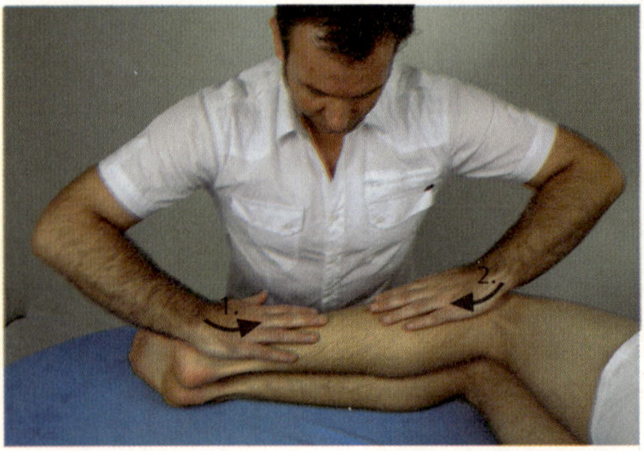

Abb. 5.67

Ausgangsstellung

- Patient: in Seitlage, das zu behandelnde Bein auf einer Therapierolle oder auf dem anderen Bein
- Therapeut: steht oder sitzt vor oder hinter dem Patienten

Vorgehen

- eine Hand: nimmt das Caput fibulae zwischen Thenar und Hypothenar
- eine Hand: nimmt den Außenknöchel zwischen Thenar und Hypothenar

- Korrektur:
  - Phase der Mobilisation: 3 mögliche Vorgehensweisen:
    1. Fibula in einer Schaukelbewegung nach kaudal und kranial mobilisieren
    2. Fibula in die Richtung des Bewegungsverlusts/des höheren Widerstands mobilisieren (direkte Technik)
    3. Fibula in die Richtung des geringeren Widerstands bewegen und die maximale Entspannung des Gewebes aufsuchen (indirekte Technik, LAS-Technik)
- Ziel der Behandlung ist eine Normalisierung der Bewegung der Fibula in kraniokaudale Richtung sowie der Spannung der Membrana interossea mit Verbesserung der Zirkulation (s. S. 137).

5.6.4 Fuß

Die vorgestellten Techniken sind zum Großteil Impulstechniken, mit veränderter Bewegungsamplitude und Frequenz können sie aber auch als Mobilisationstechniken eingesetzt werden. Neben der Position des Therapeuten und des Patienten wird für jede Technik die dazugehörende Handposition beschrieben, mit der zunächst ein „Öffnen" und anschließend die Korrektur des jeweiligen Gelenks stattfinden. Das Aufsuchen des Widerstands, das Einleiten der Korrektur durch Steigern des Widerstands in Form einer Vorspannung sowie der kurze, schnelle und gezielte Impuls stellen die wichtigsten Punkte bei der Durchführung der Techniken dar.

Impulstechnik Os metatarsale I dorsal

- bei Dysfunktion des Os metatarsale I dorsal-rechts

Ausgangsstellung

- Patient: in Rückenlage, Füße über den Rand der Behandlungsliege
- Therapeut: steht am Fußende der Behandlungsliege

Vorgehen

- 3-Finger-Griff: zum Aufsuchen der Basis des Os metatarsale I
- rechte Hand: medial, Mittelphalanx des Mittelfingers dorsal auf die Basis des Os metatarsale I, Daumen plantar in Längsausrichtung auf das Os metatarsale I (Daumenspitze bis an das Köpfchen des Knochens)
- linke Hand: greift von lateral über den Fußrücken, Mittelfinger auf den Mittelfinger der rechten Hand legen

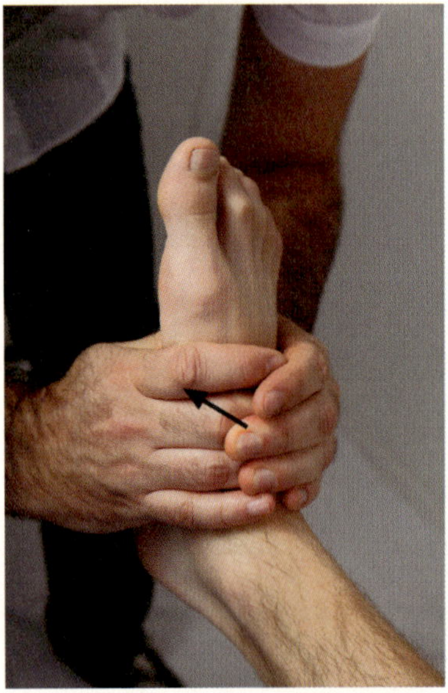

Abb. 5.68

- beide Arme: Ellenbogen aufeinander zu bewegen
- Öffnen des zu behandelnden Gelenks durch leichte Traktion in Richtung des Vorfußes
- Korrektur:
  - Phase der Orientierung:
    - Der Daumen kippt das Os metatarsale I mit dem Köpfchen nach dorsal, bis dieser Hebel an der Basis als Bewegung nach plantar ankommt.
  - Phase vor der Manipulation:
    - Beide Mittelfinger bewegen die Basis nach plantar und suchen den größtmöglichen Widerstand.
  - Phase der Beschleunigung:
    - den Widerstand steigern
    - Vorspannung aufbauen
    - Impuls in plantare Richtung
- Bei den (eher seltenen) Dysfunktionen des Os metatarsale II oder III nach dorsal, wird der Mittelfinger auf die Basis und der Daumen an die plantare Fläche des jeweiligen Mittelfußknochens gelegt.

Impulstechnik Os cuneiforme I dorsal

- bei Dysfunktion des Os cuneiforme I dorsal-rechts
- Ausgangsstellung: s. obige Technik für das Os metatarsale I dorsal-rechts
- Unterschied: Mittelphalanx des Mittelfingers der rechten Hand liegt dorsal auf dem Os cuneiforme I, der Daumen plantar in Längsausrichtung auf dem Os metatarsale I
- weiteres Vorgehen: s. o.

Impulstechnik Os metatarsale I plantar

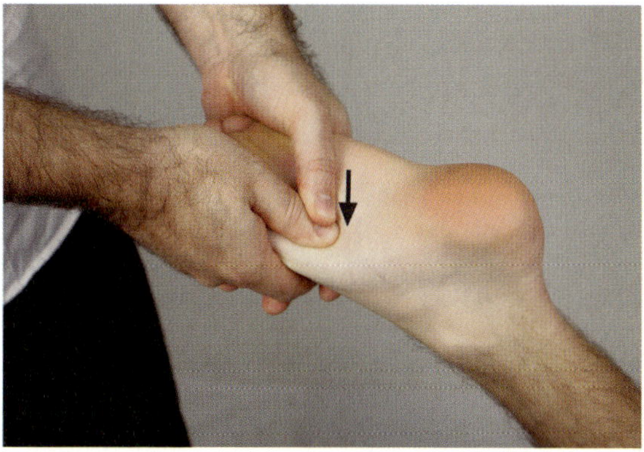

Abb. 5.69

- bei Dysfunktion des Os metatarsale I plantar links

Ausgangsstellung

- Patient: in Bauchlage
- Therapeut: steht am Fußende, links neben der Behandlungsliege (in Schrittstellung, linkes Bein vor), die Behandlungsliege sollte weit heruntergefahren werden

Vorgehen

- 3-Finger-Griff: zum Aufsuchen der Basis des Os metatarsale I
- rechte Hand: medial, Daumen plantar auf der Basis des Os metatarsale I, Finger dorsal
- linke Hand: liegt von lateral mit dem Daumen und den Fingern auf der rechten Hand

- beide Arme: Ellenbogen aufeinander zu bewegen, den Fuß des Patienten in eine Kreiselbewegung nach medial bringen und dabei zum Therapeuten „ziehen“
- führt zum Öffnen durch leichte Traktion in Richtung des Vorfußes und zum Einleiten der Korrektur
- Korrektur:
  - Phase der Orientierung:
    - indem der Daumen die Basis des Os metatarsale I bei der Kreiselbewegung nach plantar bewegt
  - Phase vor der Manipulation:
    - Kreiselbewegung 1 – 2-mal wiederholen, dabei suchen die beiden Daumen den größtmöglichen Widerstand
  - Phase der Beschleunigung:
    - den Widerstand steigern
    - Vorspannung aufbauen
    - peitschenschlagartiger Impuls in dorsale Richtung
- Bei den (eher seltenen) Dysfunktionen des Os metatarsale II oder III nach plantar, wird der Daumen plantar an die Basis des jeweiligen Mittelfußknochens gelegt.

Impulstechnik Os cuneiforme I plantar

- bei Dysfunktion des Os cuneiforme I plantar links
- Ausgangsstellung: s. obige Technik für das Os metatarsale I plantar links
- Unterschied: Daumen plantar auf die Basis des Os metatarsale I, Finger dorsal
- weiteres Vorgehen: s. o.

Impulstechnik Os metatarsale V

- bei Dysfunktion des Os metatarsale V links

Ausgangsstellung

- Patient: in Rückenlage, der zu untersuchende Fuß kann auf den Oberschenkel des Therapeuten gelegt werden
- Therapeut: sitzt am Fußende der Behandlungsliege

Vorgehen

- Ertasten des Gelenkspalts zwischen Os cuboideum und Os metatarsale V und der Basis ossis metatarsalis V

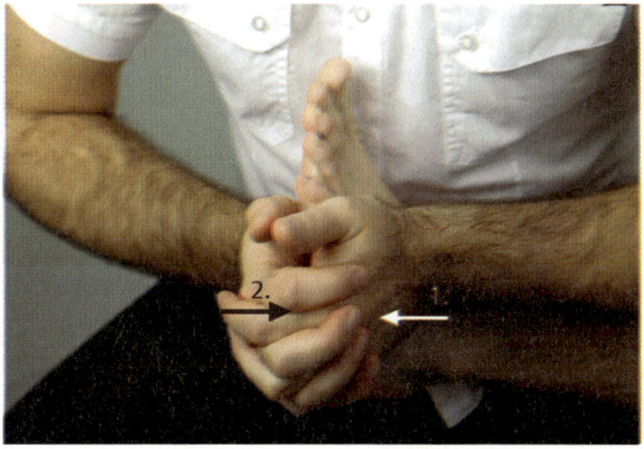

Abb. 5.70

- rechte Hand: plantar am Os metatarsale V, Hypothenar auf der Basis des Knochens
- linke Hand: dorsal am Os metatarsale V, Hypothenar auf der Basis des Knochens
- beide Hände: schließen
- Öffnen durch leichte Traktion und Vorfußadduktion, dazu den Fuß zum Therapeuten hin drehen
- Korrektur:
  - Phase der Orientierung:
    - Bei einer **Dysfunktion plantar** kippt der Therapeut seinen Oberkörper nach rechts und erhöht den Druck mit dem Hypothenar der plantaren Hand.
    - Bei einer **Dysfunktion dorsal** kippt der Therapeut seinen Oberkörper nach links und erhöht den Druck mit dem Hypothenar der dorsalen Hand.
  - Phase vor der Manipulation:
    - mit dem Hypothenar den größtmöglichen Widerstand suchen
  - Phase der Beschleunigung:
    - bei einer **Dysfunktion plantar** mit Impuls von plantar nach dorsal
    - bei einer **Dysfunktion dorsal** mit Impuls von dorsal nach plantar
- Bei einer (eher seltenen) Dysfunktion des Os metatarsale IV werden die Hände mit dem Hypothenar an die Basis des 4. Mittelfußknochens gelegt – weitere Durchführung wie für Os metatarsale V.

Impulstechnik Os cuneiforme II (intermedium) dorsal

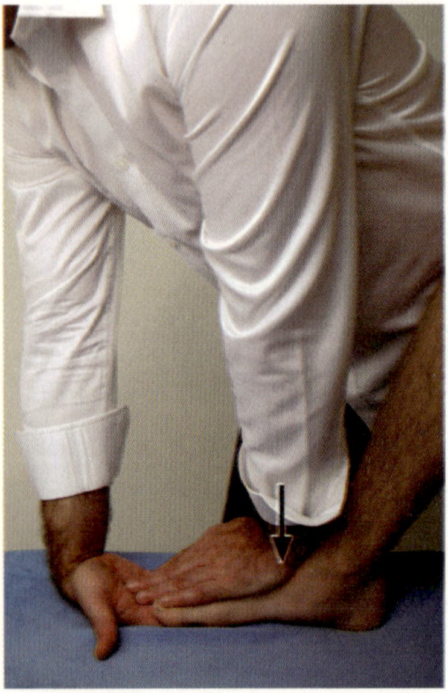

Abb. 5.71

- bei Dysfunktion des Os cuneiforme II (intermedium) dorsal-rechts

Ausgangsstellung

- Patient: in Rückenlage, Hüft- und ausreichend Knieflexion, um den Fuß entspannt auf die Behandlungsliege aufstellen zu können
- Therapeut: steht auf Höhe der Dysfunktion, in Richtung des Fußendes der Behandlungsliege gedreht

Vorgehen

- Der Os cuneiforme II wird ertastet, indem man dem 2. Strahl von distal nach proximal bis zum 2. Keilbein folgt.
- rechte Hand: liegt plantar mit den Fingerkuppen am Köpfchen der Mittelfußknochen
- linke Hand: liegt mit dem Hypothenar auf dem Os cuneiforme II
- Öffnen mit der rechten Hand durch leichte Traktion

- Korrektur:
  - Phase der Orientierung und Phase vor der Manipulation:
    - mit dem Hypothenar einen Druck nach plantar geben
    - den größtmöglichen Widerstand suchen
  - Phase der Beschleunigung:
    - den Widerstand steigern
    - Vorspannung aufbauen
    - Impuls „in die Behandlungsliege hinein" geben
- Bei einer (eher seltenen) Dysfunktionen des Os cuneiforme II nach plantar ist genauso vorzugehen wie für Os cuneiforme I, nur wird der Daumen hierbei plantar an die Basis des 2. Keilbeins gelegt.

Impulstechnik Os naviculare bei Dysfunktion in Innenrotation

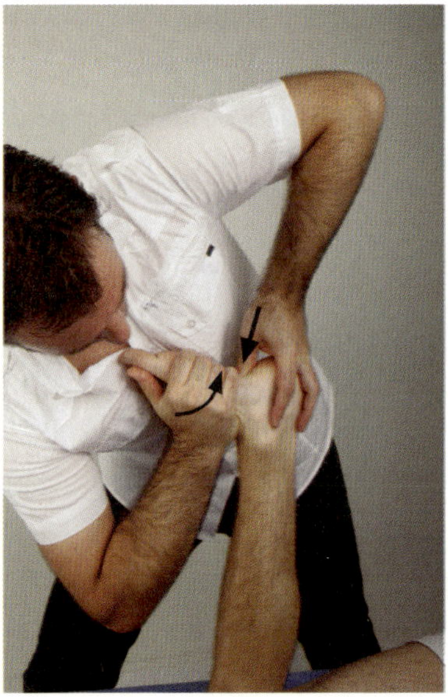

Abb. 5.72

- bei Dysfunktion des Os naviculare in Innenrotation links

Ausgangsstellung

- Patient: in Bauchlage, Knie um 90° flektiert
- Therapeut: steht links neben der Behandlungsliege auf Höhe der Dysfunktion, die Behandlungsliege sollte weit heruntergefahren werden

Vorgehen

- Ertasten der Tuberositas ossis navicularis
- rechte Hand: greift von medial mit den Fingern plantar um den Fuß herum, Handinnenflächen liegen auf dem Fußrücken, umgreift mit dem Kleinfinger das Os naviculare
- linke Hand: umfasst mit den Fingern den Calcaneus, liegt von plantar am Os naviculare, dazu den Daumen in der Mitte einer Verbindungslinie zwischen der Tuberositas ossis metatarsalis V und ossis navicularis platzieren, den linken Ellenbogen hochnehmen, Unterarm senkrecht zum Fuß
- Öffnen mit der rechten Hand durch leichte Traktion
- Korrektur:
  - Phase der Orientierung und Phase vor der Manipulation:
    - Die rechte Hand macht eine Pronationsbewegung des Fußes, bis diese am Os naviculare als Außenrotation ankommt.
    - Damit der Unterarm senkrecht zum Fuß steht, beugt sich der Therapeut etwas herunter und nach rechts, sodass beide Unterarme auf einer Linie zueinander liegen.
    - Zusätzlich drückt der Daumen der linken Hand von plantar auf das Os naviculare.
    - Indem beide „Hebel" bewegt werden, wird der größtmögliche Widerstand gesucht.
  - Phase der Beschleunigung:
    - den Widerstand steigern
    - Vorspannung aufbauen
    - Impuls – wenn möglich – mit beiden Händen gleichzeitig geben

Impulstechnik Os cuboideum bei Dysfunktion in Außenrotation

- bei Dysfunktion des Os cuboideum in Außenrotation links

Ausgangsstellung

- s. Impulstechnik Os naviculare in Innenrotation (s. o.)

Vorgehen

- Ertasten der Tuberositas ossis metatarsalis V und dem proximal davon liegenden Os cuboideum
- rechte Hand: liegt mit den Fingern leicht plantar am medialen Fußrand, Thenar und Hypothenar am lateralen Fußrücken
- linke Hand: umfasst mit den Fingern den Calcaneus, liegt von plantar am Os cuboideum, dazu den Daumen in der Mitte einer Verbindungslinie zwischen

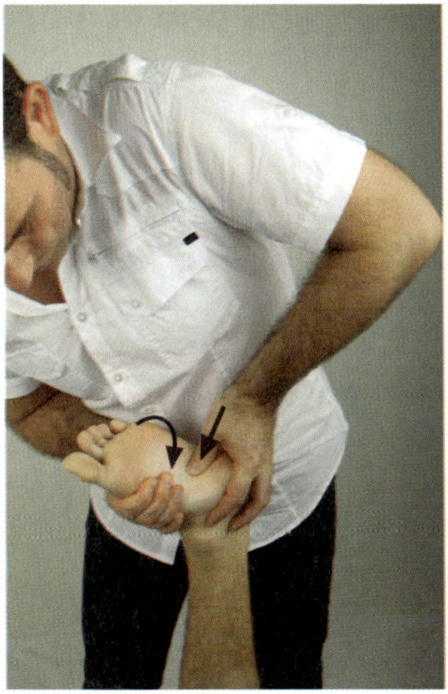

Abb. 5.73

der Tuberositas ossis metatarsalis V und ossis navicularis platzieren, den linken Ellenbogen hochnehmen, Unterarm senkrecht zum Fuß

- Öffnen mit der rechten Hand durch leichte Traktion
- Korrektur:
  - Phase der Orientierung und Phase vor der Manipulation:
    - Mit der rechten Hand eine Supinationsbewegung des Fußes durchführen, bis diese am Os cuboideum als Innenrotation ankommt.
    - Zusätzlich drückt der Daumen der linken Hand von plantar auf das Os cuboideum.
    - Indem beide „Hebel" bewegt werden, wird der größtmögliche Widerstand gesucht.
  - Phase der Beschleunigung:
    - den Widerstand steigern
    - Vorspannung aufbauen
    - Impuls – wenn möglich – mit beiden Händen gleichzeitig geben

Alternative Impulstechnik Os cuboideum bei Dysfunktion in Außenrotation/Os naviculare in Innenrotation

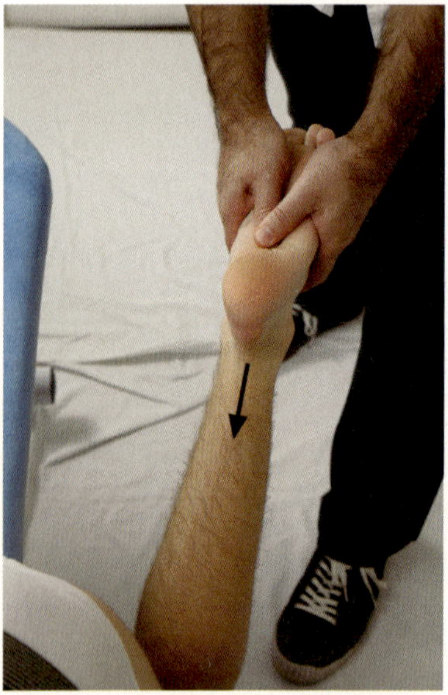

Abb. 5.74

- bei Dysfunktion des Os cuboideum in Außenrotation und/oder Os naviculare in Innenrotation links

Ausgangsstellung

- Patient: in Bauchlage, Knie um 90° flektiert, weit nach rechts auf der Behandlungsliege
- Therapeut: steht links neben der Behandlungsliege auf Höhe der Dysfunktion, die Behandlungsliege sollte weit heruntergefahren werden

Vorgehen

- Ertasten der Mitte einer Verbindungslinie zwischen der Tuberositas ossis metatarsalis V und ossis navicularis
- beide Daumen: aufeinander liegend auf diesem Punkt platzieren
- Öffnen durch etwas Vorfußtraktion

- Korrektur:
  - Phase der Orientierung und Phase vor der Manipulation:
    - das linke Bein des Patienten von der Behandlungsliege nehmen und in Richtung Boden bewegen, dabei mit den Daumen Druck ausüben
    - die Bewegung 1 – 2-mal wiederholen
    - den größtmöglichen Widerstand suchen
  - Phase der Beschleunigung:
    - den Widerstand steigern
    - Vorspannung aufbauen
    - peitschenschlagartiger Impuls in Richtung des Bodens

Impulstechnik Talus anterior

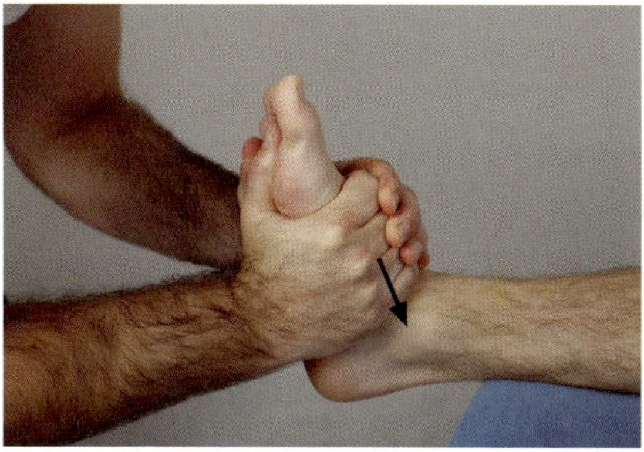

Abb. 5.75

- bei Dysfunktion des Talus anterior-rechts

Ausgangsstellung

- Patient: in Rückenlage, Füße über den Rand der Behandlungsliege
- Therapeut: steht am Fußende der Behandlungsliege

Vorgehen

- Ertasten des Talushalses mit der medialen Hand
- rechte Hand: mit der Kleinfingerkante auf den Talushals legen
- linke Hand: auf die rechte Hand legen, beide Ellenbogen aufeinander zu bewegen
- Zum Öffnen den Talus etwas aus der Malleolengabel ziehen.

- Korrektur:
  - Phase der Orientierung und Phase vor der Manipulation:
    - die Achse des OSG mehr in die frontale Ebene bringen, indem das gesamte Bein etwas nach innen rotiert wird
    - den Fuß im OSG etwas dorsalflektieren (wichtig: dabei ein Gleiten des Talus in posteriore Richtung einleiten)
    - Testen der Nebenvektoren: Abduktion/Adduktion und Innen-/Außenrotation
    - den größtmöglichen Widerstand suchen
  - Phase der Beschleunigung:
    - positive(n) Nebenvektor(en) stapeln
    - den Widerstand steigern
    - Vorspannung aufbauen
    - Impuls nach posterior

Impulstechnik Talus posterior

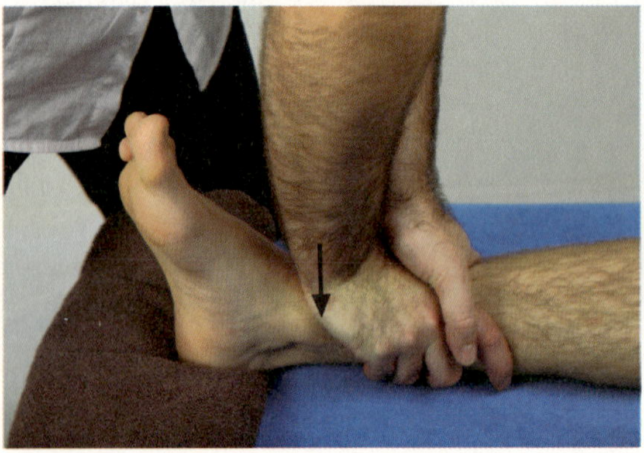

Abb. 5.76

- bei Dysfunktion des Talus posterior-rechts

Ausgangsstellung

- Patient: in Rückenlage, Füße auf der Behandlungsliege, ein aufgerolltes Handtuch oder einen kleinen Sandsack unter die rechte Ferse legen
- Therapeut: steht am Fußende der Behandlungsliege

Vorgehen

- Ertasten des distalen Unterschenkels und des Übergangs zum Talus
- rechte Hand: mit dem Handballen auf den distalen Unterschenkel legen
- linke Hand: auf die rechte Hand legen, beide Ellenbogen und Unterarme senkrecht zum Unterschenkel
- Korrektur:
  - Phase der Orientierung und Phase vor der Manipulation:
    - die Achse des OSG mehr in die frontale Ebene bringen, indem das gesamte Bein etwas nach innen rotiert wird
    - mit beiden Händen den Unterschenkel nach posterior mobilisieren
    - den größtmöglichen Widerstand suchen
  - Phase der Beschleunigung:
    - den Widerstand steigern
    - Vorspannung aufbauen
    - Impuls nach posterior (dadurch Korrektur des Talus nach anterior)

Mobilisationstechnik Talus anterior über den Unterschenkel

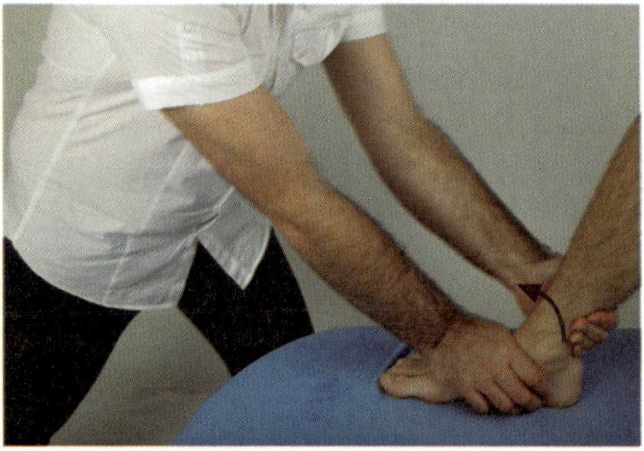

Abb. 5.77

- bei Dysfunktion des Talus anterior-rechts

Ausgangsstellung

- Patient: in Rückenlage, auf ausreichende Knieflexion des rechten Beins achten, damit der Fuß entspannt aufgestellt werden kann
- Therapeut: steht am Fußende der Behandlungsliege, senkrecht zur schräg verlaufenen Achse des OSG

Vorgehen

- rechte Hand: umgreift den Talus von anterior, Daumen lateral, Finger medial
- linke Hand: greift von lateral um den distalen Unterschenkel herum
- Korrektur:
  - Phase der Mobilisation:
    - mit der linken Hand den Unterschenkel nach anterior-lateral (senkrecht zur Achse des OSG) mobilisieren, dabei die konvexe Form der Talusrolle berücksichtigen

Mobilisationstechnik Talus posterior über den Unterschenkel

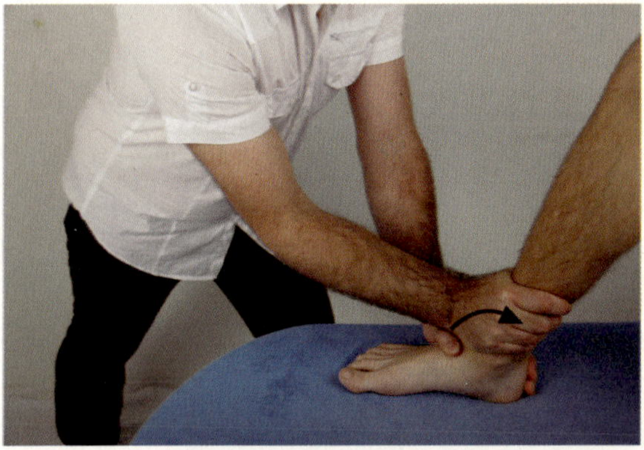

Abb. 5.78

- bei Dysfunktion des Talus posterior-rechts

Ausgangsstellung

- s. Dysfunktion anterior-rechts (s. o.)

Vorgehen

- linke Hand: umgreift den Calcaneus von lateral, wenn möglich den Daumen an den Talushals legen und die beiden Knochen aneinander fixieren
- rechte Hand: liegt ventral am distalen Unterschenkel
- Korrektur:
  - Phase der Mobilisation:
    - mit der rechten Hand den Unterschenkel nach posterior und medial (senkrecht zur Achse des OSG) mobilisieren, dabei die konvexe Form der Talusrolle berücksichtigen

Impulstechnik Calcaneus posterior

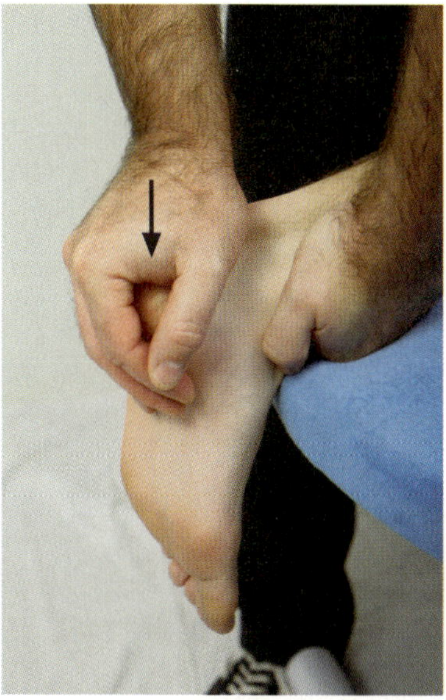

Abb. 5.79

- bei Dysfunktion des Calcaneus posterior-rechts

Ausgangsstellung

- Patient: in Bauchlage, Füße über den Rand der Behandlungsliege
- Therapeut: steht rechts auf Höhe des Fußes, in Richtung des Fußendes der Behandlungsliege gedreht

Vorgehen

- eine Hand: umgreift den Calcaneus mit den Fingern plantar und dem Daumen seitlich am Knochen (alternativ: zwischen Daumen und Zeigefinger)
- andere Hand: liegt zwischen Unterschenkel und Behandlungsliege, fixiert den Talus durch Kompression der Malleolengabel
- Öffnen: den Calcaneus in kaudale Richtung etwas vom Talus lösen, den Unterarm dazu etwas weniger steil platzieren, dann senkrecht zum Calcaneus ausrichten und übergehen zur

- Korrektur:
  - Phase der Orientierung und Phase vor der Manipulation:
    - den Calcaneus nach distal in Richtung des Vorderfußes mobilisieren
    - den größtmöglichen Widerstand suchen
  - Phase der Beschleunigung:
    - den Widerstand steigern
    - Vorspannung aufbauen
    - Impuls nach distal
- Bei einer (selten vorkommenden) Dysfunktion des **Calcaneus anterior** empfiehlt sich eine mobilisierende Technik mit dem Handgriff zum Testen der Mobilität des Calcaneus (s. S. 226).

Impulstechnik Calcaneus bei Dysfunktion in Adduktion

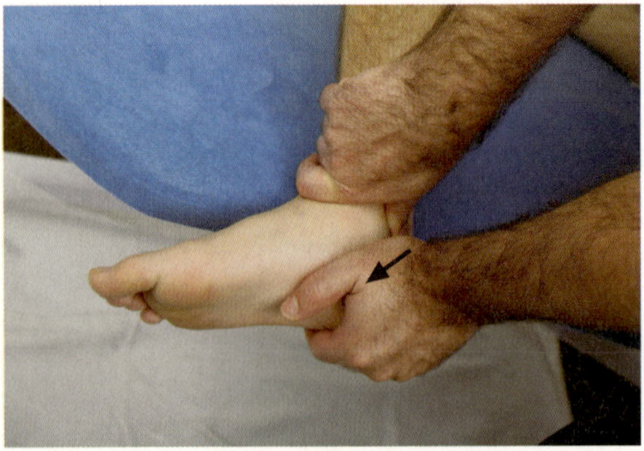

Abb. 5.80

- bei Dysfunktion des Calcaneus in Adduktion rechts

Ausgangsstellung

- Patient: in Seitlage rechts, Fuß über den Rand der Behandlungsliege (eventuell ein Handtuch oder einen kleinen Sandsack unter den Außenknöchel legen)
- Therapeut: steht auf Höhe des Fußes in Richtung des Vorfußes gedreht

Vorgehen

- rechte Hand: mit gebeugtem Zeigefinger auf den Talushals legen und diesen fixieren

- linke Hand: mit dem Thenar medial an den Calcaneus legen, Ellenbogen und Unterarm senkrecht zum Calcaneus
- zum Öffnen den Calcaneus in kaudale Richtung etwas vom Talus lösen
- Korrektur:
  - Phase der Orientierung und Phase vor der Manipulation:
    - mit der linken Hand den Calcaneus in Translation nach lateral mobilisieren
    - den größtmöglichen Widerstand suchen und entweder im Sinne einer Mobilisation wiederholen oder überleiten in eine
  - Phase der Beschleunigung:
    - den Widerstand steigern
    - Vorspannung aufbauen
    - Impuls nach lateral

Impulstechnik Calcaneus bei Dysfunktion in Abduktion

- bei Dysfunktion des Calcaneus in Abduktion rechts
- kommt eher selten vor

Ausgangsstellung

- Patient: in Seitlage links, Fuß über den Rand der Behandlungsliege, ein aufgerolltes Handtuch oder eine Therapierolle unter den rechten Unterschenkel legen
- Therapeut: steht auf Höhe des Fußes in Richtung der Ferse gedreht (in Schrittstellung, linkes Bein vor, um den Vorderfuß zu stabilisieren)

Vorgehen

- rechte Hand: fixiert den Talus über die Malleolengabel durch Druck auf den Außenknöchel
- linke Hand: mit dem Thenar lateral an den Calcaneus legen, Ellenbogen und Unterarm senkrecht zum Calcaneus
- zum Öffnen den Calcaneus in kaudale Richtung etwas vom Talus lösen
- Korrektur:
  - Phase der Orientierung und Phase vor der Manipulation:
    - mit der linken Hand den Calcaneus in Translation nach medial mobilisieren
    - den größtmöglichen Widerstand suchen und entweder im Sinne einer Mobilisation wiederholen oder überleiten in eine
  - Phase der Beschleunigung:
    - den Widerstand steigern
    - Vorspannung aufbauen
    - Impuls nach medial

Behandlungstechnik nach Supinationstrauma

- indiziert bei Funktionsstörungen nach Trauma des OSG und USG

Cave *Im Falle einer akuten Verletzung sollte abgeklärt sein, dass keine strukturelle Schädigung (Fraktur oder große Bandverletzung) vorliegt (Ausschlusstests, s. S. 240).*

- Dysfunktion rechts

Ausgangsstellung

- Patient: in Rückenlage, Fuß über den Rand der Behandlungsliege
- Therapeut: steht auf Höhe des Fußes

Vorgehen

- Der laterale Bandapparat besteht aus 3 Ligamenten – die 2 talofibularen Ligamente sind Verstärkungen der Kapsel, das kalkaneofibulare Ligament verläuft extrakapsulär. Die Technik wird in 2 Schritten durchgeführt:
  1. für das Lig. calcaneofibulare und das Lig. talofibulare anterior und die lateralen-ventralen Kapselanteile
  2. für das Lig. talofibulare posterior und die lateralen-dorsalen Kapselanteile
- Es wird jeweils in einer relativen „Dehnposition“ für den Kapsel-Band-Apparat begonnen, um die Fasern dann unter gleichzeitiger Anwendung eines Strichs in das Gewebe hinein anzunähern.

Schritt 1
- rechte Hand: fixiert den Talus, Finger liegen auf dem Fußrücken
- linke Hand: liegt mit dem Daumen hinter dem Lig. calcaneofibulare
- Technik: der Daumen wird mit (angepasstem) Druck in die Tiefe um den Außenknöchel herum auf dem Kapsel-Band-Apparat nach ventral bis an die Tibia geschoben, dabei den Fuß aus einer leichten Plantarflexion mit Inversion in eine Dorsalextension mit Eversion bewegen

Schritt 2
- rechte Hand: fixiert den Talus, Finger liegen auf dem Fußrücken
- linke Hand: liegt mit dem Daumen hinter dem Lig. calcaneofibulare
- Technik: Der Daumen wird mit (angepasstem) Druck in die Tiefe um den Außenknöchel herum auf dem Kapsel-Band-Apparat nach dorsal geschoben, wenn man das horizontal verlaufende Ligament ertastet, kann man sich daran anhaken und es „aushebeln“, dabei den Fuß aus einer leichten Dorsalextension mit Inversion in eine Plantarflexion mit Eversion bewegen.

Teil 3

Indikationen von A–Z

6 Indikationen

Nachfolgend finden Sie Indikationen mit Vorschlägen für eine parietalosteopathische Herangehensweise. Die parietalen Regionen, die zu jedem Krankheitsbild genannt sind, stellen kein isoliertes Behandlungskonzept dar, sondern sind als Bestandteil einer ganzheitlichen Behandlung zu begreifen, die manuelle Techniken im parietalen, viszeralen [30] und kraniosakralen System [50] umfassen kann. Daneben sind Empfehlungen zu Bewegung oder Ernährung und eine auf der Basis der zwischenmenschlichen Aktion stattfindende Affektion auf psychologischer Ebene wichtig. Die Auflistung erhebt keinen Anspruch auf Vollständigkeit, es gibt sicherlich andere Ansichten und Vorgehensweisen.

Nur in Ausnahmefällen ist von spezifischen Dysfunktionen (wie z. B. einer ERS links oder einem Talus anterior) die Rede, im Allgemeinen werden Regionen benannt, in denen Dysfunktionen zu finden sein können mit Querverweisen zu den möglichen Behandlungstechniken. Die gewählte Reihenfolge der Präsentation orientiert sich nicht nach Wichtigkeit: Es werden lokale (sich in der Nähe der Störung befindliche), auf Abstand (über mögliche Ketten) und globale (v. a. die Druckverhältnisse betreffende) Dysfunktionen aufgelistet. Eine Vorherbestimmung von Dysfunktionen oder gar von Dysfunktionsketten wäre nicht praxisgerecht.

6.1 Achillodynie

Definition

- Schmerzzustand im Bereich der Achillessehne

Mögliche Ursachen

- Paratendinitis, Tendovaginitis, Apophysitis calcanei, entzündliche Affektionen des Calcaneus, Haglund-Exostose
- Knick-Senkfuß
- Überbelastung durch intensives Training, falsches Schuhwerk

Klinik

- Anlaufschmerz (Schmerzen bei Belastungsbeginn und/oder morgens), Schmerzen bei oder nach längerer Belastung, bei hoher Aktualität auch in Ruhe, Druckschmerzhaftigkeit
- Schwellung, bei chronischer Reizung häufig eine kolbenförmige Auftreibung in der Mitte der Sehne

- Eventuell ist ein sog. „Schneeballknirschen" beim Heben und Senken des Fußes zu tasten.

Therapieansatz

- Normalisierung der Wadenmuskulatur:
  - Triggerpunkte (**Abb. 9.23**, s. S. 462) oder MET im Sinne einer PIR
  - Dehnungen (in der Behandlung, optional als Eigenübung)
- Calcaneus (häufig vorkommende Dysfunktionen):
  - Calcaneus posterior (s. S. 363 f.)
  - Calcaneus Abduktion/Adduktion (s. S. 364 f.)
- Wirbelsäulensegmente (sympathische Versorgung der unteren Extremitäten):
  - Th 12 – L 2 (s. S. 250 ff. und S. 267 f.)
- Dysfunktionen des Beckens (wegen einer möglichen absteigenden myofaszialen Kette):
  - Ilium anterior/posterior (s. S. 307 ff.)
  - Os pubis (s. S. 324 ff.)
- Dysfunktionen des Becken können direkt oder über die pelvischen Organe viszeroparietale Affektionen über die sakralen Afferenzen in den Plexus sacralis (u. a. N. tibialis: M. triceps surae) auslösen.
- Ist das Beschwerdebild eingebettet in ein globales Problem mit Vorliegen eines erhöhten IAP, wird zudem eine Behandlung nach dem auf S. 165 vorgestellten Schema empfohlen.

6.2 Adduktorenreizung

Definition

- eine Zerrung der Ursprungssehnen der Adduktoren im Hüftgelenk, u. a. bei einer plötzlichen und unkontrollierten Abduktion, z. B. einer Grätsche im Fußball
- Synonyme: Sportlerleiste, „weiche" Leiste (= Vorstufe des Leistenbruches)

Mögliche Ursachen

- zu große Belastung wie intensives Training/intensive Wettkämpfe mit zu kurzen Regenerationsphasen, unzureichendes oder falsches Warming-up und Cooling-down oder falsches Schuhwerk
- zu geringe Belastbarkeit durch deutliche orthopädische Abweichungen wie Beinlängendifferenzen, Stellung Hüft-, Knie-, Fußgelenke etc.

Praxistipp *Vor der Behandlung ist es wichtig, die Funktion zu überprüfen. Die Beurteilung darf nicht nur aufgrund von Veränderungen der Statik erfolgen.*

Klinik

- Anlaufschmerz (Schmerzen bei Belastungsbeginn und/oder morgens)
- Schmerzen bei oder nach längerer Belastung, bei hoher Aktualität auch in Ruhe (typisch: in der Nähe des Os pubis), können bis zur Oberschenkelinnenseite ausstrahlen
- Druckschmerzhaftigkeit

Therapieansatz

- Becken:
  - Foramen obturatum (nervale und vaskuläre Versorgung der Adduktoren; s. S. 335 f.)
  - Os pubis (s. S. 324 ff.) und/oder Os ilium (s. S. 307 ff.)
- Normalisierung der Adduktorenmuskulatur:
  - Triggerpunkte (s. S. 458 f.) oder MET im Sinne einer PIR
  - Dehnungen (in der Behandlung, optional als Eigenübung)
- Hüftgelenk (hier v. a. die Rotationen, s. S. 328 ff.)
- Kniegelenk (s. S. 337 ff.)
- Fußgelenke (v. a. Talus und Calcaneus, s. S. 359 ff.)
- Wirbelsäulensegmente:
  - Th 12 – L 2 (sympathische Versorgung der unteren Extremitäten; s. S. 250 f. und S. 267 f.)
  - L 2 – L 4 (Ursprungssegmente des N. obturatorius; s. S. 248 f. und S. 262 ff.)
- Ist das Beschwerdebild eingebettet in ein globales Problem mit Vorliegen eines erhöhten IAP, wird zudem eine Behandlung nach dem auf S. 165 vorgestellten Schema empfohlen.

6.3 Allergie

Definition

- spezifische Änderung der Reaktionsfähigkeit des Immunsystems gegenüber körperfremden, eigentlich unschädlichen und zuvor tolerierten Substanzen, die als Allergen erkannt werden
- anfallsweise auftretende Dyspnoe infolge variabler und reversibler Bronchialverengung und bronchialer Hyperreaktivität

Mögliche Ursachen

- angeboren oder erworben
- ausgelöst durch verschiedene Mechanismen wie Allergene, Infektionen und chemisch-physikalische Inhalationsreize

Klinik

- Auftreten von Entzündungsreaktionen an individuell unterschiedlichen Organsystemen wie z. B. der Haut, den Konjunktiven, der Nasen-, Rachen- bzw. Bronchialschleimhaut, dem Magen-Darm-Trakt und/oder am gesamten Gefäßsystem

Therapieansatz

- Von großer Bedeutung ist das MALT-System („mucosa associated lymphoid tissue"), in dem Lymphozyten gegen Antigene spezifisch sensibilisiert werden und als lokale Immunantwort sekretorisches IgA gebildet wird:
  - Respirationstrakt: BALT („bronchial associated lymphoid tissue")
  - Verdauungstrakt: GALT („gut associated lymphoid tissue")
  - Haut: SALT („skin associated lymphoid tissue")
- Daneben ist dieses auch im Urogenitaltrakt und als lymphatischer Rachenring (nach Waldeyer) in den Tonsillen zu finden.
- Da es sich beim MALT um **ein** Gewebe handelt und lokale Reaktionen sich auf andere Gewebebereiche ausbreiten können, sollten alle folgenden Regionen untersucht werden:
  - Konjunktiven, Nasen-, Rachenschleimhaut:
    - OAA-Bereich (parasympathische Versorgung; s. S. 261 f. und S. 275 ff.)
    - Th 1 – Th 4 (sympathische Versorgung des Kopfes; s. S. 251 ff. und S. 272)
  - Bronchialschleimhaut:
    - Th 1 – Th 6 (sympathische Versorgung der Bronchien; s. S. 255 ff. und S. 272)
  - Magen-Darm-Trakt (BWS- und LWS-Techniken, s. S. 251 ff. und S. 267 ff.):
    - Oberbauch: Th 5 – Th 9
    - Dünndarm, rechte Hälfte des Dickdarms: Th 10 – Th 11
    - linke Hälfte des Dickdarms: Th 12 – L 2/L 3
- zum Ausgleich des vegetativen Systems:
  - Techniken zur Normalisierung des Sympathikus (BWS, s. o.)
  - Techniken zur Stimulation des Parasympathikus (Sakrum/Becken, s. S. 317 ff.; OAA-Bereich, s. o.) und kraniale Techniken
- Ist das Beschwerdebild eingebettet in ein globales Problem mit Vorliegen eines erhöhten IAP, wird zudem eine Behandlung nach dem auf S. 165 vorgestellten Schema empfohlen.
- zusätzliche Empfehlung: Einnahme von Probiotika

Indikationen von A–Z

6.4 Asthma bronchiale

Definition

- entzündlich-obstruktive Atemwegserkrankung
- anfallsweise auftretende Dyspnoe infolge variabler und reversibler Bronchialverengung und bronchialer Hyperreaktivität

Mögliche Ursachen

- Trias Bronchospasmus, Schleimhautschwellung und Dyskrinie
- ausgelöst durch verschiedene Mechanismen wie Allergene, Infektionen und chemisch-physikalische Inhalationsreize

Klinik

- Dyspnoe, Husten, meist zäher Auswurf
- verlängertes Exspirium, Tachypnoe, trockene Rasselgeräusche (Giemen und Brummen, oft sogar auf Distanz hörbar), hypersonorer Klopfschall
- in schweren Fällen Status asthmaticus

Therapieansatz

- Normalisierung der Thoraxmuskulatur: Mm. pectoralis major und minor, Mm. scaleni, M. sterno-cleidomastoideus, M. subclavius, Diaphragma thoracalis:
  - Triggerpunkte (s. S. 447 f.) oder MET im Sinne einer PIR
  - Dehnungen (in der Behandlung, optional als Eigenübung)
- Normalisierung des Thorax:
  - Mobilisation/Manipulation/MET bei Dysfunktionen der thorakalen Wirbelsäule und der Rippen:
    - Th 1 – Th 4 (sympathische Versorgung der Bronchien; s. S. 255 ff. und S. 272)
    - L 1 – L 3/L 4 (Ansätze der Crus diaphragmatica, s. S. 248 f. und S. 262 ff.)
    - 7. – 12. Rippe (Ansätze der Pars costalis des Diaphragmas, s. S. 277 ff.)
  - Mobilisation des Sternums
- Ist das Beschwerdebild eingebettet in ein globales Problem mit Vorliegen eines erhöhten IAP, wird zudem eine Behandlung nach dem auf S. 165 vorgestellten Schema empfohlen.

6.5 Bandscheibenvorfall

Definition

- Verlagerung bzw. Austritt von Gewebe des Nucleus pulposus der Bandscheibe durch Risse im Anulus fibrosus:
  - Protrusion (Vorwölbung des Anulus fibrosus)
  - Prolaps (raumfordernder Vorfall, häufig mediolateral unter den Wurzelabgang der Spinalnerven, ggf. bis in die Foramina intervertebralia)
  - Sequestration (nach Perforation des Lig. longitudinale posterius sequestrierter Prolaps ohne Verbindung der prolabierten Anteile mit der Bandscheibe)

Mögliche Ursachen

- meist degenerativ, selten traumatisch
- Diskutiert werden Fehlbelastungen wie einseitige Belastungshaltungen, Bewegungsmangel sowie vaskuläre Einflüsse durch z. B. Nikotin oder Veränderungen des IAP und/oder viszerale Probleme mit Folgen für die venöse Drainage (s. S. 41 ff.).

Klinik

- typischer ausstrahlender radikulärer Schmerz, kann verstärkt beim Husten, Niesen und Pressen auftreten
- eventuell sensomotorische Ausfälle (s. S. 228)

Therapieansatz

- Normalisierung des dysfunktionellen Segments:
  - mittels MET (s. S. 262 ff.) zur Verbesserung der Mobilität/des lokalen Flüssigkeitsstroms
  - mittels Impulstechnik (s. S. 248 ff.)

Cave *Der Therapeut sollte Erfahrung mit der Impulstechnik haben. Die Einstellung/Durchführung darf keine Zunahme der (ausstrahlenden) Schmerzen verursachen.*

- Ist das Beschwerdebild eingebettet in ein globales Problem mit Vorliegen eines erhöhten IAP, wird zudem eine Behandlung nach dem auf S. 165 vorgestellten Schema empfohlen. Die direkte myotensive Technik für das Diaphragma (s. S. 164 f.) und den Beckenboden (s. S. 336 f.) ist v. a. wichtig wegen des positiven Effekts auf die venöse Drainage (Plexus venosus vertebralis internus/externus).

- Normalisierung von Muskeln, die die Wirbelsäule komprimieren:
  - Triggerpunkte (s. S. 447 ff.) oder MET im Sinne einer PIR
  - Dehnungen (in der Behandlung, optional: als Eigenübung):
    - für die LWS: M. iliopsoas, M. quadratus lumborum, Diaphragma thoracalis, Beckenboden, M. erector trunci
    - für die HWS: Skalenusgruppe („Psoas der HWS")
- Normalisierung angrenzender Bereiche:
  - für die LWS:
    - das Becken (Ilium/Sakrum/Os pubis, s. S. 307 ff.)
  - für die HWS:
    - der CThÜ (s. S. 255 ff. und S. 272)
    - die OAA-Bereich (s. S. 261 f. und S. 275 ff.)

6.6 Bettnässen (Enuresis)

Definition

- unwillkürliche Reflexmiktion während des Schlafs ohne gleichzeitig vorliegendes Einnässen am Tag

Mögliche Ursachen

- Reifungsverzögerung der neurogenen Blasenkontrolle, gestörter Tag-Nacht-Rhythmus der Sekretion von ADH
- psychosoziale Probleme

Klinik

- tritt in einem Alter von 5 Jahren oder älter auf, betroffen sind etwa 10% der 7-Jährigen und 1 – 2% der Jugendlichen
- Drangsymptomatik oder rezidivierende Harnwegsinfektion

Therapieansatz

- Normalisierung des Beckens:
  - Ilium (s. S. 307 ff.)
  - Sakrum (s. S. 317 ff.)
  - Symphyse pubis (s. S. 324 ff.)
  - Foramen obturatum (s. S. 335 f.)
  - Beckenboden (s. S. 336 f.)

- Wirbelsäulensegmente:
  - Th 12 – L 2/L 3 (sympathische Versorgung der Blase; s. S. 250 f. und S. 267 f.)
- Ist das Beschwerdebild eingebettet in ein globales Problem mit Vorliegen eines erhöhten IAP, wird zudem eine Behandlung nach dem auf S. 165 vorgestellten Schema empfohlen.

6.7 Blasenentzündung (Zystitis)

Definition

- Entzündung der Blasenschleimhaut, in schweren Fällen auch der ganzen Blasenwand

Mögliche Ursachen

- aszendierende Infektionen durch die Harnröhre: häufig ausgelöst durch gramnegative Stäbchen (in 80% der Fälle das Darmbakterium E. coli), z. B. als Schmierinfektion beim Geschlechtsverkehr (Honeymoon-Zystitis), aber auch durch andere Bakterien und Viren oder seltener abakteriell (z. B. Katheter, Zytostatika, Strahlentherapie)
- deszendierende Infektionen von den Nieren und oberen ableitenden Harnwegen (z. B. bei Pyelonephritis)

Klinik

- Pollakisurie, Dysurie, Nykturie, Strangurie, Harninkontinenz
- retropubischer Druckschmerz
- häufiger bei Frauen

Therapieansatz

- Normalisierung des Beckens:
  - Ilium (s. S. 307 ff.)
  - Sakrum (s. S. 317 ff.)
  - Symphyse pubis (s. S. 324 ff.)
  - Foramen obturatum (s. S. 335 f.)
  - Beckenboden (s. S. 336 f.)
- Wirbelsäulensegmente:
  - Th 12 – L 2/L 3 (sympathische Versorgung der Blase; s. S. 250 f. und S. 267 f.)
- Ist das Beschwerdebild eingebettet in ein globales Problem mit Vorliegen eines erhöhten IAP, wird zudem eine Behandlung nach dem auf S. 165 vorgestellten Schema empfohlen.
- zusätzliche Empfehlung: auf eine ausreichende Flüssigkeitszufuhr hinweisen

6.8 Bluthochdruck

Definition

- Ein Bluthochdruck liegt vor bei einem systolischen Blutdruck von > 140 mmHg und einem diastolischen Blutdruck > 90 mmHg.

Mögliche Ursachen

- in 90 % der Fälle unbekannt: idiopathischer Bluthochdruck
- endokrin: z. B. Cushing-Syndrom, Conn-Syndrom, Hyperthyreose
- Aortenisthmusstenose, renale Hypertonie (Nierenarterienstenose)

Klinik

- kann lange ohne Symptome vorliegen

Therapieansatz

- Häufig ist nicht eine bestimmte Ursache für den Bluthochdruck feststellbar, es handelt sich also um ein globales Problem, das entsprechend zu behandeln ist.
- Normalisierung der Wirbelsäule und des Beckens:
  - OAA-Bereich (u. a. aufgrund des N. vagus, der Medulla oblangata; s. S. 261 f. und S. 275 ff.)
  - HWS (Rr. cardiaci aus den 3 sympathischen Ganglien; s. S. 259 ff. und S. 270 ff.)
  - Thorax (Einfluss auf den intrathorakalen Druck):
    - gesamte BWS (s. S. 251 ff. und S. 267 ff.) und im speziellen Th 1 – Th 4 (sympathische Neuronen für die Versorgung des Herzens) sowie Th 10/Th 11 (sympathische Neuronen für die Versorgung der Nieren)
    - Rippen (u. a. die unteren 6 Rippenpaare aufgrund der Befestigung des Zwerchfells und Einfluss auf den intrathorakalen Druck; s. S. 277 ff.)
  - Becken (parasympathische Stimulation)
- Ist das Beschwerdebild eingebettet in ein globales Problem mit Vorliegen eines erhöhten IAP, wird zudem eine Behandlung nach dem auf S. 165 vorgestellten Schema empfohlen.

6.9 Bronchitis, chronische

Definition

- Husten und Auswurf an den meisten Tagen der Woche, über mindestens 3 Monate/Jahr, in mindestens 2 aufeinander folgenden Jahren

Mögliche Ursachen

- ausgelöst durch verschiedene Mechanismen, u. a. endogen, durch rezidivierende Atemwegsinfektionen und chemisch-physikalische Inhalationsreize, z. B. Zigarettenrauch

Klinik

- Husten und Auswurf
- Belastungsdyspnoe, Tachypnoe
- rezidivierende bronchopulmonale Infekte

Therapieansatz

- s. Asthma bronchiale (s. S. 372 f.)

6.10 Bruxismus

Definition

- Zähneknirschen, mechanische Belastung der Zähne durch unbewusste Kieferbewegungen

Mögliche Ursachen

- kraniomandibuläre Dysfunktion (CMD)
- psychisch (Stress)

Klinik

- Abnutzung der Kauflächen
- Schmerzen der Zähne und des Kiefers, ausstrahlende Schmerzen in den Kopf-, Nacken-, Schulter- oder Rückenbereich

- Einschränkungen der Beweglichkeit des Kiefers sowie des Kopfes und der Schultern möglich

Therapieansatz

- Normalisierung des Kiefergelenks: Mm. masseter, pterygoideus medialis, temporalis:
  - Triggerpunkte (s. S. 445 f.) oder MET im Sinne einer PIR
- Normalisierung des Kiefergelenks über das kraniale System [50]
- Wirbelsäulensegmente:
  - obere HWS inklusive OAA-Bereich (Nucleus spinalis des N. trigeminus; s. S. 261 f. und S. 275 ff.)
- Ist das Beschwerdebild eingebettet in ein globales Problem mit Vorliegen eines erhöhten IAP, wird zudem eine Behandlung nach dem auf S. 165 vorgestellten Schema empfohlen.

6.11 Beckenbodeninsuffizienz

Definition

- Absenkung des Beckenbodens

Mögliche Ursachen

- Alter, Anzahl der vaginalen Geburten, Adipositas, schwere körperliche Arbeit, genetische Faktoren, (vaginale) Operationen
- Muskel- und/oder Bandschwäche und dadurch mangelnde Stärke des Beckenbodens
- Ist der IAP erhöht, könnte dies zu Anpassungen des Beckenbodens führen. Dieser wird „übermäßig“ gegen den Druck arbeiten müssen, um die Organe zu halten, und könnte mit dem Verschluss in einer seiner Funktionen beeinträchtigt werden.

Klinik

- Trotz ausgeprägter Beckenbodeninsuffizienz gibt es Patientinnen, die keinerlei Beschwerden haben.
- Stuhl- oder Harninkontinenz (u. a. Belastungsharninkontinenz beim Sport, Husten, Niesen, Lachen)

- Harnblasenentleerungsstörungen, vaginale Symptome, Schmerzen (Beckenschmerzen, Druckgefühl nach unten), Defäkationsbeschwerden, sexuelle Beschwerden

Therapieansatz

- Tonus des Beckenbodens palpieren und bei Hypertonie korrigieren (s. S. 336 f.)
- Normalisierung des Beckens:
  - Ilium (s. S. 307 ff.)
  - Symphyse pubis (s. S. 324 ff.)
  - Foramen obturatum (s. S. 335 f.)
- Wirbelsäulensegmente:
  - Th 12 – L 2/L 3 (sympathische Versorgung; s. S. 250 f. und S. 267 f.)
- Ist das Beschwerdebild eingebettet in ein globales Problem mit Vorliegen eines erhöhten IAP, wird zudem eine Behandlung nach dem auf S. 165 vorgestellten Schema mit Schwerpunkt auf die Beckenbodenmuskulatur (s. o.) empfohlen.
- zusätzliche Empfehlung: Je nach Ursache und Form der Insuffizienz kann zusätzliches Beckenbodentraining (u. a. über Biofeedback-Therapie) sinnvoll sein.

6.12 Cholezystektomie, Zustand nach

Definition

- Zustand nach operativer Entfernung der Gallenblase

Mögliche Ursachen

- operative Entfernung der Gallenblase z. B. aufgrund von Cholelithiasis, Cholezystitis, Gallenblasenkarzinom

Klinik

- postoperative Beschwerden, ähnlich denen vor der Operation wie Druck und Schmerz im rechten Oberbauch (eventuell mit Ausstrahlung in die rechte Schulter)

Therapieansatz

- die postoperativ persistierenden Beschwerden können auf einem noch aktiven viszerosomatischen Reflexbogen basieren:
  - Behandlung von Reflexzonen des Organs (z. B. Chapman-Zone [46, 30], Bindegewebszonen [76])
  - Behandlung der Wirbelsäulenabschnitte Th 5 – Th 9 (häufig Th 8/Th 9, s. S. 251 ff. und S. 267 f.)

6.13 Chondropathia patellae

Definition

- degenerative Knorpelveränderungen an der Kniescheibe, meist in Form der Erweichung (Chondromalacia patellae)
- geht mit einer Reizsynovitis einher, bis hin zur sog. Knorpelglatze

Mögliche Ursachen

- Trauma oder angeborene Fehlbildung der Patella oder des Gleitlagers mit ungleicher Druckverteilung im Patellofemoralgelenk
- hierdurch Degeneration des Knorpels und mechanische oder enzymatische Eröffnung der Gelenkflächen, bei der wiederum Enzyme freigesetzt werden, die zur weiteren Knorpelzellzerstörung beitragen

Klinik

- Schmerzen beim Aufrichten aus der Hocke und/oder beim Treppensteigen, Patellaverschiebeschmerz
- Kapselschwellung und Gelenkerguss möglich
- tritt vorwiegend bei jungen Frauen sowie während des Wachstumsschubs in der Pubertät bei beiden Geschlechtern auf

Therapieansatz

- Normalisierung der Oberschenkelmuskulatur: v. a. des M. rectus femoris (dieser kann den patellaren Anpressdruck erhöhen):
  - Triggerpunkte (s. S. 458) oder MET im Sinne einer PIR
  - Dehnungen (in der Behandlung, optional als Eigenübung)
- Normalisierung von Dysfunktionen des Kniegelenks (s. S. 338 ff.)

- Wirbelsäulensegmente:
  - Th 12 – L 2 (sympathische Versorgung der unteren Extremitäten; s. S. 250 ff. und S. 267 f.)
  - L 2 – L 4 (N. femoralis und N. obturatorius; s. S. 248 f. und S. 262 ff.)
- Dysfunktionen des Beckens (wegen einer möglichen absteigenden myofaszialen Kette):
  - Ilium anterior/posterior (s. S. 307 ff.)
  - Symphyse pubis (s. S. 324 ff.)
- Ist das Beschwerdebild eingebettet in ein globales Problem mit Vorliegen eines erhöhten IAP, wird zudem eine Behandlung nach dem auf S. 165 vorgestellten Schema empfohlen.

6.14 Colitis ulcerosa

Definition

- chronische, meist in Schüben verlaufende Entzündung der Dickdarmschleimhaut
- breitet sich vom Rektum ausgehend kontinuierlich nach proximal aus (von anal nach oral): bei ca. 40 – 50 % nur auf das Rektum und Sigmoid beschränkt, bei 30 – 40 % als Linksseitenkolitis, bei 20 % als Pankolitis verlaufend

Mögliche Ursachen

- unklar, multifaktorielle Genese durch genetische Prädisposition, immunologische Dysregulation, Umweltfaktoren, Störung der mikrobiellen Flora
- familiär gehäuft auftretend

Klinik

- schleimig-blutige Diarrhöe mit schmerzhaften Entleerungen
- in Abhängigkeit von Aktivität und Ausdehnung des Krankheitsgeschehens mit Fieber, Gewichtsverlust, Anämie, allgemeinen Entzündungszeichen
- extraintestinale Manifestationen:
  - primär sklerosierende Cholangitis (80 %)
  - Pyoderma gangraenosum (1 – 2 %)
  - Episkleritis und Uveitis (5 %)
  - Stomatitis aphthosa (10 %)
  - Arthritis (15 %)
  - Morbus Bechterew (1 %)

Therapieansatz

- Wirbelsäulensegmente:
  - Th 10 – Th 11 (sympathische Versorgung des Dünndarms und der rechten Hälfte des Dickdarms; s. S. 251 ff. und S. 267 f.)
  - Th 12 – L 2/L 3 (sympathische Versorgung der linken Hälfte des Dickdarms; s. S. 250 f. und S. 267 f.)
  - OAA-Bereich (parasympathische Versorgung; s. S. 261 f. und S. 275 ff.)
- Dysfunktionen des Iliums (s. S. 307 ff.):
  - rechts in Interaktion mit dem Zäkum und Colon ascendens
  - links mit dem Colon descendens
- Dysfunktionen des Sakrums (s. S. 317 ff.):
  - in Interaktion mit den medial gelegenen Darmabschnitten (Dünndarm, Sigmoid)
  - aufgrund der parasympathische Versorgung ab Cannon-Böhm-Punkt
- Ist das Beschwerdebild eingebettet in ein globales Problem mit Vorliegen eines erhöhten IAP, wird zudem eine Behandlung nach dem auf S. 165 vorgestellten Schema empfohlen.
- M. iliopsoas: u. a. Triggerpunktbehandlung (**Abb. 9.12**, s. S. 452) oder MET im Sinne einer PIR
- zusätzliche Empfehlung: Einnahme von Probiotika

6.15 Colon irritabile (Reizdarmsyndrom)

Definition

- funktionelle Darmstörung ohne nachweisbare biochemische oder strukturelle Normabweichung

Mögliche Ursachen

- nicht eindeutig geklärt, diskutiert werden Störung des Informationsaustausches zwischen Gehirn und Darm (Serotonin)
- Die Beschwerden werden häufig ausgelöst oder verschlimmert durch eine ballaststoffarme Ernährung, Nahrungsmittelintoleranz, Stress, seelische Konfliktsituationen.

Klinik

- intermittierende abdominale Schmerzen wechselnder Intensität und Lokalisation
- Wechsel zwischen Obstipation und Diarrhöe

- Gefühl der inkompletten Darmentleerung und Blähung
- häufig Kombination mit anderen Beschwerden (z. B. Migräne, Menstruationsbeschwerden, Palpitationen)

Therapieansatz

- s. Colitis ulcerosa (s. o.)

6.16 Crohn-Krankheit

Definition

- chronisch-entzündliche, meist in Schüben verlaufende Erkrankung, die alle Abschnitte des Verdauungstraktes erfassen kann:
  - Ileokolitis (ca. 50 % der Fälle)
  - isolierter Dünn- und Dickdarmbefall (jeweils ca. 25 % der Fälle)
  - Ösophagus und Magen makroskopisch (1 – 4 % der Fälle)

Mögliche Ursachen

- immunologische Dysregulation
- genetische (polygene Disposition)
- Störung der mikrobiellen Flora, intestinaler Barrieredefekt

Klinik

- rechtsseitige und periumbilikale Bauchschmerzen (90 %), Durchfälle (90 %, selten blutig)
- Gewichtsverlust (60 – 75 %), Fieber (33 – 70 %), perianale Abszesse und Fisteln (15 %), Subileus (20 – 35 %)
- extraintestinale Manifestationen ähnlich denen bei Colitis ulcerosa (s. S. 381)
- häufig Kombination mit anderen Beschwerden (z. B. Migräne, Menstruationsbeschwerden, Palpitationen)

Therapieansatz

- s. Colitis ulcerosa (s. o.)

6.17 Divertikulose

Definition

- auftreten zahlreicher Divertikel
- als Kolondivertikulose v. a. im Colon descendens und Colon sigmoideum
- akute Entzündung der Wand eines Divertikels und als Peridivertikulitis meist auch von dessen Umgebung, häufig rezidivierend
- mögliche Komplikation einer Divertikulose des Dickdarms infolge einer Retention von Kot in den Divertikeln des Colon sigmoideum

Mögliche Ursachen

- Divertikulose: begünstigt durch Obstipation und ballaststoffarme Ernährung

Klinik

- Divertikulose: meist symptomlos (bei komplikationsfreiem Verlauf), latent Krämpfe im linken Unterbauch, Flatulenz, Diarrhöe und Obstipation im Wechsel
- Divertikulitis: Linksappendizitis

Cave *In der akuten Phase der Divertikulitis ist eine medikamentöse Behandlung angezeigt.*

Therapieansatz

- Wirbelsäulensegmente:
  - Th 12 – L 2/L 3 (sympathische Versorgung der linken Hälfte des Dickdarms; s. S. 250 ff. und S. 267 f.)
- Becken:
  - Dysfunktionen des Iliums (s. S. 307 ff.)
  - Dysfunktionen des Sakrums (parasympathische Versorgung des linken Teils des Dickdarms; s. S. 317 ff.)
- Ist das Beschwerdebild eingebettet in ein globales Problem mit Vorliegen eines erhöhten IAP, wird zudem eine Behandlung nach dem auf S. 165 vorgestellten Schema empfohlen.
- M. iliopsoas links: u. a. Triggerpunktbehandlung (**Abb. 9.12**, s. S. 452) oder MET im Sinne einer PIR

6.18 Dreimonatskoliken

Definition

- (v. a. nächtliche) Schreiattacken
- Zustandsbeschreibung: Die Babys schreien im Durchschnitt an mindestens 3 Tagen in der Woche bis zu 3 Stunden.
- betroffen sind etwa 10 – 20 % aller Babys

Mögliche Ursachen

- Ätiologie unklar

Klinik

- s. Definition
- teilweise begleitet von Blähungen und Bauchkrämpfen

Therapieansatz

- Wirbelsäulensegmente:
  - BWS (s. S. 251 ff. und S. 267 f.)
  - OAA-Bereich (s. S. 261 f. und S. 275 ff.)
- Becken (s. S. 307 ff.)
- Die hier gezeigten Techniken sind in der dargestellten Form eher bei Erwachsenen anzuwenden, bei Säuglingen empfehlen sich Mobilisations- oder funktionelle Techniken (z. B. Balanced-Tension-Techniken).
- Ist das Beschwerdebild eingebettet in ein globales Problem mit Vorliegen eines erhöhten IAP, wird zudem eine Behandlung nach dem auf S. 165 vorgestellten Schema empfohlen. Hier sei noch einmal auf den reziproken Zusammenhang zwischen dem intrakranialen Druck und dem IAP hingewiesen.

6.19 Dysakusis

Definition

- Hörstörung

Mögliche Ursachen

- Die Ätiologie von Hörstörungen sind sehr vielfältig und beruhen häufig auf organischen Schädigungen des Ohres (Schwerhörigkeit).

Klinik

- äußern sich als verminderte (Hypakusis, z. B. durch Schwerhörigkeit, Altersschwerhörigkeit, Taubheit), gesteigerte (Hyperakusis) oder veränderte Hörwahrnehmung (Diplakusis, Parakusis)

Therapieansatz

- Wirbelsäulensegmente:
  - Th 1 – Th 4 (sympathische Versorgung des Kopfes; s. S. 251 ff. und S. 272)
  - OAA-Bereich (parasympathische Versorgung; s. S. 261 f. und S. 275 ff.)
- obere Thoraxapertur:
  - Th 1 (s. o.)
  - 1. Rippe (s. S. 279 ff. und S. 284 f.)
  - Clavicula (s. S. 285 ff.)
- Ist das Beschwerdebild eingebettet in ein globales Problem mit Vorliegen eines erhöhten IAP, wird zudem eine Behandlung nach dem auf S. 165 vorgestellten Schema mit Schwerpunkt auf die obere Thoraxapertur (s. o.) empfohlen.
- Diese Vorgehensweise ist auch bei einem Hörsturz geeignet.

6.20 Eierstockentzündung (Oophoritis)

Definition

- akut mit starken Unterbauchschmerzen, Fieber und ausgeprägtem Krankheitsgefühl
- chronisch mit weniger auffälligen Beschwerden wie Druckgefühl und Schweregefühl im Unterleib, Verklebungen mit regionalen Adhäsionen und

Verwachsungen sowie möglicher Fixierung der Tube und Einschränkung der Uterusbeweglichkeit

Mögliche Ursachen

- meist aszendierende Infektionen aus den darunterliegenden Abschnitten des Genitals

Klinik

- selten isoliert, meist sekundär bei Eileiterentzündung (Salpingitis)
- akute Form: palpatorischer Portioschiebeschmerz, eventuell prallelastische druckdolente Resistenzen, Dysmenorrhöe, Algopareunie, Schmerzen bei körperlicher Betätigung und Defäkation

Therapieansatz

- Wirbelsäulensegmente:
  - Th 12 – L 2/L 3 (sympathische Versorgung; s. S. 250 ff. und S. 267 f.)
- Becken:
  - Ilium (s. S. 307 ff.)
  - Sakrum (s. S. 317 ff.)
  - Symphyse pubis (s. S. 324 f.)
  - Foramen obturatum (s. S. 335 f.)
  - Beckenboden (s. S. 336 f.)
- zur Verbesserung der arteriellen Zufuhr (aus der A. iliaca interna, die parietale und viszerale Äste u. a. in die A. uterina abgibt) Normalisierung der Glutealmuskulatur und des M. piriformis:
  - Triggerpunkte (s. S. 453) oder MET im Sinne einer PIR
  - Dehnungen (in der Behandlung, optional als Eigenübung)
- Ist das Beschwerdebild eingebettet in ein globales Problem mit Vorliegen eines erhöhten IAP, wird zudem eine Behandlung nach dem auf S. 165 vorgestellten Schema empfohlen.

6.21 Epikondylitis

Definition

- abakterielle Entzündungsreaktion (im Sinne einer Tendopathie) der sehnigen Muskelursprünge an einem Epikondylus

Mögliche Ursachen

- funktionelle Überbeanspruchung v. a. in Sport und Beruf
- chronische (spastische) Muskelverkürzung

Klinik

- je nach Aktualität Schmerzen bei Einsatz der Muskulatur (typischerweise beim Greifen) oder auch in Ruhe:
  - Epicondylitis humeri radialis (sog. Tennisellenbogen) mit oft heftigem Druckschmerz an der gemeinsamen Ursprungszone der Finger- und Handextensoren
  - Epicondylitis humeri ulnaris (seltener, sog. Werfer- oder Golfspielerellenbogen) mit Druckschmerz an der Ursprungszone der Finger- und Handflexoren

Therapieansatz

- Wirbelsäulensegmente:
  - Th 2 – Th 8 (sympathische Versorgung; s. S. 251 ff. und S. 267 f.)
  - C 6 – Th 1 (Ursprungssegmente N. radialis, N. medianus, N. ulnaris; s. S. 255 ff. und S. 272)
- obere Thoraxapertur:
  - Th 1 (s. o.)
  - 1. Rippe (s. S. 279 ff. und S. 284 f.)
  - Clavicula (s. S. 285 ff.)
- Ellenbogen:
  - Dysfunktion in Abduktion (s. S. 298 f.)
  - Dysfunktion Radiuskopf posterior (s. S. 301 ff.)
  - Dysfunktion in Abduktion/Radiuskopf posterior (s. S. 304 ff.)
- Normalisierung der Unterarmmuskulatur:
  - Triggerpunkte (s. S. 455 ff.) oder MET im Sinne einer PIR
  - Dehnungen (in der Behandlung, optional als Eigenübung)
- Handgelenk:
  - Os lunatum (s. S. 198)
  - Os scaphoideum (s. S. 197)
- Ist das Beschwerdebild eingebettet in ein globales Problem mit Vorliegen eines erhöhten IAP, wird zudem eine Behandlung nach dem auf S. 165 vorgestellten Schema mit Schwerpunkt auf die obere Thoraxapertur (s. o.) empfohlen.

6.22 Episiotomie (Dammschnitt), Zustand nach

Definition

- häufigste erweiternde Operation am weichen Geburtskanal
- u. a. zur Vermeidung eines Dammrisses, Erleichterung der operativen Entbindung und Geburtsbeendigung, wenn sich der Kopf im Beckenausgang befindet, z. B. bei sekundärer Wehenschwäche oder drohender intrauteriner Hypoxie in der Austreibungsphase

Klinik

- kann asymptomatisch verlaufen
- lokale Beschwerden, z. B. beim Geschlechtsverkehr, (Stress)Inkontinenzen, aber auch weiter entfernt am ISG/dem LSÜ

Therapieansatz

- Beckenboden (s. S. 336 f.)
- Becken:
  - Ilium (s. S. 307 ff.)
  - Sakrum (s. S. 317 ff.)
  - Symphyse pubis (s. S. 324 f.)
- zur Verbesserung der arteriellen Zufuhr (aus der A. iliaca interna, die parietale und viszerale Äste u. a. in die A. pudenda interna abgibt) Normalisierung der Glutealmuskulatur und des M. piriformis:
  - Triggerpunkte (s. S. 453) oder MET im Sinne einer PIR
  - Dehnungen (in der Behandlung, optional als Eigenübung)
- Ist das Beschwerdebild eingebettet in ein globales Problem mit Vorliegen eines erhöhten IAP, wird zudem eine Behandlung nach dem auf S. 165 vorgestellten Schema empfohlen.

6.23 Erektionsstörung beim Mann (erektile Dysfunktion)

Definition

- fehlende Erektion des Penis bei sexueller Erregung

Mögliche Ursachen

- vorübergehende Erektionsstörung i. d. R. psychisch bedingt
- längerfristig bestehende Erektionsstörung meist organischen Ursprungs (z. B. bei Arteriosklerose, diabetischer Mikroangiopathie oder auch Testosteronmangel)
- Risikofaktoren: u. a. Diabetes mellitus, Hyperlipidämie, Hypertonie, Nikotinkonsum

Klinik

- unterschieden werden primäre und sekundäre Erektionsstörung
- Von erektiler Dysfunktion sind etwa 50 % der über 40-jährigen Männer zumindest zeitweise betroffen, der Anteil nimmt mit steigendem Lebensalter zu.

Therapieansatz

- Wirbelsäulensegmente:
  - Th 12 – L 2/L 3 (sympathische Versorgung; s. S. 250 ff. und S. 267 f.)
- Becken:
  - Ilium (s. S. 307 ff.)
  - Sakrum (s. S. 317 ff.)
  - Symphyse pubis (s. S. 324 f.)
  - Foramen obturatum (s. S. 335 f.)
  - Beckenboden (s. S. 336 f.)
- zur Verbesserung der arteriellen Zufuhr (aus der A. iliaca interna, die parietale und viszerale Äste u. a. in die A. pudenda interna abgibt) Normalisierung der Glutealmuskulatur und des M. piriformis:
  - Palpation und Behandlung des M. piriformis (s. S. 337)
  - Triggerpunkte (s. S. 453) oder MET im Sinne einer PIR
  - Dehnungen (in der Behandlung, optional als Eigenübung)

- Ist das Beschwerdebild eingebettet in ein globales Problem mit Vorliegen eines erhöhten IAP, wird zudem eine Behandlung nach dem auf S. 165 vorgestellten Schema empfohlen.

6.24 Facettensyndrom

Definition

- pseudoradikuläres Schmerzsyndrom infolge (unphysiologischer) Belastung der Facettengelenke mit Gelenkkapselreizung
- überwiegend in der LWS

Mögliche Ursachen

- Verschleiß der Zygapophysialgelenke (Spondylarthrose)
- im Rahmen einer Osteochondrose mit Höhenminderung
- Reizungen der Gelenke aufgrund funktioneller Störungen

Klinik

- tiefsitzender, durch Hyperlordose auslösbarer, diffus lokalisierter chronischer, belastungsabhängiger Kreuzschmerz, Besserung im Liegen
- im Gegensatz zum Ischiassyndrom keine Reizung der Nerven oder -wurzeln

Therapieansatz

- Normalisierung der Muskulatur:
  - Triggerpunkte (können im gesamten Muskel verteilt sein; häufig auf Höhe des dysfunktionellen Segments zu finden; s. S. 447 ff.) oder MET im Sinne einer PIR:
    - HWS: Mm. scaleni, M. erector spinae (auch bei LWS), M. trapezius
    - LWS: M. iliopsoas, M. quadratus lumborum
  - Dehnungen (in der Behandlung, optional als Eigenübung)
- Normalisierung der betroffenen Segmente mittels:
  - Impulstechniken (s. S. 248 ff.)
  - MET (s. S. 262 ff.)
- Ist das Beschwerdebild eingebettet in ein globales Problem mit Vorliegen eines erhöhten IAP, wird zudem eine Behandlung nach dem auf S. 165 vorgestellten Schema empfohlen.

6.25 Fersensporn

Definition

- ein- oder beidseitige, dornartige knöcherne Ausziehung an der Unterseite des Tuber calcanei am Ansatz überbeanspruchter Sehnen- und Aponeurosenfasern

Mögliche Ursachen

- Überbelastung (Sport/Beruf), falsches Schuhwerk
- Entzündung (z. B. Rheuma)
- Dysfunktionen im Fußbereich v. a. des Calceneus (beeinträchtigen die Stoßdämpferfunktion)

Klinik

- belastungsabhängiger Schmerz
- in der Akutphase auch nachts und bei/nach Ruhe

Therapieansatz

- Calcaneus posterior (s. S. 363 f.)
- Normalisierung der Wadenmuskulatur:
  - u. a. Triggerpunktbehandlung (**Abb. 9.23**, s. S. 462) oder MET im Sinne einer PIR
  - Dehnungen (in der Behandlung, optional als Eigenübung)
- Wirbelsäulensegmente:
  - Th 12 – L 2 (sympathische Versorgung der unteren Extremitäten; s. S. 250 ff. und S. 267 f.)
  - L 4 – S 3 (N. ischiadicus; ; s. S. 248 f. und S. 262 ff.)
- Dysfunktionen des Iliums (wegen einer möglichen absteigenden myofaszialen Kette):
  - Ilium anterior/posterior (s. S. 307 ff.)
- Ist das Beschwerdebild eingebettet in ein globales Problem mit Vorliegen eines erhöhten IAP, wird zudem eine Behandlung nach dem auf S. 165 vorgestellten Schema empfohlen.
- Bei klinischer Beteiligung des M. iliopsoas (**Abb. 9.12**, s. S. 452) kann es über eine Flexion im Hüftgelenk zu einer Flexionskette in den unteren Extremitäten kommen.

6.26 Fertilitätsstörung

Definition

- Beeinträchtigung der Fortpflanzungsfähigkeit bei Mann und Frau

Mögliche Ursachen

- endokrin, genetisch, toxikologisch, immunologisch
- nach Entzündungen mit Verlegung der Samenwege oder Eileiter

Klinik

- s. Definition

Therapieansatz

- s. Eierstockentzündung bzw. Erektionsstörung (s. S. 387 ff.)

6.27 Flatulenz

Definition

- Aufblähung des Magens bzw. des Darms (Blähungen) mit reichlich Abgang von Darmgasen

Mögliche Ursachen

- nervös, organisch, nahrungsbedingt

Klinik

- s. Definition

Therapieansatz

- Wirbelsäulensegmente (sympathischer Ansatz):
  - Th 5 – Th 9 bei hohen sich über dem Bauchnabel befindlichen Flatulenzen, die häufig postprandial auftreten (s. S. 251 ff. und S. 267 f.)

- Th 10 – Th 11 bei Flatulenzen um den Bauchnabel herum (s. S. 251 ff. und S. 267 f.)
- Th 12 – L 2/L 3 bei tiefen Flatulenzen (s. S. 250 ff. und S. 267 f.)
- OAA-Bereich (s. S. 261 f. und S. 275 ff.) und/oder ISG (Sakrum, s. S. 317 ff.)

- Dysfunktionen des Iliums (s. S. 307 ff.):
  - rechts Zäkum, Colon ascendens, Ileozäkalklappe
  - links Colon descendens
- Ist das Beschwerdebild eingebettet in ein globales Problem mit Vorliegen eines erhöhten IAP, wird zudem eine Behandlung nach dem auf S. 165 vorgestellten Schema empfohlen.

6.28 Gallenblasendyskinesie

Definition

- Gallenwegdyskinesie, biliäre Dyskinesie oder Dystonie als funktionelle Störung ohne organische Ursache, die echten Gallenkoliken gleichen kann

Mögliche Ursachen

- unbekannt

Klinik

- s. Definition

Therapieansatz

- Wirbelsäulensegmente:
  - Th 5 – Th 9 (viszerale Afferenzen und sympathische Versorgung; s. S. 251 ff. und S. 267 f.)
  - 5. – 9. Rippe (s. S. 277 ff.)
  - OAA-Bereich (parasympathische Versorgung; s. S. 261 f. und S. 275 ff.)
- Ist das Beschwerdebild eingebettet in ein globales Problem mit Vorliegen eines erhöhten IAP, wird zudem eine Behandlung nach dem auf S. 165 vorgestellten Schema empfohlen.

6.29 Gastritis

Definition

- Entzündung der Magenschleimhaut

Mögliche Ursachen

- Typ A (ca. 5 %): Autoimmunkrankheit mit Antikörpern gegen Belegzellen und Intrinsic-Faktor
- Typ B (ca. 80 %): chronisch aktiv, durch Helicobacter pylori verursacht
- Typ C (ca. 10 %): durch Gallereflux verursacht

Klinik

- akute Gastritis: Völlegefühl, Schmerzen, Brechreiz, Übelkeit
- chronische Gastritis: oft keine Beschwerden

Therapieansatz

- s. Gallenblasendyskinesie (s. o.)

6.30 Gesichtsneuralgie

Definition

- akuter oder chronischer Schmerz im Gesichtsbereich

Mögliche Ursachen

- häufig idiopathisch
- Entzündungen, multiple Sklerose, Tumore (z. B. Mundhöhlenkarzinom), nach einem Herpes Zoster
- vaskulär: Dissektion der A. carotis interna und Riesenzellarteriitis, Cluster-Kopfschmerz

Klinik

- neuralgiforme Schmerzen im Bereich des Gesichts durch Neuralgie im Versorgungsgebiet eines kranialen Nervs (häufigste Form: Trigeminusneuralgie)

- atypische Form: Frauen häufiger betroffen als Männer; diffuser, lange andauernder Schmerz in einer Gesichtshälfte ohne anatomische Zuordnung (nicht durch lokalisierten Krankheitsprozess erklärbar); Auftreten z. B. nach kieferchirurgischer Behandlung

Therapieansatz

- Wirbelsäulensegmente:
  - OAA-Bereich (parasympathische Versorgung; s. S. 261 f. und S. 275 ff.)
  - Th 1 – Th 4 (sympathische Versorgung Kopf; s. S. 255 f. und S. 272) und die dazugehörigen Rippen (s. S. 277 ff.)
- Normalisierung der Muskulatur:
  - Triggerpunkte (s. S. 445 ff.) oder MET im Sinne einer PIR:
    - des Kiefergelenks (Ausstrahlung: Ober- und Unterkiefer, Schläfe bis Augenbrauen, äußerer Gehörgang, Schläfen- und Scheitelbein, Rachen, Kehlkopf)
    - der HWS (Schädeldach, retroorbital, Schläfe, Hinterhaupt, Schulter-Hals-Übergang)
    - des M. sternocleidomastoideus (kann trigeminusähnliche Schmerzen verursachen)
  - Dehnungen (in der Behandlung, optional als Eigenübung)
- obere Thoraxapertur:
  - Th 1 (s. o.)
  - 1. Rippe (s. S. 279 ff. und S. 284 f.)
  - Clavicula (s. S. 285 f.)
- Ist das Beschwerdebild eingebettet in ein globales Problem mit Vorliegen eines erhöhten IAP, wird zudem eine Behandlung nach dem auf S. 165 vorgestellten Schema mit Schwerpunkt auf der oberen Thoraxapertur (s. o.) empfohlen.

6.31 Gonarthrose

Definition

- übermäßiger und vorzeitiger Abrieb des Gelenkknorpels (im Kniegelenk)

Mögliche Ursachen

- primäre Formen: direkt (körperliche Schwerarbeit, Sport, hohes Körpergewicht), indirekt (Verminderung der Leistungsfähigkeit der bradytrophen Gewebe durch endogene Veränderungen wie Alterung, Stoffwechselstörung), Überbeanspruchungsschäden

- sekundäre Formen: kongenitale dysplastische Zustände, (Sub)Luxationen, erworbene Gelenkdeformierung (Folge entzündlicher Prozesse, nach rheumatischer Gelenkerkrankung), posttraumatisch (z. B. Meniskusschäden oder -entfernung), Gelenkachsenverschiebungen (Coxa vara/valga)
- als aktivierte Arthrose: Gonarthritis

Klinik

- Leistungsminderung des Kniegelenks, anfangs Spannungsgefühl und Steifigkeit, später Einlauf-, Belastungs- und Dauerschmerz, schmerzhafte Bewegungseinschränkung bis hin zur Kontraktur, Muskelatrophien, Gelenkinstabilität, Gelenkgeräusche
- bei Gonarthritis Schwellung und Überwärmung

Therapieansatz

- Normalisierung der Oberschenkelmuskulatur:
  - Triggerpunkte (s. S. 458 ff.) oder MET im Sinne einer PIR
  - Dehnungen (in der Behandlung, optional als Eigenübung)
- Normalisierung von Dysfunktionen des Kniegelenks (s. S. 337 ff.)
- Wirbelsäulensegmente:
  - Th 12 – L 2 (sympathische Versorgung der unteren Extremitäten; s. S. 250 ff. und S. 267 f.)
  - L 2 – L 4 (N. femoralis und N. obturatorius; s. S. 248 f. und S. 262 ff.)
  - L 5 (N. ischiadicus, s. o.)
- Dysfunktionen des Beckens aufgrund möglicher absteigender myofaszialer Ketten und des Plexus sacralis:
  - Ilium (s. S. 307 ff.)
  - Sakrum (s. S. 317 ff.)
  - Symphyse pubis (s. S. 324 f.)
- Dysfunktionen des Talus (s. S. 359 ff.) und/oder des Calcaneus (s. S. 363 ff.) aufgrund möglicher aufsteigender myofaszialer Kette
- Ist das Beschwerdebild eingebettet in ein globales Problem mit Vorliegen eines erhöhten IAP, wird zudem eine Behandlung nach dem auf S. 165 vorgestellten Schema empfohlen.
- Bei klinischer Beteiligung des M. iliopsoas kann es über eine Flexion im Hüftgelenk zu einem Flexum im Knie kommen, wodurch die normale Kinematik des Gelenks gestört und der Anpressdruck erhöht werden könnte.

6.32 Guyon-Logensyndrom (Ulnartunnelsyndrom)

Definition

- Kompression des N. ulnaris in der Guyon-Loge

Mögliche Ursachen

- Ganglion im Bereich der Guyon-Loge, berufs- oder sportbedingte langandauernde oder wiederholte Kompressionen (z. B. nach langem Radfahren), seltener Bruch des Hamulus ossis hamatum oder anderer benachbarter Knochen

Klinik

- Parästhesien im Bereich des 4. und 5. Fingers, später Handgelenkschmerzen, v. a. nachts
- bei Läsion des motorischen Asts Atrophie und Lähmung der Hypothenarmuskulatur und der Handbinnenmuskeln, Hoffmann-Tinel-Zeichen häufig positiv

Therapieansatz

- Mobilisation:
  - Os pisiforme (s. S. 198)
  - Die Technik für das Karpaltunnelsyndrom (s. S. 306 f.) kann auch hier mit dem Ziel eines verbesserten Flüssigkeitsstroms eingesetzt werden.
- Wirbelsäulensegmente:
  - Th 2 – Th 8 (sympathische Versorgung der oberen Extremitäten; s. S. 251 ff. und S. 267 f.)
  - C 8 – Th 1 (N. ulnaris; s. S. 255 ff.)
- 1. – 8. Rippe (s. S. 277 ff.)
- Ist das Beschwerdebild eingebettet in ein globales Problem mit Vorliegen eines erhöhten IAP, wird zudem eine Behandlung nach dem auf S. 165 vorgestellten Schema empfohlen.

6.33 Harninkontinenz (Stressinkontinenz)

Definition

- gestörte Reservoirfunktion der Harnblase mit unwillkürlichem Harnabgang

Mögliche Ursachen

- intrinsische Muskelschwäche, Insuffizienz der Beckenbodenmuskulatur, Hormonmangel

Klinik

- unwillkürlicher Urinabgang bei erhöhtem IAP
- häufigste Form der weiblichen Harninkontinenz
- klinische Einteilung:
  - Grad 1: Harnverlust bei schwerer Belastung, z. B. Husten/Niesen
  - Grad 2: bei leichter Belastung, z. B. Aufstehen und Gehen
  - Grad 3: in Ruhe

Therapieansatz

- s. Beckenbodeninsuffizienz (s. S. 379)

6.34 Herzrhythmusstörungen

Definition

- Veränderungen der elektrischen Herztätigkeit, die gekennzeichnet sind durch eine unregelmäßige Abfolge der Erregungen (Arrhythmie), eine Abweichung von der normalen Herzfrequenz (ca. 60 – 80 Schläge/min) oder eine Störung des zeitlichen Ablaufs der einzelnen Herzaktionen

Mögliche Ursachen

- funktionelle oder morphologische Veränderungen des Erregungsleitungssystems unterschiedlicher Genese, z. B. durch organische Herzerkrankungen,

vegetative und psychosomatische Störungen, Arzneimittel, endokrinologische Störungen (v. a. der Schilddrüsenfunktion) etc.
- Vorkommen häufig auch ohne Krankheitswert (v. a. bei Kindern, Jugendlichen, Sportlern)

Klinik

- meist asymptomatisch
- häufig als Herzklopfen, Herzrasen oder Herzstolpern (v. a. Extrasystolen) wahrgenommen
- bei hämodynamisch wirksamen Herzrhythmusstörungen eventuell Symptome einer zerebralen Durchblutungsstörung (Adams-Stokes-Syndrom), Koronarinsuffizienz (Angina pectoris, Herzinfarkt), Herzinsuffizienz, Schock, ggf. kardiale Thromboembolien

Cave *Herz-Kreislauf-Stillstand möglich!*

Therapieansatz

- Wirbelsäulensegmente:
  - Th 1 – Th 6 (sympathische Versorgung; s. S. 251 ff. und S. 267 f.)
  - OAA-Bereich (parasympathische Versorgung; s. S. 261 f. und S. 275 ff.)
  - mittlere/untere HWS (Rr. cardiaci; s. S. 259 f. und S. 272)
- 1. – 6. Rippe (s. S. 277 ff.)
- Triggerpunkt M. pectoralis major rechts (**Abb. 9.8**, s. S. 449) oder MET im Sinne einer PIR
- Ist das Beschwerdebild eingebettet in ein globales Problem mit Vorliegen eines erhöhten IAP, wird zudem eine Behandlung nach dem auf S. 165 vorgestellten Schema empfohlen.

6.35 Iliopsoassyndrom

Definition

- Schmerzen im Bereich des M. iliacus und M. psoas major

Mögliche Ursachen

- lokale entzündliche Prozessen, z. B. Appendizitis, Adnexitis, Psoasabszess
- Verkürzungen, strukturelle Veränderungen (Triggerpunkte), muskulärer Hartspann

Klinik

- Schmerzentlastung durch Anziehen der Beine, Schmerzverstärkung beim Anheben des betroffenen Beins (sog. Psoas-Zeichen), können bei leichten Reizungen auch fehlen

Therapieansatz

Cave *Eine parietalosteopathische Therapie ist nur nach Ausschluss eines entzündlichen Prozesses durchzuführen.*

- Normalisierung des Muskels: M. iliacus, M. psoas major:
  - Triggerpunkte (**Abb. 9.12**, s. S. 452) oder MET im Sinne einer PIR
  - Dehnungen (in der Behandlung, optional als Eigentherapie)
- Wirbelsäulensegmente:
  - Th 12 – L 4 (Ursprungs- und Versorgungssegmente des Muskels, s. S. 250 ff. und S. 267 f.)
- Ilium (s. S. 307 ff.)
- Im Rahmen einer Erhöhung des IAP kann auch der M. iliopsoas klinisch beteiligt sein, dann erfolgt die Behandlung nach dem auf S. 165 vorgestellten Schema.

6.36 Interkostalneuralgie

Definition

- Neuralgie eines oder mehrerer Zwischenrippennerven (Nn. intercostales) mit Hyper- oder Hypästhesie in den entsprechenden Interkostalräumen

Mögliche Ursachen

- häufig Teilsymptom eines Herpes Zoster
- Veränderungen an den Rippen (Fraktur, Periostitis), Wirbelsäulenerkrankungen (Spondylitis, Osteochondrose, Tumor), extramedulläre Rückenmarktumore
- Tabes dorsalis
- Pleuritis

Klinik

- Schmerzen bei der Ein- oder Ausatmung, verstärkt beim Husten, Niesen oder Pressen

Therapieansatz

- Normalisierung der Wirbel-Rippen-Gelenke (s. S. 277 ff.) und der dazugehörenden Wirbelsäulensegmente (s. S. 251 ff. und S. 267 f.)
- Normalisierung der Muskulatur: Mm. scaleni anterior, medius und posterior, M. serratus anterior, Mm. pectoralis minor und major:
  - Triggerpunkte (s. S. 447 ff.) oder MET im Sinne einer PIR
  - Dehnungen (in der Behandlung, optional als Eigenübung)
- Ist das Beschwerdebild eingebettet in ein globales Problem mit Vorliegen eines erhöhten IAP, wird zudem eine Behandlung nach dem auf S. 165 vorgestellten Schema empfohlen.

6.37 Ischiassyndrom

Definition

- Reizung bzw. Kompression des N. ischiadicus oder seiner Wurzeln

Mögliche Ursachen

- Irritation bzw. Kompression im Bereich L 4/L 5/S 1, Bandscheibenvorfall
- Erkrankung der Wirbelsäule (z. B. Osteochondrosis lumbalis, Spondylose, Spondylolisthesis), Rückenmarktumore, Tumor im Bereich des kleinen Beckens, M.-piriformis-Syndrom etc.
- Traumata (auch durch chirurgische Eingriff), Frakturen, Hüftgelenkluxation
- bei Frauen: Retroflexio uteri, in der Schwangerschaft

Klinik

- akut oder subakut auftretende radikuläre Symptomatik
- dermatomorientierte Schmerzausstrahlung aus dem Lendenbereich bis ins Bein, eventuell mit Verstärkung beim Husten, Niesen oder Pressen, lokale Druck- und Klopfempfindlichkeit über den Dornfortsätzen
- Verspannung der paravertebralen Muskulatur, Abschwächung der Muskeleigenreflexe und Störung der Willkürmotorik (Lasègue-Test, s. S. 228 f.)

Therapieansatz

- Normalisierung des dysfunktionellen Segments:
  - MET (s. S. 262 ff.): verbessert die Mobilität und trägt zu einem verbesserten Flüssigkeitsstrom bei
  - Impulstechnik (s. S. 248 f.)

Cave *Der Therapeut sollte Erfahrung mit der Impulstechnik haben. Die Einstellung/Durchführung darf keine Zunahme der (ausstrahlenden) Schmerzen verursachen.*

- Normalisierung von Muskeln, die die Wirbelsäule komprimieren (s. S. 452 ff.):
  - M. iliopsoas
  - M. quadratus lumborum
  - M. erector spinae
  - Diaphragma thoracalis
- M. piriformis beim M.-piriformis-Syndrom:
  - Triggerpunkte (**Abb. 9.13**, s. S. 453) oder MET im Sinne einer PIR
  - Dehnungen (in der Behandlung, optional als Eigenübung)
- Ist das Beschwerdebild eingebettet in ein globales Problem mit Vorliegen eines erhöhten IAP, wird zudem eine Behandlung nach dem auf S. 165 vorgestellten Schema empfohlen. Sie ist v. a. wichtig wegen des positiven Effekts auf die venöse Drainage (Plexus venosus vertebralis internus/externus).

6.38 Karpaltunnelsyndrom

Definition

- Form des Medianuskompressionssyndroms

Mögliche Ursache

- chronische Kompression des N. medianus im Karpaltunnel

Klinik

- besonders bei Frauen zwischen dem 40. und 50. Lebensjahr
- Abductor-opponens-Atrophie, Sensibilitätsstörung an Hohlhand und Fingern I–III einschließlich der radialen Seite von Finger IV, in ca. 50 % der Fälle Brachialgie

Therapieansatz

- globale Mobilisation der beiden karpalen Reihen (s. S. 306)
- spezifische Mobilisation (s. S. 305):
  - Os scaphoideum
  - Os pisiforme
  - Os trapezium
  - Os hamatum

- Wirbelsäulensegmente:
  - Th 2 – Th 8 (sympathische Versorgung der oberen Extremitäten; s. S. 251 ff. und S. 267 f.)
  - C 6 – Th 1 (N. medianus; s. S. 255 f.)
- 1. – 8. Rippe (s. S. 277 ff.)
- Schultergürtel (s. S. 285 ff.):
  - ACG
  - SCG
  - Scapula
- Normalisierung der Schultergürtelmuskulatur:
  - Triggerpunkte (s. S. 449 ff.) oder MET im Sinne einer PIR
  - Dehnungen (in der Behandlung, optional als Eigenübung)
- Ist das Beschwerdebild eingebettet in ein globales Problem mit Vorliegen eines erhöhten IAP, wird zudem eine Behandlung nach dem auf S. 165 vorgestellten Schema empfohlen.

6.39 Kehlkopfentzündung (Laryngitis)

Definition

- Kehlkopfentzündung, eventuell in Kombination mit Pharyngitis (s. S. 422) auftretend

Mögliche Ursachen

- akute Form: meist viral oder bakteriell bedingt, häufig in Zusammenhang mit Erkrankungen der oberen Atemwege (z. B. Erkältungskrankheiten)
- chronische Form: meist durch ständige Überbeanspruchung der Stimme (Lehrer, Sänger) oder exogene Noxen, z. B. bei Luftverunreinigung, trockener Luft, Tabakrauch, beruflicher Schadstoffexposition

Klinik

- akute Form: Schmerzen, Heiserkeit, Aphonie, Fieber (selten)
- chronische Form: über Wochen bis Monate persistierend, Heiserkeit, Stimmstörung, Globusgefühl, eventuell Husten, seltener Schmerzen

Therapieansatz

- Wirbelsäulensegmente:
  - OAA-Bereich (parasympathische Versorgung; s. S. 260 ff. und S. 275 ff.)
  - Th 1 – Th 4 (sympathische Versorgung Kopf; s. S. 255 f. und S. 272)

- 1. – 4. Rippe (s. S. 277 ff.)
- obere Thoraxapertur:
  - Th 1 (s. o.)
  - 1. Rippe (s. S. 279 ff. und S. 284 f.)
  - Clavicula (s. S. 285 ff.)
- Ist das Beschwerdebild eingebettet in ein globales Problem mit Vorliegen eines erhöhten IAP, wird zudem eine Behandlung nach dem auf S. 165 vorgestellten Schema mit Schwerpunkt auf der oberen Thoraxapertur (s. o.) empfohlen.
- bei Vermutung einer globalen Störung des MALT-Systems: s. Allergie (s. S. 371)
- zusätzliche Empfehlungen:
  - Gabe von Probiotika
  - eventuell logopädisches Stimmtraining

6.40 Kopfschmerz

Definition

- akuter oder chronischer Schmerz im Kopfbereich

Mögliche Ursachen

- organisch bedingt durch z. B. Subarachnoidalblutung, Schlaganfall oder Infektionskrankheiten (z. B. Enzephalitis, Meningitis) oder Wirbelsäulenaffektionen u. a.
- Migräne: Ursachen unklar, begünstigt durch Alkohol, Stress, anfallartig, Erstauftreten häufig während der Pubertät
- Spannungskopfschmerz: begünstigt durch Nikotin- und Alkoholabusus, Stress, Verspannung der Nackenmuskulatur
- Cluster-Kopfschmerz: schwerste Schmerzattacken (Dauer: 50 – 180 min)

Klinik

- Migräne: anfallartig, oft pulsierend/pochend, meist einseitig, oft begleitet von vegetativen Symptomen (Übelkeit, Erbrechen), visuellen Symptomen (Aura) und neurologischen Ausfällen, Licht- und Lärmscheu; betrifft häufiger Frauen
- Spannungskopfschmerz: häufige, episodisch oder chronisch auftretende Kopfschmerzform, beidseitig, vom Hinterkopf zur Stirn oder in die Schultern ausstrahlend, dumpf drückender Schmerz, vermehrte Anspannung der Kopf- und Nackenmuskulatur; betrifft häufiger Frauen

- Cluster-Kopfschmerz: halbseitige Schmerzen im Augen-Schläfen-Bereich, Hyperhidrose, vermehrte Nasensekretion und Tränenfluss, Horner-Syndrom; betrifft häufiger Männer

Therapieansatz

- s. Gesichtsneuralgie (s. S. 396)

6.41 Lumbago

Definition

- akut auftretender, heftiger pseudoradikulärer Kreuzschmerz, ausgelöst durch die sensible Eigeninnervation der LWS

Mögliche Ursachen

- Bandscheibenschaden, Wirbelsäulenaffektionen
- Rückenmarktumoren, intraabdominale Tumoren

Klinik

- positionsabhängiger Kreuzschmerz, Bewegungssperre, muskulärer Hartspann der Rückenmuskulatur, Klopf- und Druckschmerzhaftigkeit der Dornfortsätze
- keine segmentale Ausstrahlung in die unteren Extremitäten

Therapieansatz

- Normalisierung dysfunktioneller LWS-Segmente:
  - MET (s. S. 262 ff.)
  - Impulstechnik (s. S. 248 f.)

Cave *Der Therapeut sollte Erfahrung mit der Impulstechnik haben. Die Einstellung/Durchführung darf keine Zunahme der (ausstrahlenden) Schmerzen verursachen.*

- Normalisierung von Muskeln, die die Wirbelsäule komprimieren:
  - für die LWS:
    - M. iliopsoas (**Abb. 9.12**, s. S. 452)
    - M. quadratus lumborum (**Abb. 9.15**, s. S. 454)
    - Diaphragma thoracalis (s. S. 164 ff.)
    - Beckenboden (s. S. 336 f.)

  - M. erector spinae: Triggerpunkte finden sich häufig auf Höhe dysfunktioneller Segmente und können in der LWS ausstrahlen in die Gesäß- und ISG-Region
- Normalisierung angrenzender Bereiche:
  - Becken (Ilium/Sakrum/Pubis, s. S. 307 ff.)
  - BWS (s. S. 251 ff.)
- Ist das Beschwerdebild eingebettet in ein globales Problem mit Vorliegen eines erhöhten IAP, wird zudem eine Behandlung nach dem auf S. 165 vorgestellten Schema empfohlen. Sie ist v. a. wichtig wegen des positiven Effekts auf die venöse Drainage (Plexus venosus vertebralis internus/externus).

6.42 Lumboischialgie

Definition

- lumbale Wurzelreizung mit radikulärer Schmerzsymptomatik und Muskelhartspann

Mögliche Ursachen

- meist aufgrund eines Bandscheibenvorfalls (s. S. 373 f.)
- auch bei Spondylolisthesis, Spinalkanalstenose, Wirbelfraktur, Tumoren, Infektionen

Klinik

- Schmerzen in der Lendengegend, die in das betroffene Bein bis zum Fußaußenrand ausstrahlen, eventuell mit Verstärkung beim Husten, Niesen oder Pressen, lokale Druck- und Klopfempfindlichkeit über den Dornfortsätzen
- Verspannung der paravertebralen Muskulatur
- wichtig: Ausschlusstests durchführen (s. S. 228 ff.)

Therapieansatz

- s. Lumbago (s. o.)

6.43 Mammaamputation (Mastektomie), Zustand nach

Definition

- operative Entfernung der weiblichen Brust, falls keine brusterhaltende Operation möglich ist
- Die heute übliche Form stellt eine modifizierte radikale Mammaamputation mit Entfernung der Faszie des M. pectoralis minor dar. Daneben werden die axillaren Lymphknoten ausgeräumt (u. U. mit Beibehaltung des Mamillen-Areola-Komplexes) und nachfolgend eine sekundäre Rekonstruktion der Brust durchgeführt.

Mögliche Ursachen

- operativer Eingriff bei fortgeschrittenem oder multizentrischem Mammakarzinom

Klinik

- Lymphstau
- Schmerzen, die v. a. durch Nervenverletzungen durch die Operation auftreten (Zervikalgie, Brachialgie, Phantomschmerz)
- Sensibilitätsstörungen (Spätfolge des Eingriffs oder der Strahlenbehandlung)

Therapieansatz

- Wirbelsäulensegmente:
  - OAA-Bereich (parasympathische Versorgung; s. S. 261 ff. und S. 275 ff.)
  - Th 2 – Th 8 (mechanisch und wegen der sympathischen Versorgung der oberen Extremitäten; s. S. 251 ff. und S. 267 f.)
  - Th 1 und 1. Rippe (Ganglion stellatum; s. S. 279 ff. und S. 284 f.)
- 1. – 8. Rippe (s. S. 277 ff.)
- Schultergürtel (s. S. 285 ff.):
  - ACG
  - SCG
  - Scapula
- Normalisierung der Schultergürtelmuskulatur: v. a. Mm. pectoralis major und minor:
  - Triggerpunkte (s. S. 448 ff.) oder MET im Sinne einer PIR
  - Dehnungen (in der Behandlung, optional als Eigenübung)

- lymphatische Pumptechniken:
  - „thorakale Pumpe" nach Kuchera [46]:
    - Patient: in Rückenlage
    - Therapeut: am Kopfende der Behandlungsliege
    - Die Hände werden medioklavikulär auf die oberen Rippen oder auf das Sternum gelegt.
    - Während jeder Ausatmungsphase des Patienten gibt man einen rhythmischen vibratorischen Druck (Frequenz etwa 90 – 120-mal/min) nach kaudal-posterior.
    - Alternativ den Druck während der Ausatmung aufbauen und als „Recoil" bei der nächsten Einatmung plötzlich lösen (einige Male wiederholen).
  - „pedale Pumpe" nach Kuchera [46]:
    - Patient: in Rückenlage
    - Therapeut: am Fußende der Behandlungsliege
    - Die Hände werden von plantar an die Füße des Patienten gelegt.
    - Es erfolgt eine rhythmische Mobilisation (Frequenz etwa 90 – 120-mal/min): Dorsalextension bis ein deutlicher Widerstand spürbar ist, anschließend den Fuß passiv in Plantarflexion zurückschnellen lassen.
    - Die Bewegung sollte bis zum Kopf des Patienten „durchlaufen".
  - „Leberpumpe" nach Hebgen [30]
- Ist das Beschwerdebild eingebettet in ein globales Problem mit Vorliegen eines erhöhten IAP, wird zudem eine Behandlung nach dem auf S. 165 vorgestellten Schema empfohlen.

6.44 Mandelentzündung (Tonsillitis)

Definition

- Synonyme: Angina tonsillaris, Tonsillopharyngitis
- Entzündung der Gewebe des lymphatischen Waldeyer-Rachenrings: bestehend aus Gaumen- (Tonsilla palatina), Rachen- (Tonsilla pharyngealis) und Zungenmandel (Tonsilla lingualis) sowie der Umgebung der pharyngealen Öffnung der Tuba auditiva (Tonsilla tubaria), Seitenstränge und dem lymphatischen Gewebe um den Kehldeckel

Mögliche Ursachen

- akute Form: viral (ca. 80 %) oder bakteriell bedingt, als Begleittonsillitis bei Scharlach oder Mononukleose
- chronische Form: meist durch Mischinfektion unter Beteiligung von Streptokokken

Klinik

- akute Form: meist plötzlicher Beginn mit hohem Fieber, Halsschmerzen beim Schlucken, Druckschmerzhaftigkeit und Schwellung der submandibulären Lymphknoten, dabei Rötung und Schwellung der Tonsillen (Angina catarrhalis), häufig einzelne Beläge
- chronische Form: anamnestisch häufig rezidivierende Anginen, geringe Beschwerden (Halskratzen), vergrößerte zervikale Lymphknoten, Foetor ex ore, aufgehobene Luxierbarkeit der Tonsillen bei Spateldruck auf den vorderen Gaumenbogen

Therapieansatz

- s. Kehlkopfentzündung (s. S. 404 f.)

6.45 Medianuskompressionssyndrom

Definition

- Nervenkompressionssyndrom infolge einer Druckschädigung des N. medianus

Mögliche Ursachen

- Karpaltunnelsyndrom: Kompression des N. medianus im Karpaltunnel
- Pronator-teres-Syndrom: Kompression des Hauptstamms des N. medianus beim Durchtritt durch den M. pronator teres
- Interosseus-anterior-Syndrom (Kiloh-Nevin-Syndrom): Kompression des N. interosseus anterior im proximalen Unterarm (durch fibröse Bänder, Unterarmfraktur)

Klinik

- Karpaltunnelsyndrom (s. S. 403)
- Pronator-teres-Syndrom:
  - Parästhesien der radialen 3½ Finger, eventuelle Schwäche Daumenballenmuskulatur und Schreibkrampf
  - Druckschmerz über dem M. pronator teres, Schmerzen bei Pronation des Unterarms gegen Widerstand
- Interosseus-anterior-Syndrom:
  - Unfähigkeit zur Beugung der Daumen- und Zeigefingerendglieder (selten der Mittelfinger) durch Lähmung des M. flexor pollicis longus und digito-

rum profundus II (und III), im Gegensatz zum Pronator-teres-Syndrom keine Sensibilitätsstörungen, gelegentlich spontane Rückbildung
  - Haben konservative Maßnahmen nach spätestens 8 Wochen keine durchgreifende Besserung, sollte der Nerv operativ dekomprimiert werden.

Therapieansatz

- Normalisierung des M. pronator teres: u. a. Triggerpunkt (**Abb. 9.18**, s. S. 457) oder MET im Sinne einer PIR
- weiteres Vorgehen s. Karpaltunnelsyndrom (s. S. 403 f.)

6.46 Menopausensyndrom (vegetativ-klimakterisches Syndrom)

Definition

- meist während des Klimakteriums vorkommende typische Trias mit Hitzewallungen, Schwindel, Schweißausbrüchen

Mögliche Ursachen

- Östrogenmangel

Klinik

- genannte Trias (s. o.)
- psychonervöse Störungen wie Reizbarkeit, Leistungsabfall, Depression, Schlafstörungen
- somatische Störungen wie Atrophie der Genitalorgane und Mammae, Gebärmuttersenkung, Osteoporose, Gelenkschmerzen

Therapieansatz

- Normalisierung des Beckens:
  - Ilium (s. S. 307 ff.)
  - Sakrum (s. S. 317 ff.)
  - Symphyse pubis (s. S. 324 ff.)
  - Foramen obturatum (s. S. 335 f.)
  - Beckenboden (s. S. 336 f.)

- Wirbelsäulensegmente:
  - OAA-Bereich (parasympathische Versorgung; s. S. 261 ff. und S. 275 ff.)
  - Th 12 – L 2/L 3 (sympathische Versorgung der Beckenorgane; s. S. 250 f. und S. 267 f.)
  - gesamte BWS (Zugang zum Sympathikus; s. S. 251 ff.)
- Ist das Beschwerdebild eingebettet in ein globales Problem mit Vorliegen eines erhöhten IAP, wird zudem eine Behandlung nach dem auf S. 165 vorgestellten Schema empfohlen.
- zusätzliche Empfehlungen:
  - Zufuhr von Nahrungsmitteln, die reich an B-Vitaminen, Vitamin E und pflanzlichen Östrogenen (Phytoöstrogene, u. a. enthalten in Sojaprodukten) sind
  - Kalzium- und Vitamin-D-Präparate (Osteoporosevorbeugung)
  - regelmäßige Bewegung
  - Stressabbau/-vermeidung

6.47 Menstruationsstörungen

Definition

- Anomalien des Menstruationszyklus

Mögliche Ursachen

- organische Faktoren: z. B. Erkrankungen der Geschlechtsorgane (Myome, Polypen, Tumore), Endometriose, Über- oder Unterfunktion der Schilddrüse, Diabetes oder Leber- und Nierenerkrankungen
- hormonelle Faktoren: Beeinflussung des Hormonhaushalts durch z. B. extreme Klimaumstellungen, Essstörungen, Leistungssport
- psychische Faktoren: Stress, Konflikte in der Partnerschaft und im Sexualleben oder ein unerfüllter Kinderwunsch

Klinik

- Rhythmusstörungen, d. h. Anomalien der Blutungshäufigkeit (sog. Tempoanomalien wie Oligo-, Polymenorrhöe)
- Typusstörungen, d. h. Anomalien der Blutungsstärke (Hypo-, Hypermenorrhöe)
- Veränderungen der Blutungsdauer (Menorrhagie, Brachymenorrhöe)
- Zusatz- und Zwischenblutungen
- Aufhebung des zyklischen Auftretens, eventuell mit Dauerblutung, z. B. bei Follikelpersistenz (Amenorrhöe)

Therapieansatz

- Normalisierung des Beckens:
  - Ilium (s. S. 307 ff.)
  - Sakrum (s. S. 317 ff.)
  - Symphyse pubis (s. S. 324 ff.)
  - Foramen obturatum (s. S. 335 f.)
  - Beckenboden (s. S. 336 f.)
- Wirbelsäulensegmente:
  - OAA-Bereich (parasympathische Versorgung; s. S. 261 ff. und S. 275 ff.)
  - Th 12 – L 2/L 3 (sympathische Versorgung; s. S. 250 f. und S. 267 f.)
- Ist das Beschwerdebild eingebettet in ein globales Problem mit Vorliegen eines erhöhten IAP, wird zudem eine Behandlung nach dem auf S. 165 vorgestellten Schema empfohlen.

6.48 Mittelohrentzündung (Otitis media)

Definition

- Entzündung des Mittelohrs

Mögliche Ursachen

- akute Form: meist tubogen aszendierende Infekte aus dem Nasopharynx (v. a. durch Strepto-, Staphylo-, Pneumokokken und Haemophilus influenzae)
- chronische Form: multifaktoriell bedingt, u. a. durch frühkindliche Schädigung, chronisch gestörte Tubenfunktion, Gaumenspalten, Immunschwäche/ -defekt etc.

Klinik

- im Kindesalter durch eine kurze, weite Tuba auditiva Eustachii begünstigt, auch nach Trommelfellruptur und (v. a. bei Kindern) hämatogen im Rahmen einer Sepsis und als Komplikation von Infektionskrankheiten (Scharlach, Masern)
- akute Form einhergehend mit Fieber, Ohrenschmerzen, Trommelfellperforation, Schwerhörigkeit, druck- und klopfschmerzhafter Proc. mastoideus

Therapieansatz

- s. Kehlkopfentzündung (s. S. 404 f.)

6.49 Nasennebenhöhlenentzündung (Sinusitis)

Definition

- akute oder chronische Entzündung der Nasennebenhöhlen mit Eiterung und eventuell Empyembildung

Mögliche Ursachen

- aus der Nasenhöhle fortgeleitete Infektionen v. a. mit Viren (häufig Mischinfektion), auch als eosinophile Pilzsinusitis, bei Sinusitis maxillaris auch dentogene Infektionen

Klinik

- allgemeine Abgeschlagenheit, Gesichts- und Kopfschmerzen, (einseitige) Behinderung der Nasenatmung
- chronische Sinusitis oft symptomarm
- Komplikation: Perforation in die Orbita oder Schädelhöhle (Meningitis, Stirnhöhlenabszess), Stirnbeinosteomyelitis (bei Kindern und Jugendlichen)

Therapieansatz

- s. Kehlkopfentzündung (s. S. 404 f.)

6.50 Nierenbeckenentzündung (Pyelonephritis)

Definition

- bakterielle Infektion der oberen Harnwege mit Entzündung des Niereninterstitiums und Nierenbeckenkelchsystems
- betrifft häufiger Frauen, aber auch Kleinkinder bis zum 3. Lebensjahr

Mögliche Ursachen

- primär durch Erreger: v. a. Enterobacteriaceae, Pseudomonas, Enterokokken, Staphylokokken
- sekundär durch mechanische Obstruktion/Fehlbildung der Harnwege mit Harnstauung, aszendierende Infektionen nach Zystitis, hämatogen (im Rahmen anderer entzündlicher Prozesse)
- prädisponierende Faktoren: Schwangerschaft, Stoffwechselkrankheit, Missbrauch peripher wirkender Analgetika

Klinik

- akute Form: Fieber, Flankenschmerz, Dysurie und Pollakisurie, häufig Abgeschlagenheit und Durstgefühl, u. U. Übelkeit, Erbrechen, Diarrhöe
- chronische Form: oft symptomlos/-arm, uncharakteristische Allgemeinsymptome (z. B. Krankheitsgefühl, Appetitlosigkeit, Kopfschmerz, subfebrile Temperatur in ca. 25 % der Fälle, eventuell Blässe, Durst und Polyurie)

Therapieansatz

- Wirbelsäulensegmente:
  - OAA-Bereich (parasympathische Versorgung; s. S. 261 ff. und S. 275 ff.)
  - Th 10 – Th 11 (sympathische Versorgung; s. S. 251 ff. und S. 267 f.)
- Normalisierung benachbarter Muskeln: M. quadratus lumborum und M. iliopsoas:
  - Triggerpunkte (s. S. 452 ff.) oder MET im Sinne einer PIR
  - Dehnungen (in der Behandlung, optional als Eigenübung)
- Ist das Beschwerdebild eingebettet in ein globales Problem mit Vorliegen eines erhöhten IAP, wird zudem eine Behandlung nach dem auf S. 165 vorgestellten Schema empfohlen.
- bei Vermutung einer globalen Störung des MALT-Systems: s. Allergie (s. S. 371)
- zusätzliche Empfehlungen:
  - auf eine ausreichende Flüssigkeitszufuhr (Wasser) hinweisen
  - u. U. Gabe von Probiotika

6.51 Obstipation

Definition

- Stuhlverstopfung
- Sammelbegriff für heterogene Störungen, gekennzeichnet durch eine erniedrigte Stuhlfrequenz (< 3-mal/Woche) und notwendiges starkes Pressen bei der Defäkation

Mögliche Ursachen

- häufig unklar
- trophisch: zu geringe Zufuhr von Flüssigkeit und Ballaststoffen
- hormonell: Schwangerschaft
- organisch: Diabetes mellitus, Hypothyreose, Hypoparathyreoidismus
- medikamentös: Neuroleptika, Antidepressiva, Kalziumantagonisten, Opiate, Diuretika

Klinik

- sog. verlangsamter Kolontransit: häufigste Form, betrifft v. a. Frauen
- rektoanale Obstruktion: stenosierende Prozesse im unteren Kolon und Analkanal (z. B. Tumore, Entzündungen, Narben), funktionelle Obstruktion (Rektumprolaps, Anismus), neurogene Störungen (z. B. multiple Sklerose, Parkinson-Syndrom, Schlaganfall)

Therapieansatz

- viszeral weisen häufig die rechte Kolonflexur und der gesamte linke Anteil des Kolons einen Verlust der Mobilität auf
- Wirbelsäulensegmente:
  - Th 10 – Th 11 (sympathische Versorgung der rechten Kolonflexur; s. S. 251 ff. und S. 267 f.)
  - Th 12 – L 2/L 3 (sympathische Versorgung der linken Hälfte des Dickdarms; s. S. 250 ff. und S. 267 f.)
  - OAA-Bereich (parasympathische Versorgung; s. S. 261 ff. und S. 275 ff.)
- Becken:
  - Ilium (s. S. 307 ff.)
  - Sakrum (s. S. 317 ff.)
  - Symphyse pubis (s. S. 324 ff.)
- M. iliopsoas (**Abb. 9.12**, s. S. 452)

- Ist das Beschwerdebild eingebettet in ein globales Problem mit Vorliegen eines erhöhten IAP, wird zudem eine Behandlung nach dem auf S. 165 vorgestellten Schema empfohlen.
- zusätzliche Empfehlungen:
  - Einnahme von Probiotika
  - Ballaststoffe
  - auf eine ausreichende Flüssigkeitszufuhr (Wasser) hinweisen

6.52 Orofaziale Dysfunktion

Definition

- myofunktionelle Störung der Mund- und Gesichtsregion

Mögliche Ursachen

- persistieren frühkindlicher Schluckbewegungen oder/und organische Fehlentwicklungen (z. B. Tonsillenhyperplasie, Kiefer- und Gaumenanomalien, Dysgnathie)

Klinik

- unphysiologische Kopf- und Körperhaltung
- Störung des Lippenschlusses, der Unterkieferbewegungen und der Artikulation (Sigmatismus), Mundatmung
- Zungenprotrusion, interdentale Zungenlage
- vermehrter Speichelfluss, Schluckstörung, Grimmassieren beim Schlucken

Therapieansatz

- Wirbelsäulensegmente:
  - OAA-Bereich und obere HWS (Plexus cervicalis; s. S. 260 ff. und S. 275 ff.)
  - Th 1 – Th 4 (sympathische Versorgung Kopf; s. S. 255 f. und S. 272)
- 1. – 4. Rippe (s. S. 277 ff.)
- Normalisierung der Kiefer- sowie oberen und unteren Zungenbeinmuskulatur:
  - Triggerpunkte (s. S. 445 f.)
  - myofasziale detonisierende Techniken
  - Mobilisation des Zungenbeins: Test der Mobilität durch eine transversale Verschiebung des Hyoids, an mögliche Einflüsse des Kraniums und der

Scapula denken, direkte Behandlungstechnik in Richtung des Mobilitätsverlusts

- Kiefergelenk (s. Bruxismus, s. S. 378)
- obere Thoraxapertur:
  - Th 1 (s. o.)
  - 1. Rippe (s. S. 279 ff. und S. 284 f.)
  - Clavicula (s. S. 285 ff.)
- Ist das Beschwerdebild eingebettet in ein globales Problem mit Vorliegen eines erhöhten IAP, wird zudem eine Behandlung nach dem auf S. 165 vorgestellten Schema mit Schwerpunkt auf der oberen Thoraxapertur (s. o.) empfohlen.

6.53 Osgood-Schlatter-Krankheit (Osteochondrosis deformans juvenilis)

Definition

- Apophyseose der Tibiaapophyse mit Druckschmerz im Bereich des Tibiakopfes
- wird zu den aseptischen Knochennekrosen gezählt

Mögliche Ursachen

- Gemeinsame Ursache aller Formen der aseptischen Knochennekrose ist ein Infarkt des Knochengewebes durch Verschluss der das Knochengewebe versorgenden Blutgefäße.
- Die genaue Ätiologie ist ungeklärt.

Klinik

- Druckschmerzhaftigkeit, anfänglich Schmerzen bei oder nach längerer Belastung, bei hoher Aktualität auch in Ruhe
- Schwellung, lokale Verdickung am Ansatz der Patellarsehne
- Jungen sind häufiger betroffen (häufig in einer Schnellwachstumsphase: 10. – 15. Lebensjahr).

Therapieansatz

- Normalisierung des M. quadriceps:
  - Triggerpunkte (s. S. 458) oder MET im Sinne einer PIR
  - Dehnungen (in der Behandlung, optional als Eigenübung)
- Normalisierung von Dysfunktionen des Kniegelenks (s. S. 337 ff.)
- Wirbelsäulensegmente:
  - Th 12 – L 2 (sympathische Versorgung der unteren Extremitäten; s. S. 250 ff. und S. 267 f.)
  - L 2 – L 4 (N. femoralis und N. obturatorius; s. S. 248 f. und S. 262 ff.)
- Dysfunktionen des Beckens (wegen einer möglichen absteigenden myofaszialen Kette):
  - Ilium anterior/posterior (s. S. 307 ff.)
  - Symphyse pubis (s. S. 324 ff.)
- Ist das Beschwerdebild eingebettet in ein globales Problem mit Vorliegen eines erhöhten IAP, wird zudem eine Behandlung nach dem auf S. 165 vorgestellten Schema empfohlen.
- Der M. iliopsoas kann klinisch in ein solches Bild involviert sein und zu einem Flexum im Hüft- und Kniegelenk führen.
- zusätzliche Empfehlung: intermittierende Schonung des Kniegelenks

> **Praxistipp** *Wichtiger als die lokale Behandlung der gereizten Gewebe ist die Behandlung auf „Abstand", also der Wirbelsäulensegmente und Dysfunktionen des Beckens sowie möglicher viszeraler Störungen.*

6.54 Ovarialzysten

Definition

- im Ovarium lokalisierte funktionelle bzw. Retentionszysten unterschiedlicher Ursache

Mögliche Ursachen

- Funktionelle Zysten können infolge des normalen monatlichen Zyklus entstehen, aber auch als Nebenwirkung einer Hormontherapie oder bei Fehlregulierung körpereigener Hormone.
- Retentionszysten treten seltener auf und entstehen, wenn sich Drüsenflüssigkeit anstaut.

Klinik

- verursachen häufig keine Symptome
- ansonsten Unterbauchschmerzen, Verdauungsbeschwerden, sichtbare Zunahme des Bauchumfangs, häufig mit Zyklusstörungen (z. B. unregelmäßigen Regelblutungen) einhergehend
- bei plötzlich auftretenden Bauchschmerzen Einreißen der Zyste bzw. Zystendrehung möglich

Therapieansatz

- Normalisierung des Beckens:
  - Ilium (s. S. 307 ff.)
  - Sakrum (s. S. 317 ff.)
  - Symphyse pubis (s. S. 324 ff.)
  - Foramen obturatum (s. S. 335 f.)
  - Beckenboden (s. S. 336 f.)
- Normalisierung „benachbarter" Muskeln: M. iliopsoas:
  - Triggerpunkt (**Abb. 9.12**, s. S. 452) oder MET im Sinne einer PIR
- Wirbelsäulensegmente:
  - OAA-Bereich (parasympathische Versorgung; s. S. 260 f. und S. 275 ff.)
  - Th 12 – L 2/L 3 (sympathische Versorgung; s. S. 250 ff. und S. 267 f.)
- Ist das Beschwerdebild eingebettet in ein globales Problem mit Vorliegen eines erhöhten IAP, wird zudem eine Behandlung nach dem auf S. 165 vorgestellten Schema empfohlen.

6.55 Periarthropathia humeroscapularis

Definition

- nicht präzise Sammelbezeichnung für verschiedene degenerative Prozesse, die zu einer schmerzhaften Bewegungseinschränkung im Bereich der Rotatorenmanschette, Gelenkkapsel, Schleimbeutel, Ligamente oder langen Bizepssehne am Schultergelenk führen
- mit möglicher Verkalkung und Ruptur

Mögliche Ursachen

- mechanisch-traumatisch, metabolisch, zirkulatorisch, infektiös, toxisch oder psychisch

Klinik

- Tendopathica simplex: nachts betonte, subakute oder chronische Spontanschmerzen, Schmerzen bei bestimmten Bewegungen, ggf. gegen Widerstand und Druckschmerz an typischen Punkten, „painful arc“ möglich bei Impingement-Syndrom
- Tendopathica acuta: akute Entzündungsreaktion, plötzlich auftretender heftiger Dauerschmerz, absolute schmerzbedingte Ruhigstellung, diffuse Schwellung und Überwärmung, Nachweis eines Ergusses, von Verkalkungen oder einer Rotatorenmanschettenruptur
- Tendopathica ankylosans („frozen shoulder“): massive aktive und passive Bewegungseinschränkung des Schultergelenks, u. a. nach längerer Ruhigstellung, bei Diabetes mellitus, nach Herzinfarkt, Mastektomie, selten idiopathisch (Prädilektionsalter: 40. – 70. Lebensjahr)

Therapieansatz

- Wirbelsäulensegmente:
  - Th 2 – Th 8 (mechanisch und wegen der sympathischen Versorgung der oberen Extremitäten; s. S. 251 ff. und S. 267 f.)
  - C 4/C 5 – Th 1 (Plexus brachialis; s. S. 255 ff. und S. 272)
- 1. – 8. Rippe (s. S. 277 ff.)
- Schultergürtel (s. S. 285 ff.):
  - ACG
  - SCG
  - Scapula
- obere Thoraxapertur:
  - Th 1 (s. o.)
  - 1. Rippe (s. S. 279 ff. und S. 284 f.)
  - Clavicula (s. S. 285 ff.)
- Normalisierung der Schultergürtelmuskulatur: v. a. Mm. supraspinatus, infraspinatus, teres minor, subscapularis, levator scapulae, rhomboideus major/minor, pectoralis major/minor, deltoideus:
  - Triggerpunkte (s. S. 448 ff.) oder MET im Sinne einer PIR
- Ist das Beschwerdebild eingebettet in ein globales Problem mit Vorliegen eines erhöhten IAP, wird zudem eine Behandlung nach dem auf S. 165 vorgestellten Schema empfohlen.

6.56 Pharyngitis

Definition

- Entzündung im Rachenbereich

Mögliche Ursachen

- akute Form: sog. akuter Rachenkatarrh, v. a. virale Infektionen oft mit bakterieller Sekundärinfektion, physikalische oder chemische Noxen
- chronische Form: exogene Noxen (Tabakrauch, Alkohol, Arbeitsstoffe, z. B. Zement), erniedrigte Luftfeuchtigkeit (z. B. durch Klimaanlage, ständige Mundatmung), hormonal (Hypothyreose, Klimakterium), Stoffwechselstörungen (Diabetes mellitus), Strahlentherapie im Halsbereich

Klinik

- akute Form: Schluckschmerzen, Kratzen, Brennen, Trockenheitsgefühl im Hals mit Rötung der Rachenschleimhaut, eventuell Fieber; Seitenstrangangina: Form der akuten bakteriellen Pharyngitis (besonders häufig nach Tonsillektomie auftretend)
- chronische Form: Räusper- und/oder Schluckzwang, Globusgefühl, Absonderung von zähem Schleim, Trockenheitsgefühl, daneben Reizhusten und ständiges Durstgefühl

Therapieansatz

- s. Kehlkopfentzündung (s. S. 403 f.)
- zusätzliche Empfehlung: Erhöhung der Luftfeuchtigkeit

6.57 Pollex flexus (schnappender Daumen)

Definition

- fixierte Beugestellung des Daumenendglieds
- lässt sich u. U. mit einem deutlichen Schnappen passiv überwinden

Mögliche Ursachen

- anlagebedingte Behinderung der Gleitfähigkeit der Beugesehnen des Daumens durch Verengung der Pars annularis vaginae fibrosae oder Verdickung der Beugesehnen über dem Grundgelenk beim Säugling oder Kleinkind

Klinik

- Schmerzen beim Bewegen des Daumens

Therapieansatz

- Wirbelsäulensegmente:
  - Th 2 – Th 8 (sympathische Versorgung der oberen Extremitäten; s. S. 251 ff. und S. 267 f.)
  - C 6 – Th 1 (s. S. 255 ff. und S. 272)
- Mobilisation der Karpalia und des Daumengrundgelenks (s. S. 198 f.)
- Normalisierung der Flexoren des Daumens:
  - Triggerpunkte (s. S. 456) oder MET im Sinne einer PIR
- obere Thoraxapertur:
  - Th 1 (s. o.)
  - 1. Rippe (s. S. 279 ff. und S. 284 f.)
  - Clavicula (s. S. 285 f.)

6.58 Prostatahyperplasie, benigne

Definition

- gutartige Vergrößerung der Prostata

Mögliche Ursachen

- Die Ursachen sind nicht abschließend geklärt, diskutiert werden verschiedene altersbedingte Veränderungen des männlichen Hormonhaushalts.
- begünstigende Faktoren: Ernährung, Übergewicht, unregelmäßige Blasen- und Darmentleerung

Klinik

- zunehmende Probleme, auch Schmerzen beim Wasserlassen (Miktion)
- ein abgeschwächter Harnstrahl
- Restharnbildung bis hin zum Harnverhalt im fortgeschrittenen Stadium

Therapieansatz

- s. Erektionsstörung (s. S. 390 f.)

6.59 Refluxkrankheit

Definition

- gehäufter Rückfluss von Mageninhalt in den Ösophagus

Mögliche Ursachen

- primär: inkompetenter Verschlussmechanismus des unteren Ösophagussphinkters (Kardiainsuffizienz bei axialer Hiatushernie)
- sekundär: bei bekannter Ursache mit nachweisbaren anatomischen Veränderungen am gastroösophagealen Übergang (z. B. bei Sklerodermie oder nach Myotomie wegen einer Achalasie)
- begünstigende Faktoren (gilt v. a. für die primäre Form): Ernährung, Übergewicht, Alkohol, Kaffee, Nikotin, Stress, Schwangerschaft
- zur Bedeutung des Diaphragmas für den Verschlussmechanismus und den Einfluss des IAP hierauf s. S. 55 ff.

Klinik

- Sodbrennen, Dysphagie, Oberbauchschmerzen
- bei 5 – 10 % der Bevölkerung (ca. 10 % entwickeln eine Refluxösophagitis)

Therapieansatz

- s. Gallenblasendyskinesie (s. S. 394)

6.60 Schmerzsyndrom, femoropatellares

Definition

- Schmerzen im Patellofemoralgelenk aufgrund einer Dysbalance im patellofemoralen Gleitlager

Mögliche Ursachen

- Patelladysplasie, -instabilität oder -hochstand
- Insuffizienz des M. vastus medialis, Genu valgum, (pathologische) Tibiatorsion

Klinik

- retropatellarer Knieschmerz bei Belastung
- Krepitation, Zohlen-Zeichen positiv (Verschieben der Patella nach distal und anschließende aktive Rückführung bewirken charakteristisches Reiben aufgrund zerstörter Knorpelstrukturen)

Therapieansatz

- Normalisierung des M. quadriceps:
  - Triggerpunkte (s. S. 458) oder MET im Sinne einer PIR
  - Dehnungen (in der Behandlung, optional als Eigenübung)
- Normalisierung von Dysfunktionen des Kniegelenks (s. S. 337 ff.)
- Wirbelsäulensegmente:
  - Th 12 – L 2 (sympathische Versorgung der unteren Extremitäten; s. S. 250 ff. und S. 267 f.)
  - L 2 – L 4 (N. femoralis und N. obturatorius; s. S. 248 f. und S. 262 ff.)
- Dysfunktionen des Iliums (wegen einer möglichen absteigenden myofaszialen Kette):
  - Ilium anterior/posterior (s. S. 307 ff.)
- Fuß:
  - Talus (s. S. 359 ff.)
  - Calcaneus (s. S. 363 ff.)
- Ist das Beschwerdebild eingebettet in ein globales Problem mit Vorliegen eines erhöhten IAP, wird zudem eine Behandlung nach dem auf S. 165 vorgestellten Schema empfohlen.
- Bei klinischer Beteiligung des M. iliopsoas kann es über eine Flexion im Hüftgelenk zu einem Flexum im Knie kommen, wodurch die normale Kinematik des Gelenks gestört und der Anpressdruck erhöht werden könnte.

6.61 Schmerzsyndrom, myofasziales

Definition

- Schmerzen in einzelnen Muskeln oder Muskelgruppen

Mögliche Ursachen

- akute oder chronische Muskelüberbeanspruchung, Gelenkreizzustände (Arthrose, Arthritis), Trauma, degenerative oder entzündlich-rheumatische Erkrankungen, Krankheiten innerer Organe
- Kälte
- psychische Belastung

Klinik

- treten spontan oder bei Druck auf einen Triggerpunkt innerhalb eines Hartspanns auf, projizieren sich (z. T. pseudoradikulär) nach distal
- eventuell einhergehend mit Muskeltonuserhöhung, nicht aber mit sensiblen Ausfällen oder Reflexanomalien
- (häufige) Lokalisation (es können auch andere Bereiche betroffen sein): Nackenmuskulatur, Schulter- und Beckengürtel, Kaumuskeln

Therapieansatz

- Normalisierung des betroffenen Gelenks:
  - MET
  - Impulstechnik
- Normalisierung der betroffenen Muskulatur:
  - Triggerpunkte oder MET im Sinne einer PIR
  - Dehnungen (in der Behandlung, optional als Eigenübung)

> **Praxistipp** *Bei akuten Reizzuständen der Muskulatur sind eher den Flüssigkeitsstrom stimulierende Techniken als Dehnungen zu empfehlen.*

- Wirbelsäulensegmente:
  - Ursprungssegmente der nervösen Versorgung des Muskels
  - Ursprungssegmente der sympathischen Versorgung des Muskels/des Gelenks/der Region
- Ist das Beschwerdebild eingebettet in ein globales Problem mit Vorliegen eines erhöhten IAP, wird zudem eine Behandlung nach dem auf S. 165 vorgestellten Schema empfohlen.

6.62 Schwindel (Vertigo)

Definition

- Oberbegriff für subjektive Störungen der Orientierung des Körpers im Raum

Mögliche Ursachen

- Lagerungsschwindel, orthostatischer Schwindel
- organische Störungen: Labyrinthausfall, Vestibularisschädigung (Menière-Krankheit), Erkrankung des visuellen Systems (Amblyopie, Augenmuskellähmung) bzw. der somatosensiblen Nervenbahnen (Polyneuropathie, Rückenmarkserkrankungen)
- psychogen

Klinik

- Schwindel, Nystagmus, Gangstörungen
- eventuell Übelkeit und Erbrechen

Therapieansatz

Cave *Eine parietalosteopathische Therapie sollte erst nach Ausschluss organischer oder psychischer Ursachen erfolgen.*

- Wirbelsäulensegmente:
  - OAA-Bereich (parasympathische Versorgung; s. S. 261 f. und S. 275 ff.)
  - Th 1 – Th 4 (sympathische Versorgung Kopf; s. S. 255 ff. und S. 272) und die dazugehörigen Rippen (s. S. 277 ff.)
- Normalisierung des M. sternocleidomastoideus:
  - Triggerpunkt (kann Schwindelsymptomatik auslösen; **Abb. 9.6**, s. S. 448) oder MET im Sinne einer PIR
- obere Thoraxapertur:
  - Th 1 (s. o.)
  - 1. Rippe (s. S. 279 ff. und S. 284 f.)
  - Clavicula (s. S. 285 f.)
- Ist das Beschwerdebild eingebettet in ein globales Problem mit Vorliegen eines erhöhten IAP, wird zudem eine Behandlung nach dem auf S. 165 vorgestellten Schema mit Schwerpunkt auf der oberen Thoraxapertur (s. o.) empfohlen.

6.63 Sudeck-Syndrom

Definition

- Erkrankung einer Extremität, ohne definierte Nervenläsion nach z. T. relativ geringfügigem Trauma und ohne Bezug zum Innervationsgebiet eines Nervs

Mögliche Ursachen

- am häufigsten nach distaler Radiusfraktur (z. B. bei wiederholten Repositionsmanövern)
- durch einengende Gipsverbände

Klinik

- anhaltender schwer lokalisierbarer brennender Schmerz mit Störungen des vegetativen Nervensystems (Ödeme, Temperatur- und Schweißsekretionsstörung u. a.), der Sensibilität und der Motorik
- im weiteren Verlauf Knochenabbau, Ankylose und Funktionsverlust

Therapieansatz

- Wirbelsäulensegmente:
  - Th 2 – Th 8 (sympathische Versorgung; s. S. 251 ff. und S. 267 f.)
  - C 6 – Th 1 (Ursprungssegmente N. radialis, N. medianus, N. ulnaris; s. S. 255 ff. und S. 272)
- obere Thoraxapertur:
  - Th 1 (s. o.)
  - 1. Rippe (s. S. 279 ff. und S. 284 f.)
  - Clavicula (s. S. 285 ff.)
- Handgelenk:
  - je nach Stadium sanfte Mobilisationen der Karpalia (s. S. 198)
- Ist das Beschwerdebild eingebettet in ein globales Problem mit Vorliegen eines erhöhten IAP, wird zudem eine Behandlung nach dem auf S. 165 vorgestellten Schema empfohlen.

6.64 Supinationstrauma, Zustand nach

Definition

- gewaltsame Überdehnung des außenseitigen Halteapparats (Gelenkkapsel, Bänder, Sehnen und Knochen) des Sprunggelenks

Mögliche Ursachen

- gilt als die häufigste Sportverletzung, hohes Risiko v. a. bei Ballsportarten
- Fast immer betroffen (65 – 70 % der Fälle) ist das Lig. talofibulare anterius, am zweithäufigsten tritt eine kombinierte Verletzung (20 – 25 % der Fälle) dieses Ligaments und des Lig. calcaneofibulare auf.

Klinik

- Häufigkeit eines solchen Traumas: 1/10 000 Menschen/Tag
- empfohlene Sofortmaßnahmen (PECH-Regel): Pause, Eis, Kompression, Hochlagern
- bei 10 – 20 % der Patienten verbleibt eine Schmerzhaftigkeit und/oder eine Neigung zu Schwellungen im lateralen Fußwurzelbereich:
  - Funktionell kann es sich hierbei um eine Dysfunktion des OSG, des USG, der Fibula, des Os cuboideum zum Calcaneus und zum Os naviculare, des Os metatarsale V handeln.
  - In Erwägung gezogen werden sollten aber auch funktionelle Instabilität, intraossäre oder intraartikuläre Verletzungen sowie die Beteiligung einer spinalen Fazilitation (s. S. 437) mit gestörter Propriozeption und daraus resultierendem Teilverlust der motorischen Kontrolle sowie einer Veränderung des Austausches der Gewebeflüssigkeiten (Sympathikus).

Therapieansatz

- Behandlung (s. S. 366)
- Normalisierung:
  - von Dysfunktionen der oben genannten Knochen (s. S. 346 ff.)
  - der Membrana interossea („Fibulaschaukel“, s. S. 348 f.)
- Wirbelsäulensegmente:
  - Th 12 – L 2 (sympathische Versorgung der unteren Extremitäten; s. S. 250 ff. und S. 267 f.)
  - L 4/L 5 (N. ischiadicus; s. S. 248 f. und S. 262 ff.)

6.65 Tarsaltunnelsyndrom

Definition

- hinteres Tarsaltunnelsyndrom: Kompression des N. tibialis unter dem Retinaculum musculi flexorum
- vorderes Tarsaltunnelsyndrom: Kompression des N. fibularis (peronaeus) profundus unter dem Retinaculum extensorum am Fußrücken

Mögliche Ursachen

- tritt häufig nach traumatischen Schädigungen im OSG auf (z. B. Sprunggelenksfraktur, Supinationstrauma mit Distorsion)
- Durch Drucksteigerung (Ödem, Fehlstellung, Fehlbelastung) in der Verlaufsstrecke des Nervs kommt es zur Einklemmung des Nervs.
- Tenosynovitis, knöcherne Tumore, Ganglion des USG, Exostosen von Calcaneus und Talus oder Synostosen
- daneben idiopathische Formen, denen keine Ursache zugeordnet werden kann

Klinik

- hinteres Tarsaltunnelsyndrom: in die Ferse ausstrahlende Schmerzen im Bereich des Malleolus medialis, nächtliche Dysästhesie im Fußsohlenbereich, Paresen der Fußmuskulatur bei ausgeprägter Kompression, Druckschmerz im distalen Verlauf des N. tibialis, Hoffmann-Tinel-Zeichen bei mehr als der Hälfte der Patienten, verstärkte Beschwerden bei einer forcierten Eversion und Dorsalextension des Fußes
- vorderes Tarsaltunnelsyndrom: Schmerzen am Fußrücken, Verstärkung der Schmerzen durch Druck auf das Ligament

Therapieansatz

- Normalisierung von Dysfunktionen aller tarsalen Knochen mit Schwerpunkt Talus und Calcaneus (s. S. 359 ff.)
- Wirbelsäulensegmente:
  - Th 12 – L 2 (sympathische Versorgung der unteren Extremitäten; s. S. 250 ff. und S. 267 f.)
  - L 4/L 5 (N. ischiadicus; s. S. 248 f. und S. 262 ff.)
- Dysfunktionen des Beckens (mögliche absteigende myofasziale Kette):
  - Ilium (s. S. 307 ff.)
  - Symphyse pubis (s. S. 324 ff.)

6.66 Thoracic-outlet-Syndrom

Definition

- Oberbegriff für verschiedene neurovaskuläre Kompressionssyndrome im Bereich der oberen Thoraxapertur
- Form des Nervenkompressionssyndroms

Mögliche Ursachen

- Es gibt 3 mögliche Engpassstellen: die hintere Skalenuslücke, den Kostoklavikular- und den Korakopektoralraum.

Klinik

- möglich bei negativen Ausschlusstests der HWS (TOS-Test, s. S. 233)
- Formen: Skalenus-, Kostoklavikular- und Pectoralis-minor-Syndrom (Hyperabduktionssyndrom; s. Ursachen)
- Symptomatik: Parästhesien, Sensibilitätsstörungen, Schulter-Arm-Schmerzen, Paresen, Atrophien (der kleinen Handmuskeln) als Spätsymptomatik
- Thrombotische Auflagerungen in der A. subclavia oder in einer poststenotischen Erweiterung der Arterie können zur Embolisation in die peripheren Arterien führen.

Therapieansatz

- Wirbelsäulensegmente:
  - Th 2 – Th 8 (mechanisch und wegen der sympathischen Versorgung der oberen Extremitäten; s. S. 251 ff. und S. 267 ff.)
  - C 3 – Th 1 (Plexus cervicalis/brachialis; s. S. 255 ff. und S. 272)
- 1. – 8. Rippe (s. S. 277 ff.)
- Schultergürtel (s. S. 285 ff.):
  - ACG
  - SCG
  - Scapula
- obere Thoraxapertur:
  - Th 1 (s. o.)
  - 1. Rippe (s. S. 279 ff. und S. 284 f.)
  - Clavicula (s. S. 285 ff.)
- Normalisierung Muskulatur:
  - beim Skalenussyndrom: Mm. scaleni
  - beim Kostoklavikularsyndrom: M. subclavius, M. pectoralis major, M. sternocleidomastoideus, Mm. scaleni
  - beim Pectoralis-minor-Syndrom: M. pectoralis minor:

  - Triggerpunkte (s. S. 447 ff.) oder MET im Sinne einer PIR
  - Dehnungen (in der Behandlung, optional als Eigenübung)
- Ist das Beschwerdebild eingebettet in ein globales Problem mit Vorliegen eines erhöhten IAP, wird zudem eine Behandlung nach dem auf S. 165 vorgestellten Schema mit Schwerpunkt auf der oberen Thoraxapertur (s. o.) empfohlen.

6.67 Tibialis-anterior-Syndrom

Definition

- Muskelkompressionssyndrom innerhalb der Faszienloge mit Ischämie der prätibialen Muskulatur (Extensorengruppe) durch Kompression der A. tibialis anterior und Schädigung des N. tibialis
- zu den Kompartmentsyndromen gehörend

Mögliche Ursachen

- Kontusion oder Fraktur des Unterschenkels, Ödeme, Tumore, Komplikationen nach Operationen
- auch Überanstrengung (dann als funktionelles Tibialis-anterior-Syndrom bezeichnet)

Klinik

- macht etwa 75 % der Engpasssyndrome im unteren Beinbereich aus
- starke Schmerzen, typischerweise Schmerzprovokation durch körperliche Belastung (z. B. Treppensteigen), Bewegungsstörungen des Fußes und Schwäche der Muskeln bei Belastung, Lähmungen der Zehen oder des ganzen Fußes, im späteren Stadium Zehendeformationen

Therapieansatz

- Normalisierung:
  - von Dysfunktionen aller tarsalen Knochen mit Schwerpunkt Talus und Calcaneus (s. S. 359 ff.)
  - von Dysfunktionen im Kniegelenk (s. S. 337 ff.)
  - von Dysfunktionen der Fibula (s. S. 346 ff.)
  - Membrana interossea („Fibulaschaukel“, s. S. 348 f.)
  - der Unterschenkelmuskulatur:
    - Triggerpunkte (s. S. 460) oder MET im Sinne einer PIR

- Wirbelsäulensegmente:
  - Th 12 – L 2 (sympathische Versorgung der unteren Extremitäten; s. S. 250 ff. und S. 267 f.)
  - L 4/L 5 (N. ischiadicus; s. S. 248 f. und S. 262 ff.)
- Dysfunktionen des Beckens (mögliche absteigende/aufsteigende myofasziale Kette):
  - Ilium (s. S. 307 ff.)
  - Symphyse pubis (s. S. 324 ff.)

6.68 Ulkus, gastroduodenales

Definition

- zusammenfassende Bezeichnung für Ulcus ventriculi und Ulcus duodeni

Mögliche Ursachen

- Helicobacter pylori assoziiert: Keimbesiedlung bei Ulcus duodeni in 95 – 99 %, bei Ulcus ventriculi in 75 % der Fälle, Folge der chronischen Gastritis durch Helicobacter pylori mit Ungleichgewicht zwischen aggressiven und defensiven Schleimhautfaktoren
- akutes Stressulkus: Komplikation nach Polytrauma, Verbrennung oder Operation mit langer intensivmedizinischer Betreuung
- außerdem durch Einnahme von nicht steroidalen Antiphlogistika sowie durch Nikotinkonsum

Klinik

- Ulcus ventriculi: epigastrische Schmerzen, sowohl nüchtern als auch postprandial
- Ulcus duodeni: oft epigastrische oder periumbilikale Schmerzen, Nüchternschmerz
- weitere mögliche Symptome: Völlegefühl, Übelkeit, häufiges Aufstoßen, Gewichtsverlust
- asymptomatisch: in bis zu ⅓ der Fälle (insbesondere durch die Einnahme von NSAR induzierte Ulzera werden häufig erst durch eine Blutung klinisch auffällig)

Therapieansatz

- s. Gallenblasendyskinesie (s. S. 394)

6.69 Varikose der Beine (Krampfaderleiden)

Definition

- ausgedehnte Bildung von Varizen

Mögliche Ursachen

- primär (idiopathisch): meist konstitutionell bedingt als Folge einer allgemein angeborenen (familiären) Bindegewebeschwäche (manifestiert sich mit zunehmendem Alter häufiger), im Kindes- und Jugendalter häufig durch angeborene Venenklappeninsuffizienz bzw. -agenesie oder Gefäßfehlbildungen verursacht
- prädisponierende Faktoren: stehende Tätigkeit, Adipositas, Schwangerschaft
- sekundär: als Folge anderer Venenerkrankungen

Klinik

- Lokalisation: Venenhauptstämme, v. a. Vena saphena magna (sog. Stammvarikose), Nebenäste (sog. Seitenastvarikose), intra- und subkutane Venengeflechte (sog. Besenreiservarizen)
- Ausbildung oberflächlicher und tiefer Varizen mit Stauungserscheinungen (chronisch-venöse Insuffizienz)
- Dermatofasziosklerose, Ulcus cruris

Therapieansatz

- Venen gehören zum sog. Niederdrucksystem, in dem der Blutdruck (< 30 mmHg) v. a. vom Blutvolumen abhängt (s. S. 337). Die Druckverhältnisse in den Kavitäten scheinen einen großen Einfluss auf das venöse System zu haben.
- Normalisierung des Beckens:
  - Ilium (s. S. 307 ff.)
  - Sakrum (s. S. 317 ff.)
  - Symphyse pubis (s. S. 324 ff.)
  - Foramen obturatum (s. S. 335 f.)
  - Beckenboden (s. S. 336 f.)
- Wirbelsäulensegmente:
  - Th 12 – L 2/L 3 (sympathische Versorgung; s. S. 250 ff. und S. 267 f.)
- Ist das Beschwerdebild eingebettet in ein globales Problem mit Vorliegen eines erhöhten IAP, wird zudem eine Behandlung nach dem auf S. 165 vorgestellten Schema empfohlen.

Myofasziales System, Muskelketten und Triggerpunkte

Teil 4

7 Myofasziales System

Die Grundlagen für Einflüsse einer Region/eines Systems auf eine andere Region/ein anderes System finden sich in der Anatomie: Das myofasziales System besteht aus Faszien und Muskeln, das neurovaskuläre System aus Nerven und Gefäßen.

Im Grunde genommen lässt sich zu beiden Systemen sagen, dass es jeweils nur **ein** solches System gibt: „Although individual fascias are named distinctly according to their anatomic localization, they are all one tissue. They are one fascial unit, with no break in continuity from the head to toe and from the skin to the very depth of the being." [16] Diese Kontinuität der faszialen Umhüllungen von parietalen, viszeralen und kranialen anatomischen Strukturen ist Voraussetzung für die Übertragung von Spannungsveränderungen innerhalb des gesamten Körpers, unabhängig vom eigentlichen Ursprung des Problems.

Sie umhüllen Strukturen der Viszera, des Kraniums und des parietalen Systems gleichermaßen und fungieren als Mediatoren zwischen den Systemen. Ihre Aufgaben sind vielfältig, u. a. umscheiden sie neurovaskuläre Strukturen und bilden Durchtrittsstellen für diese. Störungen der Viszera und des Kraniums können folgendermaßen auf das parietale System – und umgekehrt – wirken:

- über ihre Afferenzen und dem Phänomen der spinalen Fazilitation
- über das fasziale System
- über die Druckverhältnisse in den Kavitäten (s. S. 55 ff.)

7.1 Afferenzen und spinale Fazilitation

Die **afferenten Fasern** können in groß- und kleinkalibrige Bahnen unterteilt werden.

Grundsätzlich dienen die schnell leitenden myelinisierten großkalibrigen Fasern der Propriozepsis. Ein Teil dieser Afferenzen wird spinal verschaltet, der andere Teil wird über aufsteigende Leitungsbahnen „höheren" Zentren zugeführt (u. a. Thalamus, Gyrus postcentralis). Diese Reize werden z. T. bewusst wahrgenommen (Gyrus postcentralis) oder führen zu automatisierten motorischen Reaktionen (über Verschaltungen im Dien-, Mesen- und Rhombenzephalon). Im Bereich der Verschaltungen konvergieren z. T. afferente Fasern unterschiedlichster Herkunft (Haut, Muskeln, Organe etc.) auf gemeinsame Neuronen. Das Segment bzw. das Gehirn sieht sich dadurch u. U. außerstande, den periferen Initiator des gesteigerten Inputs zu identifizieren. Hierdurch kann es zu einer Reaktion im gesamten Segment (Dermatom, Myotom, Sklerotom) kommen, die u. a. das Phänomen der Übertragung viszeraler Schmerzen in den Bewegungsapparat bewirkt.

Die kleinkalibrigen afferenten Fasern sind hingegen nicht oder nur dünn myelinisiert, leiten langsamer und übermitteln v. a. nozizeptive Informationen. Ihre Rezeptoren haben eine höhere Reizschwelle und werden bei drohender oder tatsächlich stattfindender Schädigung des Gewebes stimuliert: Schwache Stimulation interpretiert der Körper eher als grobe Berührung, starke Stimulation in Abhängigkeit von Erfahrungen, der Kultur und dem psychischen und emotionalen Zustand der Person subjektiv als Schmerz.

INFO *Die Aktivierung der Fasern dieses Systems löst eine neurogene Entzündungsreaktion aus und führt zum Freisetzen von Polypeptiden wie u. a. Histamin, Bradykinin, Substanz P, Somatostatin. Diese wirken entzündungsfördernd und stimulieren ihrerseits Nozizeptoren, wodurch das Entstehen eines Circulus vitiosus begünstigt wird.*

Im Rahmen einer **spinalen Fazilitation** kann die segmentale Antwort den primären Reiz in andere Regionen und Gewebe weiterleiten. Deren Funktion (und langfristig deren Struktur) kann hierdurch beeinträchtigt werden. Dies kann bereits bestehende Reize verstärken, wenn z. B. im Rahmen rheumatischer Erkrankungen das primär gereizte Gelenk über das Segment zu einer Veränderung der periartikulären Skelettmuskulatur und/oder der Gefäße führt, oder die Gewebe werden über die Aktivierung kleinkalibriger Fasern selbst zu einer Reiz- oder Schmerzquelle, wie folgende Ausführungen verdeutlichen.

Ein gesteigerter neuronaler Input durch nozizeptive Fasern (s. o.) in das Rückenmark kann anscheinend zu funktionellen Veränderungen im jeweiligen Rückenmarksegment führen, bestehend aus einer Sensibilisierung der Rückenmarksneuronen und einer gesteigerten Interneuronenaktivität. Hierdurch wird die Reizschwelle herabgesetzt, die Selektivität gegenüber Reizen verringert und das Segment kann leichter aktiviert werden, mit der Folge, dass Reize weitergeleitet werden, die normalerweise zurückgehalten würden.

Anfänglich werden diese Veränderungen aufrechterhalten durch den primären oder auch sekundären somatischen Input im betreffenden Segment. Je länger der Zustand der Fazilitation anhält, desto eher reagiert das betroffene Segment auch auf „entfernte“ Stimuli. Auch psychische/emotionale Zustände können zur Aktivierung bereits manifester Fazilitationen beitragen.

INFO *Es gibt Hinweise darauf, dass der Mechanismus der Fazilitation auch nach Wegfall des ursprünglichen Stimulus noch aktiv sein kann.*

Eine gesteigerte Interneuronenaktivität kann zu einer gesteigerten Aktivität der motorischen Neuronen im Bereich der Vorderhörner und der vegetativ-sympathischen Neuronen in den Seitenhörnern (C8–L2/L3) führen (**Abb. 7.1**). Die daraus resultierenden segmentalen Veränderungen können Auswirkungen haben auf:

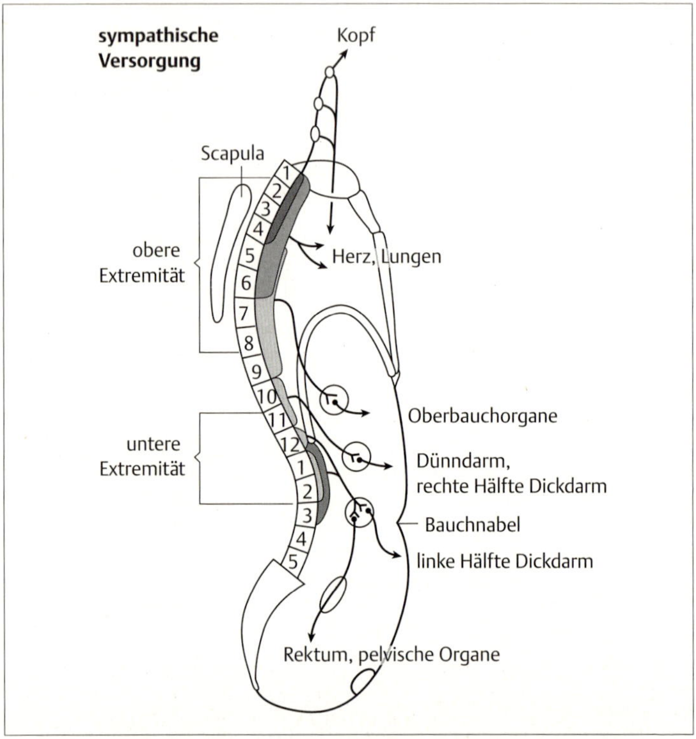

Abb. 7.1 Wirbelsäulensegemente und Zuordnungen (Übersicht). Die viszeralen Afferenzen werden in den gleichen Segmenten verschaltet, aus denen auch die sympathisch-efferente Versorgung kommt. Die Afferenzen haben wegen der fehlenden strikten Segmentierung innerhalb des Rückenmarks auch Verschaltungen zu darüber- und darunterliegenden Segmenten [nach 46] (Quelle s. Abbildungsnachweis).

- **Skelettmuskulatur**:
  - moduliert Funktionen der Muskelfasern wie den Metabolismus, den Ionentransport durch die Membran und die Kontraktionsfähigkeit [70]
  - könnte auf Dauer die Funktionsfähigkeit und die Struktur des Muskels (z. B. durch das Auftreten von Triggerpunkten, s. u.) beeinträchtigen
- **Viszera**:
  - verminderte Sekretion (Mukosa) und Motorik
  - Kontraktion der autonom versorgten Sphinkter

- **Gefäße** durch Veränderung der **Vasomotorik**:
  - Verschlechterung des arteriellen Blutzuflusses durch sympathisch bedingte Vasokonstriktion
  - in der Folge eine Verringerung der Zufuhr von Sauerstoff und Nährstoffen in das Interstitium sowie eine verschlechterte Drainage
- Daneben:
  - kommt es auch zu einer veränderten **Pilo- und Sudomotorik**
  - kann es durch einen lokal (segmental) oder global aktivierten Sympathikus zu **Veränderungen des Immunsystems** kommen: Daran beteiligt sind wahrscheinlich das in den Schleimhäuten lokalisierte MALT-Gewebe sowie eine Unterdrückung des Immunsystems als Folge der durch die Aktivierung der HHN-Stressachse (Hypothalamus-Hypophysen-Nebennierenrinde) freigesetzten Stressgene. Diese Achse hat Einfluss auf die Genese von stressbedingten Erkrankungen (u. a. Herz-Kreislauf-Erkrankungen) und deren Verlauf [1].

INFO *Durch den sog. „Lymphspasmus“ [11] kann eine größere Ansammlung von Flüssigkeit, Proteinen und Immunkomplexen verursacht werden, wobei die verminderte Resorption mit eventueller Ödembildung und Ansammlung metaboler Abfallprodukte einhergehen kann.*

7.2 Fasziales System

Faszien sind in der Lage, sich an mechanischen Stress zu adaptieren, und zeigen durch die dabei auftretenden Veränderungen in ihrer Funktion und Struktur lokale und regionale Störungen an. Störungen und Reizungen der Viszera können die umgebenden faszialen Gewebe stressen und unter Spannung bringen. Umgekehrt können Spannungen der umgebenden Faszien die Mobilität der Viszera beeinträchtigen. Solche Faszienspannungen können von „oben“ oder von „unten“ aus wirken. Von „oben“ (z. B. kranial) initiiert könnten Organe eine Tendenz in Richtung Exspirationsstand erfahren. Von „unten“ wirkende Spannungen könnten darüberliegende Regionen tendenziell in eine Inspirationsposition bringen. Dorsal erhöhte fasziale Spannungen des Rumpfes übertragen sich nach meiner Erfahrung bevorzugt auf den Hinterhauptbereich und die direkt angrenzenden Knochen, bei Patienten mit z. B. großen Festigkeiten im thorakalen/sternalen Bereich treten hingegen häufiger Festigkeiten im Stirn- und Gesichtsschädelbereich auf.

Störungen und Reizungen im myofaszialen System wie Verkrampfungen, Verkürzungen, Ungleichgewichte, Triggerpunkte etc. können u. a. auftreten, wenn Weichteilgewebe überbelastet werden (s. S. 463) bzw. wenn ein Missverhältnis zwischen Belastung und Belastbarkeit des Muskels vorliegt. Bei der Behandlung sollten beide Aspekte berücksichtigt werden: Was verringert die

Belastbarkeit/Funktion der jeweiligen Struktur (neurologisch, vaskulär, mechanisch, psychisch/emotional), und wo gibt es vielleicht Momente der mechanischen Überbelastung?

Die Zahl der Patienten mit Beschwerden im myofaszialen System ist groß. Allein 30 – 93 % der Patienten, die wegen einer Behandlung einen Arzt (unterschiedlichster Fachrichtung) aufsuchten, berichteten von myofaszialen Schmerzen [91]. Annähernd 44 Mio. Amerikaner haben Schätzungen zufolge myofasziale Schmerzen [91], in Deutschland gibt es 7 Mio. chronische Schmerzpatienten, 70 % von ihnen leiden an chronischem Muskelschmerz.

8 Muskelketten

Zur Ausführung harmonischer Bewegungsabläufe müssen Muskeln und Faszien in zusammenhängenden, funktionell ausgerichteten Ketten arbeiten. Hierzu wurden zahlreiche Modelle entwickelt, in denen Muskeln und ihre Faszien die Auslöser und/oder die Übermittler von Störungen repräsentieren.

Da zu dem Thema der myofaszialen Ketten wenig Einigkeit besteht und ihre Bedeutung und Anwendung sehr eng von dem herangezogenen Modell abhängen, soll im Rahmen dieser Checkliste auf eine vertiefende Darstellung verzichtet werden. Eine Übersicht hierzu ist u. a. in dem Werk von Richter und Hebgen [69] zu finden. Folgende Ausführungen sollen beispielhaft mögliche Zusammenhänge erläutern.

Basierend auf den beiden Bewegungsmustern von Sutherland (Flexion – Abduktion – Außenrotation/Extension – Adduktion – Innenrotation) sind **Flexions- und Extensionsketten** möglich (unilateral oder bilateral [69]). Mögliche Auslöser für eine dominante Kette sind in den Extremitäten, im Rumpf und in der Schädelbasis zu finden.

Einem weiteren Modell zufolge gibt es (für die lumbopelvische Region) lokale und globale Muskelsysteme [49]: Das **lokale System** dient zur Stabilisierung der Gelenke der Wirbelsäule und des Beckens als Vorbereitung auf oder als Antwort auf eine Zunahme externer Kräfte. Die Stabilisierung wird erzielt über eine Zunahme des IAP, eine gesteigerte Spannung der thorakodorsalen Faszien sowie eine gesteigerte artikuläre Starre/Festigkeit. Die beteiligten Muskeln arbeiten im optimalen Zustand antizipierend. So wird der M. transversus abdominis vor der Einleitung irgendeiner Bewegung der oberen oder unteren Gliedmaßen aktiviert [35].
Das **globale System** ist im Wesentlichen ein kombiniertes Schlingensystem (mit anterioren/posterioren und schrägen/geraden Schlingen) bestehend aus verschiedensten Muskeln, die allesamt Kräfte produzieren und z. T. an mehr als einer Schlinge teilnehmen. Die einzelnen Schlingen sind wiederum untereinander verbunden und überlappen sich, um bei der Übertragung von Kräften zu assistieren. Sie haben keinen Anfang und kein Ende und sind möglicherweise Teil eines vernetzten myofaszialen Systems. Eine spezielle Schlinge ist nur aufgrund der selektiven Aktivierung von Teilen der ganzen Schlinge zu identifizieren.

Meert [55] stellt ebenfalls Myofaszialketten vor und beschreibt **statische, gerade und gekreuzte Ketten**. Ferner wird funktionell noch unterschieden in offene und geschlossene kinematische Ketten.

Lederman [48] ist der Meinung, dass eine Muskelkontraktion ein Ereignis ist, das den ganzen Körper betrifft und das ständig von Moment zu Moment wechselt: Es sind **komplexe dreidimensionale Muster**, in denen Muskeln je nach Bedarf ihre Rolle vom Stabilisator zur Antriebsmaschine verändern können. Muskeln kontrahieren nicht in einzelnen Gruppen oder gar in Ketten, aber in Relation zueinander, sodass sich ihre Aktivität anatomisch gesehen ausbreitet.

Für mich persönlich ist das myofasziale System ein **reaktives System**. Es reagiert – mehr als dass es agiert – auf folgende Einflussfaktoren:

- statische Veränderungen
- kinematische Veränderungen (z. B. auf Bewegungen im Arbeits- und Sportsektor oder auf Bewegungsmangel)
- nervale Einflüsse (zentral/peripher), wobei die zentralen Einflüsse einen verhältnismäßig größeren und v. a. länger andauernden Effekt haben sollen [48]
- viszerale Einflüsse
- kraniale Einflüsse
- psychische und emotionale Einflüsse

INFO *Die Reaktivität des myofaszialen Systems ist dabei höchst individuell und variabel.*

9 Triggerpunkte

Muskeln können zum einen an der Entstehung einer Bewegungseinschränkung des Gelenks beteiligt sein, zum anderen können sie im Falle von Hypertonien oder Triggerpunkten selbst als Schmerzquelle fungieren. Triggerpunkte können Schmerzgeneratoren sein:

- primär:
  - nach Verletzungen
  - bei Überbelastungen (durch einseitige Haltungen/Belastungen in Sport oder Beruf)
  - statische Ungleichgewichte
- sekundär:
  - im Rahmen einer Sensibilisierung von Rückenmarksneuronen („spinale Fazilitation"), deren Ursprung i. d. R. eine verstärkte kleinkalibrige Afferenz ist aus (s. S. 437):
    - anderen Bereichen des Parietalen (z. B. ISG-Problematik = Plexus sacralis = Triggerpunkt im M. gastrocnemius)
    - den Viszera
    - dem Kranium

Merke *Triggerpunkte stellen in diesen Fällen zusätzliche Schmerzgeneratoren dar, d. h., sie können den Zustand der Sensibilisierung weiter anfeuern und tragen somit zur Aufrechterhaltung der bestehenden Reflexbögen bei.*

Darüber hinaus können Muskeln mechanisch zur Entstehung einer degenerativen Veränderung des Gelenks beitragen. Wobei sicherlich auch biologische Faktoren wie die Vaskularisation berücksichtigt werden sollten.

9.1 Behandlung von Triggerpunkten

Üblich ist eine Einteilung in aktive und latente Triggerpunkte, wobei die Übergänge fließend sein können:

- aktive: können ständige Schmerzen (auch in Ruhe) oder Steifheit verursachen
- latente: reagieren nur auf Druck

9.1.1 Charakteristische Eigenschaften von Triggerpunkten

- gut tastbare lokale Verhärtung in der Muskulatur
- fühlen sich wie ein „straffes Band" innerhalb des Muskels an
- reagieren stark mit Druckschmerz

- können bei der Druckpalpation Ausstrahlungen in lokalisierbare und charakteristische Referenzzonen auslösen
- Der Fingerdruck ruft häufig folgende Reaktionen hervor:
  - eine unwillkürliche Ausweichbewegung des Patienten
  - ein lokales Zucken des Muskels
- Der betroffene Muskel reagiert auf aktive oder passive Verlängerung mit Schmerz, z. B. bei einer Dehnübung.

9.1.2 Vorgehen bei der Palpation nach Triggerpunkten

- flache Palpation bei oberflächlichen Muskeln
- Druckpalpation bei tiefer liegenden Muskeln
- Zangengriff bei Muskeln, die man zwischen 2 Fingern fassen kann

Es sollte allerdings nicht nur der Triggerpunkt/der Muskel behandelt werden, sondern auch die Ursache für die pathologisch aktive neuronale Schleife. Die meisten Experten sind der Meinung, dass eine angemessene Behandlung der Triggerpunkte sich auf die Wiederherstellung der normalen Muskellänge und der korrekten biomechanischen Ausrichtung der myofaszialen Elemente richten sollte, gefolgt von einem Übungsprogramm bestehend aus Kräftigungs- und Dehnungsübungen [91]. Chronischer myofaszialer Schmerz ist i. d. R. ein Produkt sowohl physischer als auch psychosozialer Einflüsse, die die Konvaleszenz erschweren.

9.1.3 Behandlungsformen

- mechanisch:
  - Kompression
    - manuellen Druck aufrechterhalten, bis der zu behandelnde Punkt nicht mehr schmerzt
    - sollte gut verträglich sein für den Patienten
  - PIR
  - Friktion
- thermisch: Wärme- oder Kälteanwendungen
- Kombination mechanischer und thermischer Behandlungsformen u. a. als Stretch-and-Spray-Technik
- chemisch: z. B. Infiltration mit Lokalanästhetikum
- elektrisch: TENS
- andere: Triggerpunkt-Akupunktur

9.2 Spezifische Triggerpunkte des Körpers

In dieser Checkliste können nicht alle Triggerpunkte des Körpers beschrieben werden. An dieser Stelle werden die in den Indikationen genannten Triggerpunkte dargestellt (s. S. 368 ff.). Für eine ausführliche Beschreibung der Lage, der Schmerzausstrahlung und möglichen Assoziationen zu inneren Organe wird an dieser Stelle auf geeignete Lehrbücher verwiesen [69, 87].

9.2.1 Kopf

- Kiefergelenkmuskulatur:
  - Mm. masseter und temporalis: **Abb. 9.1**
  - Mm. pterygoideus medialis: **Abb. 9.2**
- obere Zungenbeinmuskulatur:
  - M. digastricus: **Abb. 9.3**

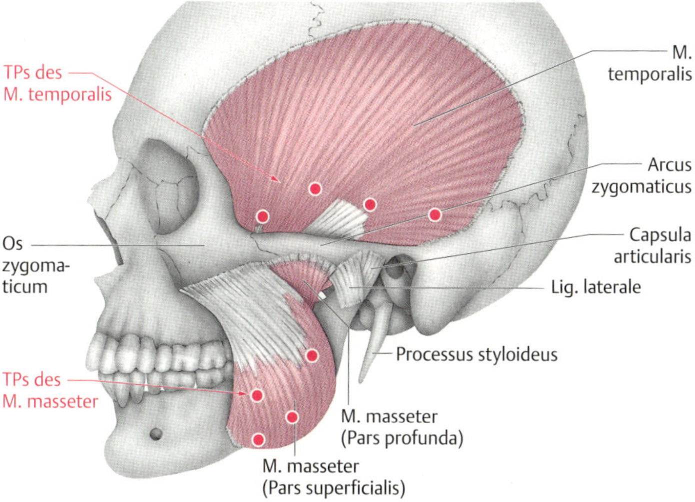

Abb. 9.1 Mm. masseter und temporalis (Quelle s. Abbildungsnachweis).

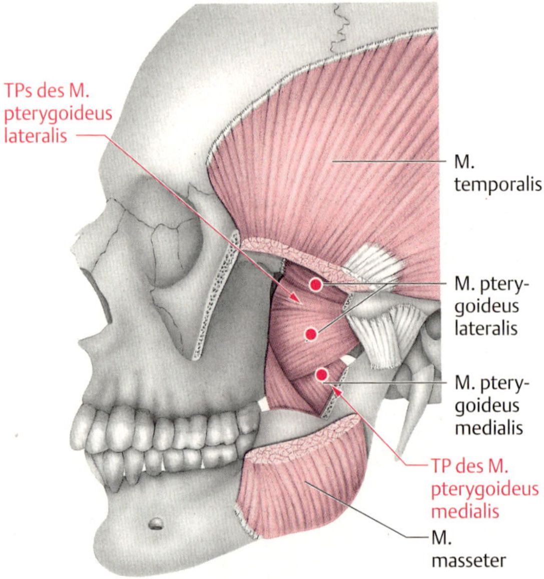

Abb. 9.2 Mm. pterygoideus medialis (Quelle s. Abbildungsnachweis).

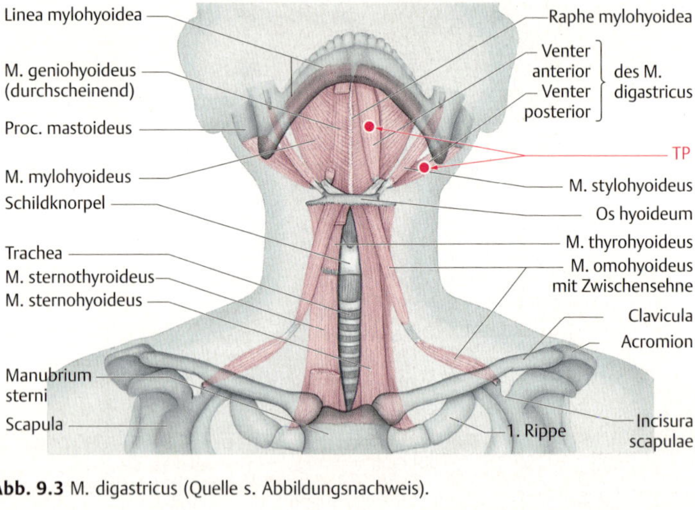

Abb. 9.3 M. digastricus (Quelle s. Abbildungsnachweis).

9.2.2 Hals- und Nackenbereich

- Halsmuskulatur:
  - Mm. scaleni: **Abb. 9.4**

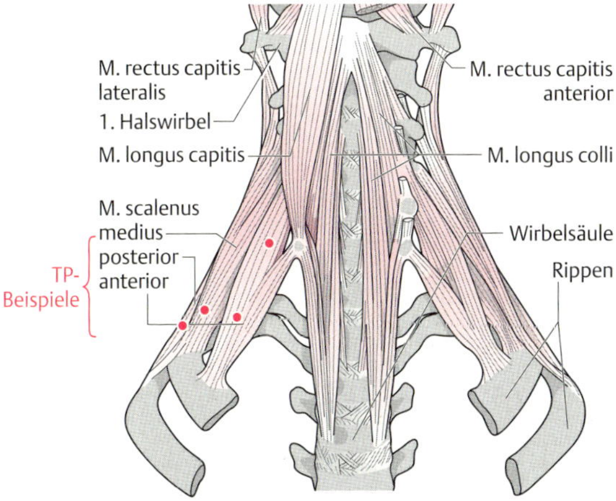

Abb. 9.4 Mm. scaleni (Quelle s. Abbildungsnachweis).

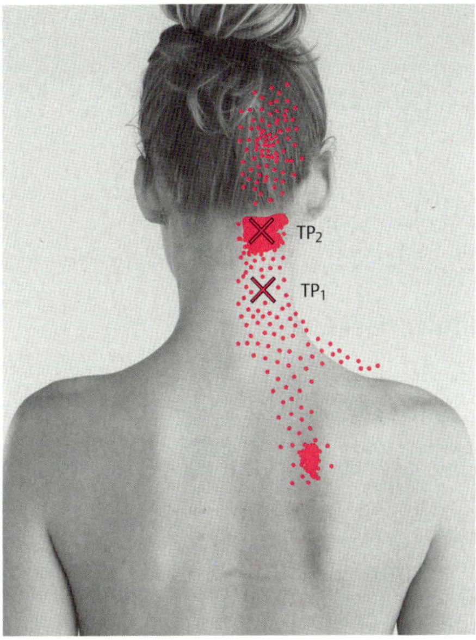

Abb. 9.5 M. semispinalis capitis und cervicis, Mm. multifidi (Quelle s. Abbildungsnachweis).

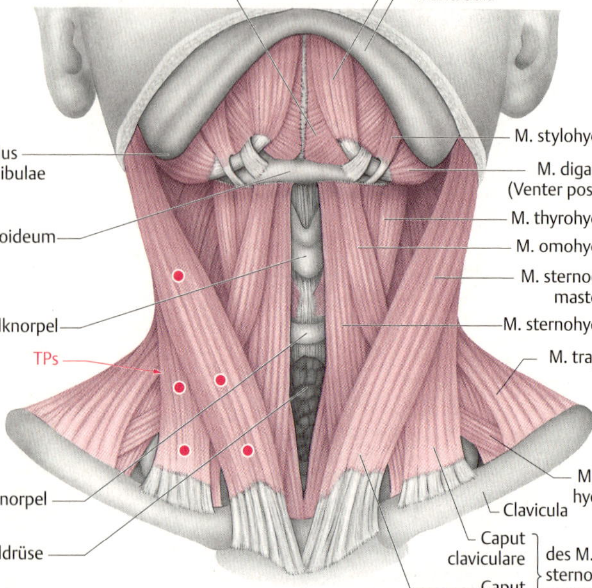

Abb. 9.6 M. sternocleidomastoideus (Quelle s. Abbildungsnachweis).

- Nackenmuskulatur:
  - M. semispinalis capitis und cervicis, Mm. multifidii: **Abb. 9.5**
  - M. sternocleidomastoideus: **Abb. 9.6**

9.2.3 Brust- und Schulterbereich

- ventral:
  - M. deltoideus: **Abb. 9.7**
  - Mm. pectoralis major, minor und subclavius: **Abb. 9.8**

Praxistipp *Die Behandlung des „Herz-Triggerpunkts", der rechts vom M. pectoralis major liegt, kann sich positiv auf episodisch auftretende Arrhythmien auswirken. Die übertragenen Schmerzen der Triggerpunkte im linken Muskel können denen einer kardialen Symptomatik ähneln.*

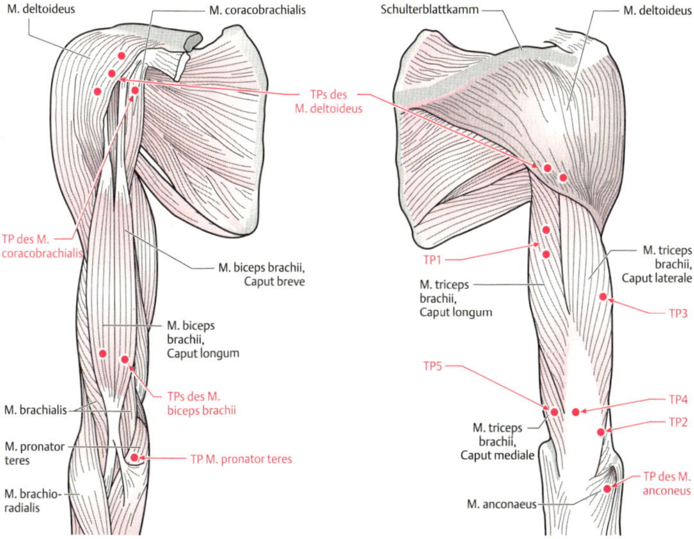

Abb. 9.7 M. deltoideus (Quelle s. Abbildungsnachweis).

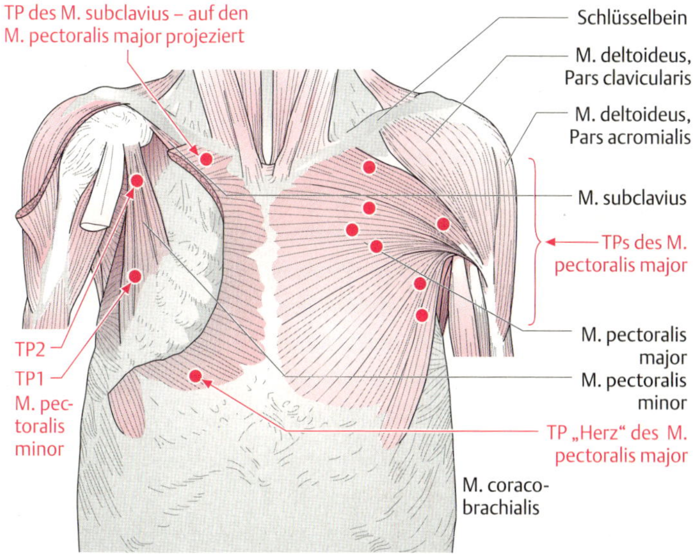

Abb. 9.8 Mm. pectoralis major, minor und subclavius (Quelle s. Abbildungsnachweis).

- dorsal:
  - M. serratus anterior: **Abb. 9.9**
  - Mm. supraspinatus und infraspinatus: **Abb. 9.10**
  - Mm. teres major und minor: **Abb. 9.11**

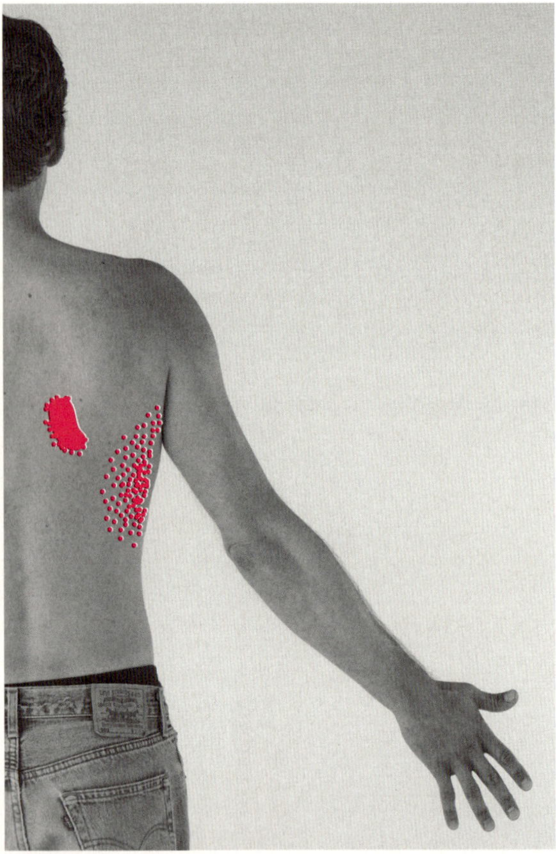

Abb. 9.9 M. serratus anterior (Quelle s. Abbildungsnachweis).

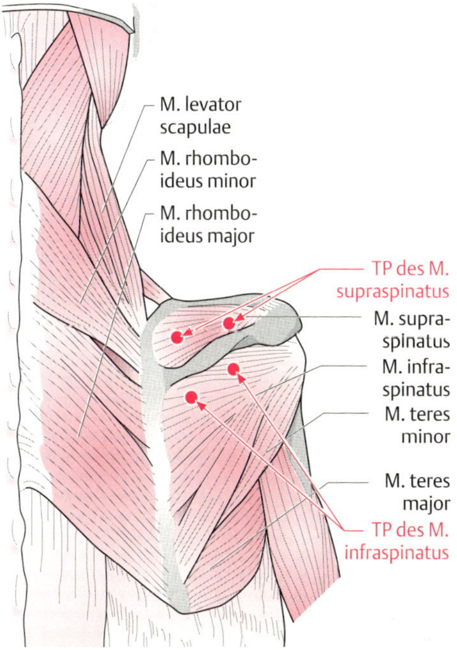

Abb. 9.10 Mm. supraspinatus und infraspinatus (Quelle s. Abbildungsnachweis).

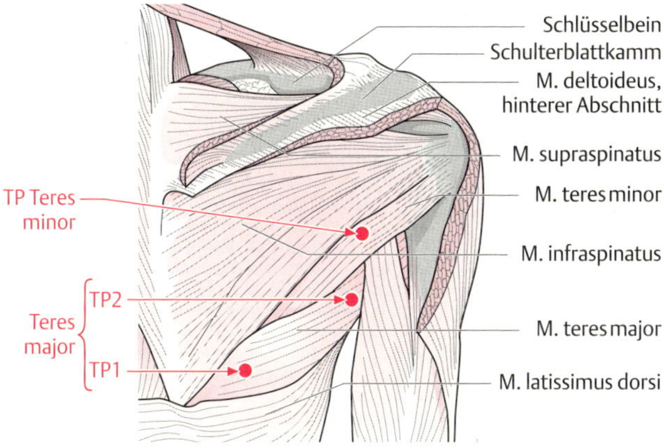

Abb. 9.11 Mm. teres major und minor (Quelle s. Abbildungsnachweis).

9.2.4 Unterer Rumpfbereich

- Beckenmuskulatur:
  - M. iliopsoas: **Abb. 9.12**
  - M. piriformis: **Abb. 9.13**
- Glutealmuskulatur:
  - Mm. gluteus maximus und medius: **Abb. 9.14**
  - M. quadratus lumborum: **Abb. 9.15**

INFO *Die tiefen Triggerpunkte liegen in direkter Nähe zu den Querfortsätzen L 3 – L 5 (**Abb. 9.15**), die oberflächlichen Triggerpunkte befinden sich weiter lateral (unterhalb der 12. Rippe und oberhalb des Beckenkamms).*

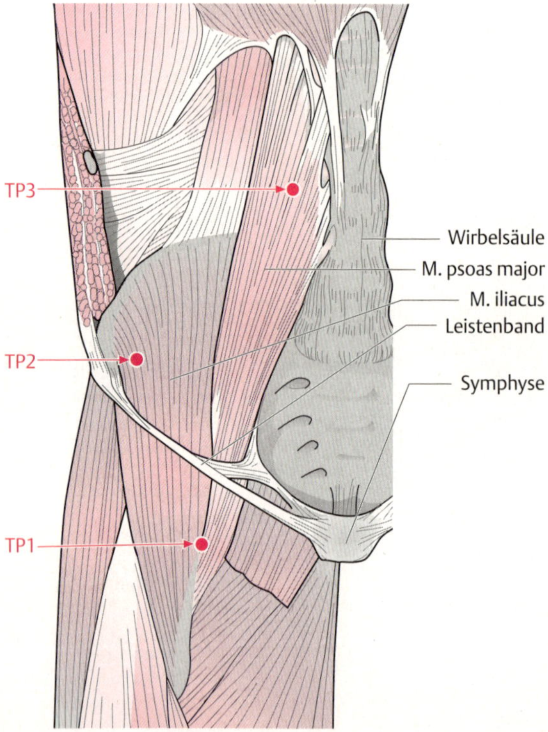

Abb. 9.12 M. iliopsoas (Quelle s. Abbildungsnachweis).

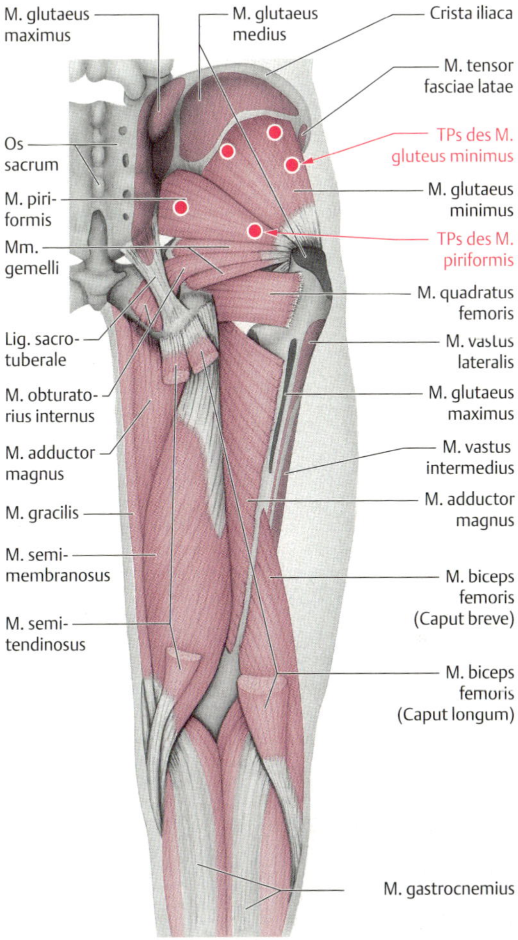

Abb. 9.13 Mm. gluteus minimus und piriformis (Quelle s. Abbildungsnachweis).

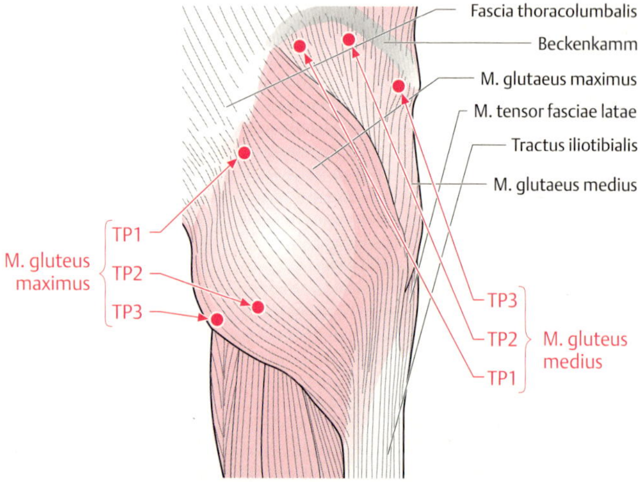

Abb. 9.14 Mm. gluteus maximus und medius (Quelle s. Abbildungsnachweis).

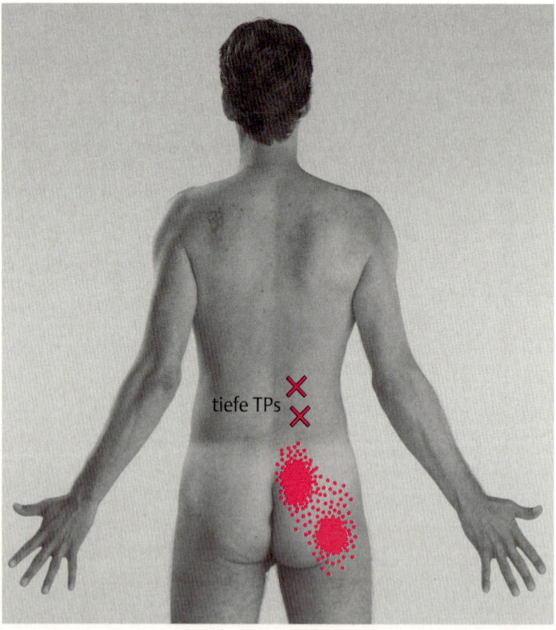

Abb. 9.15 M. quadratus lumborum (Quelle s. Abbildungsnachweis).

9.2.5 Obere Extremitäten

- Unterarmmuskulatur:
  - Extensoren: **Abb. 9.16**
  - Flexoren: **Abb. 9.17**
  - M. pronator teres: **Abb. 9.18**

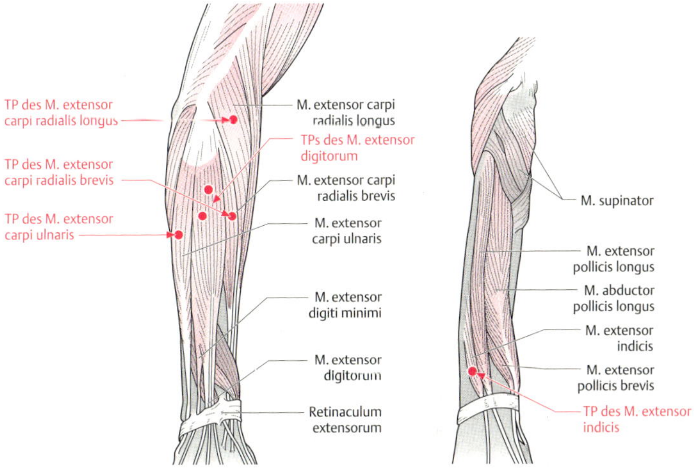

Abb. 9.16 Extensoren (Quelle s. Abbildungsnachweis).

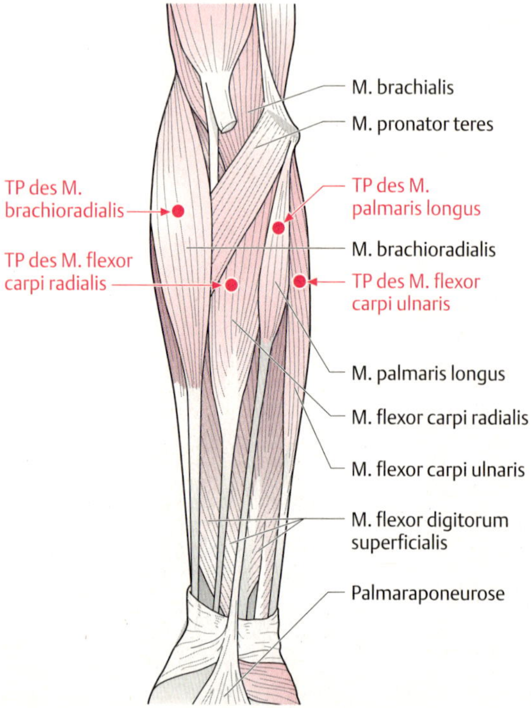

Abb. 9.17 Flexoren (Quelle s. Abbildungsnachweis).

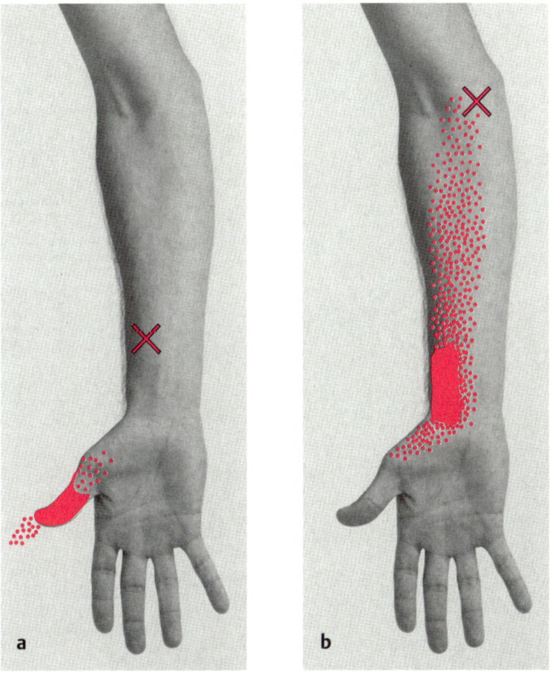

Abb. 9.18 M. pronator teres (Quelle s. Abbildungsnachweis).

9.2.6 Untere Extremitäten

- Oberschenkelmuskulatur:
  - Adduktoren: **Abb. 9.19**, **Abb. 9.20**
  - M. quadriceps: **Abb. 9.19**
- Unterschenkelmuskulatur:
  - ventral: Mm. tibialis anterior, fibularis (peronaeus) longus/brevis: **Abb. 9.21**
  - dorsal:
    - ischiokrurale Muskulatur: **Abb. 9.22**
    - Triceps surae (Mm. gastrocnemius, soleus und plantaris): **Abb. 9.23**

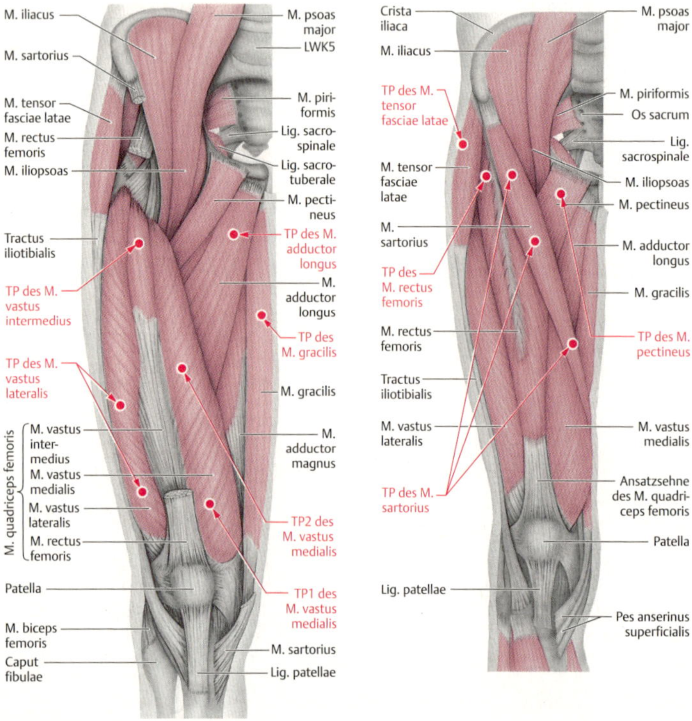

Abb. 9.19 Adduktoren Teil 1 (Quelle s. Abbildungsnachweis).

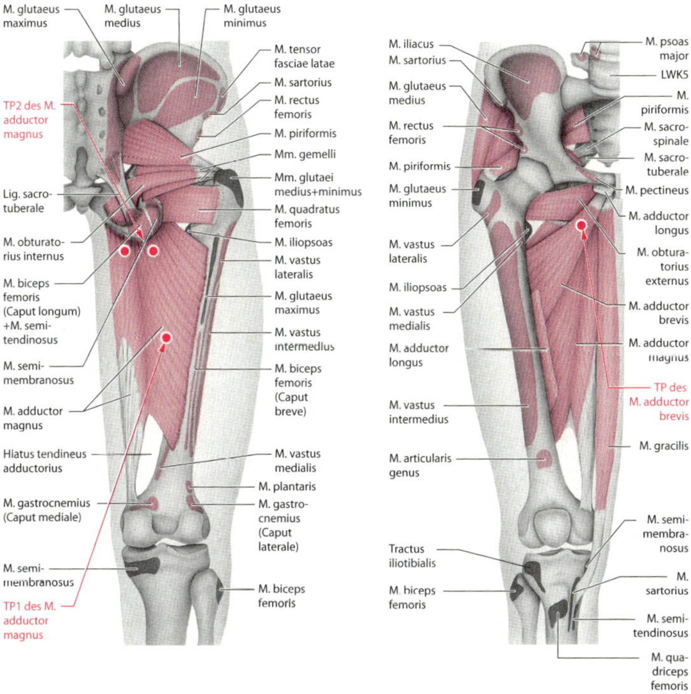

Abb. 9.20 Adduktoren Teil 2 (Quelle s. Abbildungsnachweis).

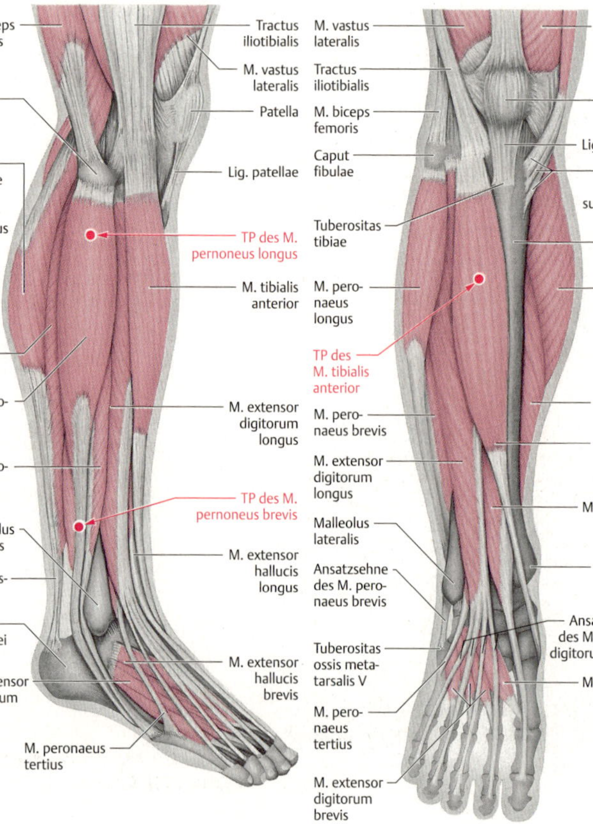

Abb. 9.21 Ventrale Unterschenkelmuskulatur (Quelle s. Abbildungsnachweis).

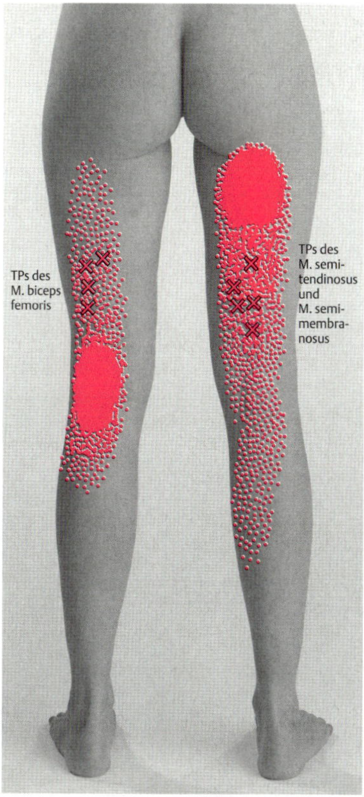

Abb. 9.22 Ischiokrurale Muskulatur (Quelle s. Abbildungsnachweis).

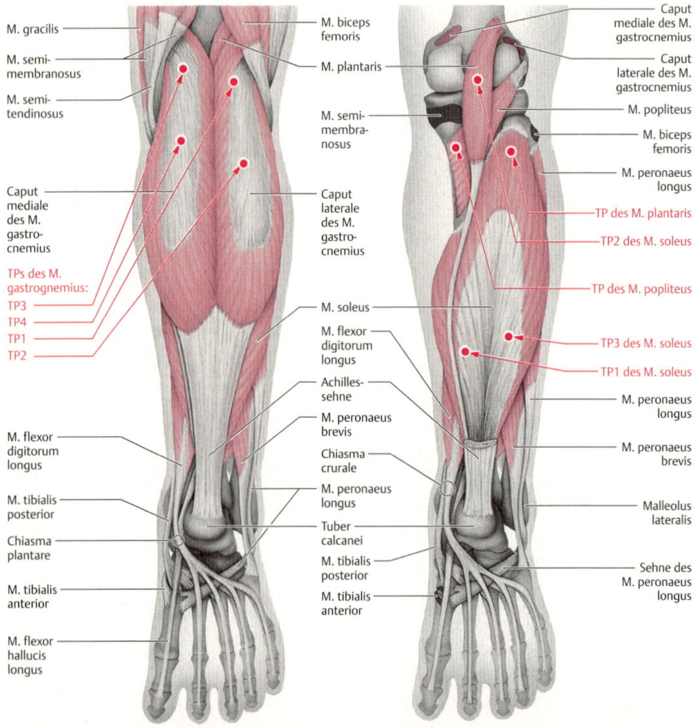

Abb. 9.23 Dorsale Unterschenkelmuskulatur (Quelle s. Abbildungsnachweis).

10 Physiologische Hintergründe myofaszialer Dysfunktionen und Behandlungsansätze

Dieser Teil der Checkliste soll Hintergrundwissen zu den möglicherweise stattfindenden Wirkungsweisen der angewandten Techniken vermitteln. Ausgangspunkt ist das Vorliegen einer myofaszialen Dysfunktion, deren Entstehungsursache im parietalen, viszeralen und kranialen oder in mehreren dieser Bereiche liegen kann.

10.1 Physiologie regenerativer Prozesse

Zu den sog. Weichteilen („soft tissues") gehören Muskeln, Faszien, Ligamente, Sehnen, Gelenkkapseln, Gelenkoberflächen sowie die Haut. Bei Verletzungen der Weichteile kommt es zu folgenden Reparaturprozessen. Die Übergänge zwischen den einzelnen Phasen sind fließend. Die genannten Zeitintervalle sind relativ, es können deutliche Verschiebungen vorkommen.

10.1.1 Entzündungsphase

- vaskuläre Phase (1. – 2. Tag):
  - Füllen der Wundlücken durch Austritt von Blut und Gewebewasser
  - Stoppen des Blutaustritts durch Vasokonstriktion und Blutgerinnung
- zelluläre Phase (2. – 6. Tag):
  - akute Entzündungszeichen wie Rötung, Überwärmung, Schwellung, Schmerz und eingeschränkte Funktion
  - Phagozytose von abgestorbenem Gewebe und Keimen durch Makrophagen und Leukozyten
- immunologische Funktion:
  - Verhindern des Eindringens von Bakterien
  - Entfernen ihrer Rückstände aus dem Gewebe
- strukturelle Funktion:
  - Kollagensynthese durch einwandernde Fibroblasten (nach 2 Tagen)
  - Bildung erster Adhäsionen mit geringer mechanischer Festigkeit

10.1.2 Regenerationsphase

- Abklingen der Entzündungszeichen (5. – 14. Tag)
- Zunahme der Anzahl der Fibroblasten und Myofibroblasten (Narbenkontraktion), dabei hängt die Funktion der Fibroblasten vom extrazellulären Umfeld und von der mechanischen Stimulation des direkten Umfelds ab
- provisorisches Füllen der Wunde durch das entstandene Gewebe, dadurch Schrumpfen der Wunde (etwa 2 mm täglich)
- Zunahme der Zugfestigkeit

10.1.3 Remodellierungsphase

Praxistipp *Die Remodellierung kann besonders in der frühen Phase beeinträchtigt werden: Das Gewebe ist dann sozusagen „biegsamer" als nach mehreren Monaten. Daher ist ein frühes therapeutisches Eingreifen sinnvoll, spätere Veränderungen sind schwieriger herbeizuführen.*

- Konsolidierungsphase (ab 14. bis etwa 60. Tag):
  - Vernetzung der Kollagenfasern
  - Zunahme der Stabilität
- Organisations-/Reifungsphase (60. Tag bis 1 Jahr):
  - langsame Abnahme der gesteigerten Kollagensynthese
  - Verschwinden der Myofibroblasten (Ende der Kontraktion der Narbe)
  - Fibroblasten weiterhin aktiv

Bei einem optimalen Verlauf der Reparatur ist das Gewebe spätestens nach 1 Jahr wiederhergestellt. Bei klinischen Symptomen wie einer (zu) langen Reizung, nicht abklingenden Schmerzen und/oder Bewegungseinschränkungen kann ein therapeutisches Eingreifen die Reparatur positiv unterstützen. Je nach Phase des Reparaturprozesses sind unterschiedliche Techniken indiziert.

INFO *Grundsätzlich spielt Bewegung (aktiv und passiv) eine wichtige Rolle bei den Reparaturprozessen und für die Gesundheit des Gewebes: Bewegung gibt den Kollagenablagerungen eine Richtung, hält eine Balance zwischen den Bestandteilen des Gewebes aufrecht, unterstützt die normale vaskuläre Regeneration und reduziert die exzessive Bildung von Cross-Links und Verklebungen.*

10.2 Therapeutische Interventionsmöglichkeiten

Beim Patienten, der sich mit Beschwerden in der Praxis vorstellt, befindet sich das Gewebe entweder in einem Prozess der **Wiederherstellung** (verrenktes Gelenk mit Schwellung, verletzter/gezerrter Muskel) oder in einem Prozess der **Adaptation** (z. B. bei chronischen Bewegungseinschränkungen) oder in beiden Prozessen („frozen shoulder"). Beide Prozesse sind multidimensional, sie finden primär im symptomatischen Gewebe statt und haben die Potenz sich sekundär ausweiten zu können [48]. Folgende Darstellung erfolgt in Anlehnung an Lederman [48].

10.2.1 Gewebedimension

Laufen die Prozesse auf der Gewebeebene ab, kann therapeutisch auf folgende physiologische Prozesse Einfluss genommen werden [48]:

- Reparatur:
  - Regeneration und Umbau finden als Reaktion auf mechanische Stimulationen statt.
- Flüssigkeitsbewegungen und -austausch:
  - Die Reparatur (genauso wie die Funktionsfähigkeit und der Gesundheitszustand) von Gewebe ist stark abhängig von der vaskulären und lymphatischen Versorgung.
  - Sie spielen eine Rolle in der Schmerzproduktion durch Reduzierung von inflammatorischen Nebenprodukten und Ödemen.
  - Während der Wiederherstellungsphase besteht eine vergrößerte metabolische Nachfrage.
- Adaptationen (im Sinne von Verklebungen und Verkürzungen):
  - Diese findet man im Rahmen muskuloskelettaler Verletzungen, Störungen des ZNS (Schlaganfall) oder bei langzeitigen Anpassungen bei Haltungsabweichungen.
  - Sie sind ein wichtiger Bestandteil der Reparatur und werden von der mechanischen Umgebung des Gewebes beeinflusst:
    - Die Fibroblasten und Muskelzellen (Myozyten) reagieren auf mechanische Stimulation mit Veränderungen ihrer Aktivität.
    - Der diesen Vorgängen zugrunde liegende Mechanismus ist wahrscheinlich die sog. Mechanotransduktion, ein Prozess bei dem mechanische Signale in biochemische Signale umgewandelt werden.

Techniken zur Unterstützung

- der Reparatur:
  - adäquate mechanische Stimulation des geschädigten Gewebes: Kompressionen, aber keine Dehnungen
  - dynamische/zyklische Bewegungen: aktiv oder passiv möglich, innerhalb der neutralen (der Abschnitt, in dem der reaktive Widerstand des Gewebes minimal ist) oder der frühen elastischen Zone, schmerzfrei
  - wiederholend
- des Flüssigkeitsstroms:
  - intermittierende rhythmische Kompression
  - wiederholt (bis zu 15 min)
  - mit einer adäquaten Kompression:
    - leicht für oberflächliches Gewebe
    - kräftiger für tieferliegendes Gewebe
  - pumpartige Techniken und Bewegungen: u. a. Lymphdrainage, MET

> **Praxistipp** *Die MET der Wirbelsäule können im Falle einer Radikulopathie (mit lokalen Ödembildungen und Stasen) als Pumptechniken (über mehrere Minuten) ausgeführt werden. Dabei liegt der Fokus nicht auf einer Vergrößerung des Bewegungsausmaßes, sondern auf einem verbesserten lokalen Metabolismus.*

  - im schmerzfreien Bereich
  - Indikationen: Entzündungen, ischämische Zustände (z. B. bandscheibenbedingte Nervenwurzelreizungen, s. S. 373 f.; Karpaltunnelsyndrom, s. S. 403 f.), Stauungen (lymphatisch z. B. nach Mammaablatio oder venös, s. S. 408 f.)
- der mechanischen Adaptationen im obigen Sinne (Verkürzungen) – Dehnungen:
  - Unter Berücksichtigung der Kraft: Beim Andauern der Dehnung muss nach einiger Zeit weniger Kraft aufgewendet werden, um die Dehnung aufrechtzuerhalten.
  - Unter Berücksichtigung der Zeit: Dabei sollte man dem Gewebe genügend Zeit zur Deformation geben (Kriechverhalten als viskoelastische Eigenschaft von Weichteilen berücksichtigen). Bei konstant gehaltener Dehnungskraft wird sich das Gewebe langsam verlängern lassen.
  - Wiederholungen von Dehnungen führen zu einem größeren Bewegungsumfang, hieran beteiltigt ist eine scheinbar gesteigerte Dehnungstoleranz, die sich nach wiederholtem Dehnen einstellt.
  - Sie können passiv (MET) oder aktiv (PIR) durchgeführt werden.
  - Die Wirkungen von Dehnungen sind vorübergehend: Um den Längengewinn zu erhalten, sind über die Therapie hinausgehende (Eigen)Dehnungsprogramme und Aktivitäten notwendig.

Gewebezustand

Dabei kann der Zustand des Gewebes eingeteilt werden in (eher) „weich“ oder „fest“:

- weicher Gewebezustand:
  - zu finden bei Entzündungen, Schwellungen, Ödemen und gestörtem Flüssigkeitsstrom

Praxistipp *Die klinisch zu beobachtende Bewegungseinschränkung in dieser Phase wird durch diese Faktoren und nicht so sehr durch Verkürzungen des Gewebes verursacht: Der Patient fühlt sich zwar steif, aber es liegen keine Verkürzungen vor.*

  - Ziel der Behandlung: primär ein verbesserter Flüssigkeitsstrom
  - Techniken (s. o.)
- fester Gewebezustand:
  - eher bei längerfristigen Veränderungen
  - v. a. im Zusammenhang mit verringerten Dehnungsfähigkeiten und Bewegungsausmaßen aufgrund struktureller Veränderungen
  - Techniken (s. o.)

Praxistipp *Stehen muskuläre Festigkeiten im Vordergrund, sind Dehnungen des Gewebes einer manipulativen Impulstechnik (s. S. 244 ff.) vorzuziehen bzw. mit einer solchen Technik zu kombinieren.*

Störungen des Flüssigkeitsaustausches

Manuell/mechanisch kann mit Techniken für den Flüssigkeitsstrom v. a. der extrazelluläre Flüssigkeitsraum (Interstitium) des Bindegewebes beeinflusst werden. Flüssigkeiten bewegen sich im extrazellulären Flüssigkeitsraum Druckgradienten folgend unterstützt von mechanischen Kräften (hydrokinetischer Transport) und sind empfänglich für mechanische Stimulationen. Mechanische Restriktionen im myofaszialen Gewebe können diesen Transport behindern.

Der extrazelluläre Flüssigkeitsraum ist der Ort, in dem sich viele Entzündungsreaktionen abspielen. Diese sind – neben ischämischen Zuständen – die häufigste Ursache für Schmerzen:

- Das Ödem erhöht den Gewebedruck und aktiviert so Schmerzrezeptoren.
- Zellen setzen entzündungsfördernde Mediatoren frei, die u. a. den Schmerzschwellenwert herabsetzen.
- Die lokal steigende Temperatur wirkt exzitatorisch in Bezug auf Schmerzrezeptoren.

Der Großteil der Flüssigkeitsbewegungen im Körper geschieht durch „hydrokinetischen Transport". Dieser benötigt externe Energie, die erzeugt wird durch folgende Mechanismen:

- Herz- und Gefäßpulsationen
- respiratorische Pumpe
- Bewegung
- Muskelpumpe

Praxistipp *Um die respiratorische Pumpe zu unterstützen, sind neben der Durchführung lokaler Techniken unbedingt Diaphragma, Thorax, Abdomen, Befestigungen des Zwerchfells und Beckenboden mit zu behandeln (s. S. 165).*

Die Muskelpumpe weist mechanische Eigenschaften auf und kann mechanisch manuell stimuliert werden: Der Wechsel von Kompression und Dekompression sorgt dabei für die notwendigen Veränderungen des Lumens und unterstützt v. a. die Tätigkeit der initialen Lymphgefäße (Lymphkapillaren) im Interstitium. Die Lymphgefäße und die Lymphsammelstämme besitzen glatte Muskelzellen und reagieren weniger auf manuelle Stimulationen als auf den Einfluss der thorakalen Pumpe.

Praxistipp *Eine Verbesserung der Flüssigkeitsbewegungen und des -austausches trägt zu einer optimalen Reparatur bei und wirkt schmerzlindernd.*

Muskeldehnung

Man kann zwischen passiven und aktiven Dehnungen unterscheiden:

- passive Dehnungen (s. S. 153):
  - statisch
  - langsame Durchführung
- aktive Dehnungen (MET, s. S. 241 ff.):
  - Die Muskelkontraktion des Patienten liefert einen Teil der Dehnungskraft.
  - In einer bereits gedehnten Position kommt es während der Kontraktion
    - zu einer Dehnung der seriell elastischen Komponenten des Muskels: den longitudinalen Elementen der Muskelfasern und den Sehnen (z. T. wird bei Muskeldehnungen empfohlen, die Kontraktion mindestens 15 Sekunden aufrechtzuerhalten),
    - zu einer Annäherung der parallel elastischen Komponenten: Epi-, Peri- und Endomysium und das Sarkolemm.
  - Während der Entspannungsphase, in der die neue motorische Barriere eingestellt wird, kommt es zu einer Dehnung aller myofaszialen Anteile.

10.2.2 Psychologische und psychophysiologische Dimension

Zum Schluss noch einige Gedanken zu Effekten in der psychischen und psychophysiologischen Dimension: „Every emotion is associated with a motion" [48]. Die Reaktionen des Körpers auf eine therapeutische Berührung können über folgende Wege laufen:

- das motorische System: der Teil des Nervensystems, der die Aktivität der Skelettmuskulatur kontrolliert und organisiert im Rahmen von Bewegung, Statik/Haltung, Verhalten und Ausdruck
- das autonome System: Sympathikus und Parasympathikus
- das neuroendokrine System: HHN-Achse (Stressachse [1])

Veränderungen der Aktivität in einem dieser Systeme haben einen globalen, den ganzen Körper betreffenden Effekt. Solche Veränderungen können u. a. bei psychosomatisch bedingten Störungen gefunden werden. Bei der Behandlung von Patienten mit solchen Störungen spielt zum einen die Verringerung des mechanischen Stresses eine Rolle, zum anderen kann die Interaktion zwischen Therapeut und Patient, die über die rein mechanische Komponente hinausgeht, den Patienten möglicherweise auf dieser Ebene „berühren" und Stressfolgen, Angstzustände u. Ä. positiv beeinflussen.

Anhang

Anhang

11 Literatur

[1] Bauer J. Das Gedächtnis des menschlichen Körpers – Wie Beziehungen und Lebensstile unsere Gene steuern. 10. Aufl. München: Piper; 2007

[2] Boden SD, McCowin PR, Davis DO et al. Abnormal magnetic-resonance scans of the cervical spine in asymptomatic subjects. A prospective investigation. J Bone Joint Surg Am 1990; 72: 1178 – 1184

[3] Boszczyk BM, Boszczyk AA, Putz R et al. An immunohistochemical study of the dorsal capsule of the lumbar and thoracic facet joint. Spine (Phila Pa 1976) 2001; 26: 338 – 343

[4] Buyruk HM, Stam HJ, Snijders CJ et al. Measurement of sacroiliac joint stiffness in peripartum pelvic pain patients with Doppler imaging of vibrations (DIV). Eur J Obstet Gynecol Reprod Biol 1999; 83: 159 – 163

[5] Carreiro J. Pädiatrie aus osteopathischer Sicht. München: Elsevier/Urban & Fischer; 2004

[6] Cavanaugh JM, Kallakuri S, Ozaktay AC. Innervation of the rabbit lumbar intervertebral disc and posterior longitudinal ligament. Spine (Phila Pa 1976) 1995; 20: 2080 – 2085

[7] Cernea D, Cernea N, Berteanu C. Intra-abdominal pressure on the functions of abdominal and thoracic organs. Rev Med Chir Soc Med Nat Iasi 2006; 110: 929 – 937

[8] Chen HB, Yang KH, Wang ZG. Biomechanics of whiplash injury. Chin J Traumatol 2009; 12: 305 – 314, 2009

[9] Coppes MH, Marani E, Thomeer RT et al. Innervation of „painful“ lumbar discs. Spine (Phila Pa 1976) 1997; 22: 2342 – 2349

[10] Decramer M. Action and interaction of respiratory muscles in dogs. Verh K Acad Geneeskd Belg 1990; 52: 141 – 201

[11] Degenhardt BF, Kuchera ML. Update on osteopathic medical concepts and the lymphatic system. J Am Osteopath Assoc 1996; 96: 97 – 100

[12] Delauche-Cavallier MC, Budet C, Laredo JD et al. Lumbar disc herniation. Computed tomography scan changes after conservative treatment of nerve root compression. Spine (Phila Pa 1976) 1992; 17: 927 – 933

[13] Edgar MA. The nerve supply of the lumbar intervertebral disc. J Bone Joint Surg Br 2007; 89: 1135 – 1139

[14] Evans DW. Mechanisms and effects of spinal high-velocity, low-amplitude thrust manipulation: previous theories. J Manipulative Physiol Ther 2002; 25: 251 – 262

[15] Faustmann PM. Neuroanatomic basis for discogenic pain. Z Orthop Ihre Grenzgeb 2004; 142: 706 – 708

[16] Finet G, Williame G. Treating Visceral Dysfunction. Portland: Stillness Press; 2000

[17] Finet G, Williame G. Eigene Mitschriften Postgraduate Kurs: Viszerale Osteopathie in Berlin; Januar/März 2009

[18] Forst SL, Wheeler MT, Fortin JD et al. The sacroiliac joint: anatomy, physiology and clinical significance. Pain Physician 2006; 9: 61 – 67

[19] Fryer G. Konzepte und Praxis der Muskel Energie Technik aus forschungorientierter Sicht. In: Franke H, Hrsg. Muscle Energy Technique. Geschichte, Modell, Forschung. Wiesbaden: Edition VOD; 2009: 62 – 68

[20] Fryette HH. Principles of Osteopathic Technic. Academy of Applied Osteopathy; 1954: 16
[21] Fujiwara A, An HS, Lim TH et al. Morphologic changes in the lumbar intervertebral foramen due to flexion-extension, lateral bending, and axial rotation: an in vitro anatomic and biomechanical study. Spine 2001; 26: 876 – 882
[22] Gamble JG, Simmons SC, Freedman M. The symphysis pubis. Anatomic and pathologic considerations. Clin Orthop Relat Res. 1986; 203: 261 – 272
[23] Geldof AA. Models for cancer skeletal metastasis: a reappraisal of Batson's plexus. Anticancer Res 1997; 17: 1535 – 1539
[24] Gray H. Gray's Anatomy: The Anatomical Basis of Medicine and Surgery. 39. ed. Edinburgh: Churchill-Livingstone; 2004
[25] Greenman PE. Lehrbuch der Osteopathischen Medizin. 3. Aufl. Stuttgart: Haug; 2005
[26] Hadjipavlou AG, Tzermiadianos MN, Bogduk N et al. The pathophysiology of disc degeneration: a critical review. J Bone Joint Surg Br 2008; 90: 1261 – 1270
[27] Han JN, Gayan-Ramirez G, Dekhuijzen R et al. Respiratory function of the rib cage muscles. Eur Respir J 1993; 6: 722 – 728
[28] Hartman LS. Lehrbuch der Osteopathie. München: Pflaum; 1998
[29] Havas E, Parviainen T, Vuorela J et al. Lymph flow dynamics in exercising human skeletal muscle as detected by scintography. J Physiol 1997; 504: 233 – 239
[30] Hebgen E. Checkliste Viszerale Osteopathie. Stuttgart: Hippokrates; 2009
[31] Hermanns W. GOT – Ganzheitliche Osteopathische Therapie (Auf der Grundlage des Body Adjustment nach Littlejohn und Wernham). 2. Aufl. Stuttgart: Hippokrates; 2009
[32] Hitselberger WE, Witten RM. Abnormal myelograms in asymptomatic patients. J Neurosurg 1968; 28: 204 – 206
[33] Hochschild J. Strukturen und Funktionen begreifen. Band 1: Grundlagen zur Wirbelsäule, HWS und Schädel, BWS und Brustkorb, Obere Extremität. 3. Aufl. Stuttgart: Thieme; 2005
[34] Hochschild J. Strukturen und Funktionen begreifen. Band 2: LWS, Becken und Hüftgelenk, Untere Extremität. Stuttgart: Thieme; 2007
[35] Hodges PW, Bui BH. A comparison of computer-based methods for the determination of onset of muscle contraction using electromyography. Electroencephalogr Clin Neurophysiol 1996; 101: 511 – 519
[36] Hodges PW, Gandevia SC. Changes in intra-abdominal pressure during postural and respiratory activation of the human diaphragm. J Appl Physiol 2000; 89: 967 – 976
[37] Hodges PW, Eriksson AE, Shirley D et al. Intra-abdominal pressure increases stiffness of the lumbar spine. J Biomech 2005; 38: 1873 – 1880
[38] Hunter JD, Damani Z. Intra-abdominal hypertension and the abdominal compartment syndrome. Anaesthesia 2004; 59: 899 – 907
[39] Infusa A, An HS, Lim TH et al. Anatomic changes of the spinal canal and intervertebral foramen associated with flexion-extension movement. Spine (Phila Pa 1976) 1996; 21: 2412 – 2420
[40] Jensen MC, Brant-Zawadzki MN, Obuchowski N et al. Magnetic resonance imaging of the lumbar spine in people without back pain. N Engl J Med 1994; 331: 69 – 73

[41] Kapandji IA. Funktionelle Anatomie der Gelenke. Obere Extremität – Untere Extremität – Rumpf und Wirbelsäule: Schematisierte und kommentierte Zeichnungen zur menschlichen Biomechanik. 5. Aufl. Stuttgart: Thieme; 2009
[42] Klein P, Sommerfeld P. Biomechanik der menschlichen Gelenke – Grundlagen, Becken, untere Extremität. München: Elsevier/Urban & Fischer; 2004
[43] Klein P, Sommerfeld P. Biomechanik der Wirbelsäule – Grundlagen, Erkenntnisse und Fragestellungen. München: Elsevier/Urban & Fischer; 2007
[44] Korr IM. Osteopathic research: the needed paradigm shift. JAOA 1991; 91: 156 – 171
[45] Kozanek M, Wang S, Passias PG et al. Range of motion and orientation of the lumbar facet joints in vivo. Spine (Phila Pa 1976) 2009; 34: 689 – 696
[46] Kuchera ML, Kuchera WA. Osteopathic considerations in systemic dysfunction. 2nd ed. Columbus: Greyden Press; 1994
[47] Kuncewicz E, Samborski W. Tender points and trigger points – differences and similarities. Chir Narzadow Ruchu Ortop Pol. 2009; 74: 367 – 371
[48] Lederman E. The Science and Practice of Manual Therapy. 2nd ed. Philadelphia, USA: Elsevier Churchill Livingstone; 2005
[49] Lee D. The Pelvic Girdle – An approach to the examination and treatment of the lumbopelvic-hip region. 3 rd ed. Edinburgh: Churchill Livingstone; 2004
[50] Liem T, Dobler TK. Checkliste Kraniosakrale Osteopathie. Stuttgart: Hippokrates; 2009
[51] Lohman AHM. Vorm en beweging – Leerboek van het bewegingsapparaat van de mens. 11. Aufl. Houten: Bohn Stafleu van Loghum; 2010
[52] Lotz JC, Colliou OK, Chin JR et al. Compression-induced degeneration of the intervertebral disc: an in vivo mouse model and finite-element study. Spine (Phila Pa 1976) 1998; 23: 2493 – 2506
[53] Maigne JY, Rime B, Deligne B. Computed tomographic follow-up study of forty-eight cases of nonoperatively treated lumbar intervertebral disc herniation. Spine (Phila Pa 1976) 1992; 17: 1071 – 1074
[54] Maigne JY, Vautravers P. Mechanism of action of spinal manipulative therapy. Joint Bone Spine 2003; 70: 336 – 341
[55] Meert GF. Das Becken aus osteopathischer Sicht. Funktionelle Zusammenhänge nach dem Tensegrity-Modell. München: Elsevier/Urban & Fischer; 2003
[56] Melzack R, Wall PD. Pain mechanisms: a new theory. Science 1965; 150: 971 – 979
[57] Mitchell FL Jr., Mitchell PKG. Handbuch der MuskelEnergieTechniken. 3 Bde. Stuttgart: Hippokrates; 2004 – 2005
[58] Netter FH. Atlas der Anatomie des Menschen. 2. Aufl. Basel: Ciba-Geigy AG; 1994
[59] Netter FH. Netters Orthopädie. Stuttgart: Thieme; 2001
[60] Niethard FU, Pfeil J, Biberthaler P. Orthopädie und Unfallchirurgie. 6. Aufl. Stuttgart: Thieme; 2009
[61] Pal P, Routal RV. Mechanism of change in the orientation of the articular process of the zygapophyseal joint at the thoracolumbar junction. J Anat 1999; 195: 199 – 209
[62] Panjabi M, Dvorak J, Duranceau J et al. Three-dimensional movements of the upper cervical spine. Spine (Phila Pa 1976) 1988; 13: 726 – 730
[63] Pearcy MJ. Stereo radiography of lumbar spine motion. Acta Orthop Scand Suppl 1985; 212: 1 – 45

[64] Penning L. Hals- und Lendenwirbelsäule in Biomechanik und Pathologie. München: Pflaum; 2000
[65] Pickar JG. Neurophysiological effects of spinal manipulation. Spine J. 2002; 2: 357 – 371
[66] Pschyrembel – Klinisches Wörterbuch. 261. Aufl. Berlin: de Gruyter; 2007
[67] Putz R, Pabst R. Sobotta interaktiv – Bewegungsapparat. München: Urban & Fischer; 2000
[68] Richard J-P. Die Wirbelsäule aus Sicht der Osteopathie. Kötzting: Verlag für Osteopathie Dr. E. Wühr; 1993
[69] Richter P, Hebgen E. Triggerpunkte und Muskelfunktionsketten in der Osteopathie und Manuellen Therapie. 2. Aufl. Stuttgart: Hippokrates; 2007
[70] Roatta S, Farina D. Sympathetic actions on the skeletal muscle. Exerc Sport Sci Rev 2010; 38: 31 – 35
[71] Rohen JW. Funktionelle Anatomie des Nervensystems. Lehrbuch und Atlas. 5. Aufl. Stuttgart: Schattauer; 1994
[72] Rosenthal RJ, Friedman RL, Kahn AM et al. Reasons for intrakranial hypertension and hemodynamic instability during acute elevations of intra-abdominal pressure: observations in a large animal model. J Gastrointest Surg 1998; 2: 415 – 425
[73] Rosin D, Rosenthal RJ. Adverse hemodynamic effects of intraabdominal pressure – is it all in the head? Int J Surg Investig 2001; 2: 335 – 345
[74] San Millán Ruíz D, Gailloud P, Rüfenacht DA et al. The craniocervical venous system in relation to cerebral venous drainage. AJNR Am J Neuroradiol 2002; 23: 1500 – 1508
[75] Schiebler TH. Anatomie. 9. Aufl. Heidelberg: Springer; 2005
[76] Schiffter R, Harms E. Bindegewebsmassage. Neuronale Abläufe – Befunde – Praxis. 15. Aufl. Stuttgart: Thieme; 2009
[77] Schünke M. Funktionelle Anatomie. Topografie und Funktion des Bewegungssystems. Stuttgart: Thieme; 2000
[78] Schünke M, Schulte E, Schumacher U. Prometheus LernAtlas der Anatomie. Allgemeine Anatomie und Bewegungssystem. Illustrationen von Voll M und Wesker K. 2. Aufl. Stuttgart: Thieme; 2007
[79] Shafik A, Shafik I, El-Sibai O et al. Does the crural diaphragm share in the contractile activity of the costal diaphragm? The concept of an „autonomous esophageal crus" and its role in esophageal competence. Med Sci Monit 2004; 10: 268 – 272
[80] Shafik A, Shafik A, El-Sibai O et al. Physioanatomic study of the diaphragmatic crura: the identification of autonomous „gastroesophageal sphincter". J Invest Surg 2005; 18: 135 – 142
[81] Smith MD, Russell A, Hodges PW. Do incontinence, breathing difficulties, and gastrointestinal symptoms increase the risk of future back pain? J Pain 2009; 10: 876 – 886
[82] Stark J. Stills Faszienkonzepte. Pähl: Jolandos; 2006
[83] Sturesson B, Selvik G, Uden A. Movements of the sacroiliac Joints. A roentgen stereophotogrammetric analysis. Spine 1989; 14: 162 – 165
[84] Takahashi K, Aoki Y, Ohtori S. Resolving discogenic pain. Eur Spine J 2008; 17 (Suppl 4): 428 – 431
[85] Tobinick E, Vega CP. The cerebrospinal venous system: anatomy, physiology, and clinical implications. MedGenMed 2006; 8: 53

[86] Tölle R. Funktionelle Beschwerden. Somatisierungsstörungen. Dt Ärztebl 1999; 96: 128 – 130
[87] Travell JG, Simons DG. Handbuch der Muskel-Triggerpunkte 1 + 2. Obere Extremität, Kopf und Rumpf. 2 Bde. München: Elsevier/Urban & Fischer; 2001
[88] Vahlensieck M, Reiser M, Hrsg. MRT des Bewegungsapparates. 3. Aufl. Stuttgart: Thieme; 2006
[89] Vilensky JA, Baltes M, Weikel L et al. Serratus posterior muscles: anatomy, clinical relevance, and function. Clin Anat 2001; 14: 237 – 241
[90] Vleeming A, Pool-Goudzwaard AL, Hammudoghlu D et al. The function of the long dorsal sacroiliac ligament: its implication for understanding low back pain. Spine (Phila Pa 1976) 1996; 21: 556
[91] Wheeler AH. Myofascial pain disorders: theory to therapy. Drugs 2004; 64: 45 – 62
[92] Wiesel SW, Tsourmas N, Feffer HL et al. A study of computer-assisted tomography. I. The incidence of positive CAT scans in an asymptomatic group of patients. Spine (Phila Pa 1976) 1984; 9: 549 – 551
[93] Willard FH. The muscular, ligamenteous and neural structure of the low back and its relation to back pain. In: Vleeming A, Mooney V, Dorman T, Snijders C, Stoeckart R, eds. Movement, stability and low back pain: Movement, stability and low back pain. Edinburgh: Churchill Livingstone; 1997: 3

12 Abkürzungsverzeichnis

A./Aa.	Arteria/Arteriae
ACG	Akromioklavikulargelenk
ADL	„activities of daily life"
AFO	Akademie für Osteopathie e. V.
AIL	Angulus inferior lateralis
Art./Artt.	Articulatio/Articulationes
ASO	American School of Osteopathy
BALT	„bronchial associated lymphoid tissue"
BSO	British School of Osteopathy
BWK	Brustwirbelkörper
BWS	Brustwirbelsäule
C 0/C1	oberes Kopfgelenk
C 1/C2	unteres Kopfgelenk
C 1 – C7	Zervikalwirbel 1 – 7
CMD	kraniomandibuläre Dysfunktion
Co1 – Co3(– 5)	Kokzygealwirbel 1 – 3 bzw. 5 (Steißbein)
CThÜ	zervikothorakaler Übergang
EBM	„evidence-based medicine"
EMG	Elektromyografie
Fabere	Flexion, Abduktion, Externalrotation (Außenrotation) und Extension
GALT	„gut associated lymphoid tissue"
HHN	Hypothalamus-Hypophysen-Nebennierenrinde
HNO	Hals-Nasen-Ohren
HVLA	„high velocity, low amplitude"
HWK	Halswirbelkörper
HWS	Halswirbelsäule
IAH	intraabdominale Hypertension
IAP	intraabdominaler Druck
IFAO	Institut für angewandte Osteopathie
ISG	Iliosakralgelenk
L 1 – L5	Lumbalwirbel 1 – 5
L/L	links-links
L/R	links-rechts
LAS	„ligamentous articular strain"
LBH	Lenden-Becken-Hüftregion
LSÜ	lumbosakraler Übergang
LWK	Lendenwirbelkörper
LWS	Lendenwirbelsäule
MALT	„mucosa associated lymphoid tissue"
MCP	Metakarpophalangealgelenk

MET	Muskelenergietechnik
OAA	Occiput, Atlas und Axis
OMM	Osteopathic Manipulative Medicine
OSG	oberes Sprunggelenk
Proc./Procc.	Processus/Processi
R/L	rechts-links
R/R	rechts-rechts
R./Rr.	Ramus/Rami
S 1 – S 5	Sakralwirbel 1 – 5 (Kreuzbein)
SALT	„skin associated lymphoid tissue“
SCG	Sternoklavikulargelenk
SIAI	Spina iliaca anterior inferior
SIAS	Spina iliaca anterior superior
SIPI	Spina iliaca posterior inferior
SIPS	Spina iliaca posterior superior
Th 1 – Th 12	Thorakalwirbel 1 – 12
ThLÜ	thorakolumbaler Übergang
TP	Triggerpunkt
USG	unteres Sprunggelenk
V./Vv.	Vena/Venae

13 Abbildungsnachweis

Abb. 7.1 nach Kuchera ML, Kuchera WA. Osteopathic considerations in systemic dysfunction. 2nd ed. Columbus: Greyden Press; 1994

Die anatomischen Abbildungen in den Kap. 3 und 4 sowie für den Vor- und Nachsatz wurden aus Schünke M, Schulte E, Schumacher U. Prometheus Lern-Atlas der Anatomie. Allgemeine Anatomie und Bewegungssystem. Illustrationen von Wesker K, Voll M. 2. Aufl. Stuttgart: Thieme; 2007 übernommen.

Die Fotos in den Kap. 4 und 5 wurden von Marjan van den Bos, Sittard, Niederlande, aufgenommen.

Die Abbildungen in Kap. 9 stammen aus Richter P, Hebgen E. Triggerpunkte und Muskelfunktionsketten in der Osteopathie und Manuellen Therapie. 2. Aufl. Stuttgart: Hippokrates; 2007

14 Sachverzeichnis

A

I

J

K

L

M

N

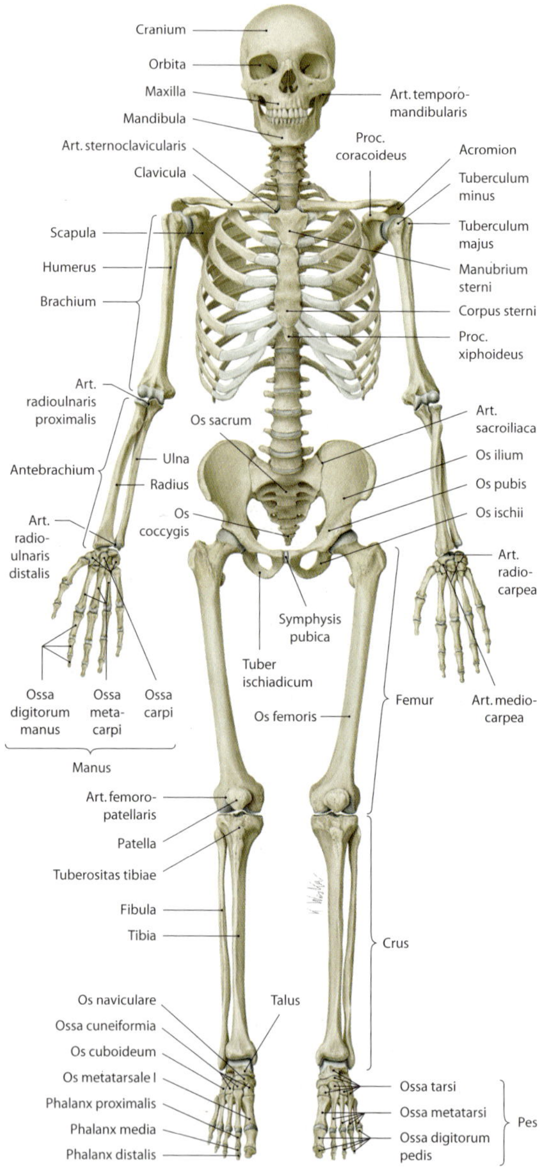
Cranium
Orbita
Maxilla
Mandibula
Art. sternoclavicularis
Clavicula
Art. temporo-mandibularis
Proc. coracoideus
Acromion
Tuberculum minus
Tuberculum majus
Manubrium sterni
Corpus sterni
Proc. xiphoideus
Scapula
Humerus
Brachium
Art. radioulnaris proximalis
Antebrachium
Ulna
Radius
Os sacrum
Art. sacroiliaca
Os ilium
Os pubis
Os ischii
Os coccygis
Art. radio-ulnaris distalis
Art. radio-carpea
Symphysis pubica
Tuber ischiadicum
Ossa digitorum manus
Ossa meta-carpi
Ossa carpi
Manus
Femur
Art. medio-carpea
Os femoris
Art. femoro-patellaris
Patella
Tuberositas tibiae
Fibula
Tibia
Crus
Os naviculare
Talus
Ossa cuneiformia
Os cuboideum
Os metatarsale I
Phalanx proximalis
Phalanx media
Phalanx distalis
Ossa tarsi
Ossa metatarsi
Ossa digitorum pedis
Pes